普通高等医学院校药学类专业第二轮教材

药学服务实务

（第2版）

（供药学类专业用）

主　编　许杜娟
副主编　周本宏　马　国　关志宇
编　委（以姓氏笔画为序）

马　国（复旦大学药学院）　　　　冯碧敏（西南医科大学附属医院）

任　斌（中山大学附属第一医院）　关志宇（江西中医药大学）

许杜娟（安徽医科大学第一附属医院）　沈　晨（安徽中医药大学）

林翠鸿（福建医科大学附属第一医院）　杨婉花（上海交通大学医学院

　　　　　　　　　　　　　　　　　　　　　　附属瑞金医院）

周本宏（武汉大学人民医院）　　　宫　建（沈阳药科大学）

姜明燕（中国医科大学附属第一医院）

中国健康传媒集团

中国医药科技出版社

内容提要

本教材为"普通高等医学院校药学类专业第二轮教材"之一，系根据本套教材的编写指导思想和原则要求，结合专业培养目标和本课程的教学目标、内容与任务要求编写而成。各章除正文外，均配有"知识链接""知识拓展""课堂互动""案例解析"等栏目，以丰富学习内容，强化学生解决问题的能力培养。本教材为书网融合教材，即纸质教材有机融合电子教材、教学配套资源（PPT、微课、视频、图片等）、题库系统、数字化教学服务（在线教学、在线作业、在线考试）。

本教材主要供医学院校药学类专业师生使用，也可作为药学类专业研究生、临床药师以及其他临床医药工作者学习和培训的参考用书。

图书在版编目（CIP）数据

药学服务实务/许杜娟主编. —2 版. —北京：中国医药科技出版社，2021.8

普通高等医学院校药学类专业第二轮教材

ISBN 978 - 7 - 5214 - 2476 - 8

Ⅰ. ①药… Ⅱ. ①许… Ⅲ. ①药物学—医学院校—教材 Ⅳ. ①R9

中国版本图书馆 CIP 数据核字（2021）第 131313 号

美术编辑　陈君杞
版式设计　易维鑫

出版　**中国健康传媒集团** | 中国医药科技出版社

地址　北京市海淀区文慧园北路甲 22 号

邮编　100082

电话　发行：010 - 62227427　邮购：010 - 62236938

网址　www.cmstp.com

规格　889 × 1194mm $^1/_{16}$

印张　20 $^3/_4$

字数　650 千字

初版　2016 年 1 月第 1 版

版次　2021 年 8 月第 2 版

印次　2021 年 8 月第 1 次印刷

印刷　廊坊市海玉印刷有限公司

经销　全国各地新华书店

书号　ISBN 978 - 7 - 5214 - 2476 - 8

定价　52.00 元

获取新书信息、投稿、为图书纠错，请扫码联系我们。

出版说明

全国普通高等医学院校药学类专业"十三五"规划教材，由中国医药科技出版社于2016年初出版，自出版以来受到各院校师生的欢迎和好评。为适应学科发展和药品监管等新要求，进一步提升教材质量，更好地满足教学需求，同时为了落实中共中央、国务院《"健康中国2030"规划纲要》《中国教育现代化2035》等文件精神，在充分的院校调研的基础上，针对全国医学院校药学类专业教育教学需求和应用型药学人才培养目标要求，在教育部、国家药品监督管理局的领导下，中国医药科技出版社于2020年对该套教材启动修订工作，编写出版"普通高等医学院校药学类专业第二轮教材"。

本套理论教材35种，实验指导9种，教材定位清晰、特色鲜明，主要体现在以下方面。

一、培养高素质应用型人才，引领教材建设

本套教材建设坚持体现《中国教育现代化2035》"加强创新型、应用型、技能型人才培养规模"的高等教育教学改革精神，切实满足"药品生产、检验、经营与管理和药学服务等应用型人才"的培养需求，按照《"健康中国2030"规划纲要》要求培养满足健康中国战略的药学人才，坚持理论与实践、药学与医学相结合，强化培养具有创新能力、实践能力的应用型人才。

二、体现立德树人，融入课程思政

教材编写将价值塑造、知识传授和能力培养三者融为一体，实现"润物无声"的目的。公共基础课程注重体现提高大学生思想道德修养、人文素质、科学精神、法治意识和认知能力，提升学生综合素质；专业基础课程根据药学专业的特色和优势，深度挖掘提炼专业知识体系中所蕴含的思想价值和精神内涵，科学合理拓展专业课程的广度、深度和温度，增加课程的知识性、人文性，提升引领性、时代性和开放性；专业核心课程注重学思结合、知行统一，增强学生勇于探索的创新精神、善于解决问题的实践能力。

三、适应行业发展，构建教材内容

教材建设根据行业发展要求调整结构、更新内容。构建教材内容紧密结合当前国家药品监督管理法规标准、法规要求、现行版《中华人民共和国药典》内容，体现全国卫生类（药学）专业技术资格考试、国家执业药师职业资格考试的有关新精神、新动向和新要求，保证药学教育教学适应医药卫生事业发展要求。

四、创新编写模式，提升学生能力

在不影响教材主体内容基础上注重优化"案例解析"内容，同时保持"学习导引""知识链接""知识拓展""练习题"或"思考题"模块的先进性。注重培养学生理论联系实际，以及分析问题和解决问题的能力，包括药品生产、检验、经营与管理、药学服务等的实际操作能力、创新思维能力和综合分析能力；其他编写模块注重增强教材的可读性和趣味性，培养学生学习的自觉性和主动性。

五、建设书网融合教材，丰富教学资源

搭建与教材配套的"医药大学堂"在线学习平台（包括数字教材、教学课件、图片、视频、动画及练习题等），丰富多样化、立体化教学资源，并提升教学手段，促进师生互动，满足教学管理需要，为提高教育教学水平和质量提供支撑。

普通高等医学院校药学类专业第二轮教材
建设评审委员会

数字化教材编委会

前言

随着药学教育改革创新不断深化，我国药学教育正在发生着深刻的变化。药学教育理念已从传统的"以制药为主的教育模式"向以"合理用药为目的"的临床应用型转变；人才培养模式从传统的以药物研发生产为主，向"以病人为中心"的药学服务型转变。第1版《药学服务实务》作为全国普通高等医学院校药学类专业"十三五"规划教材，教学效果良好，受到广大教师和学生的肯定和喜爱，在药学类专业教材建设中发挥了重要作用。

第2版教材的总体框架、撰写风格和上版保持统一。教材编写更加注重理论与实践结合、知识技能拓展与应用相对接，务求体现新时期药学专业学生教育特色。在修订过程中，编者注重吸收国内外临床药学、医院药学等相关优秀教材及重要文献的精华，增补了最新研究进展内容，对于转变药学教育模式，紧跟药学教育改革步伐，更好地满足当前药学专业的教学需求，落实立德树人根本任务具有一定的意义。

本教材共十五章，内容包括：绪论、药学服务的道德与礼仪、药学服务中的沟通、药学信息服务、用药咨询与健康教育、医院药品调剂部门的药学服务、静脉用药调配中心的药学服务、个体化给药的技术与服务、临床药师与药学服务、药品风险管理与用药风险防范、应急状态的药学服务、特殊人群的药学服务、常见慢性病的药学服务、社区药学服务、社会药房的药学服务。各章除正文之外，均配有"知识链接""知识拓展""课堂互动"等栏目，以丰富教学内容、拓宽知识视野，帮助学生更好地掌握学习内容。同时，配有"案例解析"，以强化学生分析问题、解决问题的能力及实践能力的培养。

本教材兼顾理论性与实践性，并强化课程思政、医学人文素养、创新创业培养，彰显药学服务理念与道德。与其他教材不同之处在于，其内容更偏重于如何应用药理学、药剂学、药物治疗学、循证药学、药事管理学等专业理论与知识为患者提供药学服务，培养学生的药学服务意识。既适用于药学类专业本科生的教学使用，也可以作为药学类专业研究生、临床药师和其他临床医药工作者学习和培训的参考用书。同时，配合本教材的在线学习平台，提供了丰富的教学素材，可供师生教学及自学使用。

本教材是全体编委辛勤劳动的结晶，也凝聚着第1版编者的智慧。教材编写过程中，得到了各参编院校专家的大力支持，安徽医科大学第一附属医院药学教研室的老师做了大量具体工作，编写秘书王小华副主任药师也为编写工作付出了辛勤劳动，在此一并表示感谢！

由于编者学术水平、知识阅历及编写时间有限，编写中的疏漏在所难免，不妥之处恳请专家和读者批评指正。

编　者
2021 年 6 月

PPT

绪　论

第一节　药学服务的概念和产生背景

微课

　　药学服务是随着传统药学的发展，并在临床药学的基础上逐步形成的，至今大概经历了三个阶段：以保障药品供应为中心，以药品供应、调配为主要内容的阶段；以参与临床用药实践，促进合理用药为主的阶段；以患者为中心，以改善患者生命质量为目标的阶段。以患者为中心体现了"以人为本"的宗旨，反映了现代药学服务模式和健康的新理念，是社会发展的需求，是药学科技进步的结果，也是时代赋予药师的新使命。

一、药学服务的概念

　　药学服务（pharmaceutical care）是在临床药学工作的基础上发展起来的，20世纪90年代由美国学者Hepler和Strand等人提出。我国学者译介过来的表述词汇有所不同，包括药学保健、药学监护、药学关怀、药疗保健等，但其含义是一致的，即：药学人员应用药学专业知识和技能向公众（包括患者、患者家属、医护人员及普通公众）提供直接的、负责任的、与药物使用有关的服务，以提高药物治疗的安全性、有效性和经济性，从而改善和提高患者的生命质量。

　　药学服务的最基本要素是"与药物使用"有关的"服务"。药学服务具有以下特点：①这种服务，主要以提供知识和信息的形式满足患者在药物使用上的特殊需求，包括药物遴选、给药途径与给药方法确定、不良反应监测与规避、疗效评估、健康教育等；②药学服务是全程化服务，涵盖药物使用的整个过程，包括用药前的教育、用药过程中的指导、用药后的监测与评价等；③药学服务必须落实到药物的使用效果上，即更好的疗效，更少的不良反应；④药学服务注重患者的根本利益和长远利益，以改善和提高患者的生命质量为目标；⑤药学服务应由药师来实践。

　　药学服务具有很强的社会属性，体现在两个方面：其一，服务对象不仅是患者，还包括社会公众，如向公众宣传合理用药知识、进行健康教育；其二，服务内容不仅局限于治疗性用药，还包括预防用药、保健用药。药学服务体现了"药师"群体对社会的责任和义务。优质的药学服务具有有效性、连续性、易获得性等要素。有效性即通过药学服务保障患者用药的安全、有效、经济、适宜；连续性强调服务贯穿用药全程，即全程化药学服务；易获得性则要求药学服务直接面向有需求者，并且覆盖医疗保健行为的方方面面。

知识链接

"Care" 或 "Service"

关于药学服务，也有学者用 pharmaceutical service 一词表示，但"service"更多指功能或行为，"care"则体现了责任和关注，体现了对人的关心。上海长海医院胡晋红教授在"美国的药学服务"（中国药房，1998）一文中，使用的是 pharmaceutical care，并在文中介绍了美国药学院学会的 penna 引用 webster 词典来解释"care"和"service"的区别："care"作为对安全性和完好状态（well-beings）的责任和关注，是一个人对另一个人完好状态的关心；而"service"暗示功能或行为。药学服务建立一种药师与患者之间一对一的关系，药师为患者提供直接的服务，以患者的健康为首位。

二、药学服务的产生背景

随着社会和经济的发展，人们对合理用药的要求提高，享受药学服务已成为所有药物使用者的权利，实施全程化的药学服务是历史发展的必然。

1. 公众对药学服务的需求　随着人类生活水平和健康保健水平的提高，疾病谱发生了变化，心脑血管疾病、代谢性疾病、神经系统疾病等与器官衰老相关的疾病成为常见病和多发病，这些疾病一般病程较长，甚至伴随终身，患者通常长期依赖于药物治疗。慢性病患病率上升，导致越来越多的人渴望得到优质的药学服务。此外，人们自我保健、自我药疗意识的增强；医药科技的发展，新药的不断涌现使得用药的复杂性增加；医保及药疗费用的不断增加，而社会医疗保险支付体系能力有限。所有这些，使得人们越来越关注药品使用过程中的安全性、有效性、经济性和适宜性，要求药学人员不仅能够提供合格的药品，更能够给提供与药物使用有关的全方位服务。因此，公众的迫切需求是实施药学服务的社会基础。

2. 医药科技进步和药学学科的发展　随着现代生命科学的发展和医药科技的进步，药学学科得到了较快发展。药物治疗学对药物的作用机理及靶位作用详细阐述；药物基因组学、治疗药物监测（therapeutic drug monitoring，TDM）促进了个体化药物治疗；药学信息学对合理用药进行了解释和设计；循证药学为研究药物疗效、不良反应提供了重要方法；药物经济学对药物治疗的成本效果进行了分析和选择。药物治疗学、药学信息学、循证药学、药物经济学等学科的发展为药学服务奠定了坚实的理论基础。

3. 药学人员素质的提高　药师是药学服务的主体，药师的专业技能与素质是药学服务实施成功与否的关键。为了顺应社会的发展，满足公众对药学服务的需求，很多医药院校药学、临床药学、中药学等专业增设了基础医学、临床医学、药物治疗学、药学服务等课程，这些课程改变了传统的药学专业学生的知识结构体系，提高了其综合技能，使得其能够更好地胜任药学服务岗位的需求。此外，执业药师考试标准不断完善和提高，在考试中加强了对药学综合知识与实践技能的要求，以及广大药学专业人员通过自学、在职学习、接受继续教育等多种途径不断提高自身的专业能力与素质，所有这些举措使得药学人员的素质不断提高、队伍不断壮大，为药学服务的实施提供了有力的技术保障。

4. 药品分类管理制度的建立　为了加强对药品有效性和安全性的管理，1951 年美国国会通过了《Durham-Humphery Amendment》，规定了处方药与非处方药的分类标准，在世界上首创药品分类管理制度。对于处方药严格控制，必须凭医师处方才能购买，并在医师指导下使用；非处方药则不必凭医师处方，公众可以自己在药店购买。1999 年我国颁布了《处方药与非处方药管理办法（试行）》，此后又相继颁布了第 1~6 批《国家非处方药目录》，并建立了一整套管理法规。公众购买非处方药时，更应得到药师的帮助，在美国，不论药店规模大小，都有专业的药（剂）师为患者提供咨询。药品分类管理制度的建立与实施，增强了公众自我药疗、自我保健的意识，也增强了公众对药学服务的需求，使得药师在自我药疗与保健中的作用更加突出。

三、药学服务的意义

1. 协助医护人员制定合适的药物治疗方案、指导患者正确用药、对治疗过程进行监测，从而保障患者用药安全、优化患者治疗效果，最终提高医疗质量、改善和提高患者的生命质量。

2. 对普通公众进行健康教育，促进公众采取健康的生活、工作方式，合理饮食、适量运动、正确保健、合理用药、积极预防疾病，养成良好的习惯，提高公众健康生活水平，实现健康中国战略目标。

3. 通过药物利用研究与评价，对药物使用情况进行监测，合理安排药物生产，合理配备资源，为医疗卫生政策调整提供技术支持，节约有限的医药卫生资源。

4. 为患者提供高质量药学服务，维护人民群众健康，是药学服务的初心和使命。药师为患者、公众、社会做出了有益的贡献，获得社会的尊重与认可，同时可以实现药师的自身价值。

第二节　药学服务的发展现状

一、国外药学服务发展现状

药学服务的概念首先由美国学者提出，美国作为临床药学的发源地，其临床药学大抵经历了三个阶段：被动服务阶段、由被动向主动转变的过渡阶段、全面全方位服务阶段。被动服务阶段：药师主要在医院内部开展工作，工作重心围绕药品的供应和质量控制，药师对患者的药物治疗结果不承担直接责任。过渡阶段：药学服务的工作范围有所扩大，药师参与患者的具体药物治疗工作，并且将服务对象向医院以外人群延伸，具体内容包括指导其合理用药和健康保健。20 世纪 90 年代以后，药学服务的概念发生了根本转变，工作模式从传统的"以药物为中心"转向"以患者为中心"，药师开始直接面向患者、面向所有的医疗机构、面向整个社会，目的也不仅仅是促进合理用药，而是改善和提高患者的生命质量，提高医疗质量和人民的生活健康水平，同时降低卫生资源的消耗。

美国医疗政策变革和医疗保险制度发展对其药学服务的发展有重要影响。为了有效管控和降低医疗费用、提高医疗质量，医疗机构和药学机构进行了多项药学服务相关的药物经济学研究，例如，对比有无药师干预的两组糖尿病患者，经过 3 年的跟踪与评估，发现有药师干预组并发症发生率明显降低，从而减少由并发症产生的相关费用。美国 1990 综合协调预算法案（the Omnibus Budget Reconciliation Act of 1990，OBRA90）要求各州以法规的形式赋予药师向患者提供用药指导的责任。2015 年，美国国会（众议院）通过了一项法案，在卫生专业人员短缺的地区（主要指服务不足的农村地区）赋予药师与医师同等的诊疗服务地位，即在该类型区域，药师成为获得认可的医疗服务提供者。药师的角色与功能已经逐渐获得社会认可。目前美国绝大多数医院能够提供涵盖以下内容的药学服务：药物治疗管理、合理用药指导、药品信息咨询、患者用药教育、药物利用评价、TDM、ADR 监测与报告等。

在美国的一些州，药学服务呈现专科化发展趋势；药师融入医疗团队中发挥的作用也得到关注和重视。以患者为中心的医疗之家服务模式（patient centered medical home，PCMH）已成为美国推进医疗改革、奠定初级保健基础和提高医疗服务价值的基本服务模式。PCMH 强调以患者为中心的团队的综合医疗服务，通过医疗、护理、药学人员的多方协作，开展防病和健康管理教育，从多方面提升患者生命质量及降低医疗费用。药师作为 PCMH 和其他跨学科治疗团队服务模式中的药物专家，越来越受到广大利益相关者认可。

在美国，相对完备的临床药学教育体系为其药学服务水平的提升奠定了坚实基础。美国的临床药学教育已经全面实施六年制的 Pharm. D（药学博士）教育，即药学博士学位已成为唯一的药师实践准入"门槛"。毕业后的住院药师培训也正在成为从事卫生系统药学实践必需的条件。其中，毕业后 1 年（Post-Graduate Year 1，PGY1）的住院药师培训为基础性培训，毕业后 2 年（PGY2）的住院药师培训为专科药师培训，近些年在亚专科开展毕业后 3 年（PGY3）培训的需求也越来越多。

英国的药学服务主要基于国家医疗服务体系（national health service，NHS）发展起来的。NHS 建于1948 年，是世界上最大、也是最早的由国家全额拨款的医疗服务体系，英国每一位合法居民都可以免费享受到绝大多数的医疗服务和保障。NHS 体系中药学人员主要分为两类：一是药学技术员，在药师指导下从事具体处方操作型工作；二是药师，主要负责用药指导、用药咨询等药学技术性工作。

NHS 定义临床药学为一门药师为患者提供药学实践、优化药物治疗和促进卫生健康和疾病预防的学科，药师是参与临床多学科共同为患者服务的临床治疗团队中关键的一员。药师在医疗服务中应承担的工作包括处方审核、对医护人员用药建议、药物不良事件监测与报告、患者用药咨询、患者用药教育、治疗药物监测、门诊临床药学服务等。2010 年版《英国药学白皮书》指出药师在优化患者安全、有效、个体化用药的临床药学服务中起着不可替代的作用，具体包括减少药物不良反应（事件）、降低患者治疗成本、获得更好的治疗效果、减少患者住院时间、降低患者再次住院的比例等。

2003 年英国立法首次允许药师拥有补充处方的权利。补充处方模式为医生、患者和药师自愿合作来提供临床服务，与美国的"合作药物治疗"模式相似。2006 年，英国政府在《药品法》（修正案）中又将药师的处方权扩展为独立处方。经过认证的药师，可以在不需要咨询其他独立处方人的情况下独立为患者开处方，但不包括管制药物和未注册药物。这一变化，使得药师几乎享有与医生同等的处方权利。2009 年，英国政府进一步修订法律允许药师拥有未注册药物的处方权。2012 年，在"药物滥用"条例的修正案中允许药师拥有管制药物的处方权。2013 年，苏格兰政府提出"卓越处方"战略。该战略指出，截止到 2023 年，所有在苏格兰地区 NHS 体系中的药师将均被认可为拥有独立处方权的药师。

英国药学高等教育是以培养药师为主要目标，设立了完整的临床药学专业学位人才培养体系，学校教学偏重于药师职业所要求的知识和技能。目前英国所有药学院分为 4 年制的药学硕士 MPharm（Master of Pharmacy）课程和 5 年制的药学硕士课程两种。前者的培养模式可称为"4 + 1"模式，即 4 年制药学学生毕业后成为预注册药师，再经过 1 年的培训后可报考注册药师。后者的培养模式则被称为"夹心课程"模式，两年药学硕士课程之后进行半年的预注册培训，接着再完成两年的硕士课程，再进行半年的预注册培训，然后可直接报考注册药师。

另外，社区（药房）也是药师提供药学服务的重要场所。在一些发达国家，社区药学服务开展比较普遍，研究水平也较高。美国的临床药学服务已深入到养老社区、卫生服务中心、家庭病床等；英国要求社区药房普遍开展药剂师咨询服务、戒烟服务、体重管理、自我保健管理等；德国社区药师主要工作内容包括健康促进、合理处方、合理用药、提供药学信息服务、预防保健等；加拿大社区药师为患者提供术后的药学服务和家庭护理，同时也参与初级卫生保健团队、长期照顾护理团队等；澳大利亚社区药师与全科医生或其他医务人员紧密合作，参与患者的药物治疗和疾病管理。巴西、芬兰、西班牙等国社区药师也提供形式多样的药学服务。

二、我国药学服务发展现状

1949 年后，我国医院药学工作经历了四个不同时期：20 世纪 70 年代以前，基本以药品调剂为主，医院药房的工作重心是保障药品供应；20 世纪 70 年代后，是以制剂为主的阶段，这段时期，医院制剂得到较快发展，配制剂型从外用剂型、口服剂型到注射剂甚至到大输液，有效满足了临床用药需求；20 世纪 80 年代后，医院药师开始走进病房，开展治疗药物监测工作、药物情报咨询，协助医师遴选药物、制定合理的给药方案、参与药物治疗等，临床药学逐渐成为医院药学工作的重心，但此阶段药师关注的重点依然是药物或药物治疗本身；进入 20 世纪 90 年代，医药市场相对丰富，医院制剂规模逐步缩小，随着我国医疗体制的变革、国外先进理念的引入，药学服务的意识逐步增强并得到发展，其工作模式从"保障供应为主"转向"技术服务为主"，工作重心也从"物"转向"人"。2001 年，我国学者提出了

"全程化药学服务"（integrated pharmaceutical care）的理念，获得普遍认同，其内涵与今天所说的药学服务基本一致。2002年，原卫生部和国家中医药管理局颁布的《医疗机构药事管理暂行规定》（2011年修订为《医疗机构药事管理规定》）中，明确提出"开展以合理用药为核心的临床药学工作""逐步建立临床药师制"，标志着我国临床药学工作开始走向飞速发展阶段。

随着药学服务的发展，1987年原华西医科大学率先在我国设立临床药学专业。随后，更多医药院校陆续开设了临床药学专业或方向，课程设置更多地增加开展药学服务所需要的医学知识、文献检索、循证医学、沟通与交流、药物治疗学等。截至2021年3月，教育部先后批准53所高校设立临床药学专业；2005年，我国卫生主管部门联合中国医院协会启动临床药师岗位培训项目，加速专科专职临床药学人才的培养；2007年12月，原卫生部医政司下达了关于开展临床药师制试点工作的通知，探索临床药师工作模式，强调临床药师要面向临床、面向患者，不能仅有实验室和课堂知识，必须从临床一线培养。2017年，中华医学会开始临床药师培训，新增多家学员培训中心及师资培训中心。截至2021年5月，中国医师协会建立临床药师培训基地275家，中华医学会建立临床药师培训中心212家，共培养临床药师近20000名。

经过广大药学工作者的不懈努力，通过积极开展国内外学术交流、学习引进国外先进的服务理念和工作模式，我国的药学服务取得了较快发展：药学专业人员的数量和质量都有了较大提高；"以患者为中心"的服务理念已被广泛接受，工作中心逐步由"物"转移到"人"；自动发药系统、自动摆药系统、处方审核及不合理医嘱自动拦截系统、信息化系统、TDM与药物基因组学检测、静脉用药集中调配等先进模式和管理手段的应用，有效提升了服务质量和工作效率，促进了合理用药，方便了患者，提高了药学服务水平；此外，临床药师到临床参与药物治疗，对患者进行用药教育、监测与评估，书写药历、参加重症患者的会诊等工作已日常开展。

随着药学服务工作的不断深入，一些医疗机构开始探索门诊药学服务。2008年，四川省人民医院在国内率先开设全科药物咨询门诊，服务方向包括心血管内科用药、抗感染用药、ADR监测、妊娠哺乳期用药安全、内分泌用药。2010年，南京鼓楼医院开设抗凝药物联合门诊，医师负责诊断，药师参与药物治疗方案的调整及随访。2017年，原国家卫生计生委《关于加强药事管理转变药学服务模式的通知》（国卫办发〔2017〕26号）也明确提出"有条件的医疗机构可以开设药师咨询门诊，为患者提供用药咨询和指导"。目前广州、上海、江苏、四川、安徽、云南等地已有多家医疗机构开设收费药学门诊。药学门诊在保障临床合理用药的同时，还可有效减少医疗资源的浪费，遏制门诊医疗保险基金支出的不合理增长。

近年来，我国社区药学服务也从过去单纯的药品调配供应工作，逐渐拓展到药物信息咨询，合理用药宣教、药品不良反应监测等药学专业技术服务，尤其是针对高血压、糖尿病、慢性阻塞性肺炎、肿瘤等慢性病患者开展的药物治疗管理产生了良好的社会效益和经济效益。此外，伴随着家庭医生签约制度的逐步推广，家庭药师应运而生。家庭药师通过与患者签约建立契约式服务关系，向患者提供药物治疗管理为主的个体化、全程化的居家药学服务，普及健康知识。居家药学服务，立足于社区，以家庭为单位，进行全过程管理和生活方式干预，已成为我国当前医疗环境下，药学服务模式转型下的重要任务。

总之，依靠国家政策的有力支持和药学工作者的艰苦努力，我国的药学服务正迎头赶上，药学服务已不再局限于医院，而是由被动变为主动，走进药店、走进社区、走进公众。未来，药学服务必将呈蓬勃发展之势。

第三节　药学服务的对象与工作内容

一、药学服务的对象

药学服务的对象非常广泛，包括药品使用者及健康人群，具体来说包括患者、患者家属、医护人员和普通公众。

1. 患者 药品最终要用到患者身上，对患者的药学服务是最直接的服务。重点的服务对象包括：用药周期长的慢性病患者，或需要长期甚至终身用药者；患有多种疾病，需同时应用多种药品者；特殊患者，如妊娠期或哺乳期妇女、肝肾功能不全者等；药物治疗效果不佳，需重新选择药品或调整用药方案者；用药后易出现明显不良反应者；使用特殊剂型或特殊途径给药者；使用安全范围小、个体差异大的药物需进行 TDM 者。服务内容包括：了解患者的基础疾病、一般健康状况、过敏史、肝肾功能等，告之患者药品的用法用量、用药过程中的注意事项、是否需要定期复查有关检查项目、可能的不良反应及处理措施、药品的贮存条件，最终达到安全有效用药、提高患者生命质量的目的。

2. 患者家属 其接受用药指导后，可以协助指导老年人、儿童、聋哑人、理解能力受限者、精神疾病患者等特殊人群用药。

3. 医师 药师作为药学专业技术人员，除了需要主动向医师提供全面准确的药学信息服务外，在制定药物治疗方案时，还可从治疗药物的遴选、给药剂量的确定、药物相互作用和不良反应的甄别、药物治疗监护计划等多方面提供专业的药学建议。

4. 护士 护士是药物医嘱的具体执行者，药师应向护士提供必要的药学服务，包括静脉药物配置方法、静脉用药的配伍与输注顺序、药物治疗监护建议、病区药品管理等，从而保障临床药物治疗的安全有效。

5. 普通公众 对公众进行合理用药知识和健康宣教是药师的责任和义务之一。内容包括：告诉公众如何读懂药品说明书，怎样提高用药的依从性，怎样正确贮存药品，家庭小药箱的管理；向公众介绍健康知识，促使人们自觉地实行有益的行为和生活方式，消除或减轻不利于健康的因素，以提高生命生活质量等。

二、药学服务的工作内容

药学服务内容丰富，涵盖用药的全过程，服务场所也不仅局限于医院，而是由医院拓展到社区、家庭、社会药店，服务内容也由单纯的治疗发展到预防、保健、康复和治疗等。其具体内容包括以下方面。

1. 医院药品调剂部门药学服务 主要指医院药品调剂部门的药师根据医师处方或医嘱单进行药品调配工作，包括对处方的审核、调配、核对、发放及用药交代，使患者获得合格、正确的药品，并掌握正确的用法、用量、注意事项，提高患者用药的依从性、有效性。现阶段一种新兴的静脉药物调配方式——静脉用药集中调配也属于药品调剂的一部分，是指由药师以上人员（含）对医嘱进行审核，由经过培训的药学人员在洁净环境中按无菌操作的要求对静脉用药物进行加药混合调配，使之成为可供临床直接输注使用的成品输液，其目的是保证药品质量体系的连续性，提高患者用药的安全性、有效性和经济性。此外，做好药房药品的日常保管工作、协助病区做好急救与备用药品的管理工作也是调剂部门药学服务的重要内容。药品调剂是药学服务的重要组成部分，是患者获得药物治疗的最基本保证。

2. 个体化给药技术与服务 包括治疗药物监测、药物基因组学检测等。治疗药物监测根据血药浓度监测结果，结合 PK/PD 参数、患者的疾病诊断、健康状况（肝、肾功能）等进行给药方案设计与调整；药物基因组学检测可以根据具体患者的特定药物基因型，决定是否选用该药物或者进行剂量调整。个体化给药的目的是为了提高疗效、规避不良反应。

3. 临床药师的药学服务 临床药师要求具有扎实的药学专业知识与技能、必要的医学基础知识和良好的沟通能力，可以直接参与到药物治疗过程中，其作用越来越受到医务人员、患者及社会的关注和重视。临床药师工作内容包括：参与药物治疗方案设计，对患者用药前教育、用药过程的监测与指导、用药后评估，药学查房与会诊，处方与病历点评工作等。工作中需要重点关注老年人、儿童、妊娠期或哺乳期妇女、肝肾功能不全者等特殊人群的药物治疗方案设计及剂量调整。此外，慢性病患者如高血压、血脂异常、糖尿病、哮喘、癫痫、慢性肾病、肿瘤等也是临床药师服务的重点，需对此类患者进行全面的用药宣教和定期随访。

4. 药品风险管理与用药风险防范　药师应发挥自身专业优势，做好用药风险防范工作。药品具有双重作用，在发挥其治疗作用让患者受益的同时，ADR 时有发生，药师应对可能出现的 ADR 进行监测。尤其应关注治疗窗比较窄、ADR 后果严重的药品以及特殊患者（如老人、婴幼儿、过敏体质者），一旦发生疑似 ADR，药师应协助医护人员识别，采取相应处置措施，减少药源性疾病的发生，并保证药品不良反应信息渠道畅通，及时准确上报。此外，防范高警示药品、看似或听似药品等的用药差错、做好特殊药品（毒性药品、麻醉药品、精神药品、放射性药品）的管理也是药师的重要职责。

5. 应急状态药学服务　包括针对突发公共卫生事件、突发自然灾害（水灾、火灾、地震）、急性中毒、重大疫情等事件药品的储备，以及事件发生时药品的供应与药学服务。目的是在突发事件时，加强药品的应急保障供应，同时提供应急状态的药学信息服务，提高捐赠药品的利用率，提高用药的合理性。

6. 药学信息服务　主要指药学专业人员利用工具书或搜索引擎等工具，通过对期刊杂志、图书、药品说明书、数字化信息资源等中包含的药品信息进行搜集、整理、评价，向公众、医务人员、医药管理者提供直接的、准确的、与药物使用有关的信息咨询与服务，以提高药物治疗水平和药事管理水平。内容包括：①国内外药物治疗方面的研究进展和治疗经验总结等信息，如：各类药物的疗效、PK/PD 参数、不良反应、禁忌证、药物相互作用、药品价格，为临床合理用药提供指导；②某疾病药物治疗进展，或新药研究进展、疗效、不良反应及与老药对比的优缺点，为医院引进新药、淘汰老品种等提供技术支持；③新药的药学特性、理化性质、药动学与药效学参数等，为开展新药临床试验提供咨询；④运用循证药学工具对药物的疗效及不良反应进行评估并及时反馈；⑤通过药物利用研究和评价方法，为政府制定调整医疗卫生政策、安排药品生产计划、监测药物滥用、医院遴选药品等提供技术支持，保证相关决策的科学性。

7. 用药咨询与健康教育　接受患者、医护人员和社会公众用药咨询及对其进行健康教育是药学服务的重要内容，也是药师的责任和义务之一。药学专业人员应主动向患者介绍药品用法、贮存方法、不良反应及注意事项，正确、耐心地解答患者的各种用药困惑，提高其用药依从性，提升医疗服务质量。药师还应对患者出院带药实施用药教育，达到全程化药学服务的目的。对于医护人员，药师应从新药信息、药物特点、配伍禁忌、溶媒选择等方面予以指导。此外，药师可以通过参加医院、社区组织的健康咨询、科普活动，编制药品快讯、药品不良反应通讯、宣传手册等方式，利用报刊专栏、网络、手机等媒介，向公众介绍合理用药及健康知识，提高公众合理用药水平，养成健康的生活习惯，达到身心健康的目的。

8. 社区药学服务　是医院药学服务的延伸，是全程化药学服务的一部分，特别对一些慢性病患者，社区药学服务的作用更应被强调。其内容包括：合理用药教育、药品的正确用法、疗效的监测与评估、ADR 监测、家庭小药箱的管理等。

9. 社会药店药学服务　包括药店质量管理体系的建立，药品的购进、验收、贮存、陈列、养护、盘存与管理，执业药师对处方进行审核、监督调配，提供处方药及非处方药的用药咨询、常见疾病的用药指导、简易医疗器械的使用指导，建立顾客健康档案等。

本章小结

本章介绍了药学服务的发展历程及我国药学服务发展现状，着重介绍了药学服务的定义、对象、意义以及工作内容，强调药学服务以患者为中心，以改善和提高患者的生命质量为目标，贯穿药物治疗的全程。

1. 主要内容

（1）药学服务（pharmaceutical care）　是指药学人员应用药学专业知识和技能向公众（包括医护人员、患者家属及普通公众）提供直接的、负责任的、与药物使用有关的服务，以提高药物治疗的安全性、有效性和经济性，从而改善和提高患者的生命质量。

（2）药学服务的对象　包括患者、患者家属、医师、护士和普通公众。

（3）药学服务的意义　提高医疗质量、改善和提高患者的生命质量；提高公众健康生活水平，实现健康中国战略目标；节约有限的医药卫生资源；实现药师的自身价值。

（4）药学服务的工作内容　药品调剂服务、个体化给药技术与服务、临床药师的药学服务、药品风险管理、应急状态药学服务、药学信息服务、用药咨询与健康教育、社区药学服务、社会药店药学服务等。

2. 重点　药学服务的定义、对象及意义。

3. 难点　药学服务的工作内容。

思 考 题

题库

A 型题（最佳选择题）

1. 关于药学服务，下列不正确的是（　　）

   A. 药学服务主要以实物形式满足患者需求

   B. 药学服务涵盖药物使用全程

   C. 药学服务以患者为中心，以改善和提高患者的生命质量为目标

   D. 药学服务具有很强的社会属性

   E. 药学服务应由药师来实践

2. 药学服务的对象不包括（　　）

   A. 患者　　　　B. 患者家属　　　　C. 药品　　　　D. 医护人员　　　　E. 普通公众

3. 下列哪项不是药学服务的主要内容（　　）

   A. 药品调剂工作

   B. 指导、帮助患者合理地使用药物

   C. 既为患者个人服务，又为公众的健康教育服务

   D. 代替医护人员制定和实施药物治疗方案

   E. 进行 ADR 监测、药物利用研究，提供药学信息服务。

4. 药学服务的意义（　　）

   A. 提高医疗质量、改善和提高患者的生命质量

   B. 提高公众健康生活水平，实现健康中国战略目标

   C. 节约有限的医药卫生资源

   D. 实现药师的自身价值

   E. 以上都是

（许杜娟　汪燕燕　方　玲　黄　燕）

第二章

药学服务的道德与礼仪

第一节 药学服务的道德

PPT

微课

课堂互动

近些年来,医药行业发生的重大药害事件引发了社会对医药行业职业道德观的大讨论。请列举几个重大的药害事件,并根据自己的专业知识进行分析,作为一名药师应该具备哪些职业道德素养?

一、药学服务道德的概念

道德(morality)与法(law)都是社会中调整人们行为和社会关系的规范,作为行为规范,二者既相互联系,又相互区别,其作用是互补的。道德是在长远的社会发展进程中,为物质条件所决定的人们对于是非善恶的内心评价标准,道德存在于主观领域,是依靠人们的内心信念、传统习惯和社会舆论来发挥作用的行为规范。法律是由国家制定或认可,受国家强制力保证执行的行为规则的总称,对人们的行为制约具有强制性。道德侧重于防范尚未发生的违法行为,而法律侧重于惩治;道德着重于约束人们的内心,督促人们要自我净化内心世界,法律则主要调整人们的外在行为,使之具有合法性。两者在内容上相互包含,法律禁止的行为也是道德谴责的不道德行为。以道德为支撑,以法律为准则,共同约束着人们的行为。

职业道德(professional ethics)是社会道德在职业生活中的体现,是人们在职业过程中应遵循的行为规范和准则的总和。职业道德主要由职业理想、职业态度、职业技能、职业纪律、职业责任、职业良心、职业荣誉、职业作风八个要素组成。职业道德既是本行业人员在职业活动中的行为规范,又是行业对社会所负的道德责任和义务。在药师职业化的过程中立法与建立道德秩序同等重要,因此有关部门在制定和颁布我国药师法的同时,也正努力制定药师道德规范,以加强药师的职业道德意识和道德行为。

药学服务的道德是指药师在依法开展药学服务活动时必须遵循的道德标准,是调整药师与患者等服

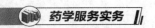

务对象之间的关系、药师与社会之间关系和药师同仁之间关系的行文规范和准则的总和。药学服务的道德是药师的职业道德，是一般社会道德在药学领域的表现，除了具有一般职业道德的特点之外，还要求药师具有扎实的药学知识与技能，以及对社会、对公众、对患者健康高度的责任感。

二、药学服务的道德原则和准则

（一）药学服务的道德原则

药学服务的道德原则是药师在药学服务领域实践活动中应遵循的基本指导原则，它调整着药学服务领域各种人际关系，统率药学服务道德的一切规范和范畴，贯穿于药学服务道德发展过程的始终，是评价与衡量药学服务领域内所有人员的个人行为和思想品质的道德标准。药学服务道德的原则可概括表述为"保证药品质量，保障人体用药安全，维护人民用药的合法权益，实行社会主义人道主义，全心全意为人民身心健康服务。"

（二）药学服务的道德准则

2006 年 10 月 18 日，原中国执业药师协会（2014 年 5 月更名为中国药师协会）发布了《中国执业药师职业道德准则》（简称《准则》），2007 年 3 月 13 日发布了《中国执业药师职业道德准则适用指导》（简称《指导》），2009 年 6 月又对《准则》和《指导》进行了修订。《准则》包含了五条职业道德准则，适用于中国境内的执业药师，包括依法履行执业药师职责的其他药学技术人员，具体内容如下。

1. 救死扶伤，不辱使命 药师应当将患者及公众的身体健康和生命安全放在首位，以我们的专业知识、技能和良知，尽心尽职尽责为患者及公众提供药品和药学服务。

2. 尊重患者，平等相待 药师应当尊重患者或者消费者的价值观、知情权、自主权、隐私权，对待患者或者消费者应不分年龄、性别、民族、信仰、职业、地位、贫富，一视同仁。

3. 依法执业，质量第一 药师应当遵守药品管理法律、法规，恪守职业道德，依法独立执业，确保药品质量和药学服务质量，科学指导用药，保证公众用药安全、有效、经济、适当。

4. 进德修业，珍视声誉 药师应当不断学习新知识、新技术，加强道德修养，提高专业水平和执业能力；知荣明耻，正直清廉，自觉抵制不道德行为和违法行为，努力维护职业声誉。

5. 尊重同仁，密切协作 药师应当与同仁和医护人员相互理解，相互信任，以诚相待，密切配合，建立和谐的工作关系，共同为药学事业的发展和人类的健康奉献力量。

知识拓展

医学伦理学

医学伦理学是研究医学道德的科学，主要研究医患关系、医际关系和医社关系，对于规范医学科学技术发展，提高医疗服务质量，促进卫生事业的科学发展，培养医务人员的高尚情操，推动和谐社会建设，具有十分重要的意义。

医学伦理学由医学和伦理学相结合而成，伦理学是关于道德的学问，亦称道德哲学，通常人们把道德和伦理视为同一概念共同具有"行为应该如何规范"的意义。但这两者概念含义并非完全一致。

医学道德是在医学领域当中形成的人们行为应该如何的规范和规范在人们身上形成的心理自我——品德，具有实践性、稳定性、继承性、连续性、全人类性和阶级性的特点。

伦理学是对人类道德生活进行系统思考和研究的学科，它试图从理论层面构建一种指导行为的法则体系，即"应该怎样处理此类处境""我们为什么，依据什么这样处理"，并且对其进行严格的评判，包括善恶、义务、行为准则、人生目的和价值等范畴的概念体系，是人们道德观的理论化和系统化。

三、药学服务的道德规范

（一）药学服务道德规范的概念

　　道德规范（ethic）是社会根据其道德原则提出的，要求人们在处理个人和他人、个人和社会关系时必须普遍遵循的具体的行为准则。是在实际生活中根据人们的需求而逐步形成的一种具有普遍约束力的行为规范。在道德行为完成之前，它是指导行为选择的指南，在行为完成之后则是善恶评价的准绳。道德规范源于人们的道德生活和社会实践，不同社会的不同阶级有不同的道德规范。同样现代药学的发展大概经历了三个阶段，每个阶段的行为规范都有各自的特点。现阶段药学工作是以患者为中心，以改善患者生命质量为目标的全程化药学服务。药学服务的道德规范是指药师在开展药学服务活动时，用以指导其言行，协调药学服务领域中的各种人际关系的行为规范。

（二）药学服务道德规范的特点与作用

　　1. 药学服务道德规范的特点　药学服务道德规范除具有一般道德规范的特点外，还具有以下特点。

　　（1）实践性与理论性的统一　药学道德规范是否可行，体现在实践与理论的统一。对药师来说不仅需要知道道德规范，更需要去实践，实践性与理论性缺一不可。

　　（2）现实性与理想性的统一　药学服务道德规范是在药学服务实践的基础上提出的，回答了对应现实的药学服务的道德问题，同时必须是药师通过努力可以实现的。而在制订规范时，人们会在其中寄托价值追求和人格目标，期望超越现实，具有一定的理想性。因此药学服务的道德规范必然是现实性与理想性的统一。

　　（3）一般性与特殊性的统一　药学服务的道德规范既要符合一般道德规范的基本要求，又要突出药学服务的职业特点。同时，既要符合药学服务活动的共性要求，又要反映不同药学服务活动的具体要求，这就是药学服务道德规范一般性与特殊性的统一。

　　2. 药学服务道德规范的作用

　　（1）评价标准　药学服务道德规范是评价药学服务道德行为的基本准则，用以直接衡量每一位药师的行为，对符合道德规范的行为给予赞赏、表扬、支持，对违背道德规范的行为将予以谴责、批判。

　　（2）激励作用　药学服务道德规范可以激励药师加深对药学职业的认识，自觉培养职业情感，锻炼职业意志，树立职业理想，以及形成良好的职业行为和习惯。同时可以激励药师不断提高自身的专业能力与素养，以适应药学服务模式的转变和药学领域的不断进步。

　　（3）调节作用　医药领域涉及工业、农业、商业、行政等诸多方面的外部关系，以及医药行业内部的各种关系，难免会发生某种利害冲突和意见分歧。药学服务道德规范可以在思想上、感情上、作风上和行为上起到能动的调节作用，正确协调和处理各种关系。

　　（4）约束作用　在进行药学服务时，药师应以药学服务道德规范为指导，从知到行、从他律到自律，严格要求自己，讲原则、守信用、公平竞争、诚实待人，从而提高和完善自身药学道德人格。

（三）药学服务道德规范的内容

　　药学服务活动内容多样，药学服务道德规范有广义的共同行为规范要求，也有各类药学实践具体的行为规范要求，这些规范概括起来主要由药师与患者之间的关系、药师与同仁之间的关系、药师与社会之间的关系组成。

　　1. 药师为患者及其家属服务时应遵守的道德规范

　　（1）仁爱救人，文明服务　药师应当把患者的身体健康和生命安全放在首位，以自己的专业知识、技能和良知，尽心尽责为患者提供药学服务。对患者要有仁爱之心、同理心，同情、体贴患者，对患者高度负责。同时药师应语言文明，举止端庄，充分尊重患者，一视同仁，与患者多沟通交流，使患者清楚无误地了解药品，为患者使用药品提供优质服务。

　　（2）终身学习，求真务实　随着医药科技的进步和药学服务模式的转变，药师的知识体系不能仅停留在学校期间所学的基础知识，应该通过自学、在职学习、接受继续教育等多种途径进行终身学习，不断提高自身的专业能力与素养。以科学的求真态度对待药学服务实践活动。

（3）济世为怀，清廉正派　药学事业是一项解除患者痛苦，促进人类健康的高尚职业。药师在药学服务过程中应当抵制各种诱惑，一心一意只为患者的健康服务。不能利用自身在专业上的优势欺诈患者，谋取私利。

2. 药师与同行、医师、护士合作时应遵守的道德规范

（1）谦虚谨慎，团结协作　药师之间应相互合作，交流经验。虚心向医疗团队的其他医务人员学习，积极沟通，相互理解，相互尊重，密切配合，建立和谐的工作关系。现代药学工作的开展已经离不开各学科之间的精诚合作，唯有合作才能促进药学事业的长足发展。

（2）增强自信，体现价值　药师要孜孜不倦地钻研专业知识，不断提高自身经验和实际工作能力，以增强自信。同时应及时主动地将药品信息告知医师和护士，详细解答用药疑问，协助医护人员合理选药和用药，共同为患者服务，体现药师的价值。

3. 药师应遵守的社会道德规范

（1）坚持公益原则，维护人类健康　药师在实践中运用自己掌握的知识和技能为患者、医护人员服务的同时，还肩负着对社会公共利益的维护责任。药师应乐于奉献，积极参与公益活动，主动到社区开展公众健康教育，向老年患者、慢性病患者等特殊人群解答用药问题，宣传健康理念。

（2）宣传医药知识，承担保健职责　药品的应用不仅在于治疗疾病，还特别要强调预防疾病发生的作用。提高人口质量和生命质量已成为医药人员的社会职责。为确保药品对人的健康既不构成威胁又能起到治疗、保健的作用，要求医药人员必须自觉履行向社会宣传医药知识，实现社会公众的合理用药。

第二节　药学服务的礼仪

PPT　　　微课

课堂互动

针对近年来出现的医患纠纷，怎样看待患者所谓的"医疗工作者服务态度差"以及服务礼仪对医疗工作者的重要性？

一、概述

（一）服务礼仪与药学服务礼仪

随着社会进步与经济发展，药学服务的内容和模式都发生着巨大的变化。人们健康观念转变和对药学服务的需求不断增长，使对药师职业形象的要求日益增高。药学服务作为一项公益性的事业，是自然科学和人文科学的结合，"以患者为中心"的服务模式要求药学服务具备人文精神。作为一名药师，不仅需要接受常规的药学专业知识教育，同时也应接受必要的专业礼仪训练及督导。使药师在服务中塑造良好的职业形象，更加主动、自觉提供优质高效的药学服务。药学服务礼仪是一种建立在公共礼仪基础上的特殊礼仪，是药师工作中交往艺术的学问，是药师的行为规范，用以指导和协调药学工作的行为过程。因其具有鲜明的医药职业特征，直接关系到人们的生命健康，因此加强药师的礼仪教育对提高治疗质量、保障人们身体健康显得尤为重要。

（二）服务礼仪的基本原则

1. 尊重原则　孔子说："礼者，敬人也"，这是对礼仪核心思想高度的概括。所谓尊重的原则，就是要求我们在服务过程中，要将重视、恭敬、友好放在第一位，这是礼仪的重点与核心。

2. 真诚原则　真诚待人，童叟无欺，言行一致，表里如一。

3. 宽容原则　宽容原则的基本含义，是要求我们在服务过程中，既要严于律己，更要宽以待人。要多体谅他人，多理解他人，具有同理心，学会与服务对象进行心理换位。这实际上也是尊重对方的一个主要表现。

4. 律己原则　严于律己、宽以待人、约束自我、控制自我。

5. 平等原则　对服务对象不论贵贱贫富、老弱病残均应一视同仁。

6. 适度原则　交往中把握分寸，既要彬彬有礼，又不能低三下四，既要热情大方，又不能轻浮献媚，做到自尊不自负，坦诚不粗鲁，信人不轻信，活泼不放纵。

7. 守信原则　信守诺言，讲信誉，重信用，言必行，行必果。

二、药学服务的礼仪规范

药学服务礼仪是一种职业礼仪，是药师的职业形象，是素质、修养、行为、气质的综合反映，它包括仪容礼仪、表情礼仪、举止礼仪、服饰礼仪、语言礼仪等基本内容。

（一）仪容礼仪

1. 头发　头发要经常清洗和梳理。男性头发不宜太长，发型应适合工作和社交场所的要求。

2. 手部　指甲不能太长，不得涂指甲油；制剂室、静脉药物配置中心人员应按规定剪指甲并不得佩戴戒指。

3. 胡子　男性不宜留胡须，应养成每日剃须的习惯。

4. 口腔　应保持清洁，工作时间不能咀嚼口香糖；上班前不能喝酒或吃有异味的食品。

5. 化妆　工作场合不宜浓妆，不宜佩戴耳环和使用香味浓烈的香水。

（二）表情礼仪

1. 眼神　在注视对方面部时，一般以注视对方的眼睛或眼睛到下巴之间三角区域为好，表示全神贯注和洗耳恭听，但是时间不宜过久，以避免尴尬。当与服务对象相距较远时，一般应以对方的全身为注视之点。在站立服务时，往往有此必要。

2. 笑容　微笑是一种令人感觉愉快的面部表情，表现出温馨、亲切的表情，会给对方留下轻松舒适的感觉。药师应该调整自己的情绪，保持微笑、精神饱满地投入工作。

（三）举止礼仪

1. 站姿　两脚跟着地，脚尖微向外，腰背胸膛自然挺直，头微向下，两臂自然下垂，不耸肩，身体重心在两脚中间。不得把手交叉抱在胸前。

2. 坐姿　坐姿应端正，双腿平行放好，要移动椅子时，应先把椅子放好位置，然后再坐。

（四）服饰礼仪

1. 着装　工作服应定期换洗、更换。每年更换长、短袖工作服时间由单位根据季节变化统一规定；男士短袖工作服内必着背心或短袖衫。

2. 胸卡　应按规定佩牌，胸卡表面应保持清洁，不得背面向外。

3. 衬衫　衬衫领口与袖口不得污秽，最好熨烫平整。

4. 领带　若佩戴领带，以素色较为适宜，不得有污损或歪斜松弛。

5. 鞋袜　保持清洁，工作时间不得穿拖鞋。

（五）语言礼仪

语言往往能反映人的文化素养、知识水平和精神风貌。俗话说言为心声，语言是交流思想感情的工具。药师在与人交谈时，应该注意加强语言的修养，讲普通话，讲究语言艺术。做到言谈清晰文雅，礼貌用语。常用的语言礼仪如下。

1. 问候用语　"您好！请把您的就诊卡出示一下""您好！请问有什么可以帮助您的？"

2. 送别用语　"这是您的药，请保管好""慢走，祝您早日康复。"

3. 请托用语　在向其他医务工作人员请求帮忙或是托付代劳时都要加上一个"请"字。

4. 致谢用语　在下列六种情况下，理应及时使用致谢用语，一是获得他人帮助时；二是得到他人支持时；三是赢得他人理解时；四是感到他人善意时；五是婉言谢绝他人时；六是受到他人赞美时。

5. 应答用语　在与患者进行交流的过程中，用的应答用语主要有："是的""好""好的，我明白您的意思"等，可以让患者感受到你在倾听。

6. 道歉用语　常用的道歉用语主要有："抱歉""对不起""请原谅"等。

三、不同岗位的药学服务礼仪

药学服务礼仪在日常工作中体现在药师与患者之间、药师与其他医务人员之间的行为规范。根据药师的工作岗位不同，药学服务礼仪可以分为门诊药房服务礼仪、药物咨询服务礼仪及临床药师服务礼仪等。

（一）门诊药房服务礼仪

1. 对待患者应一视同仁，不得以貌取人。

2. 一切言语行动均应以尊重患者为出发点，做到礼貌、客气，称谓需准确、恰当，发药时可自然亲切地直呼姓名。禁止使用让人感觉不尊重的命令式和无称谓的语句。

3. 发放药品时，动作宜轻柔，应将药品轻轻摆放整齐，正面向上、文字正向对方；切不可将药品随意丢给患者甚至扔向对方。须使用"您""请""对不起""谢谢"等文明用语。与患者对话时，须直视对方。

4. 应充分理解和体谅患者。患者取药时，如处方或患者的取药程序有问题，应明确但委婉地向患者指出，并告知改正的方法和程序。

5. 尽可能地为患者提供方便，帮助解决问题，不得推卸责任。

（二）药物咨询服务礼仪

1. 身体前倾，微笑迎接患者，并请患者坐下。

2. 仔细聆听患者，让患者感受到药师对其问题关注和重视。

3. 语言应通俗，避免过多使用专业术语，交流中态度和蔼，语言文明，避免使用刺激患者或对患者不尊重的语气、语调和语句。

4. 药师在交流中表现出亲近和自信的神情，可以增强患者对药物治疗的信心与依从性，提高患者的满意度。

（三）临床药师服务礼仪

1. 在向患者提供药学服务前，先确认患者的信息如姓名、病历号等以方便称呼患者。

2. 向患者介绍自己的姓名和职业，解释工作内容以及能为其提供哪些药学服务。

3. 在与患者沟通的过程中，注意与患者眼神的交流，并保持恰当的距离。

4. 征询患者或其家属是否方便讨论用药方面的问题。

5. 如果患者有来访者在座，应征询患者是否可以打扰。如果可以，询问患者来访者在场是否方便。如果患者表示不合适，应礼貌地请来访者回避。

6. 所用词汇要通俗易懂，易于患者理解。

7. 药学服务结束后可以说些祝福语如"祝您早日康复！"等。

8. 尊重患者隐私，保持礼貌。

案例解析

【案例】　患者，男性，因上呼吸道感染就诊于某院，医生处方中含某种抗生素。当日门诊窗口十分繁忙，门诊调剂药师错将药品调剂为某降糖药，发药药师也未能审核出错误，将药品发给了患者。患者服药时发现药品不对，遂至门诊窗口问询。

患者（愤怒，理直气壮）：你们把我的药发错了。

药师（微笑）：您好！先不要着急，慢慢讲，和我说下具体情况。

患者（稍平和）：我昨天来窗口取药，你们把我的药发错了，我吃药时才发现。

药师（微笑略带同情）：由于昨天不是我发给您的，我让昨天的发药药师过来确认下。

患者（愤怒）：本来就是你们发错了，还不想承认啊！

药师（微笑）：我们只是按规章确认一下，也是在保障您的利益，请稍等。经当日发药药师回忆，的确将药品发错了。

药师（略带愧疚）：不好意思，您的药的确是我们发错了，给您带来的不便请谅解。请问您服用了吗？有没有什么不适感？

患者（理直气壮）：我……我昨天吃了，感觉很不舒服，头痛。

药师（语气温和但坚定）：您昨天吃的是一种降糖药，如果您血糖正常，服用后可能会感到头晕，但不会对您的身体有其他影响的，立即停止会缓解的。如果您不放心，我们可以帮您测一下血糖。我们并不是对您不负责任，这是我们的联系方式，如果您感到任何不适，可随时来找我们。

患者（疑惑，但情绪平和）：其实我昨晚只吃了一片便发现了，不过还是帮我测下血糖吧。

药师（微笑）：好的。

【解析】在本案例中药师看到患者愤怒的表情后，首先通过微笑来缓和患者的情绪。在听到患者愤怒且理直气壮的语言后，并没有与患者进行理论，而是选择主动倾听患者的问题，可以进一步缓和患者的情绪，并让患者的不满情绪发泄出来。经过仔细的核查发现是自己的错误时，药师并没有为错误找任何借口，而是主动承认错误，并及时地关注患者的身体状况，根据自己的药学专业知识，解决患者的困扰。让患者感觉到药师并没有推卸责任，而是在为患者着想。这位药师展现的得体礼仪，化解了这场纠纷。

四、药学服务礼仪的作用与意义

1. 提升药师职业形象 重视药师礼仪，提高药学队伍的整体素质，在规范的服务中体现崇高的职业道德，是树立良好药师形象的有效手段。随着社会的快速发展，人们对合理用药、不良反应、药物的安全性等相关知识的需求越来越高。这要求在提供药学服务的实践中，不仅需要不断提高自身素质，更新专业理论知识，提高专业素养，还需要"内外兼修"，以良好的外在礼仪形象，营造出服务好、质量高的舆论氛围，使药师的价值得到社会的关注和认可。

2. 构建和谐医患关系 与患者保持良好的沟通，对提高药学服务质量，减少医患摩擦具有重要作用。患者就诊时，特别渴望医护人员的关爱和体贴。患者复杂的心理变化是医患之间发生冲突的主要原因之一。在临床诊疗过程中，患者会遇到许多困难，有些困难会使患者产生难以自控的情绪和过激行为，如果医护人员稍有疏忽，就会引起误解，甚至诱发医患纠纷。药师应该注意与患者沟通的一些细节，建立和谐融洽的气氛。良好的就医环境，药师得体的仪表形象，能给患者很好的第一印象，增加患者的安全感、信任感、舒适感。

3. 促进同事关系和谐，调节协助能力 同事是自己在事业上的亲密伙伴，在工作上有很多协作的地方，与同事交往时真诚相待，互相尊重是非常重要的。同事之间上班时使用"请""您""对不起""谢谢配合"等文明用语。一句问候、一个微笑、一句关怀的话语能拉近彼此的距离。工作中仪表整洁，精神饱满，对年长同事多学、多问、多尊重，对比自己年轻的同事多帮助、多鼓励。这样才能营造团结协作的工作团队。

4. 提高医院整体竞争实力 随着医疗改革的不断深入，医疗保险制度的推行，医院所面对的最重要的服务对象——患者，其有权利对医疗单位进行选择，非技术性服务如医药护人员工作的认真负责、服务态度的好坏、服务质量的高低将作为选择标准之一。在医疗机构真正重视在医务人员和患者之间建立起"参与－协商"沟通模式的今天，良好的礼仪无声地营造出一个和谐的就医环境，是优质的医药学服务不可缺少的组成部分。良好的药学服务礼仪可以提高社会公众对药学服务的认可程度，提高医院的整体竞争实力。

本章小结

1. 主要内容 本章主要介绍了药学服务道德的概念、准则、规范；药学服务礼仪的概念、基本原则、规范和不同岗位药学服务礼仪的特点。

2. 重点 药学服务的道德规范和礼仪规范。

3. 难点 如何将药学服务的道德规范和礼仪规范的理论知识运用到实际工作中，并将实际工作中的经验和理论知识融合。

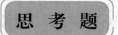

题库

一、选择题

A 型题（最佳选择题）

1. 体现药师对社会的药学服务道德规范的是（　　　）

　　A. 仁爱救人、文明服务　　　　　　　　B. 坚持公益原则，维护人类健康

　　C. 敬德修业、共同进步　　　　　　　　D. 严谨治学、理明术精

　　E. 济世为怀、清廉正派

2. 下列关于门诊药房的服务礼仪错误的是（　　　）

　　A. 对待患者应一视同仁，不得以貌取人

　　B. 排队患者较多时，可不用详细进行用药交代，让患者询问医生或看说明书

　　C. 一切言语行动均应以尊重患者为出发点，做到礼貌、客气，称谓需准确、恰当

　　D. 放药品时，动作宜轻柔，应将药品轻轻摆放整齐，正面向上、文字正向对方

　　E. 在与患者沟通过程中，注意与患者眼神的交流，并保持恰当的距离

B 型题（配伍选择题）

　　A. 依法执业，质量第一　　　　B. 进德修业，珍视声誉　　　　C. 尊重同仁，密切协作

　　D. 救死扶伤，不辱使命　　　　E. 尊重患者，平等对待

3. 药师对待患者不得有任何歧视性行为体现了（　　　）

4. 药师在患者生命安全存在危险时，应当提供必要的救助措施体现了（　　　）

5. 药师应当科学指导用药，确保药品质量体现了（　　　）

X 型题（多项选择题）

6. 药学服务礼仪规范的基本内容包括（　　　）

　　A. 仪容礼仪　　　B. 表情礼仪　　　　　C. 举止礼仪　　　　　　　D. 服饰礼仪

　　E. 语言礼仪

7. 临床药师在向患者提供药学服务时，应注意哪些礼仪（　　　）

　　A. 先确认患者的信息如姓名、病历号

　　B. 向患者介绍自己的姓名和职务

C. 征询患者或其家属是否方便讨论用药方面的问题

D. 尊重患者隐私，保持礼貌

E. 在与患者沟通过程中，注意与患者眼神的交流，并保持恰当的距离

二、问答题

作为一名药学专业学生即未来的药师，是如何理解"保证药品质量，保障人体用药安全，维护人民用药的合法权益，实行社会主义人道主义，全心全意为人民身心健康服务"的药学服务道德原则？

（关志宇）

第三章

药学服务中的沟通

第一节 概 述

PPT

微课

一、沟通的意义与作用

沟通是人类社会中信息传递、接收、交流和分享的过程，人们通过语言以及非语言方式进行交流，以达到相互之间对信息的共同理解和认识，取得相互之间的了解、信任。良好的沟通能够使沟通双方相互了解，相互理解，在和谐的气氛下顺利地解决问题，达到双方所需。药师与患者之间良好的沟通能够消除患者用药困惑，使患者配合治疗，提高患者用药依从性，并能使药患关系融洽，减少纠纷和矛盾。实现药患之间良好的沟通，药师才能发挥价值获得更多的认可，才能获得患者支持与配合，逐步实现"以患者为中心"的药学服务，才能协助其他医务人员（如医生、护士等）完成维护人类健康的任务。培养药学生有效的药患沟通能力特别是沟通技巧，是建立和谐的药患关系的重要途径。

二、沟通的伦理学基础

医学的总目标是维护人类的生命和健康。在医疗卫生领域中的道德现象、道德关系、道德问题和道德建设均遵循伦理学原理，由此产生了一门应用伦理学，即称为"医学伦理学"。医学伦理学主要研究医德关系及反映出的医德现象，药师属于医务人员，应该学习和了解医学伦理学的相关内容。

课堂互动

某女性患者因感染梅毒入院治疗。在治疗期间，医务人员无意间在电梯内议论该患者病情，恰巧被来探望的同事听到。待患者出院，公司以其生活不检点为由，辞退该女性。请问，医务人员是否应该尊重患者、保护患者隐私？医务人员是否违背了医学伦理学的原则？

（一）医学伦理学的研究对象

医学伦理学的主要研究对象包括三种：医患关系、医际关系和医社关系。

1. 医患关系　即医务人员与患者及其家属的关系。医生尊重患者的医疗权利，以救死扶伤、防病治病为责任，一视同仁地为患者提供医疗服务；患者尊重医生的劳动，委托医生对自己进行救治，并配合诊治，完成维护健康的任务。

医患关系是医学伦理关系中最基本、最普遍的关系。这种伦理关系的基本特征如下。

（1）目标一致性　医患双方的目标是一致的，患者求医是为了把自己的疾病治愈，医生看病也是为了救死扶伤。双方的目的都是为了治愈疾病，恢复和维护健康。

（2）利益相容性　医患双方的利益是互相依存的。如医务人员为患者提供高技术、高风险的劳动为患者解除疾苦，从而获得薪酬、奖金等物质利益，并且在治愈患者的过程中实现了自身价值，获得了精神愉悦。而患者作为医疗服务的消费者，在就医过程中消除了病痛，满足了自身的健康需求。因此，医患双方是一个利益共同体，相互依存。

（3）地位不平等性　虽然患者对于医疗有一定的参与权和选择权，但由于医务人员有着职业的权威性、知识的专业性优势，使其往往处于主导、决定性的地位，而患者由于专业知识欠缺总是处于被动的、依赖的、受人操纵的地位。因此，医患双方地位并不能做到理论上的平等。

（4）信息不对称性　医患双方的价值观、生活阅历、认知态度存在差异，虽然共同参与相同的医疗活动，但双方接收到的信息却并不相同。因此，医患之间常常会出现隔阂、矛盾、纠纷甚至冲突，这就需要彼此加强沟通，并在沟通的过程中用道德规范等加以调解。

2. 医际关系　即医务人员间的相互关系。在为患者提供医疗服务的过程中，医疗机构内部的医务人员互相之间同时需要道德的调控。"以患者为中心"是医务人员共同遵循的道德原则，通过各部门互相支持和密切协作，有利于患者的救治。医技关系的道德规范主要包括：平等与尊重、信任与帮助、协作与监督、学习与竞争等。

3. 医社关系　即医务人员与社会的关系。医学的发展与社会的进步相辅相成，医疗卫生服务已经成为社会性的事业。因此，医务人员的道德观念需要与时俱进，不能只考虑患者的利益，还需从社会利益进行考虑，并对社会和公众负有道德责任。

（二）沟通的伦理原则

优质有效的医患沟通不仅需要良好的交流技巧、语言艺术、认知基础、心理共鸣，还需要高尚的道德品质。沟通双方必须遵循的伦理准则如下。

1. 以人为本，发扬人道　人与人相处，要讲求人道。人人生而平等，医者是人，患者也是人，不应该歧视患者及他们因疾病所导致的思维混乱、意识障碍、人性扭曲、行为怪异。大医精于业，诚于心，厚于德。自古就有"医者仁心"的说法，行医者，施以仁术以救人，施以仁心以救魂。以仁为本，仁爱救人，仁至义尽，呵护、友爱、体贴病者；以患者为中心，而不是以疾病为中心，"一切为了患者，为了患者的一切，为了一切患者"；急患者所急，想患者所想，让患者最大程度满意。这样，医患之间就有了沟通的基石和契合点。

2. 平等公正，诚信友爱　人与人相处的最基本原则就是平等，医患之间，亦是如此。彼此之间，相互尊重，尊重对方的性格、行为、习惯和信仰等。不因患者贵贱贫富、老幼美丑、病情轻重而亲疏有别；也不因职业的特权和优越感以"救人者"自以为是，对患者颐指气使。当把患者放在和自己一致的平台上看待时，对患者一视同仁，就能营造出良好的医患沟通范围。中山大学的医务人员提出"医生既是患者的老师，又是患者的学生，既是患者的亲人，又是患者的知音"的观点很有新意。

医患之间权利、义务的对等、统一和平衡，也影响着平等公正的伦理准则。医护人员的职责，不仅包括救死扶伤、防病治病、解除痛苦、助人健康、宣传教育、发展医学，还包括保障患者的生命权、身体权、健康权、医疗权、知情权、隐私权、监督权、诉讼权、求偿权等。尊重是相互的，患者也要尊重医学科学与医务人员，文明就诊，遵守就诊基本道德，积极配合治疗。只有医患之间保持公正，医患双方才能平衡，友好合作。

3. 举止端庄，语言文明 医务人员的言语态度、形象气质、服饰外貌带给患者的"第一印象"，直接关系到医患之间的人际吸引力和亲和力。

医行端庄一是要做到仪表整洁大方，外貌服饰给人以沉着、稳重、干练、可靠的形象。二是要行为得体，把握分寸，当检查治疗时，手法要轻柔娴熟；接触异性患者，要心正无邪；患者急救关头，要沉着镇定。避免操作粗暴、举止轻浮、处事急躁。

语言是通往心灵的桥梁，是交流思想情感的纽带。口语是最基本、使用率最高的医患沟通方式。医德要求医务人员的语言首先要讲求科学性，要表达规范、词能达意、实事求是、通俗易懂，不夸大其词，不弄虚作假，不武断地下结论，不讹诈患者及其家属。二是要注意语言的艺术性。说话的方式方法、内容场景都应与人物、疾病、时间、地点的不同而不同，不要千篇一律。内向者多用呵护体贴的话语，病危者多用鼓舞与解释的话语。术前沟通谋求知情同意，术后沟通意在排忧解难。不公开张扬患者的隐私，仅私下了解即可。三是遵守保护性原则。保护患者的自尊用礼貌性的语言，保护患者的隐私用保密性的语言，保护患者的心理用安慰、鼓励、解释性的语言。祸从口出，不是没有道理的。言语不当，轻则使患者紧张郁闷动气，重则引发医患纠纷，导致医疗事故。

态度是人们对外界事物和现象体验的情绪流露。人的语言姿态、表情行为不经意间就可表现出最真实的态度。在医患沟通中，患者期望得到医者温和亲切、诚恳友善的态度。

4. 知情同意，保守医密 知情同意是现代医疗实践中一项十分重要的伦理准则。患者有知情权和选择权，这也是医患沟通的具体方式和必要程序。医务人员必须详尽且真实地告知患者或患者家属相关诊断结论、病情预后、治疗目的、方法，可供选择的治疗方案及其利弊和费用开支、预期疗效、不良反应及治疗风险等，让患者在不受任何指示、干涉、暗示、引诱的情况下，完全自主地选择诊疗方案。知情同意的目的在于尊重患者自主权，鼓励医患双方理性决定、协作配合、责任分担。为此，临床上建立了手术谈话签字制度、输血同意签字制度、化疗同意签字制度、病重病危通知签字制度等。

知情同意原则与医患沟通相辅相成，既依赖于医患沟通，又促进医患沟通。要实现真正的知情同意，医务人员不仅要及时耐心、充分细致地告知和解释有关病情和医疗信息，而且要使患者充分理解医者的告知，并最终作出合理的判断和正确的决策。

传统的医德规范要求保守医密，医患沟通也应该遵循。比如，出于保护性医疗的要求，也为了患者能够保持有利于疾病治疗和康复的良好心境，允许医者不向患者直接透露不良的诊断和预后，可以说些"善良的谎言"。例如，对于癌症这类疾病，很多人都不能心平气和地接受自己患有癌症的事实，更不要说积极地与病魔战斗。对于这类心理承受能力差的患者，可以在让其家属知晓的情况下，对患者实行保密治疗。

5. 医术精湛，优质服务 大医精于业，诚于心，厚于德。医者要有精湛的技术，严谨的作风，严肃的态度，严格的纪律，严密的观察。衡量医德水平的重要标准是医术精湛，医德与医术并举是评价一名医务人员的永恒标准。医患沟通的最终目标是为患者解除病痛，提高医学服务对象的生命质量和价值。要实现这一医学目的，只有为人民健康服务的良好意愿是远不够的，更重要的是治病救人的真才实学。

三、沟通的心理学基础

课堂互动

在临床工作中，医务人员不免要告知患者病情的进展，对于病情恶化或死亡一类的"坏消息"，应该如何应用心理学知识找到沟通的"良方"呢？

（一）沟通与心理学

医疗行为的沟通与心理学关系密切，沟通的形式、技巧和效果反映折射着心理学的理论和技术。其中沟通的技巧包括以下方面。

1. 因人而异　根据患者或家属对信息的接受程度进行沟通，采取不同的方式告知病情，当患者畏惧心理严重，应采用安抚性的语言进行交流。

2. 循序渐进　要根据患者的接受能力，分期逐步地透露病情信息。

3. 避重就轻　在与患者家属交流真实病情后，出于安抚患者情绪，可以采取此种方式。如：患者患有胃癌，医务人员开始告知患者患胃溃疡，并预见性地暗示病情恶化的可能性，并充分解释手术治疗的必要性和治愈性。

4. 增强信心　人患病后心理就会发生变化，容易情绪低落、抑郁、恐慌，对治疗失去信心等。患者心理的调理是患者康复的重要方面，医务人员需要鼓励患者，使患者对治疗充满信心，积极努力配合治疗，才能使患者早日康复。

（二）患者心理学

从关系的角度看，人的身体（生理）功能同心理功能是相互联系、相互影响的。一方面心理的变化可以导致身体的反应或改变，出现"心身反应、心身障碍"等；另一方面身体的病变也可直接或间接地引起心理上的变化，其中一些可称作"身心反应"或"身心障碍"。因此，了解沟通对象的心理状态，有益于良性医患沟通的形成，利于疾病的治疗。以下介绍患者中常见的一些心理改变。

1. 情绪改变　在患者的心理变化中，情绪改变是多数患者表现出的最常见、最重要的心理反应。人在患病以后，生活和工作会发生很大的改变，会对患者的内心世界造成一定程度的冲击，再加上疾病所带来的痛苦以及疾病对生命安全、健康的威胁，患者的情绪很容易发生变化。患者常产生的情绪反应有焦虑、恐惧、抑郁、愤怒等情绪。情绪的持续是影响患者康复的重要原因，所以医务人员应该把握患者情绪反应的特点，适时给予恰当的干预。

（1）焦虑　焦虑是由于对自身疾病的预后和个人生命过度担心产生的消极情绪。引起患者焦虑的因素如下。①对疾病的病因、转归、预后不明确或是过分担忧。②对某些对机体有威胁性的特殊检查不理解或不接受。患者对将要发生在自己身上的检查程序茫然不知，特别是不了解某项检查的必要性、可靠性和安全性，常引起强烈的焦虑反应。③手术所致焦虑。大多数患者对手术有顾虑和害怕，特别是愈接近手术日期，患者的心理负担愈重，焦虑和恐惧愈明显，甚至坐卧不安，食不甘味，夜不入眠。④医院环境的不良刺激，易使患者心情不佳，情绪低落。例如看到危重患者或是听到病友间的介绍，特别是看到为抢救危重患者来回奔忙的医护人员，产生恐惧和焦虑，好像自己也面临威胁。⑤某些疾病的临床表现如甲亢、更年期综合征伴有焦虑。⑥特质性焦虑，与心理素质有关。⑦住院期间，经济压力所带来的焦虑。

（2）恐惧　恐惧是对自己有威胁或危险的刺激存在所引起的情绪。表现为害怕、受惊的感觉，有回避、哭泣、颤抖、警惕、易激动等。生理方面可出现血压升高、心悸、呼吸加快、尿急、尿频、厌食等症状。引起患者恐惧的主要因素是由于疾病引起的一系列不利影响，例如，疼痛、疾病导致生活或工作能力受限等。患者的社会经历、年龄、性别不同，恐惧的对象也不尽相同，例如，儿童患者的恐惧多跟疼痛、陌生、黑暗有关，而成年患者的恐惧则多与手术、有一定危险性的特殊检查或疾病预后相联系。恐惧与焦虑有区别，焦虑时危险尚未出现，焦虑的对象不明确或是有潜在威胁的事物，而恐惧有明确的对象，是现实中已发生或存在的人或事物。

（3）抑郁　抑郁是一种消极的情绪反应，常表现为闷闷不乐、压抑、悲观、失望甚至绝望，和焦虑一样，它是一种极为复杂的情绪障碍。抑郁有如下主要表现：①兴趣减退甚至丧失。②对前途悲观失望，而不能面对与接受现实，或对现实做出歪曲的情感反应。③无助感。对处境感到毫无办法，对自己的痛苦无能为力，同时也感到别人对他爱莫能助。④感到精神疲惫，缺乏动力，不能振作。⑤自我评价降低，经常表现出自责自罪。⑥严重的患者会感到生活或生命本身就没有意义、有自杀念头以至自杀行为。另外，抑郁症还伴有睡眠障碍、食欲差、体重下降、性欲降低等特征。抑郁症常见于神经症和精神病患者外，继发于躯体疾病的也不少见，但易被忽略。例如：病毒感染、肝炎、流感、甲状腺功能减退、艾迪生病以及某些药物，如利血平、皮质激素等都可继发抑郁症状。

（4）愤怒 愤怒多发生于个体在追求某一目标时遇到障碍或受到挫折时。如果一个人认为障碍是不合理的、有人故意设置的，不但会产生愤怒，还会造成愤恨和敌意。患者往往认为自己得病是不公平的、倒霉的，加上疾病的折磨，常常感到愤怒，可能是对自己不能自理生活而恼火，这种莫名的怒火，也可能是潜意识的。他可能会向周围的人，如亲朋、病友甚至医护人员毫无理智地发泄，这要有足够的耐心和容忍力来应对。患者求医的目的是为了实现复原或康复的目标，在此过程中可能使患者受挫的障碍主要有：①医疗条件限制而治疗不佳；②社会与家庭障碍，如家庭关系紧张、经济负担沉重、社会对某些疾病的偏见等；③与所患疾病有关的障碍，如患无法治愈的疾病、本人期望值过高无法实现目标（如某些整容手术）；④医患间的冲突，如医务人员服务态度不佳或技术水平差等。

2. 认知改变

（1）感知觉异常 患病后患者的注意力几乎完全会由外部世界转向自身和疾病，感知觉的指向性、选择性、理解性和范围都会发生变化，可能产生下列几种异常。①感受性提高：一方面患者对外界环境中正常的声音、光线、温度等刺激特别敏感，甚至发生烦躁、紧张等情绪反应；另一方面患者过分关注自己的躯体，对自身的呼吸、体位等异常敏感，有的甚至感觉到自己的心跳、胃肠蠕动等。②感受性降低：有的患者某些感觉的感受性在患病后会降低，如味觉异常，对饮食的香味感觉迟钝，食之无味。③时空知觉异常：有的患者出现时间感知错乱，分不清上午、下午或昼夜；有的患者感觉时间过得非常慢，常有度日如年之感；有的患者空间感知错乱，感觉床铺摇晃，甚至天旋地转。④幻觉：有些患者甚至会产生幻觉，如多数做了截肢手术的人报告，在截除术后不久就觉得有一个虚幻的肢体，近30%的截肢患者感到幻肢疼痛。

（2）思维异常 患者的思维能力也不同程度地受到损伤，有些患者不能正确地判断身边的客观事物，对周围事物特别敏感、胡思乱想、不信任周围人。例如，周围人正常的说笑也会引起患者的错误理解，认为是在议论自己的病情等，导致患者厌烦或愤怒；有些患者表现为对别人的好意半信半疑，总是担心医生误诊或者护士发错药、打错针等。

3. 意志行为改变

（1）主动性降低 患者患病后产生悲观情绪，对自身能力产生怀疑，表现出依赖性增强。当医生告知病情需要做决策时，患者犹豫不决、瞻前顾后。有些患者草率决定或者干脆不思考，完全请家属或医务人员代为决策，不会主动跟医生交流，询问自己病情，与外界主动联系逐渐减少，生活在自觉封闭的世界。

（2）行为退化 患者患病后行为逐渐退化，比如吃饭不会像平常一样较多时间用手端着吃，会更多使用病床上小桌子；洗漱也会变得越来越马虎，频次越来越少；不愿意下床活动，更愿意躺在病床上。

4. 人格特征改变

（1）孤独感 也称为社会的隔离。患者常伴有不安全感，不主动与医护人员说话，不愿与人接触，不随便与人交谈，盼望着亲友早来探视，病未痊愈就想着回家等。住院患者特别是长期住院患者更容易存在孤独感，有的甚至烦躁不安，整夜难眠。

（2）猜疑与怀疑 猜疑是一种消极的自我暗示，它是缺乏根据的揣测，会影响人对客观事物的正确判断。猜疑还可以泛化涉及到整个医疗过程，对治疗、用药、检验等都做猜疑反应。听到别人低声细语，就以为是在议论自己的病情，觉得自己的病势加重，甚至没救了；对别人好言相劝也半信半疑，甚至曲解别人的意思；总担心误诊、怕吃错药、打错针等。由于缺乏医药常识和主观感觉异常，胡乱猜疑，胡思乱想，惶恐不安，于是产生种种质问。诸如："我为什么该得这种病？""为什么同样的手术他是良性我是恶性？"等，一些人群里还会有种种迷信色彩的认识，这就要求医护人员作耐心的解释，并以严谨的态度进行医疗处置。

不同疾病的患者有不同的心理特点，同一个患者在疾病不同阶段也有不同的心理特点，甚至不同的医疗环境都会造成患者不同的心理变化，医务人员应该了解患者的心理需求，有针对性地做好心理疏导工作，同时正确引导患者及其家属对医院诊疗和护理的期望水平。医务人员应耐心听取患者及家属的倾诉，这样不仅能疏泄他们的情绪和心理压力，有效地与患者进行沟通，而且对治疗本身也会产生积极的影响。

四、以患者为中心的沟通

在 20 世纪 70 年代，"以患者为中心的医疗"已经逐渐形成概念。1988 年，Picker 机构联合其以患者为中心医疗项目组开始研究"以患者为中心医疗服务"的具体定义，包括八个方面：就医途径、尊重患者的价值观和偏好、沟通和患者教育、医疗服务的协调、情感及心理上的支持、生理上舒适感的支持、家人和朋友的参与、出院和后续治疗转换的准备。

（一）沟通的本质

1. 维护患者尊严和尊重患者　医护人员需要听取患者及家属的观点并尊重患者及患者家属的选择。患者和家属的知识范围、价值观、信仰和文化背景都应在提供医疗服务时被考虑到。

2. 信息共享　整个治疗过程中，医护人员应与患者本人及其家属共享完整的、无偏倚的信息。使用患者及患者家属能够理解的语言（非专业术语），确保患者和家属接收到及时、完整和准确的信息，以便有效地参与医疗决策。

3. 鼓励参与　鼓励并支持患者和患者家属参与到整个治疗过程中，并在他们所选择的范围中参与医疗决策。

4. 多方面合作　患者家庭、医护人员和医院领导共同在以下几个方面进行合作进行共同改善：医院政策和项目的发展、实施、评估；医疗机构内部的设计；医护人员以患者为中心的培训；整个医疗服务的传递。

知识链接

尊重患者的基本行为准则

医务人员都是患者生命中的过客，如何作为一个好的过客应该是每一个医务人员所思考的主题。DonBerwick 在《致未来医疗服务》一书中写道：以患者为中心的医疗服务的主旨是把患者首先作为独立的人，尊重患者可以从以下基本的行为开始做起。

（1）进入一个住院病房或门诊室前先敲门。

（2）与患者及患者家属进行眼神接触。

（3）向患者和患者家属介绍自己的名字。确保你介绍的内容包括你的职位和医疗团队中的角色。避免在介绍过程中使用患者和其家属听不懂的医学术语。

（4）描述你为什么进入患者的房间；在检查患者时告知患者你在做什么；在你离开之前，让患者知道接下来会发生什么。

（5）遵守实践良好的安全防范措施，并向患者和家属描述你所做的以便让他们了解到良好的感染控制措施。

（6）保持愉悦的交谈。如果合适，请微笑表达你的关心。

（7）询问患者想被怎么称呼。也许患者有个昵称或他（或她）喜欢的名字。在一些文化中，使用"先生"或"女士"是一个尊重的标志。

（8）询问家属被如何称呼，同时询问家属中是否有指定的家庭成员进行诊疗计划的沟通。不要假设某个家属会承担沟通的全部责任。

（9）如果可能的话，对于任何诊疗计划、操作的讨论都与患者和家属商量好时间后一同进行。

（10）在患者和家属在发表意见时仔细倾听。

（11）让患者和家属知道你重视他们的意见、问题和关注。

（12）在患者和其家庭成员分享他们观点时，保持开放的、主观的接受态度。

（二）沟通的注意事项

在与患者的交流中，如何做到以患者为中心的沟通呢？应注意做到以下几个方面。

1. 保护患者隐私　医疗行为中应强调对于患者隐私的保护，除了患者的主诊医生、患者本人以及患者指定的医疗信息获知方（可以是伴侣或者其他家属、甚至朋友），其他人皆无权利获知患者的疾病诊断和治疗方案。目前，侵犯患者隐私权和患者病情保密性的情况时有发生。针对类似情况，在美国，医院规定医务人员必须遵守以下几个条款。

（1）保护患者隐私部分

①如果必须在公共场所和患者和（或）家属进行信息共享时，需要使用平静的声音说话。

②尽可能使用安全性的场所同患者和（或）家属进行沟通。

③接触患者或进行体检之前，告诉患者和家属你要做什么并且征询患者的同意。

④利用环境保护患者隐私，例如，进入患者病房前先敲门；在进行体格检查时关门；使用床单或者衣服覆盖患者不需要检查的部分以保护其他地方的隐私。

⑤在家庭会议时关闭房门。

（2）为患者病情保密

①不在公共场合（电梯、走廊、餐厅、停车场或患者登记区）讨论患者的病情。

②只在适当的员工区域讨论患者的病情，并且只向患者治疗团队中的人员提供他们所需要的患者信息。

③如果要和在场家属讨论患者的病情，请事先征得患者本人的同意。某些患者十分敏感，更愿意与医生进行"一对一"的沟通方式。

④确保医院系统和员工保持患者信息的保密。如电脑屏幕调整到适当角度以便远离公共场合；避免患者的实验室结果、保险信息或其他私人文件暴露于公众视线。

2. 避免使用十分专业的医学术语　与患者交流时应主动避免使用专业的医学术语，药师须将常用的医学、药学术语转换为患者能够理解的语言。在很多情况下，患者可能无法理解药学术语，或者有的患者理解的内容与真实内容相差甚远。比如：有的人认为利尿剂是帮助排尿的，或有的人认为仿制药是假药，药效不如原研药。

使用简单的语言进行沟通，并避免患者的误解，但需特别注意，尽量不使用过于通俗的语言（如方言、谚语、俚语）。

3. 向患者提问的技巧　当药师主导谈话时，提出开放式的问题是较为推荐的，这让患者真切体会到药师在关注他们所说的内容，也能让药师了解该患者的知识水平和沟通能力等信息。不管面对的是慢性病患者还是急性病患者，"最近使用了哪些药物？"这类话都是不错的开场白。患者述说时，使用极简单的推进语，比如"对的""嗯"。其次，药师应根据患者的思路继续引导式地进行谈话，有的患者思路清晰，可以阐述完备的有效信息；有的患者需要药师提出有针对性的问题才能提供足够的信息。当患者的回答偏离时，药师要问一些直接的问题将对话拉回主题。当所需要的信息搜集完成后，药师可以进行适当的总结及复述，让患者确认最终信息，过程结束后，感谢患者的配合。

4. 耐心指导患者用药　药师应以医师处方作为主要依据指导用药，但是好的沟通交流远比单向指导要求更多。与患者交流要有几个明确的目的，包括：①了解患者的诉求；②控制好对话时间；③明确患者的特殊要求；④评估患者是否较好地接受了药师的教育。

药师需要评估教育背景、认知能力不同的患者的特定需求，有的患者想了解有关药物的一切，有的患者却不需要，此时药师需要平衡患者希望接收的和应该接收的内容。完成指导后，药师可以向患者确认对此次教育的接受程度以及记忆程度，让患者重复所谈论的内容。

案例解析

【案例】 患者，男性，因支气管哮喘就诊于某院，医生处方给予沙美特罗替卡松吸入剂 50μg/500μg 进行治疗，并未告知患者如何使用该药品。当日门诊窗口十分繁忙，患者门诊取药时，发药药师未能仔细解释药品使用方法，待患者回家后发现自己无法使用准纳器，遂隔天跑到门诊药房询问药师。

患者（生气，气喘吁吁）："你们给我发的什么药，根本就用不了，里面没有药！"

药师（微笑、友好）："先生，您好。请不要着急，能麻烦您给我说说具体情况吗？"

患者（义愤填膺）："我昨天来看病，你们给我发了这个药，我拿回去用不了，你看！"接着患者使劲地来回滑动着准纳器的滑动杆。"看吧，根本没有药喷出来，你们给我的是假药！"

药师（语气温和但坚定）："先生，我们发给您的药没有问题，但是这个药品使用方法比较特殊，请您看我为您演示一遍。"

患者（略带疑惑）："那好，您给我演示吧。"

药师（平稳、微笑）："您看。我首先用大拇指卡在这个凹槽里，向外推动这个凹槽，我们称为'拇指柄'。这时，您会听到一声'咔哒声'，表示已经为您准备好了一次吸入的药量。"

患者（仔细）："然后呢？"

药师将准纳器递给患者（耐心）："请您这时平稳呼吸后，尽量呼气，但不要将气体呼入准纳器。然后，请将这个吸嘴放入您的口中，深深的平稳吸气，然后将其从口中拿出，保持屏气 10 秒钟。"

患者试用后，屏气 10 秒（略带高兴）："呀，还真有药！原来还真是我不会用啊。"药师（耐心）："您别急，使用完后，请将拇指柄退回原位，保证准纳器处于关闭。特别提醒您，吸完后为了保持口腔不滋生真菌，避免感染，请您务必要进行漱口！"

患者（满意）："谢谢，谢谢您这么耐心！"

药师（微笑）："不用谢，再见！"

【解析】 在本案例中，药师看到患者气喘吁吁，略带愤怒的表情后，首先通过微笑安抚患者情绪。在听到患者提出的用药问题后，药师通过判断，确定该用药问题的属性，不与患者直面争辩，而是通过亲自演示及现场教学的方式让患者学会如何使用药品，并使用礼貌用语平复患者激动的情绪。这位药师充分展现了以患者为中心的沟通技巧。

第二节　沟通的基本特征

PPT　　　　微课

一、沟通的原则

沟通是人与人或人与群体在思想上或感情上的传递和反馈的过程，目的是信息的交流与互动。沟通的基本原则包括：互相尊重、互相理解、以诚相待和宽容。

1. 互相尊重　人们的生活背景决定了在思想上、言行上以及文化上的差异，但尊重应不分社会地位、身份、种族。尊重是相互的，当自身尊重了他人，才能得到他人的尊重。与此同时，作为患者这类弱势群体，药师更应该给予尊重，换位思考，站在患者的立场上考虑问题，给予患者最好的医疗服务。

作为药师，尊重患者的知情权，并对患者的用药问题认真耐心地给予专业回答，提供热诚的药学服务都是获得患者认同的方法，以德服人，从而获得患者尊重。

2. 互相理解　每个人都有独特的视角看待事物，对相同的事件可能有不同的观点。这种差异化带来了思想碰撞的同时，也会出现一定的对立，因此作为医务人员，适当地"求同存异"，理解患者的观点有助于沟通共赢。

从患者出发进行考虑，就医的繁琐和疾病的困扰导致患者容易出现消极的负面情绪，往往由于医务工作者的冷漠或不理解导致医患冲突的发生。因此，药师应从自身出发，在患者用药过程中提供耐心、用心、关心的优质服务使患者体会到医务工作者对自己的理解。

3. 以诚相待　药师应履行职业道德和职业操守，并将其作为自身修养的一部分。与患者沟通过程中，专业的药学知识仅是最基本的要求，药师还应该具有情感的投入，真诚相待。医患关系中，患者经常投诉医务工作者的态度问题，因为患者渴望得到同情与关怀，而医务工作者的疏忽和冷漠会造成患者心理的抵触，使患者配合度下降，造成救治过程中的冲突。

4. 宽容　患者是一类特殊的弱势群体，因为疾病的影响，造成他们身心都饱受困苦。首先，患者在寻求救治的初期，可能会对治疗结果有过高的期望，认为只要来到医院，就可以"药到病除"。治疗过程中，由于预期不佳或者经费问题致使患者出现对治疗方案或用药方案的质疑，或不信任医务工作者。面对这些"不理解"，药师应该仔细察觉，并多做解释和安抚工作，以宽容之心去对待患者，竭尽所能，关爱患者。

二、沟通的要素

一个完整的沟通过程一般由四个基本要素构成。

1. 沟通的情景　是指药师与互动对象发生互动的场所或环境，是互动过程的重要因素。包括：物理的场所、环境，如病房床旁、办公室、门诊等。

2. 沟通的目标　即药师所需沟通的对象。包括与患者沟通、与其他医务工作者沟通。

（1）与患者沟通　了解患者的基本信息（如文化程度、经济状况、用药史、吸烟史等），有助于药师指导患者用药，提高患者依从性。

（2）与医务人员沟通　与医生交流患者的疾病及治疗方案，以及与护士沟通在用药执行过程中的实际问题，如用药频次、用药剂量、滴注速度等。

3. 沟通途径　是指信息由此传递到彼的渠道，是获得信息的手段。传统的沟通一般是药师和患者直接面对面的交流，大多在医疗场所完成。随着互联网的发展，药患之间沟通的方式也变得越来越多元化，为药患沟通增加了许多快捷、有效的沟通模式，也为患者提供了更加快捷，有效的药学服务。

4. 反馈　即信息接收者对信息发出者的反应。药师与患者的沟通包括解答患者疑惑、提供药学服务等，有效的沟通需要患者给予正向的反馈，比如当药师交代了药品用法用量后，要求患者重复，其目的是为了患者能够理解药品的用法，并与药师的交代达成一致。

三、沟通的层次

鲍威尔（Powell）认为，沟通可以大致分为五个层次：一般性交谈、陈述事实的沟通、分享个人的想法和判断、分享感觉和沟通的高峰。

这五种沟通层次的程度逐渐递增，造成这种程度深浅不同的区别在于彼此之间的信任，信任度越高，沟通层次越高；反之，亦然。

1. 一般性交谈　是一种只可以表达表面的、肤浅的、应酬性话题的沟通方式。如"您好吗？""我很好""谢谢""再见"等。不涉及感情投入，但使沟通对方感觉比较"安全"，因为不需要提前准备也不必思考，减少精神压力，还避免了一些不期望事情的发生。药师与患者第一次见面时，可以采用这种方式，最初使用，还可以打开谈话的局面和建立信任的关系。但如果药患长时间停留在这个最初的层次，在收集患者资料和实施护理计划时，就会手足无措。

2. 陈述事实的沟通　这种沟通用于陈述客观事实，不带个人色彩或涉及彼此间的关系，常用于药师与患者在工作关系时。但是，医患层次的沟通，仅有药师的叙述是不足够的，患者必须参与其中，这样才能更客观地了解患者基本情况。

3. 分享个人的想法和判断　是高于陈述事实的一种沟通。当对方开始分享他（她）的个人想法和自我判断时，说明对你已经有了一定的信任。

4. 分享感觉　是一种比较困难的沟通方式。它建立在彼此信任的基础上。一个人在有一定的安全感之后，才愿意和对方分享自己的信念及对某些事情的反应。这种分享是有建设性的，是健康的。所以，药师应当以真诚的态度帮助患者建立信任感和安全感。

5. 沟通的高峰　是沟通的最高层次。互动双方仅凭对方一个动作或眼神就可以知道他（她）的体验与感觉。这是一种最理想的境界，在较短的时间即可完成沟通，在分享感觉时可能自发地产生。

以上五种沟通交流方式都有可能发生在药患关系的治疗性关系中，在沟通过程中要顺其自然地使用沟通交流的方式，不要强调拘泥于某种方式，生搬硬套地按五种层次顺序进行，要自然、诚恳和坦然地进行。

另外，为了避免药师因为本身行为的不当而造成药患双方沟通不良，药师要经常评估自己的沟通方式，争取很快地取得患者的信任，达到高层次的沟通。

四、沟通中的障碍

导致沟通障碍的因素包括个人方面的因素和环境方面的因素。

（一）个人方面的因素

1. 身心因素　当双方的情绪均处于较好的状态时，沟通和交流会比较愉快和顺利。但是患者可能因为疾病产生焦虑、紧张、敌对和悲伤，而医务人员可能因为工作繁忙，产生倦怠、烦闷，那么这个时候的沟通可能达不到预期的目的。

2. 感知因素　感知是人们对身边发生事件的看法。双方看法不一样，对待事物的看法也有所不同，最终持有不同的观点，导致交流达不到统一。

3. 听、说、看和理解的能力　小儿理解能力差，老人反应能力慢；又或因为生理缺陷，如唇裂、口吃所造成的发音不清楚；用药所导致的意识障碍；先天的聋哑人、盲人；其他如牙齿、口腔疾患、口腔异味等原因，皆可影响沟通和交流。

4. 社会、文化背景、知识水平　不同阶层，文化水平的高低也会影响沟通的效果。知识水平的不对等可能造成某一方无法继续话题，此外，所熟知的领域、掌握的语言不同，沟通的范围就有所变化。所以，药师需要根据患者的文化水平，运用不同层次语言才可达到最有效的沟通。

5. 角色与关系　作为药师，不可脱离实际，切忌"高高在上"，一副"表情冷漠、态度生硬"的职业面孔。有时药师只关注用药信息，而忽略了患者本人，造成患者不信任的抵触情绪。同时，由于药师的专业权威，常常给患者造成一定的"压迫感"或"威胁感"，使患者缺乏信心，害怕与药师交流用药心得。

这些个人方面的因素都可能影响在沟通中的感受，最终导致在交流过程中信息的扭曲或改变。所以，要清晰而正确地传递信息，个人方面的因素也很重要。

（二）环境方面的因素

1. 外界干扰　在安静的环境中更容易进行有效的沟通。药师在与患者进行交流前尽可能排除噪声，选择好谈话的环境。电视、手机、广播会分散注意力，恰当地阻止这些噪声源，可以创造一个很好的交流环境，收获满意的交流结果。

2. 缺乏私密空间 当涉及患者的一些隐私，患者不希望被其他人听见时，药师应当注意周围环境的隐秘性。如果可能，在没人打扰的房间更好，或者可以请周围的人暂时回避，也可以减轻说话的声音，仅双方可以听到，解除患者的顾虑。

3. 距离 距离产生美，社会交往中，人们可能会保持一定的距离，超过该距离，人们会感觉自己的领域受到威胁，会作出防御性的反应，这样交流不会很好地进行。人与人的交往距离大致可以分为：公众性距离、社会距离、个人距离、亲密距离。

五、沟通的策略

1. 遵循职业规范 药师应当履行相应的职业规范和职业道德，在从事药学服务过程中，以专业的技术服务于患者。

2. 关注患者 药师不仅需要关注患者的用药情况，还应该关注患者的身心健康，注意患者的心理变化，并使用关怀性的行为及语言，这样就可以与患者建立良好的医患关系。

3. 规范职业用语 药师交代药品事项时，应该使用患者可以理解的语言，必要时应该提供书面文书，如用药注意事项、患者教育卡等。

PPT

第三节　沟通的基本技能

沟通的基本技能主要分为两类：语言性沟通和非语言性沟通。

语言性沟通交流是指使用语言和文字进行的沟通。这种语言或文字被组织成正式的有结构的系统。语言是用来传递信息的实际符号，是人类用来交流信息常见的重要工具，只有当信息的发出者和接收者都能够清楚地理解信息的内容，语言才是有效的。沟通双方采用相同的语系，使用双方都能理解的语言，是有效沟通的前提。

一、建立良好信任关系

药师通过药学服务，使患者接受药物治疗，恢复健康。在药学服务过程中，药师与患者之间的互相信任至关重要，这关系到患者是否真正愿意接受药师给予的药物治疗方案。只有在良好信任的基础上，患者才能正确认识及使用药物，防止药物滥用、减少毒副作用、提高患者依从性，达到良好的治愈效果。

二、倾听与同理心

药师通过听其言和观其行获得较全面的患者信息，药师需要使用同理心去体会患者的感受，考虑患者以及患者所说的话，也就是说，药师应该设身处地地站在患者角度，换位思考，试图去理解沟通中所传递的"所有信息"。同时，倾听时需要药师集中注意力去分类整理和核实一些线索，以便更好地理解患者想要表达的真正含义。

在与患者交谈时，药师应该做到以下几点。

（1）集中注意力，耐心听患者所说的话。

（2）不要随便打断对方的谈话或不恰当地改变话题。有时候突然想起一件事或一句话，可以先记下来，等合适时间再说。

（3）不要急着做判断，应该换位思考，切忌凭主观意念判断。

（4）不要因对方异常的说话速度和发音而分散注意力。

（5）采用适当的面部表情和身体姿势，如面对患者、适时的目光接触和同理心，以表示对患者十分的注意和理解。

（6）注意患者的非语言行为，仔细体会弦外音，以了解对方的主要意思和真实内容。

三、口头语言技能

语速要适宜，不要过快，也不要过慢，以及不合适的停顿。过快有时患者跟不上，反应不过来，甚至不明白你在说什么；速度过慢，让人听了着急。那么，什么样的速度最合适呢？一般新闻播音员的语速为每分钟60个字左右，让人听起来比较舒服。对于药师来说，经常要有意识地锻炼自己合适的语速，因为，过快的语速、不恰当的停顿或者过于谨慎的谈话都可能传递一些使人误解的信息，会让患者感到你可能隐瞒了某种事实。下面介绍掌握语速的方法。

1. 语调和声调　作为药师应时刻注意调整自己的情绪状态，努力克制自己，避免因自己不好的情绪状态影响说话的语调，从而传递一些非故意的信息。如果患者遭到药师莫名其妙的训斥，或感到来自药师的信息是漠不关心、傲慢或其他，即使是一点点，也会阻碍药患间的有效沟通。

同样，患者说话的语调也可以为药师提供一定的信息，如患者的情绪状态是积极的、兴奋的，还是消极的、低落的、焦虑的、悲观的，以便及时发现，及时调整。

2. 幽默　达根（Dugan，1989）指出，笑可以帮助减轻与压力有关的紧张和疼痛，可以增加药师为患者提供情感支持的有效性。

当患者由于情绪悲伤而变得消沉时，使用幽默的语言可以帮助患者释放其情绪上的紧张感，但要注意使用的场合和患者的性格，不要弄巧成拙，而且要药患关系到了一定层次，关系比较好，信任度比较高的时候使用。幽默运用的恰当，能收到意想不到的效果。如果幽默使用不好，会让患者觉得你在幸灾乐祸，在看他笑话，这是在使用的时候要特别注意的问题。

3. 清晰和简洁　有效的沟通必须简单、简短和重点突出。使用简明扼要的词句可以减少一些不必要的混淆，如果说的太多，又没有重点，患者可能记不下来，甚至不明白你的意思，造成沟通无效。

合适的语速和清晰的发音可以保障交流的有效进行，对一些特殊的患者还要特殊对待。比如老年人，他们听力不好，必要的时候要提高声音，凑近一些，多说两遍，以便患者能听明白。

4. 可信　说出去的话要有一定的可信度，作为药师可能会遇到不太了解的知识，这个时候切忌胡说乱说，尤其是医学上，对于患者的病情，如果没有十足的把握，应该承认自己的不足并告知患者："这个我也不太明白，我可以帮您查一查。"不要信口开河，乱解释一通，把患者引向歧途，造成思想负担。

四、肢体语言技能

人类潜意识的心智活动可以通过非语言进行表现，因此肢体语言是传递信息的重要途径，同时也可能成为泄漏沟通者心事的揭秘者。

手势是表达真诚的关键，观察手掌是否放开，是了解坦诚与否的最佳方式之一。人类手掌是非语言讯号中最不起眼，但最有威力的一个。药师可以通过握手对患者表达出友好，而患者的摇动手指或摇头可能表达否定或者不赞成。

眼神可能泄漏最真实的讯息，与患者交谈时，应该放低身体，与患者视线相接应该在60%～70%之间，这样可以消除患者的不适感。

五、书面语言技能

1. 药历　药历是临床药师与医务人员进行相互沟通的参考工具，因为该文书专业性强，因此仅适用于部分内部人员阅读。药历应该使用医学专业术语，言简意赅，不可大量罗列药品说明书的信息，而是应该根据患者自身情况，归纳总结，成为提示其他医务工作者的用药指导资料。

2. 用药教育卡　该文书可以方便患者对自己的用药方案进行了解和记忆，对患者依从性的提高有切实的帮助。针对患者的专业知识薄弱，药师在书写用药教育卡片时，要使用简单易懂的文字而避免使用专业术语（如"qd"写成"每日一次"，"顿服"写为"将所有药品同时服下"）。此外，使用亲切的语言也是十分必要的，如以"先生/女士，您好"作为开头，以"祝您早日康复！"结尾等。

第四节　与不同人群的沟通与交流

PPT

一、与普通患者的沟通与交流

加强医患沟通，需要医务人员具有良好的沟通能力与技巧，做到一个技巧、两个掌握、三个留意、四个避免。

一个技巧：与患者或家属沟通时要尊重对方，耐心倾听对方的倾诉。多听取患者或家属的诉求，对患者的病情尽可能做出恰当的解释。

两个掌握：掌握病情、检查结果和治疗情况；掌握患者医疗费用情况及患者、家属的社会心理状况。

三个留意：留意沟通对象的教育程度、情绪状态及对沟通的感受；留意沟通对象对病情的认知程度和对交流的期望值；留意自身的情绪反应，学会自我控制。

四个避免：避免使用刺激对方情绪的语气、语调、语句；避免压抑对方情绪、刻意改变对方的观点；避免过多使用对方不易听懂的专业词汇；避免强求对方立即接受医生的意见和事实，只有在医患双方共同、友好的参与下才能达到和谐沟通的目的。

二、与特殊人群的沟通与交流

药师在执业的过程中，会遇到各种类型的患病群体，有的患者属于自身属性特殊（如儿童、老年人、妊娠与哺乳期妇女、听力障碍、视觉障碍、语言交流问题、情感障碍等），有的患者存在背景环境差异（如识字困难、无意沟通或过度沟通的患者等），有的患者则是病理时期不同（如终末期患者、慢性病患者等）。随着医疗服务的不断推进，药师由药品调剂转型到以"患者为中心"的服务模式，单纯的"程序化"用药服务已经无法满足各种患病群体的需求，因此学习特殊人群的沟通十分必要。

（一）与儿童患者的药学服务沟通

1. 人群情况分析

（1）生理特点　儿童患者年龄幼小，部分脏器功能发育不成熟，因此给药过程与成人有很大差异。同时，患儿对疾病、疼痛忍受力低，并对药品的吞咽、制剂口味等有较高的要求。

（2）心理特点　情绪控制能力低，患病后表现出烦躁、不安、哭泣、吵闹等现象。自我控制和分辨能力差，因此患儿的依从性较成人低。

对于儿童来说，情感语言是丰富多彩的，他们往往通过面部表情表现出来，如嬉笑、惊讶、讨厌、害怕、惊疑等，不同的表情有不同的含义，所以，做好儿童患者的沟通必须具备特殊的素质，有强烈的责任感，爱护及尊重患儿，有良好的沟通技巧、丰富的知识和熟练的技术操作能力。

2. 与患儿沟通应遵循的原则

（1）具有强烈的责任感　儿科的医疗服务具有一定的复杂性，患儿身体娇嫩，又处于无知、能力低下的状态中，药师应具有强烈的责任感和保护意识，不仅要照顾患儿的患病生活，还要启发他们的思维，与他们进行有效的沟通以取得他们的信任，建立良好的药患关系。医务人员是儿童学习的对象之一，因此必须以身作则，加强自身的修养。

（2）要有丰富的业余知识与技能　药师需要丰富的知识储备，如擅长运用小游戏、儿歌、寓言、童话故事、卡通人物与患儿交流和沟通；熟悉儿童成长发育过程中的变化及身心需要而给以全面的用药服务；掌握各年龄组儿童对疾病的心理及情绪的不同反应，注意身心两方面客观征象及主观症状；具备健康教育的知识及能力；能深刻了解儿科常用药物的剂量、用法等；熟练掌握这些相关的技术，从而取得最佳的沟通效果。①谈话的内容要付之于感官，尽可能用你的话语去打动他们，还要引起他们丰富的联想，产生情感上的回应。例如一患儿拒绝吃药，药师便可给他讲了一个"良药苦口"的生动故事，促进患儿的配合。②尽可能与孩子谈双方都熟悉的、认同的事情，让孩子有了切实的感受，他们才会产生共鸣，才会产生沟通的效果。孩子们的观点不一定跟成人一样，不要拿成人的标准去规范孩子，要充分理解孩子的心理，才能与患儿进行有效的情感交流。③如果遇到非批评不可的事情，也应该考虑到保护孩子们的自尊心，不要让他们感受到贬低，可以先找一个理由赞扬他们，把他们的情绪调整到最佳状态，然后再告诉他们"美中不足"。④积极聆听。当患儿倾诉时，不仅要耐心聆听，还要应答，让患儿确认对方听懂了他的意思，用"我理解你"的态度建立一种亲密的同情关系；以积极的态度、向上的精神来消除患儿一些消极的因素，帮助他们在内心建立起新的意识和思维方式；激发患儿的热情，调动他们的潜能，使他们勇敢地去面对更大的挑战。

（3）要重视与家长的沟通　药师要不断与患儿及家长交流信息，只有这样才能全面了解患儿的生理、心理和社会情况，争取家长主动积极的配合药学服务的开展、康复和疾病的预防。

现代的儿科医疗服务，不仅要挽救患儿的生命，同时还必须考虑到疾病的过程对儿童生理、心理及社会发展等方面的影响，促进对方身心痊愈。

案例解析

【案例】一患白血病的13岁女童，因化疗脱发非常明显，她的情绪非常低落，看到别的孩子戴着漂亮的发夹，她的眼神总是透露着羡慕。

此时，药师发现了这个问题，主动与该女孩进行攀谈，并带来了一位与她病情相同，已停止化疗的小朋友，她的头发已经明显增多。通过这个实例，药师告诉患病小朋友应该保持开朗和乐观，勇敢战胜病魔，等到病情康复，头发会重新长出来，也会和其他小朋友一样漂亮。同时，该药师还送给这个小朋友一枚发夹，奖励小朋友按时吃药，开朗微笑。

【解析】该药师在工作过程中，不仅履行药师职责，同时具有人文关怀，对于患儿的心理变化也十分注意，理解患儿的需求，采用儿童能接受的方式，以实际行为鼓励小朋友走出阴影，给予她希望，使患儿配合药师工作，达到患者的健康目标。

（二）与老年人的沟通

1. 人群情况分析

（1）生理特点　①老年患者行动不便，无法随时到医院就医。②身体各器官功能开始退化，容易造成药物蓄积。③可能存在多种疾病，服药种类复杂，频率高，患者依从性低。

（2）心理特点　①性格固执、自尊心强。由于社会活动减少，社会地位变化，往往易出现性格和行为的变化。主要表现为：冲动、多疑、幼稚、自私、固执、听不进他人的意见，有时甚至不近人情。喜欢周围人都尊敬他、恭敬他、顺从他。②适应能力差，依赖能力强。由于很少与外界接触，往往比较习惯一个模式的生活。生活规律与环境的变化常会使他们产生焦虑不安。一旦生病住院，就会产生依赖性，需要家人及医务人员重视，一切生活均需依靠他人照顾，如果这时与家人分离，会产生被遗弃感。

2. 与老年患者沟通应遵循的原则

（1）沟通前的准备　认识访视对象，包括基本资料、居住情况，了解老人的脾气、喜好等。必要时可采取"药师到社区"的随访模式。

（2）知识准备　了解老人的心理、生理特征等。

（3）技巧准备　掌握沟通、扶抱等技巧，准备沟通内容、所需资料、用具及时间分配等。

（4）态度应和蔼可亲，脸上常带微笑，让老人能感受到你的亲切感；使用礼貌敬语，让老人体会到受尊重、受重视的感觉。

（5）所处位置不要让老人抬起头或远距离跟你说话，应该近距离弯下腰去与老人交谈。

（6）说话的速度要相对慢些，语调要适中，有些老人弱听，则须大声点，但还要看对方表情和反应，去判断对方的需求。

（7）要有耐心，悉心聆听。老年人一般都比较唠叨，一点点事可以说很久，你不要表现出任何的不耐烦，要耐心地去倾听老人的话。

（8）话题选择要选择老人喜爱的话题，如家乡、亲人、年轻时的事、电视节目等，避免提及老人不喜欢的话题，也可以先多说一下自己，让老人信任你后再展别的话题。

（9）真诚的赞赏　人都渴望自己被肯定，老年人就像小朋友一样，喜欢被表扬、夸奖，所以，要真诚、慷慨地多赞美他。

（10）应变能力　万一有事谈得不如意或老人情绪有变时，尽量不要劝说，先用手轻拍对方的手或肩膀作安慰，稳定情绪，然后尽快转换话题。

（三）与妊娠与哺乳期患者的沟通

1. 人群情况分析

（1）生理特点　①患者行动不便，就医困难；②与胎儿或乳儿关系密切，用药不当可能造成死胎或影响胎儿的生长发育。

（2）心理特点　孕期及产后情绪变化，妊娠及分娩是女性生育年龄阶段的重要阶段，由于这段时期过程较漫长，又易受到外界环境、家庭因素影响，致使孕妇、产妇情绪波动明显，脆弱敏感，若这一时期不适当调节，可能会导致抑郁。

2. 与妊娠与哺乳期患者沟通应遵循的原则

（1）做好妊娠妇女的用药安抚　许多怀孕的妇女对用药知识的局限，认为所有药物对胎儿都有负面影响，致使一些普通疾病失去最佳治疗时机，演变成严重疾病，导致胎儿发育畸形、流产等情况。因此，孕期主张不乱用药，需在医生、药师的指导下合理用药。除此之外，药师一定要向孕妇及其家属认真分析用药事宜，使孕妇克服恐药的心理障碍。

（2）利用科学及专业知识与孕妇进行沟通　现代医药学对妊娠与哺乳期患者的用药十分关注，药师为这类患者服务时，会利用药品说明书、查询最新文献等信息为患者筛选用药方案。在与妊娠与哺乳期患者沟通时，可以向她们提供这些书面信息，并做好用药教育及宣传资料。另外，药师可以在妇产科定期为妊娠妇女开展合理用药知识讲座，普及安全用药知识，消除患者顾虑。

（四）与具有潜在医患矛盾的患者沟通

1. 人群情况分析

（1）对疾病治疗期望过高　随着现代医药学的发展，人类已攻克了许多疾病，因此一些患者对自身疾病认识不足，认为只要来到医院就一定可以完全治愈，若治疗结果不佳而出现不良后果（如并发症、不良反应等），这类患者或家属就可能与救治方产生严重医患矛盾。

（2）经济状况较差　我国仍然存在一定的社会矛盾，有的地区医疗保障水平较低，或者一些地区经济条件较差。面对疾病及贫困的双重压力，某些患者可能产生强烈的不信任感和不公平感，如果有"导火索"，很可能激发医患矛盾。

（3）急诊患者　在就医过程中比较常见。因为急诊患者或家属通常心情急迫，都希望自己能得到最快最优的救治，因此在这种心理不被满足时，可能造成医患冲突。

（4）不良动机　由于道德观念的差异，以及医闹事件的大量曝光，少数患者或家属希望通过医患矛盾获得经济利益，索取大量赔偿。

2. 与具有潜在医患矛盾的患者沟通原则

（1）重视患者　有抵触情绪的患者切忌激怒他们，更不能置之不理。正确的方式应该是态度平和端正、无歧视，悉心聆听患者诉苦，就患者自身情况进行交流互动。

（2）认真进行用药服务　药师应该特别关注该患者的用药方案，以热诚、专业的服务打消患者的负面疑虑。在患者用药出现不良反应时，不应推诿责任，而应该亲自进行涉药调查，并向患者进行解释和相应处理。

案例解析

【案例】 李某，男，30 岁，因尿路感染住院，医生给予乳酸左氧氟沙星氯化钠注射液 400mg qd 进行治疗。静脉滴注 10 分钟后，患者突然出现瘙痒，而后腿部、背部皮肤出现大面积风团样皮疹，遂叫来护士，护士立即停药，并通知药师前来处理。

药师（步入病房，来到患者床旁）："您好，请问您是李老师吗？我是医院药学部的临床药师，刚才护士说您出现了用药不良反应，我现在来查看一下您的情况。"

患者（不满，吵闹）："这个药怎么回事！为什么我输了就有问题！我就这么倒霉？是不是你们故意给我用了我不能用的药？"

药师（微笑）："李老师您别急，现在您的皮疹有好转吗？可以让我看看吗？"

患者（不情愿地掀开被子）："你看吧，腿上和背上全部都是！"

药师（细心地进行查体，关切）："李老师，您可以大概告诉一下我您出现这种现象的经过吗？"

患者（不耐烦）："就是输了这个药，没过多久就开始痒了，开始是背部，我没在意。结果腿上也痒起来了，我一看都是红的！"

药师（关切）："那您停药后，有所缓解吗？"

患者（不耐烦）："肯定缓解了呀，药都没输了啊！"

药师（关切、专业）："嗯！李老师，我大概知道了。是这样的，我给您分析一下您这个情况，您别着急。根据药品不良反应的评价标准，首先您的用药时间与不良反应出现的时间是有相关性的。第二，您输注的左氧氟沙星的说明书中包含了您所出现的皮疹和瘙痒等不良反应。"

患者（认真）："嗯，是！"

药师（关切、专业）："第三，您在使用药品之前并未出现这些病理状态，我在见您之前到护士站检查了您的医嘱，您近期没有合并使用其他药品。第四，在停药后，您的症状有所缓解，皮肤的红肿有所减退。但是因为您已经出现这样的症状，我们不会让您再次接触可疑药品，所以我们无法观测到您是否会再次出现相同反应。通过这些逐一筛查，我们认为您出现不良反应的评价结果是'很可能'。"

患者（疑惑）："那我应该怎么办？还能治吗？"

药师（微笑）："李老师，您别担心，既然我们已经知道您对左氧氟沙星过敏，那么我会与医生重新给您制订用药方案，您的病情并不复杂，只是在您的治疗过程中遇到了小小的插曲。其实药品与某些食物一样，有些人群可能会产生过敏的反应，您不用过于焦虑。"

患者（平复心情）："原来是这样，那谢谢您了，麻烦您为我制订新的方案吧！"

药师（微笑）："李老师，谢谢您的理解和配合，以后您若需要使用抗感染药物时，也请您一定告诉医生您曾发生左氧氟沙星的药物过敏。那我就不打扰了，请好好休息，祝您早日康复！"

【解析】本案例常常出现在患者发生药物不良反应的过程中，由于患者在患病期间，负面情绪较重，在发生不良反应时，更可能出现悲观、激进或者不信任不理解。这个时候，该药师首先安抚了患者的心情，给予患者足够的尊重，然后根据病情，使用专业知识向患者解释，体现了这位药师优秀的职业态度。

三、与医护人员的沟通与交流

（一）药师与医生之间的沟通

药师与医生的沟通主要存在于药物咨询、会诊以及查房过程中。在与医生讨论药物治疗问题时，药师应该做好充分准备。通常情况下，医生会咨询关于药物的适应证、用法用量、不良反应、禁忌证以及药物剂型等信息。同时，医生的工作十分繁忙，时间紧迫，他们可能无法耐心听取药师阐述全部的药品信息，因此药师必须抓取医生的核心问题，就该问题进行解答。在与医生讨论用药方案时，药学人员应该理解医生与药师对待患者用药的差异，求同存异，解决实际的用药问题。

（二）药师与护士之间的沟通

护士是用药医嘱的实际操作者，其执行的完成程度关系到患者治疗的切实效果。同样的，药师也应该为护士的提问做好准备，比如：注射剂溶媒的选择、药物输注的速度与顺序、用药监护的建议、不良反应的识别等。在患者出现药品不良事件后，药师与护士不可互相推诿，如药师认为是护士输注速度过快所致的输液反应，而护士却认为是药品的不良反应等。遇到这种情况，双方首先应该意识到大家都是同一个医疗团队，大家应该理性分析，并共同做好患者的沟通，消除患者顾虑。

本章小结

在药学服务中，与患者、医务工作者的沟通十分重要，本章学习了沟通的意义、原则与沟通技巧以及与不同对象的药学沟通。

1. 主要内容　沟通的作用和意义、患者心理学、以患者为中心的沟通、沟通的原则、沟通的层次、沟通的基本技能以及与不同人群沟通交流应该掌握的情况和原则。

2. 重点　患者常见的心理学问题、沟通的原则、沟通的基本技能。

3. 难点　患者常见的心理学问题、沟通的基本技能。

思 考 题

题库

一、选择题

A 型题（最佳选择题）

1. 下列关于以患者为中心的沟通需要保护患者隐私做法错误的是（　　　）

　　A. 尽可能使用安全性的场所同患者和（或）家属进行沟通

　　B. 进入患者病房前先敲门；在进行体格检查时关门；使用床单或者衣服覆盖患者不需要检查的部

　　分以保护其他地方的隐私

　　C. 只要是员工区域均可讨论患者的病情，并向非患者治疗团队中的医疗人员提供患者的信息

　　D. 如果要和在场家属讨论患者的病情请事先征得患者本人的同意

B 型题（配伍选择题）

　　A. 说话的速度要相对慢些，语调要适中　　　B. 要有丰富的业余知识与技能

　　C. 重视患者，认真进行用药服务　　　　　　D. 一个技巧、两个掌握、三个留意、四个避免

2. 与普通患者进行药学服务沟通，应做到（　　　）

3. 与儿童患者的药学服务沟通应遵循的原则是（　　　）

4. 与老年患者的药学服务沟通应遵循的原则是（　　　）

5. 与妊娠与哺乳期患者的药学服务沟通应遵循的原则是（　　　）

6. 与具有潜在医患矛盾的患者的药学服务沟通应遵循的原则是（　　　）

X 型题（多项选择题）

7. 药学服务中沟通的基本原则包括（　　　）

　　A. 以诚相待　　　　　　B. 互相尊重　　　　　C. 避重就轻　　　　　D. 相互理解

　　E. 宽容

8. 药学服务中沟通的基本技能包括（　　　）

　　A. 建立良好信任关系　　B. 倾听与同理心　　　C. 口头语言技能　　　D. 肢体语言技能

　　E. 书面语言技能

二、问答题

1. 作为药师在今后的工作中如何做到"以患者为中心的"的药学沟通？

2. 如何理解药学服务中的"个人因素和环境因素"两大沟通障碍？

（关志宇）

第四章

药学信息服务

21 世纪，世界已全面进入信息时代。人类的一切活动都离不开信息的支持。在医药卫生领域，开展药学工作，提供药学服务均离不开药学信息，无论是向患者和公众提供用药咨询、用药教育和用药指导，还是参与临床药物治疗，开展药学门诊服务、药学查房与会诊、药物不良反应监测与评估，设计个体化给药方案，发现、解决和预防潜在的或已存在的用药问题，都需要药师掌握大量的、准确的、最新的药学信息。实际上，用药咨询、用药指导与用药教育等药学服务本身就是信息交流的过程，药历的建立是信息加工的过程，药物治疗决策和个体化给药方案的制订是对药物、患者和疾病等信息进行分析、评估后做出的。除了药物应用，在药物的研发、生产、流通和管理等领域也需要药学工作者掌握大量的药学信息，提供药学信息服务。

第一节　药　学　信　息

一、药学信息与药学信息学

广义的药学信息（pharmaceutical information，PI）包括药学学科所有方面的信息，涉及整个药学及相关学科领域的信息，涵盖了药学领域所有的知识和数据。药学信息内容非常广泛，除药物直接相关的信息，如药物的分子结构、剂型、质量标准、药理作用、适应证、用法用量、体内过程、药物不良反应、药物相互作用、禁忌证、注意事项、规格等，还包括与药物间接相关，如疾病特征、疾病发展、患者病理生理状态、健康保健等信息。

药物信息（drug information，DI）或药品信息是药学信息的主要内容，是其自然属性。药学信息是药物、疾病和患者三方面知识和信息的集合。狭义的药学信息主要是指为实现合理用药所需的信息。事实上，只要与药物或药学有关的信息都属于药学信息，几乎包括了药物研发、生产、流通、应用和管理等全过程的信息，但集中表现在药物应用环节。

随着药学科学和技术的迅速发展，药学信息总量大大增加，更新周期越来越短。为适应国际药学和信息学迅猛发展的趋势，一门新兴的交叉学科——药学信息学诞生了。药学信息学（pharmacoinformatics）是应用信息科学的原理和方法，研究药学信息的运动状态和规律的科学，是药学和信息学相结合的交叉学科。由此可见，药学信息学是以药学信息为研究对象，以药学信息的性质、运动规律及其利用为研究内容，以计算机和通讯网络等为主要技术工具，其目标是提高人们获取和利用药学信息的能力。

随着药学信息化建设的快速发展，关于药学信息学的研究日益引起人们的重视。它研究药学信息系统中信息的产生、采集、加工、表达、存储、转换、传播、检索和利用等信息过程及其一般规律。由于药学的多学科性和学科间的交叉性，使得药学信息学研究变得极其广泛和庞杂。从药学信息流的角度分析，它包括药物研究、开发、生产、流通、应用和管理等各个环节。由于各个环节的研究目的和所承担的任务不同，因此其研究对象和研究内容也各不相同。

根据研究对象和任务的不同，药学信息学可分为药学技术信息学和药学服务信息学。药学技术信息学主要是通过生物信息学、医学信息学、化学信息学、基因组学、转录组学、蛋白组学、代谢组学、药物毒理学、药物流行病学等学科的知识和技能，整合了疾病–机制–靶点–药物的全面知识，采用计算机及相关技术对信息进行加工处理，进行分子模拟、药物发现、筛选和设计。例如，计算机辅助药物设计就是通过药物合成的信息技术来实现的。药学服务信息学是以信息学的理论和方法，研究药物研发、生产、销售、使用及管理过程中产生的信息及其分布、传播和应用规律，其研究对象是药物从研发设计到最终应用流程中各个环节的信息流。

药学的发展对信息技术提出了更新、更高的要求，信息技术的发展则又促进了药学的发展。药学信息技术的进步，将导致药学工作模式发生深刻变革，提高药学人员开发利用药学信息资源的能力，促进药学信息经济的发展，已成为维持和推动药学体系正常运行和发展的最重要的因素之一。药学科研、教育、服务和管理的质量和水平很大程度上取决于人们对药学信息的掌握和利用程度。药学信息服务是以患者为中心的药学服务的精髓，药学信息技术对于药学科学的进步和药学人员能力的提高具有越来越重要的现实意义。

二、药学信息的基本特征

1. 知识性 药学信息包括药学学科所有方面的信息，涉及整个药学及相关学科领域的信息知识。药学信息知识可为药物研发、生产、流通、应用和管理服务。

2. 客观性 各种药学信息是客观存在的，不以人的意志为转移，具有客观性。

3. 实践性 药物知识等药学信息的产生和发展来自于实践。从远古时代神农氏尝百草的药物知识萌芽到现在系统理论指导下的药物研发和应用过程，均是药学实践的过程。药学信息是人类社会进行药学实践的产物。药学信息来自于实践，又服务于实践。

4. 传递性 信息传递是指信息从时间或空间的某一点向其他点移动的过程。药学信息可以通过多种渠道、采用多种方式进行传递。

5. 实用性 药学信息来源于药物研发、生产、流通、应用和管理等过程，所获得的药学信息反过来又用于指导药物的研发、生产、流通、应用和管理，因而具有非常强的实用性。

6. 多样性 药学信息在信息来源、信息载体、信息表现形式、信息内容、信息传递和信息利用等方面均表现出多样性的特征。

7. 时效性 信息的时效性是指信息从产生、传递、接收直至被利用的时间间隔及其效率。药学信息本身的内容以及信息是否能够被人们及时获得决定了药学信息的价值和作用。药学新闻、药学情报等药学信息具有显著的时效性。

8. 公开性 药学信息是公开的，可以共享。如药物的作用用途、不良反应、用法用量、注意事项、质量标准等信息一般是可以公开查阅的。

9. 可存储性　药学信息可存储于印刷型（纸质）的图书、杂志、报纸等，声像型的磁带、光盘、录像带等，以及机读型（网络）文献，如计算机硬盘、移动硬盘、网络硬盘、云空间等。

10. 可加工性　药学信息可进行二次加工，如将药学原始文献（研究论文）加工为二次文献（目录、索引和文摘）和三次文献（教材、专著）。

三、药学信息的分类

（一）根据信息产生的来源分类

1. 一次文献（primary literature）　又称原始文献、一级文献，指人们直接以自己的科研、生产、使用等实践经验为依据而创作的具有一定发明创造和一定新见解的原创文献，包括直接记录的原始实验结果、观察到的新发现、创造性成果和首创理论等，包括直接记录的原始实验结果、观察到的新发现、创造性成果和首创理论等，如期刊论文、学位论文、会议论文、专利文献、科技报告、病例报告、科研成果、法规资料、技术标准、档案等。一次文献在整个文献中数量最大、种类最多、所含新内容最多、使用最广、影响最大的文献，所记载的知识、信息比较新颖、具体和详尽。一次文献具有独创性、新颖性、实用性和学术性等明显特征。

2. 二次文献（secondary literature）　又称二级文献，是对一次文献进行筛选、压缩、组织编排等加工处理而形成的文献。在充分利用二次文献的基础上查阅一次文献，可起到事半功倍的效果，包括各种目录、索引和文摘。常用的生物医学类目录、索引和文摘见表4-1。

表4-1　常用的生物医学类目录、索引和文摘

种类	代表性文献
目录	《中文科技资料目录–医药卫生》、《中文科技资料目录–中草药》
索引	《科学引文索引》（Science Citation Index Expanded，SCIE）、《中国科学引文索引》（China Science Citation Index，CSCI）、《科学技术会议索引》（ISI Proceedings，ISIP）、《默克索引》（Merck Index）、《医学索引》（Index Medicus，IM）、《全球医学索引》（Global Index Medicus，GIM）、《西太平洋地区医学索引》（The Western Pacific Region Index Medicus，WPRIM）
文摘	《国际药学文摘》（International Pharmaceutical Abstracts，IPA）、《中国药学文摘》（Chinese Pharmaceutical Abstracts，CPA）、《化学文摘》（Chemical Abstracts，CA）、《生物学文摘》（Biological Abstracts，BA）、《中国生物学文摘》（Chinese Biological Abstracts，CBA）、《医学文摘》（Excerpta Medica，EM）、《荷兰医学文摘》（Embase）和《中国医学文摘》（Chinese Medical Abstracts，EM）

3. 三次文献（tertiary literature）　又称三级文献，是在对一次文献和二次文献内容进行归纳、综合、整理和分析的基础上编写的出版物。主要包括药典、药品集、处方集、诊疗指南、综述、手册、年鉴、年度报告、进展报告、教科书、专著、百科全书及工具书等。

（二）按存储和出版形式分类

1. 印刷型文献　又称纸质文献，包括图书、杂志、报纸、论文集、说明书、政府出版物等。

2. 电子文献　又称数字化文献，主要以网络、闪存盘、硬盘、磁带、光盘等为载体存储的数字化文献资源。

四、药学信息的来源与获取途径

（一）药学信息的来源

药学信息主要来源于从事药物研发、生产、流通、应用、管理及药学教育的组织机构，如科研院所、医疗机构、医药企业、专业学会、政府机构等。获取药学信息最常用、最丰富的来源是文献资源，包括期刊杂志、图书、药品说明书、数字化信息资源等。

1. 原始文献　主要包括期刊杂志、报纸、学位论文、会议论文、专利、研究报告以及医疗机构的病

历、药历、药物不良反应报告、用药分析报告等相关资料和文件。

（1）期刊杂志 又称杂志或连续出版物，是药学信息的主要来源和载体，也是教材、专著、年鉴等图书编写的主要文献资源，具有内容新、数量大、品种多、周期短和报道快等特点。涉及药学信息的期刊杂志非常多，国内正式出版的期刊杂志有几千种，其中药学类的百余种（表4-2），国际出版的药学类期刊杂志则更多。

根据办刊宗旨不同，每种杂志的收载论文的范围不尽相同，如《药学学报》《中国药学杂志》《中国药科大学学报》等属于综合性期刊，收载药学学科各领域的论文，而《中国药理学通报》《药物分析杂志》《中国药物化学杂志》《中国药剂学杂志》《中国生化药物杂志》《中国抗生素杂志》《中国医院药学杂志》《中国临床药学杂志》等分别侧重收载药理学、药物分析学、药物化学、药剂学、生化药学、抗生素、医院药学、临床药学等药学学科某一专业领域的论文。《中草药》《中国中药杂志》《中药材》《中成药》等则侧重收载中药、天然药物领域的论文。

表4-2 国内药学类、中药类期刊杂志

药学类核心期刊	中药类核心期刊	其他药学类期刊		
药学学报	中草药	中国临床药学杂志	中国药师	药学进展
中国药学杂志	中国中药杂志	中国生化药物杂志	中国药事	药品评价
药物分析杂志	中国实验方剂学杂志	中国现代应用药学	中国药理通讯	世界临床药物
中国新药杂志	北京中医药大学学报	中国药物经济学	华西药学杂志	今日药学
中国现代应用药学	中华中医药杂志	中国海洋药物	中国药业	药物生物技术
中国药理学通报	中成药	中国生物制品学杂志	中国药物与临床	药物流行病学杂志
中国医院药学杂志	中药材	中国临床药理学与治疗学	中国药学（外文版）	药学服务与研究
中国药科大学学报	中药药理与临床	中国医药生物技术	中国天然产物	药学实践杂志
中国药理学与毒理学杂志	世界科学技术·中医药现代化	中国医药技术与市场	中国医院用药评价与分析	药物不良反应杂志
中国医药工业杂志	中药药理与临床	中国药物化学杂志	中国药店	天津药学
中国临床药理学杂志	世界科学技术、中医药现代化	中国药剂学杂志	中国处方药	药学与临床研究
中国新药与临床杂志	中药新药与临床药理	中国药物依赖性杂志	解放军药学学报	临床药物治疗杂志
中国药物化学杂志	南京中医药大学学报	中国药物应用与监测	中国药物评价	西北药学杂志
沈阳药科大学学报	天然产物研究与开发	中国药品标准	中国制药信息	中南药学
中国药房	中华中医药学刊	中国药物滥用防治杂志	广东药科大学学报	北方药学
国际药学研究杂志	时珍国医国药	中国药物警戒	儿科药学杂志	药学教育
		中国医药导刊	药学研究	国外药讯
		中国医药导报	海峡药学	医药快讯
		中国抗生素杂志	食品与药品	药物评价研究
		现代药物与临床	家庭用药	抗感染药学
		中国食品药品监管	国际生物制品学杂志	家庭医药:就医选药
		医学信息:医药版	国外医药:抗生素分册	药物资讯
		高等药学教育研究	亚洲社会药学	世界临床药物

注：中文核心期刊摘自北京大学图书馆《中文核心期刊要目总览（2017版）》。

根据期刊杂志所刊载学术论文的被索量、被摘量、被引量、他引量、被摘率、影响因子、他引影响因子、被重要检索系统收录、基金论文比、Web下载量、论文被引指数、互引指数等多个评价指标，定量评价和定性评审（专家评审）相结合，按一定标准将国内药学类期刊杂志分为"中文核心期刊"、"中国科技论文统计源期刊（中国科技核心期刊）"等，其中被遴选入药学类核心期刊目录的一般被认为是药学领域影响力大、刊载论文学术水平高的权威杂志。

知识拓展

核心期刊

核心期刊（key magazine）是指那些发表该学科（或该领域）论文较多、使用率（含被引率、摘转率和流通率）较高、学术影响较大的期刊，是期刊中学术水平较高的刊物。

国内有 7 大核心期刊（或来源期刊）遴选体系：

1. 北京大学图书馆"中文核心期刊"。
2. 中国科学技术信息研究所"中国科技论文统计源期刊"（又称"中国科技核心期刊"）。
3. 中国科学院文献情报中心"中国科学引文数据库（CSCD）来源期刊"。
4. 南京大学"中文社会科学引文索引（CSSCI）来源期刊"。
5. 中国社会科学院文献信息中心"中国人文社会科学核心期刊"。
6. 中国人文社会科学学报学会"中国人文社科学报核心期刊"。
7. 万方数据股份有限公司"中国核心期刊遴选数据库"。

微课

国际期刊杂志常用划分标准为 SCI（科学引文索引）期刊和非 SCI 期刊。SCI 期刊一般是本学科领域影响力大、学术水准高，受到同行广泛认可的杂志。根据"中国科学院文献情报中心期刊分区表"，将 SCI 杂志分区 1～4 区，其中进入 1 区的杂志一般被认为本学科领域最重要的、顶尖的、具有广泛影响力的权威杂志（表 4-3）。SCI 期刊的分区，特别是其 IF 每年都会有所波动。

表 4-3 药学类 1 区 SCI 期刊

期刊名	影响因子（2019 IF）
Nature Reviews Drug Discovery	64.797
Pharmacological Reviews	17.395
Trends In Pharmacological Sciences	13.503
Advanced Drug Delivery Reviews	13.300
Annual Review of Pharmacology And Toxicology	11.250
Drug Resistance Updates	11.000
Pharmacology & Therapeutics	10.557
Medicinal Research Reviews	9.300
British Journal of Pharmacology	7.730
Journal of Controlled Release	7.727
Alimentary Pharmacology & Therapeutics	7.515
Drug Discovery Today	7.321
Acta Pharmaceutica Sinica B	7.097
Neuropsychopharmacology	6.751
European Heart Journal - Cardiovascular Pharmacotherapy	6.696
Clinical Pharmacology & Therapeutics	6.565

注：SCI 分区依据 2019 年中国科学院杂志分区；IF 更新至 2020 年 7 月。

知识拓展

影响因子

影响因子（impact factor，IF）是汤森路透（Thomson Reuters）出品的期刊引证报告（Journal Citation Reports，JCR）中的一项数据。即某期刊前两年发表的论文在该报告年份（JCR year）中被引用总次数除以该期刊在这两年内发表的论文总数。这是一个国际上通行的期刊评价指标。IF现已成为国际上通用的期刊评价指标，它不仅是一种测度期刊有用性和显示度的指标，而且也是测度期刊的学术水平，乃至论文质量的重要指标。

（2）报纸 医药类的报纸主要宣传医药法律法规，传达医药信息，普及医药卫生知识。目前发行量大和影响力广的药学类报纸主要有《健康报》《中国医药报》《中国中医药报》等。报纸刊载的多是科普性文章，与期刊杂志相比，其学术性要弱些。

（3）学位论文 是高等学校、科研机构的毕业生为获得各级学位所撰写的论文。根据授予学位的级别不同，学位论文分为学士论文、硕士论文、博士论文三种，其中博士学位论文和优秀硕士学位论文具有较高的学术价值。按照研究方法不同，学位论文可分理论型、实验型、描述型三类。按照研究领域不同，学位论文又分为人文科学、自然科学与工程技术三类。药学类学位论文以实验型论文为主，多属于自然科学学术论文。

（4）会议论文 是在会议等正式场合宣读首次发表的论文。会议论文属于公开发表的论文，具有较高的学术价值。国内和国际学术交流会议一般会出版会议论文集。

（5）年鉴 《中国药学年鉴》（Chinese Pharmaceutical Yearbook）是中国唯一的药学类年鉴，由全国著名药学专家、教授组成的编委会编纂而成。它是逐年连续出版的综合性、资料性药学类工具书，系统、全面地反映中国药学各领域的发展和成就。《中国药学年鉴》自第 1 卷（1980～1982）问世至今已出版至第 34 卷（2018～2019）。

2. 图书 同样信息内容图书提供的时间通常比期刊晚一些，但提供的信息全面、翔实、规范、系统。药学类图书分为药典、教材、专著、工具书、百科全书等。

（1）药典 药典是国家颁布的有关药品质量标准的法典，属政府出版物，是药学专业必备工具。除国家药典外，还包括地区性药典和全球性药典，如《欧洲药典》和《国际药典》。

①《中国药典》（Chinese Pharmacopeia，ChP）是《中华人民共和国药典》的简称，由国家药典委员会根据《中华人民共和国药品管理法》的规定，负责组织编纂、制定及修订的法定国家药品标准。由国家药品监督管理局批准颁布实施。《中国药典》是国家为保证药品质量可控、确保人民用药安全有效而依法制定的药品法典，是药品研制、生产、经营、使用和管理都必须严格遵守的法定依据，国家药品标准体系的核心。

1953 年，我国第一部药典由原卫生部出版发行。截至目前，我国已先后出版了 11 版药典，从 1985 年版药典开始，每 5 年修订一版。现行版《中国药典》为 2020 年版，2020 年 12 月 30 日起实施。该版药典分为四部，一部收载中药 2711 种；二部收载化学药 2712 种；三部收载生物制品 153 种；四部收载药用辅料 335 种，通用技术要求 361 个，其中制剂通则 38 个、指导原则 42 个、检验方法及其他 281 个。

②The United States Pharmacopeia（USP，美国药典）由美国药典委员会编辑出版，制定了人类和动物用药的质量标准并提供权威的药品信息。USP 于 1820 年出第 1 版，到 2020 年已更新至第 43 版。美国《国家处方集》（National Formulary，简称 NF）1883 年出版第 1 版，从 1980 年第 15 版起并入 USP，统称为《美国药典/国家处方集》（U. S. Pharmacopeia/National Formulary，简称 USP/NF）。对于在美国制造和销售的药品和相关产品而言，USP/NF 是由美国食品药品监督管理局（Food and Drug Administration，FDA）强制执行的法定标准。美国药典最新版本（USP 43 - NF 38）2019 年 12 月出版上线，2020 年 5 月 1 日生效。

③British Pharmacopeia（BP，英国药典）　由英国药典委员会编辑出版，是英国制药标准的重要来源，也是药品质量控制、药品生产许可证管理的重要依据。该药典不仅提供药用和成药配方标准以及公式配药标准，而且提供所有明确分类并可参照的欧洲药典专著。BP 最新版本为 2021 年版，共 6 卷。

④Japanese Pharmacopoeia（JP，日本药局方）　又称《日本药典》，由日本药局方编辑委员会编写，经厚生省颁布执行，目前最新版为 2016 年 4 月 1 日生效的第 17 版（JP17）。JP 分两部出版，第一部收载原料药及其基础制剂，第二部主要收载生药、家庭药制剂和制剂原料。

⑤European Pharmacopeia（EP，欧洲药典）　EP 是欧洲药品质量控制的标准，由欧洲药典委员会编辑出版。所有生产厂家在欧洲范围内推销和使用药品，必须遵循 EP 质量标准。EP 的基本组成包括凡例、通用分析方法、容器和材料、试剂、正文和索引等。EP 最新版本为第 10 版，2019 年 7 月出版发行，包括三个基本卷，共收载了 2420 个专论，374 个一般文本（包括一般专论和分析方法），以及 2780 种试剂的说明。

⑥The International Pharmacopoeia（In. P，国际药典）　由世界卫生组织（World Health Organization，WHO）为统一世界各国药品的质量标准和质量控制方法而编写。In. P 不对各国进行法律约束，仅作为各国编纂药典的参考标准。现行版《国际药典》是 2018 年出版的第 8 版。

（2）教材　全国高等学校药学类专业（药学、临床药学等）、全国高等中医药院校中药类专业国家级规划教材分别由国内知名的药学、临床药学、中药学专家、教授集体编写而成，具有权威性。这些教材注重体现药学、临床药学、中药学等学科的基本理论、基本知识和基本技能，突出思想性、科学性、先进性、启发性和适用性，兼顾理论性和实践性，被国内高等医药院校广泛应用，为中国药学、临床药学、中药学人才培养做出了巨大贡献。

（3）专著和工具书　目前国内外常用、比较权威的药学类专著和工具书如下：

①《新编药物学》　该书于 1951 年出版第 1 版，至今已 70 年，是我国现代医药图书出版中历史悠久、再版次数多、拥有广泛读者的经典著作，为我国医药学事业的发展和人才的培养做出了重要贡献。《新编药物学》第 18 版于 2019 年 1 月出版。该书紧跟医药学科的发展和不断满足临床医师和药学工作者的需要，以合理用药为重点，对各种药物的性状、药理及应用、用法、注意事项、制剂等作了详尽的阐述。

②《中华人民共和国临床用药须知》　由国家药典委员会编著，为《中国药典》的配套书籍，主要提供药典中所列药物在临床中的使用信息。本书现行版本为 2015 版，分三卷出版：中药饮片卷、中药成方制剂卷、化学药和生物制品卷。以化学药和生物制品卷为例，该卷按药品的临床应用和作用分为 29 章。章前（或节前）叙述药物的临床应用概况、类别和（或）其共性等方面内容。其后对本章（或节）收载的药品，按适应证、药理、不良反应、禁忌证、注意事项、药物相互作用、给药说明、用法与用量、制剂与规格等项目进行叙述。

③《中国国家处方集》　该处方集由国家处方集编委会主编，2010 年首次出版。现行版为 2020 年 9 月出版的第 2 版，主要内容包括总论、各论、附录、索引四大部分，包含 23 个疾病系统，516 个病种，1491 个药品。所遴选的药品为拯救生命至关重要的药品以及治疗常见病、多发病、慢病，不可缺少的、基本的、必要的药品。

④《古德曼·吉尔曼治疗学的药理学基础》　该书本书英文初版由国际著名药理学家 Louis·S. Goodman 和 Alfred·Gilman 联合主编，是世界著名的药理学巨著。最新版（第 13 版）由劳伦斯，L·布伦顿等主编，周宏灏等主译。本书反介绍了治疗临床各种疾病的药物和疾病药物治疗最新研究进展，引导药学和临床工作者了解预防、诊断和治疗疾病的必需药物。

⑤《Merck Index》　中文名《默克索引》，最早由美国默克公司编辑出版，1889 年首版，现已成为一部在国际上享誉盛名、最权威、最可靠的化学药品、药物和生物制品的综合性"百科全书"。该书同时提供在线版，定期更新，最新在线版为 2021 版，包含了 11500 部专著。

⑥《Physicians' Desk Reference》　中文名《医师案头参考》，简称 PDR，是 PDR 编委会出版的得到公认和尊重的权威医药参考书。该书定期把说明书汇编成册，介绍市场上的新药，内容较全面，用途较

广。该书现已出版至第 71 版，内容包含完整性的、FDA 批准的药品标签信息，包括警告和注意事项、药物相互作用等。在 PDR 每个标签包括剂量、副作用的信息、安全信息等。

⑦《Martindale's the Extra Pharmacopoeia》，中文名《马丁代尔药物大典》，由英国皇家药学会组织编写的一部非法定药典。因其编者 Milliam Martindale 而得名。该书为全球提供药物及其应用可靠的、公正的评价信息。1883 年该书出版第 1 版，最新版为第 39 版。该书内容涉及药品、草药、诊断试剂、放射性药品、药用辅料、毒素和毒物等。

3. 药品说明书 药品说明书（drug instruction）是药品生产企业提供的，经国家药品监督管理部门批准的包含药品安全性、有效性等重要科学数据、结论和信息，用以指导合理使用药品的技术性资料，是临床用药的最重要依据。药品说明书主要内容包括：药品名称、结构式、分子式、药品名称、作用与用途、体内过程、用法与用量、不良反应、禁忌、注意事项、包装（规格、含量）、有效期、贮藏、生产企业、批准文号、注册商标等内容。药品说明书提供用药信息，是医务人员用药的科学依据和病人了解药品的重要途径。

4. 网络信息资源 又称数字信息资源（digital information resources），是指通过计算机网络可以利用的各种信息资源。具体指以电子数据形式把文字、图像、声音、动画等多种形式的信息存储在光、磁等非纸介质的载体中，并通过网络通信、计算机或终端等方式再现出来的资源。它以网络为传播媒介，具有社会性、共享性、动态性和实时性等特点。其优点是存储方便、存储数字化，信息密度高，容量大，可以无损耗地被重复使用；表现形式多样化，可以文本、图像、音频、视频、软件、数据库等多种形式存在。缺点是网络信息源复杂，网络的共享性与开放性使得人人都可以在互联网上检索和存放信息。由于缺乏严格的质量监控和管理机制，信息良莠不齐，容易给用户选择和利用网络信息带来障碍。网络药学信息资源主要包括数据库、电子图书、电子期刊、电子报纸、专业网站、电子公告、网络论坛等。

（1）数据库

①中国知网 它是中国国家知识基础设施（China National Knowledge Infrastructure，CNKI）的概念，是中国知识发现网络平台（http://www.cnki.net/），是世界上全文信息量规模最大的"数字图书馆"，包括《中国知识资源总库》及 CNKI 网络资源共享平台，为全社会知识资源高效共享提供最丰富的知识信息资源和最有效的知识传播与数字

微课

化学习平台。它具有知识检索、分类统计、专业主题搜索等多种功能。中国知网凭借优质的内容资源、领先的技术和专业的服务，在业界享有极高的声誉，是使用频率最高的数据库之一。

②万方数据 是万方数据知识服务平台（http://www.wanfangdata.com.cn/）的简称，整合数亿条全球优质知识资源，集成期刊、学位、会议、科技报告、专利、标准、科技成果、法规、地方志、视频等十余种知识资源类型，覆盖自然科学、工程技术、医药卫生、农业科学、哲学政法、社会科学、科教文艺等全学科领域，实现海量学术文献统一发现及分析，支持多维度组合检索。万方期刊资源包括国内期刊和国外期刊，其中国内期刊共 8000 余种；国外期刊共包含 40000 余种世界各国出版的重要学术期刊。

③维普资讯 维普期刊资源整合服务平台（http://lib.cqvip.com/），为全球著名的中文信息服务网站和中文期刊服务平台，由重庆维普资讯（VIP）有限公司出版。该数据库涵盖社会科学、自然科学、工程技术、农业、医药卫生、经济、教育等学科。目前该数据库已收录了 7100 多万条文献信息。

④SinoMed 中国生物医学文献服务系统（http://www.sinomed.ac.cn/）由中国医学科学院医学信息研究所/图书馆研制，主要包括中国生物医学文献数据库（CMB）和西文生物医学文献数据库等 8 个数据库。其中，CMB 收录了 1978 以来 2900 余种中国生物医学学术期刊以及汇编、会议论文的文献题录 1080 余万篇（持续更新中）。西文生物医学文献数据库收录世界各国出版的重要生物医学期刊文献题录 2890 余万篇。该数据库可提供文献检索、引文检索、期刊检索、文献传递、数据服务等多种服务。

⑤PubMed 由美国国家生物技术信息中心（National Center for Biotechnology Information，NCBI）开发的网上医学检索系统（http://www.ncbi.nlm.nih.gov/pubmed/），主要数据来源为 MEDLINE。PubMed 主要收载生物医学和健康领域文献，并涵盖了部分的生命科学、行为科学、化学及生物工程内容。PubMed 可提供链接到其他相关网站的入

微课

口，并能链接 NCBI 其他的分子生物学资源，在网上免费向用户开放，所有文献几乎都可以检索到摘要，部分文献可检索到全文。PubMed 具有收录范围广泛、更新速度快、检索系统完备、链接广泛、免费浏览和下载等特点，备受医药科技工作者欢迎。

⑥Elsevier　爱思唯尔是世界上公认的高品位学术出版公司，也是全球最大的学术出版商，已有 100 多年的历史，是当今世界最大的学术期刊出版商，涉及生命科学、物理、医学、工程技术及社会科学，其中多为核心期刊，大部分被 SCI、SSCI、EI 收录。ScienceDirect（http：//www. sciencedirect. com/science/journals/）是 Elsevier 旗下著名的学术数据库和网络服务平台，是目前中国用量最高的外文全文数据库。用户可通过该平台检索、浏览、打印以及下载所需的期刊论文。

⑦Web of Science　该数据库为获取全球学术信息的重要数据库（http：//isiknowledge.com/），收录了全球 12400 多种权威的、高影响力的学术期刊，涵盖自然科学、工程技术、生物医学、社会科学、艺术与人文等领域。Web of Science 还收录了论文中所引用的参考文献，通过独特的引文索引机制，用户可以用一篇文章、一个专利号、一篇会议文献、一本期刊或者一本书作为检索词，检索它们的被引用情况，轻松回溯某一文献的起源、历史与相互关系，或者追踪其最新进展；可以越查越广、越查越新、越查越深。

Web of Science 包括 5 个引文数据库和 2 个化学数据库，其中比较重要的是科学引文索引（Science Citation Index Expanded，SCI）、社会科学引文索引（Social Sciences Citation Index，SSCI）、艺术、人文科学引文索引（Arts & Humanities Ciation Index，A&HCI）、科学技术会议录索引（Conference Proceedings Citation Index-Science，CPCI-S）、社会科学和人文科学会议录索引（Conference Proceedings Citation Index – Social Science & Humanities，CPCI-SSH）。

SCI 是由美国科学信息研究所（Institute for Scientific Information，ISI）创办出版的科学引文数据库。SCI、EI（工程索引）、ISTP（科技会议录索引）是世界著名的三大科技文献检索系统，是国际公认的进行科学统计与科学评价的主要检索工具，其中以 SCI 最为重要。SCI 是目前国际上被公认的最具权威的科技文献检索工具。SCI 所收录期刊来源于 40 多个国家，50 多种文字，涉及数、理、化、农、林、医、生物等基础科学研究领域。60 多年来，SCI 数据库不断发展，已经成为当代世界重要的大型数据库，被列在国际六大著名检索系统之首。它不仅是一个重要的检索工具，也是科研成果评价的重要依据，已成为目前国际上最具权威性的、用于基础研究和应用基础研究成果的重要评价体系。

⑧ESI　基本科学指标数据库（Essential Science Indicators，ESI）由世界著名的学术信息出版机构美国科技信息所（ISI）于 2001 年推出的一项文献评价分析工具（https：//esi. clarivate. com/IndicatorsAction. action）。这是一个基于 SCI 和 SSCI 所收录的全球 11000 多种学术期刊的 1000 多万条文献记录而建立的计量分析数据库。ESI 由引文排位（Citation Rankings）、高被引论文（Most Cited Papers）、引文分析（Citation Analysis）和评论报道（Commentary）4 部分组成。ESI 针对 22 个专业领域，通过论文数、论文被引频次、论文篇均被引频次、高被引论文、热点论文和前沿论文等 6 大指标，从各个角度对国家/地区科研水平、机构学术声誉、科学家学术影响力以及期刊学术水平进行全面衡量。通过该数据库，用户不仅可以了解在各研究领域中最领先的国家、期刊、科学家、论文和研究机构，识别科学和社会科学领域的重要趋势与方向，还能够确定具体研究领域内的研究成果及其影响，评估潜在的雇员、合作者和竞争对手，并对彼此的研究业绩和竞争能力进行评估，从而具备更深层次的战略竞争情报意义。ESI 已成为当今世界范围内普遍用以评价高校、学术机构、国家/地区国际学术水平及影响力的重要评价指标工具之一。

⑨EBSCO　EBSCO（http：//search. ebscohost. com/）是一个具有 60 多年历史的大型文献服务专业公司，提供期刊、文献订购及出版等服务。EBSCO 开发了近 100 多个在线文献数据库，涉及自然科学、社会科学、人文和艺术等多个学术领域。其中两个主要全文数据库是：Academic Search Premier 和 Business Source Premier。EBSCO 还提供 MEDLINE 免费数据库。MEDLINE 是美国国立医学图书馆（The National Library of Medicine，NLM）编辑出版的国际性综合生物医学信息书目数据库，是当前国际上最权威的生物医学文献数据库。

eBook Collection 则是 EBSCO host 平台上的电子图书收集数据库（原名 netLibrary），整合了来自 350

多家出版社的高质量电子图书，涵盖自然科学、社会科学各领域。

⑩ACS　美国化学学会（American Chemical Society，ACS）成立于 1876 年，现为世界上最大的科技协会之一。ACS Web 版（http：//pubs. acs. org/index. html）除具有一般的检索、浏览等功能外，还可在第一时间内查阅到被作者授权发布、尚未正式出版的最新文章；用户也可订制 E - mail 通知服务，以了解最新的文章收录情况；ACS 的 Article References 可直接链接到 CAS 的资料记录，也可与 PubMed、Medline、GenBank、Protein Data Bank 等数据库相链接。

⑪CA　化学文摘（Chemical Abstracts，CA）是世界最大的化学文摘库，也是目前世界上应用最广泛、最为重要的化学、化工及相关学科的检索工具。CA 报道了世界上 200 多个国家、60 多种文字出版的9000 多种期刊，摘录了世界上 98% 的化学化工文献，包括丰富的药学文献。CA 网络版 SciFinder 在充分吸收原书本式 CA 精华的基础上，整合了 Medline 等医学数据库，功能更强大。

⑫OVID　该数据库（http：//ovidsp. ovid. com/autologin. html）包括人文、社会、科技等近百种数据库，其中 1/2 为生物医学数据库，如临床指南平台、医学电子书库、OVID 电子期刊全文数据库、循证医学数据库等。通过 OvidSP 平台可访问 LWW 医学电子书、Ovid 电子期刊全文数据库、美国《生物学文摘》、荷兰《医学文摘》、循证医学数据库及 MEDLINE 数据库。

⑬Springer　施普林格是全球第一大科技图书出版公司和第二大科技期刊出版公司，通过 Springer LINK 系统（http：//link. springer. com/）提供电子期刊和电子图书的在线服务。Springer Link 涵盖自然科学、人文社会科学等学科，收录电子期刊 2700 多种，电子图书 90000 多种，数量仍在不断增长。

⑭ Wiley Online Library　该数据库（http：//onlinelibrary. wiley. com/）收录多学科的期刊、图书、工具书等，涵盖自然科学、生命科学、医学、人文社科各学科。该数据库收录期刊的学术质量很高，多数是相关学科的核心资料。

（2）电子期刊　许多电子期刊可提供网络版供读者在线查阅。上述数据库大多能提供电子期刊检索服务。常见的电子期刊包括：中国期刊网、维普电子期刊、万方数字化期刊、Science online、Nature 及 Springer Link 等。

（3）电子图书

①超星数字图书馆　目前世界最大的中文在线数字图书馆之一（http：//www. sslibrary. com/），拥有海量的电子图书资源，包括 181. 6 万册电子图书，500 万篇论文，全文总量 10 亿余页，涉及多个学科门类。

②人卫临床知识库　该数据库（http：//medbooks. ipmph. com）是人民卫生出版社针对临床医生、医学院校教师、医学生建设的临床知识数据库，包括参考书数据库、病例数据库、药物数据库、指南数据库、视频数据库等，收录了《新编药物学》、《黄家驷外科学》、《实用内科学》、中华及实用系列参考书、八年制和研究生教材及培训教材等经典巨著。

③EBSCO eBook　该电子图书数据库（https//www. ebscohost. com/ebooks）的前身系著名的 NetLibrary，可提供几十万种高质量的电子图书，涵盖科学、技术、医学、生命科学等多学科领域。除提供全文的电子书外，还提供有声电子图书。

④Springer Link 电子图书　该电子书数据库（http：//link. springer. com/search）是根据研究人员及科学家需求而特别设计的在线图书数据库，目前已收录超过 27 万多种电子书籍、丛书及参考工具书等电子图书，并且每年增加 7000 余本最新出版图书，供读者在线阅览，涉及行为科学、医学、生命科学和生物医学、化学与材料科学等多个学科。其中医学是 Springer 的优势学科之一，现已出版医学电子图书 3 万多种。

⑤MyiLibrary　来自英格拉姆数字集团，是世界上最大的图书产品提供商之一。作为一个集成性电子书平台（http：//lib. myilibrary. com/Browse. aspx），收录了 300 多个各类出版机构出版的各学科电子图书近 30 万种。其中 80% 以上为 2000 年后出版，每周增加约 2000 个新图书品种。

⑥Karger 电子书　创建于 1890 年的 Karger 出版社（http：//www. karger. cn/）是医学及生物科学界享有盛誉的出版社之一，也是全球为数不多的完全专注于医学领域的出版社。Karger 每年出版 70 多种期

刊、约150种连续出版物和专著。数据库涵盖传统医学和现代医学的最新发展。

⑦Wiley – Blackwell 该在线图书和参考工具书（http：//www.islib.com/digital – library/）为研究人员提供了方便快捷的访问大量科学、技术、社会科学领域相关知识的途径，涵盖医学、管理、化学、数学、经济、心理等多个学科领域的高水平学术资源，众多分学科位居世界前列，众多诺贝尔获奖者倾力打造。

⑧EB Online Encyclopedia Britannica 系《大英百科全书》网络版（http：//www.britannica.com/），是第一部 Internet 网上百科全书，被认为是当今世界上最知名、最权威的百科全书。

（4）学位论文

①中国知网学位论文数据库 收载全国490余家博士培养单位的博士学位论文40余万篇，770余家硕士培养单位的硕士学位论文440余万篇，是目前国内相关资源最完备、高质量、连续动态更新的中国优秀博硕士学位论文全文数据库，已累积博硕士学位论文全文文献600余万篇。论文内容覆盖基础科学、工程技术、农业、医学、哲学、人文、社会科学等各个领域。

②中国学位论文全文数据库 是万方数据知识服务平台的重要组成部分，精选全国重点学位授予单位的硕士、博士学位论文以及博士后报告。该数据库与国内600余所高校、科研院所等学位授予单位合作，占研究生学位授予单位的85%以上。收录自1980年以来的学位论文，目前已达630多万篇，每年增加约30万篇，是我国收录数量最多的学位论文全文数据库。论文内容涵盖理学、工业技术、人文科学、社会科学、医药卫生、农业科学、交通运输等各学科领域。

③PQDT学位论文 PQDT（ProQuest Dissertations & Theses）是美国 ProQuest 公司出版的博硕士论文数据库网址（http：//search.proquest.com/dissertations），也是目前世界上最大和最广泛使用的学位论文数据库。它收录几千所大学文、理、工、农、医等多个领域的博士、硕士论文，是学术研究中十分重要的参考信息源。

（5）网站

①药学类网站 药学类网站种类繁多，主要由药品监督管理部门、专业学会、科研院所、制药公司、医院等建立，内容各有侧重，一般都设有多个栏目。常用药学网站包括：医药卫生管理部门网站、药学专业学会网站、医药企业网站、医疗机构网站、高等医药院校网站、药学公益网站、药学论坛等。国内外常用药学网站见表4-4。

微课

表4-4 国内外常用药学网站

名称	网址
国家药品监督管理局	https：//www.nmpa.gov.cn/
中华人民共和国国家卫生健康委员会	http：//www.nhc.gov.cn/
国家中医药管理局	http：//www.satcm.gov.cn/
中国食品药品检定研究院	https：//www.nifdc.org.cn/nifdc/
中国药学会	http：//www.cpa.org.cn/
中国药理学会	http：//www.cnphars.org.cn/
中国药师协会	http：//www.clponline.org.cn/
中国医药信息学会	http：//www.cmia.info/
中国医药信息网	http：//www.cpi.ac.cn/publish/default/
中国医药网	http：//www.pharmnet.com.cn/
中医中药网	https：//www.zhzyw.com/
全国合理用药监测网	http：//www.cnrud.com/
国家药品不良反应监测系统	http：//www.adrs.org.cn/
医药地理	http：//www.pharmadl.com/
大众医药网	http：//www.51qe.cn/

续表

名称	网址
东方药网	http：//www. chinapharm. com. cn/
临床药师网	http：//www. clinphar. cn/
合肥临床药学网	http：//www. hflcyx. com/
复旦临床药学网	http：//lcyx. fudan. edu. cn/
丁香园	http：//www. dxy. cn/
药智网	https：//www. yaozh. com/
World Health Organization（WHO）	http：//www. who. int/en/
U. S. Food and Drug Administration（FDA）	http：//www. fda. gov/
U. S. National Library of Medicine（NLM）	http：//www. nlm. nih. gov/
National Institutes of Health（NIH）.	http：//www. nih. gov/
National Institute on Drug Abuse（NIDA）	http：//www. drugabuse. gov/
International Pharmaceutical Federation（FIP）	http：//www. fip. org/
The American Association of Pharmaceutical Scientists（AAPS）	http：//www. aaps. org/
The American Association of Colleges of Pharmacy（AACP）	http：//www. aacp. org/
Accreditation Council for Pharmacy Education（ACPE）	https：//www. acpe – accredit. org/
Canadian Pharmacists Association（CPhA）	http：//www. pharmacists. ca/
Royal Pharmaceutical Society（RPS）	http：//www. rpharms. com/
International Network for the Rational Use of Drugs（INRUD）	http：//www. inrud. org/
The Pharmaceutical Care Management Association（PCMA）	http：//www. pcmanet. org/
Pharmweb	http：//www. pharmweb. net/
Pharmainfo	http：//www. pharmainfo. net/
Medicinenet	http：//www. medicinenet. com/
Rxlist	http：//www. rxlist. com/
Pharmaceutical online	http：//www. pharmaceuticalonline. com/
Pharmacy. org	http：//www. pharmacy. org/
DrugBase	https：//www. drugbase. de/en/home. html
Toxline	https：//www. nlm. nih. gov/toxnet/index. html
LiverTox	http：//livertox. nih. gov/

②搜索引擎 百度（Baidu）、谷歌（Google）、搜狗（Sogou）、雅虎（Yahoo）等搜索引擎网站可搜索到各类药学信息，内容广泛，使用方便，只要输入关键词就可进行查询。其中百度文库和谷歌学术收录有大量的药学文献。

（6）临床指南与指导原则 临床指南是临床疾病诊断和治疗重要的依据和参考，药物应用指导原则是规范和指导各类药物临床合理应用与管理，提高药物疗效，避免或减少不良反应，保障患者用药安全的重要依据，二者均由专业学会或政府机构组织编写，具有权威性、实用性、规范性、更新快，信息系统全面等特点。如《中国高血压防治指南》《中国2型糖尿病防治指南（2017年版）》《中国成人血脂异常防治指南》《中国支气管哮喘防治指南（基层版）》《艾滋病诊疗指南》《手足口病诊疗指南》《抗菌药物临床应用指导原则（2015年版）》《糖皮质激素类药物临床应用指导原则》《精神药品临床应用指导原则》《麻醉药品临床应用指导原则》、美国《2020年ADA糖尿病诊疗指南》等。

五、药学信息的收集、整理与评价

（一）遵循的理念、原则与方法

为了确保药学信息的准确可靠，采用正确的方法收集和整理信息，并对各种药学信息或资料进行科学的评价是必不可少的。不迷信权威、不迷信书本、认识各种信息的质量差异，以批判的眼光去收集、整理和评价所有的药学信息，以循证药学的理念、原则和方法进行药学信息评价。

循证药学（Evidence-based pharmacy，EBP）指临床药师在药学实践过程中，慎重、准确和明智地应用当前最佳证据，同时结合自身的专业知识、技能和经验，尊重病人的价值和意愿，解决临床用药问题，提供符合病人需求的药学服务过程。其基本精神和核心任务是寻找证据、分析证据和运用证据，做出科学合理的用药决策。药学信息是循证药学实施的基础。没有药学信息作为证据支持，便无证可循，或导致"循证"的推断和结论脱离实际，用药决策出现错误，达不到预期的治疗目的。反之，要满足有目的地对药学信息进行科学收集、整理和评价，使其符合循证药学对证据的要求，则势必需要借助循证药学指导。

（二）药学信息的收集

1. 药学信息收集的方式和途径 根据信息来源和需求不同，药学信息收集可从以下几个方面着手。

（1）整理现有藏书（教材、专著等），购置新书。

（2）订阅专业医药期刊杂志或报刊。

（3）对现有的药学书籍、期刊杂志等信息进行再加工。

（4）参加药学学术交流会议、讲座及继续教育培训班等，收集最新研究动态及相关资料。

（5）经常对互联网上药学资源进行有目的的检索、筛选、归纳和总结，善于利用高等学校、科研院所、医疗机构的数据库等网络信息资源。

（6）医院药学信息的收集，如医院药事管理有关政策、临床用药问题、医院药学工作和药剂科专业和管理方面的资料等。

（7）收集有关药品、药事法规、管理性或指导性文件、临床指南、专家共识及药品说明书，这是药学信息的重要来源。

（8）医院药学人员及医务人员相关科研论文、病历、药历、工作经验等的提炼、归纳、总结报告。

（9）从药品研发、生产、流通企业获取的药品信息。

（10）深入临床和社区，在药学服务实践中发现和收集的药学信息。

2. 药学信息的检索 如果需要综合性的药学信息，可检索二次文献；如果需要即时、专业的信息，以杂志、专业文摘等文献为主，并根据需要和获取信息的便捷，查阅数据库、互联网、印刷品、电子期刊等。为了保证检索有的放矢，要了解和熟悉信息检索载体（如数据库）的内容、特点、更新频率以及收载范围等相关信息。

（三）药学信息的整理和保管

面对浩如烟海的信息，将"为我所用"的药学信息收集、整理出来，是重要的药学信息服务技能。正确分类、编目与索引是信息查询和利用的基础。

（1）所有图书都要及时登记、编号、建卡、分类存放，建立严格的借阅手续。

（2）将订购的期刊杂志按卷期定期整理装订成册，保持资料的连续性。

（3）建立药学信息资料卡片库，摘录最新期刊、资料上的药物信息。

（4）利用计算机和网络信息技术建立药学信息数据库，这是目前最常用的药学信息整理和保管方式。计算机辅助系统的引入是药学信息管理的新台阶。现在多数医疗机构应用计算机"药品管理系统"进行查询检索和监督管理。药学信息技术广泛应用于门诊药房、住院药房、药库管理、医生工作站、护士工作站等。将药学信息资源充分利用并开发研究是提高药学情报工作效率的重要手段和发展方向。

(四) 药学信息的评价

1. 药学信息评价的内容 在评价药学信息时，首先要确认药学信息的来源。一般来源于权威信息源（如权威的图书、杂志以及说明书等）的药学信息可信度较高。

（1）对文献信息的评价 药学信息大部分是从文献中获取，准确衡量文献准确性及其价值，是准确评价信息、成功利用信息的关键。这是一个主观性很强的过程，应尽量避免个人因素的影响。从信息生产或产生的目的、方案设计、方法、结果表述等各环节进行信息质量的判断是高质量药学信息服务的基础。信息来源或发布目的对信息准确性有很大影响，商业目的的信息往往带有倾向性。对药学学术论文评价需关注以下几点：科学性、客观性、创新性或新颖性、学术性（学术水平）、目的性、准确性、相关性、实用性、可读性、广度与深度、文献作者及单位以及参考文献等。

（2）对网络信息资源的评价 由于网络信息发布大多无须编辑或专家的预审，而且也没有一个能够保障其准确度和可靠性的统一标准。因此，对网络信息更有必要仔细评估其价值，尽量保证其科学性、准确性、完整性和时效性。

2. 药学信息评价的要点 药学信息的评价应注重资料的可靠性、先进性、实用性与时效性。

（1）可靠性 药学信息真实、准确，包括：①文献报道结果是否真实，对问题的阐述是否完整，对问题的说明是否深刻和透彻；②评价作者、出版物类型、出版单位等外部特征。

（2）先进性 药学信息新颖、科学。评价科研成果是否为新理论、新概念、新技术、新方法和新应用等。

（3）实用性 根据可利用的程度进行评价。

（4）时效性 当前的药学信息没有过时，对治疗决策有价值。

第二节 药学信息服务内容

课堂互动

（1）大家知道哪些药学服务属于药学信息服务？

（2）如果你是一名临床药师，你应该如何以患者为中心开展药学信息服务？

一、药学信息服务的基本概念

随着医药科技的飞速发展，新药不断上市，药品使用种类和使用量大大增加，药物不良反应/事件、药源性疾病和药害事故的发生呈现增长趋势，给人类的生命健康带来严重威胁。药师如何在海量的信息中发现、收集、整理和提供与药物研发、生产、销售和管理，特别是使用相关的药学信息，为新药研发和药物合理应用等提供信息支持和服务显得越来越重要。特别是随着公众自我保健意识的增强和对自身健康的关注，对药物治疗、用药咨询、用药指导等药学服务需求逐年增加，这就要求医务人员，特别是临床药师要掌握大量、准确、及时、全面、可靠的药学信息，为患者和公众提供优质、高效的药学信息服务。

药学信息服务（pharmaceutical information services，PIS），又称药物信息服务（drug information services，DIS）是指向医护人员、药学人员、病人及公众等广大人群提供及时、准确、全面的药物相关信息，以期促进合理用药，改善药物治疗效果，提高医疗质量的药学服务活动。其核心是以循证药学的思维和方法，为临床提供高质量、高效率的用药相关信息，发现和解决临床用药实践中遇到的各种问题。广义药学信息服务是指向药物研发、生产、销售、应用和管理等药学部门提供药学信息，提高药学各领域服务质量和水平的活动。所有涉及药学信息的活动，包括药学信息的收集、保管、整理、评价、传递、提供、利用和管理，均属于药学信息服务活动。药学信息服务是药学服务和医药情报工作的重要组成部分，更是临床药学工作的重要内容和临床药师的工作职责。

二、药学信息服务的发展现状

1. 国外药学信息服务的发展现状 美国是世界上最早开展药学信息服务的国家之一。美国的药学信息服务是 20 世纪中期提出并发展起来的。1959 年，美国医院药师协会（American Society of Health – System Pharmacists，ASHP）出版了《美国医院处方药物信息》，帮助药师在药物治疗中为医生提供准确的药物信息。1962 年，美国肯塔基大学（University of Kentucky）医疗中心创建了世界上第一个设在医院药学部门的药物信息中心（Drug information center），正式将药学信息服务确立为独立的医院药学业务。该药物信息中心的建立被视作药学信息服务的里程碑。1963 年，ASHP 成立了药物信息专业委员会，并于 1964 年出版了《国际药学文摘》，提供全世界主要药学文献摘要检索服务。1969 年，美国卫生教育与福利部建议培训药学信息专家，支持药学信息工作的开展。1988 年，ASHP 制定了"药物信息工作实践培训指南"，规范药学信息服务工作。1995 年，在《医院药学最低标准》中对医院药学信息服务的目的、内容和要求中做出了明确规定。目前，美国的药学信息中心已超过 100 所。

日本的药学信息服务工作主要在医院药剂科。1965 年，日本第 20 届药学大会公布了《医院和诊所药学信息活动纲要》和《医院和诊所情报资料整理方法》两个管理法规，明确药学信息工作的目的、重要性、内容和信息的分类等。1971 年，日本药剂师协会制订了《药学信息活动业务基准》。1979 年，在修订的《药事法》第 77 条中，明确规定医院在药物治疗过程中，必须提供药物信息服务。

英国也是世界上较早提出并开展药学信息服务的国家。1970 年，英国成立了药学信息中心，1976 年建立了国家药学信息网。此外，国际药学联合会（International Pharmaceutical Federation，FIP）和 WHO 倡导各国开展医院药学信息服务工作。如 WHO 出版的《优良处方指南》（Guide to good prescribing）中，就专门讲解了如何获得最新的药品信息及其评价方法。

2. 我国药学信息服务的发展现状 与欧美发达国家相比，中国的药学信息服务工作开展的较晚些。20 世纪 70 年代以后，国内一些科研院所（如上海医药工业研究院、中国科学院上海药物研究所等）和医疗机构开始成立药学情报中心或信息中心，收集药物研发、生产、流通、临床应用等方面的信息，并应用于药物研发和临床实践中。

1978 年，为加强中国药品信息化管理，原国家医药管理局信息中心成立，开始进行药品监管信息化建设，并于 1996 年建立了中国医药信息网（http://www.cpi.gov.cn/）。

中国医院药学信息服务在 21 世纪初才正式提出并迅速发展起来的。2002 年，原卫生部会同国家中医药管理局共同颁布的《医疗机构药事管理暂行规定》要求：药学专业技术人员应"收集药物安全性和疗效等信息，建立药学信息系统，提供用药咨询服务"。

2011 年，原卫生部、国家中医药管理局等共同颁布的《医疗机构药事管理规定》再次要求药师应"掌握与临床用药相关的药物信息，提供用药信息与药学咨询服务，向公众宣传合理用药知识"。此外，我国卫生管理部门在医院等级评定的相关文件中要求医院建立药学情报室，提供药学信息服务。

2017 年 7 月 5 日，原国家卫生计生委、国家中医药管理局发布了《关于加强药事管理转变药学服务模式的通知》要求医疗机构推行信息化管理，大力加强信息化建设，将临床用药管理要求通过信息化手段予以体现，在此基础上建立药事管理绩效考核制度，提高管理效果和效率。通过多媒体、自助查询机和微信平台等方式，方便患者查询药品用法、用量、使用注意事项等信息。通过信息化建设，加强对高血压、糖尿病等慢性病患者的随访，为患者提供药品配送、用药指导服务，加强合理用药宣传，保障用药更加安全。

2018 年 11 月 21 日，国家卫生健康委、国家中医药管理局发布了《关于加快药学服务高质量发展的意见》要求医疗机构积极推进"互联网 + 药学服务"健康发展，加快药学服务信息互联互通。继续加强医疗机构电子病历建设，逐步实现医疗联合体内处方实时查阅、互认共享。鼓励将药学服务纳入区域健康信息平台建设，逐步实现药学服务与医疗服务、医疗保障、药品供应等数据对接联通，畅通部门、区域、行业之间的数据共享通道，促进药学服务信息共享应用。

随着药学科学、计算机技术、网络信息技术，特别是人工智能（artificial intelligence）、大数据（big data）技术的迅猛发展，药学信息服务将获得更加快速的发展，并将进一步促进药学服务的模式改变和发展。

三、药学信息服务的目的与意义

（一）促进合理用药，提高药物治疗的质量和水平

在药物治疗过程中，药物的使用需要通过不同人员的参与和协作才能完成。医生正确地诊断和下医嘱，药师及时准确地调配药品，护士正确地执行医嘱，病人依从医嘱正确地用药。在这一过程中，药学信息服务将医生、药师、护士和病人联系起来，成为一个相互协作的团队，加强各类人员之间的沟通，共同促进合理用药，提高药物治疗质量和水平。

（二）提高药学服务的质量和水平，提升医疗机构的竞争力

药学信息服务是药学服务的基础、切入点和主要内容，同时也是临床药师的重要工作职责。通过向病人提供药学信息服务，充分体现了临床药师等医务工作者对病人的关爱，对其健康的重视，确保病人用药安全、有效和经济。医疗机构开展药学信息服务，符合病人的健康服务需求，同时也为药师的工作赋予了全新的内容，大大提升了医疗机构的核心竞争力。

（三）充分体现和发挥临床药师的专业价值

临床药师的职责主要是协助医生开展药物治疗，共同为病人制定个体化的给药方案，提高药物疗效，规避或减少药物不良反应，改善病人的生活质量和健康水平。药学信息服务工作正好体现了临床药师的专业特长，使临床药师掌握的临床药物治疗学、临床药理学、临床药动学、循证药学、药物经济学、药物流行病学等专业知识有用武之地，促进了药师工作的转型，提升了其综合素质；同时，强化了临床药师在疾病治疗过程中的作用，进一步体现和发挥了临床药师的专业价值，提高其职业认同感。

（四）为药物研发、生产、营销和管理提供信息支持

药物研发、生产、营销和管理过程中需要药学技术人员掌握大量药学和药物信息。药学信息服务人员为其提供最新、及时、全面、专业的药学信息，可提高这些单位的核心竞争力和服务质量。

（五）改善医患关系

许多情况下，医患矛盾的发生与信息沟通不畅、不及时有重要关系。药师通过开展药学信息服务，为病人和医务人员提供及时、准确的药物信息，协助医师选择安全、有效、经济的药物，制定合理的给药方案，指导护士正确的执行医嘱，及时解答病人的用药疑问，促进医患间良好沟通和相互理解，使由于不合理用药导致的用药差错发生率大大降低，病人对医务人员的满意度大大提高，进而避免一些医疗纠纷的发生，促进医患关系和谐发展。

四、药学信息服务的对象

1. 患者　患者是药学信息服务的核心和主要对象。临床药师向患者提供药物咨询、用药教育和指导等不同形式的药学信息服务，可提高患者用药的安全性、有效性、经济性和依从性。

2. 医生　医生在给患者治疗时经常遇到一些药物治疗问题（如药物治疗方案的设计和调整）需要得到药师的专业帮助。医生开具的处方和医嘱也需要药师的审核。药师提供的及时、准确、可靠的药学信息服务有助于医生做出正确的治疗决策。

3. 护士　护士在患者用药过程中发挥重要作用，特别是需要正确地执行用药医嘱，如正确地注射药物、换药，按正确的顺序给药，规避配伍禁忌等。临床药师需向护士提供及时、准确的药学信息服务，

指导病房（区）护士请领、使用与管理药品。

4. 公众 药学信息不是医务人员的专属品，而是所有药品消费者的必需品。药师应随时随地传播药学信息，让公众成为药学信息服务的直接受益者。药师有义务和责任为公众提供用药咨询、用药教育、用药指导等方面的药学信息服务。

5. 药学人员 药物研发、生产、流通、使用、管理以及药学教育均离不开药学信息。医药院校的师生、药物研发、生产、管理、销售人员、药师、药品监督管理人员等药学各领域人员在日常工作中都需要获取药学信息。他们是药学信息的生产者和传递者，也是药学信息服务的直接受益者。

6. 政府部门 《国家基本药物目录》和《国家基本医疗保险、工伤保险和生育保险药品目录》筛选、非处方药品的遴选、药品不良反应的预警，均需要药学信息的支持，尤其是药品不良反应监测和临床综合评价，为上市后药品的合理应用提供越来越有说服力的证据。药学信息服务可为药品监督管理机构提供药物安全性、有效性和经济性等方面的信息，为政府的管理决策和政策法规的制定提供科学依据和研究证据。

五、药学信息服务的主要内容

广义的药学信息服务涵盖整个药学领域，涉及药物研发、生产、流通、使用、管理及药学教育等多个环节。狭义的药学信息服务主要体现在药物应用环节。药物信息服务的场所包括科研院所、制药企业、医药公司、医疗机构、社区、社会药店、政府部门及医药院校等。服务场所不同，药学信息服务内容也各不相同。概括来说，药学信息服务主要包括以下内容。

1. 在药物研发领域 向药物研发人员等提供药物研究和开发的国内外最新情报资料，包括疾病状况、药品市场动态、新药研发动态和热点、发展前景、专利信息、技术信息、政策法规、研发流程、药物筛选、新药发现、临床前药学、药理学、毒理学和Ⅰ～Ⅳ期临床研究内容及试验结果、新药报批等相关信息服务。

2. 在药品生产领域 向药品生产管理人员等提供药品生产的规模状况、产品特点、药品价格、市场动态、政策法规、管理规范、工艺规程、质量标准、生产管理、质量控制与保证等相关信息服务。

3. 在药物流通领域 向药品销售人员等提供药品营销信息及其分析、市场现状与发展动态、质量管理规范、批发与零售管理、药品价格、营销策略、药物经济学等信息服务。

4. 在药物应用领域 向患者、医护人员、普通公众提供药物的药理作用、适应证、体内过程、用法用量、禁忌证、注意事项、药物相互作用、药物不良反应、特殊人群用药等方面信息；提供及时、准确、完整的用药信息，开展药物咨询、用药教育、用药指导，提供选药用药，处方、医嘱审核和点评信息，制定给药方案所需信息，发现、分析并上报药品不良反应信息等；开展社区、居家药学信息服务和远程药学信息服务，开展合理用药和健康教育宣传；提供影响公众健康的突发公共卫生事件、急性中毒等危机状态下的药学信息服务等。

5. 在药品管理领域 为政府机构（如药品监督管理部门）管理人员提供药品研发、生产、经营及应用等方面的信息；提供药物利用、药物安全性、有效性、经济性评价等相关数据和信息，为相关政策的制定提供强有力的信息支持，确保药品管理规范，保障用药安全、有效。

6. 在药学教育领域 向药学及相关专业学生、教师、药师等提供药学基本理论、基本知识、专业技能等方面的药学信息；提供学科建设、教育教学、人才培养、课程体系、教学体系、实习实践、招生就业、国际交流、岗位培训及规章制度等方面的信息。

六、药学信息服务的特点

1. 全面性 药学信息服务涉及药物研发、生产、销售、使用、管理以及药学教育等多个领域。服务对象包括病人及其家属、医生、护士、药师、公众以及政府管理人员等各类人群。药学信息服务可通过网络、移动通讯、图书、杂志、诊疗活动、用药咨询、药学教育与培训等多种途径和形式开展。药学信息服务涉及药学各个学科知识以及药物应用的安全性、有效性、经济性、依从性等多个方面。由此可见，药学信息服务的领域、对象、形式、途径、内容等是全面的。

2. 专业技术性　药学信息服务是一项专业技术性很强的工作。药学信息服务人员应是药学专业技术人员和药学信息专家，不仅具备扎实的理论知识、专业技能和丰富的临床实践经验，还要具备计算机及网络信息技术和知识、较高的外语水平和相关学科知识，以及较强的信息获取、分析、评价、加工处理能力和沟通交流能力。

3. 开放性　药学信息服务是开放的，可面向所有的人群和组织机构。药学信息服务对象从医院就诊病人延伸到非处方药品的消费者，延伸到卫生保健和预防阶段的潜在药物使用者。报刊、电视、电话和网络成为药学信息服务媒介，为公众提供防病治病、健康教育等专业服务，从而促使公众参与到卫生保健与药物治疗过程中。药学信息服务可面向各种组织机构，如高等医药院校、药物研发机构、医疗机构、医药管理部门、社会药店、社区中心及家庭等。

4. 持续性　药学信息是持续不断涌现和爆炸式增长的。新药不断上市，现有药品的最新研究文献和报道不断产生，临床用药实践中要求能够不间断地收集、评价、存储最新的药学信息。同时，病人在治疗过程中也需要药师提供不间断的药学信息服务。药学信息服务是一项持续性的工作，需要药学信息服务提供者持续不断地学习，持续不断地向各类人员提供所需药学信息。

七、药学信息服务应遵循的原则

药学信息服务不是被动的收集数据、整理保管资料，而是主动传播药学信息，解答患者、医护人员、公众等的药物咨询问题，辅助支持医疗决策和开发医药信息产品的现代服务模式，呈现出专业性强、知识层次深、服务范围广等特征。

1. 针对性　药学信息服务的对象除了医护人员和药学人员外，还包括病人及不同层次的社会公众。由于被服务人员的教育背景不同、咨询原因和需求不同，药学服务中的信息内容要注意"适销对路"，与服务需求相"匹配"。回答医护人员咨询尽量用"专业性"语言，回答患者和普通公众咨询则尽量用通俗易懂的"科普性"语言。

2. 系统性　药学信息服务的内容要有系统性和完整性。对来源于科研机构、企业的最新药物信息，来源于医疗机构的药物治疗信息以及回溯性药学知识，能有效地组织和优化处理。在内容上保证信息的完整性，在时间上保证信息的连续性，具有信息的时代特点及信息发展的系统性。

3. 及时性　信息具有时效性，传递越及时越有效。药物信息日新月异，如新的适应证、新的药物治疗方法、新药品上市、老药新用、新的政策法规出台等。药学信息工作者应把握住时机，及时推陈出新，提供最新药学信息。

4. 可靠性　虚假的、错误的、不准确的药学信息，对药物治疗的危害很大，甚至引起严重后果。药学信息必须以客观事物为依据，对所涉及的各种信息数据要认真鉴别，确保信息内容的真实、客观、准确和可靠。

5. 方便性　方便性是指充分运用先进的信息处理技术，优化服务手段。临床药师面对患者和医护人员提出的各种问题，需要在短时间内找到准确答案，方便快捷地提供相关信息。如用微信推送药学信息。

6. 伦理道德　临床药师提供药学信息服务时应遵守职业伦理道德和法律法规，遵循合理用药原则、人道主义原则、服务奉献原则，以病人利益为最高标准，为病人提供直接的、负责任的、高质量、高效率的药学信息服务，保障公众用药安全、有效和经济。

八、药学信息服务的实施

（一）实施方式

药学信息服务的实施可以通过编写文字资料（如药讯、医院药品集）、提供用药咨询、用药指导、用药教育服务、参与临床药物治疗活动、建立药学信息服务网站、微信公众号等方式实现。

1. 文字资料

（1）药讯　药讯是由医院的药学专业人员编辑的药物知识和临床合理用药宣传材料，其内容着重在于合理用药、新药介绍、老药新用、药学进展、用药经验、药物治疗监测、药物相互作用、配伍禁忌、药物不良反应、药事管理等栏目。也可制作成电子版和网络版，方便医护人员、药学人员及其他人员阅览。

（2）医院药品处方集 医院中普遍有协定处方。协定处方是药剂科与医疗科室协商约定的常用药物处方，有利于简化医师开方，由药师预先调配，提高调剂效率。这些处方具有配伍合理、疗效较好、安全性高、应用广泛等特点。医院编辑的《医院药品处方集》叙述应简明确切，在临床使用和参考用药时便捷、实用，它是药学信息服务在医疗机构应用的具体体现。

（3）宣传窗 利用各种形式介绍用药知识和药学信息，如利用医院、药房公共场所的宣传橱窗、张贴招贴画或电子屏等形式，介绍合理用药知识，传播药学信息，还可以在门诊大厅安装触摸式计算机显示屏或机器人药师，方便患者查询有关药物信息和合理用药知识等。

2. 宣传讲座 药师在健康教育和社区医疗活动中和医师一起承担着病人用药指导及药学知识的科普教育。讲座内容可根据不同的病人和人群选择，如对病人或社区人群开展高血压、糖尿病合理用药讲座、对妊娠期和哺乳期妇女开展安全用药教育。讲座地点可选在门诊候诊厅、医院相关科室会议室、社区中心等，并配合发放一些宣传资料。

3. 用药咨询服务 面向临床开展用药咨询是药学信息服务的主要内容之一。医护人员咨询的问题涉及面广、专业性强且具体，要求药师回答问题迅速、准确，有时要有具体数据、依据、理由和解决方案。病人及其家属的咨询内容复杂，要因人而异，具有针对性和个体化特点。在回答病人问题时，要注意沟通技巧，要创造良好的氛围，以取得病人的信任。咨询方式一般包括口头咨询、书面咨询、电话咨询和网络咨询等。

4. 参与临床药物治疗 临床药师要深入临床第一线，开展药学查房和会诊，参与药物治疗；向医护人员推荐和介绍药物信息，解答临床有关药物治疗、药物相互作用、药物不良反应与配伍禁忌等用药方面的问题；推荐最佳药物治疗方案，提出用药意见和建议；加强与患者的交流沟通，利用所掌握的药学信息，宣传合理用药知识，获取患者用药第一手资料，进行患者用药教育和用药指导，切实提高药物治疗水平。

5. 建立药学信息服务网站或数据库，提供开放式查询服务 利用计算和网络信息技术，建立药学信息网站，收集药学信息并进行再加工。按照信息属性分类，设立"医药资讯""药物治疗""合理用药""药政法规""药师论坛""药物咨询""电子处方集""资料下载"等药学信息服务栏目，实现药学信息服务的公众性、快捷化和现代化，为医生、护士、药师、病人、公众之间架起信息共享与交流的平台。

（二）实施步骤

科学、规范的药学信息服务，可操作的服务流程，有利于保证药学信息服务实施的质量，保证病人、医护人员等得到持续、标准、规范的药学服务，有利于他们理解、掌握和利用临床药师提供的药学信息。下面以患者药学信息服务为重点，介绍药学信息服务的实施步骤。

1. 明确服务对象的类型与特点 药学信息服务对象包括病人、医生、护士、药学人员、公众、管理人员等。不同对象所关注问题可能不同，病人比较关注药物疗效、成本及安全性，医生比较关注疾病的药物选择、合理应用及给药方案制定，护士比较关注药物用法用量与配伍禁忌，药学人员关自身专业相关问题，公众则对选药用药、合理用药、药品价格等比较关注。临床药师应根据服务对象的特点有针对性地提供个性化药学信息服务，并注意沟通交流的方式、方法和技巧。

2. 获取背景信息 根据服务对象（咨询者）提出问题的不同，询问其相关背景信息，以确保能获取问题以外相关信息。有时咨询者因专业知识、语言表述、文化背景等因素导致无法明确表述，此时获取充足的背景信息尤其重要。

3. 明确咨询的问题 根据背景信息对咨询者的提问进行判断，并将其确定和分类，以便下一步进行信息检索。服务对象是患者时，首先要明确患者所患疾病、疾病的药物治疗效果及所要咨询的问题，然后有的放矢地回答问题。要逐一评估病人的需求，然后给予恰当的回答，回答问题应紧扣主题。

4. 确定服务的目标　根据服务对象的不同需求，确定药学信息服务要达到的目标。以病人为例，所达到的总体目标是帮助病人正确地认识和选择药物，合理地使用药物，保证病人用药安全、有效、经济，依从性好。对要回答问题的要点进行归纳和分析，突出重点，除了要必须提醒的药物不良反应、注意事项外，应针对病人所关心的问题进行有的放矢的回答，避免面面俱到，以免提供的信息太多，给病人带来困惑。

5. 药学信息的检索、分析、归纳、总结和评估　根据不同的问题分类构建检索策略，应用数据库、工具书等进行信息检索。将检索到的文献信息进行分析、归纳和总结，提炼出所需要的信息，从中找出问题的答案，并对信息的可靠性、先进性与效用性做出科学评价。

6. 解答疑惑，提供具体的、专业的药学信息服务　临床药师根据信息检索、分析、归纳的结果，结合自身知识和经验，给咨询者解答疑惑，提供具体的药学信息服务。如帮助病人正确地认识药物，明确药物的作用与用途；帮助患者正确认识药物的疗效与不良反应，规避或减少不必要的困扰与危害；为患者提供用药咨询、用药教育、用药指导和药学监护。

7. 评估药学信息服务的效果　应确认所提供的药学信息为咨询者所理解并已真正掌握，取得预期的效果。评估病人掌握程度，须以开放式、引导式或转述的方式进行。从患者叙述中，了解患者是否真正掌握，再加以纠正。除确认药学信息服务的现场效果外，还要确定服务的最终效果。

8. 记录、随访和总结　详细记录每个咨询问题及回答结果，如可能则记录咨询者的联系方式以便对问题进行补充、更正或随访。药学信息服务记录应定期进行统计分析，找出临床常见的、共性的问题，有针对性地进行药学干预，变被动药学信息服务为主动药学信息服务。

案例解析

【案例】 患者，女，28岁，以十二指肠溃疡收住消化科，出院带药方案：艾司奥美拉唑镁肠溶片 40mg po qd，克拉霉素 0.5g po bid，阿莫西林 1g po bid，多糖铁复合物胶囊，0.15g po qd。

问题：患者出院前向临床药师咨询"这四个药如何服用？是同时一起服下还是分开服用？"。请临床药师给予用药指导。

【解析】 本案例属于临床药师回答患者用药咨询，指导患者合理用药，向患者提供药学信息服务。临床药师首先根据医嘱，了解了患者出院带药方案，分析了患者可能遇到的问题，然后针对该方案是四个药联用，准备给患者提供出院用药指导，重点指导四个药物的用法，特别是用药时间，以达到帮助患者正确使用药物，保证药物发挥应有疗效，且保证患者安全的目标。为此，临床药师根据自己掌握的药物知识做精心准备，拟定用药指导的内容，并查阅四个药物的说明书和《临床用药须知》予以确证，以确保提供给患者的用药信息是准确、可靠。临床药师在跟患者交流时，患者首先提出了"这四个药怎么服？是一起服下吗？"的问题，这也恰好同临床药师事先准备给其指导的内容相吻合。据此，临床药师首先告知患者由于所患疾病为消化性溃疡，需要进行抑制酸分泌、根除幽门螺杆菌、防止胃肠黏膜出血等。据此医生开具了起效快、抑制酸分泌作用强大而持久的质子泵抑制剂艾司奥美拉唑、杀灭幽门螺杆菌的抗菌药物克拉霉素和阿莫西林以及防止胃肠黏膜出血的多糖铁复合物胶囊，接着告诉患者四个药物可能出现的不良反应，如埃索美拉唑长期应用可能引起骨折和低血镁症，注意血镁监测，然后逐一告诉她几个药物的应用注意事项：

（1）艾司奥美拉唑肠溶片　应在饭前至少1小时整片服用，不应嚼碎或压碎。因为其对酸不稳定，在胃液中易破坏，所以制成肠溶片。如果嚼碎或压碎，肠溶片结构遭到破坏，容易被胃酸破坏。该药饭前1小时服用不受食物影响，抑酸效果好。

（2）阿莫西林　应在饭后服用，因为可以减少胃肠道不良反应的发生。

（3）克拉霉素　饭前、饭后服用均可，食物不影响其吸收。

（4）多糖铁复合物胶囊　在晚上 7 点为服药最佳，因为食物能减慢胃肠蠕动，可延长铁剂在十二指肠段的停留时间从而增加其吸收，晚 7 点服铁剂比早 7 点服用的吸收率要高 1 倍。

临床药师交代完毕后，让患者就服药注意事项重复了一遍，以确保患者已记牢。为防止患者遗忘，临床药师又将交代的用药注意事项打印出来交给患者带回家。

在本药学信息服务过程中，临床药师充分发挥自己的专业特长，根据药学信息服务的目标、原则和要求，抓住问题的重点，全面、耐心、细致地解答了患者关心的用药问题，并注意有的放矢，重点介绍了用药注意事项，提高了患者出院后用药的安全性、有效性和依从性。

第三节　医院药学信息服务

随着医疗卫生系统，特别是医院诊疗过程中信息技术应用的日益普及，医疗信息系统对临床诊疗过程的干预作用越来越显著，信息技术的应用在医院越来越受到重视，医院信息化管理也逐步完善。电子病历、电子处方、医疗辅助决策系统、影像归档和通信系统、处方自动筛查系统、药品安全预警系统等的应用和推广彻底改变了传统的医院运行模式。网络化、信息化、自动化和智能化不仅提高了医院的工作效率，节约了资源，对医院药学服务工作也起到了极大的促进作用。

医院药学部门是医院直接面对患者和临床科室的窗口之一，是医院为患者提供药学服务的关键部门。药学信息技术在医院药学领域的应用有利于提升医院药学服务水平。药学信息服务水平的提高又可大大促进医院药学服务质量的提升，进而提高整体医疗工作质量和效率，节省人力资源和工作成本。

一、药学信息服务在医院药学中的重要作用

1. 促进医院药学工作模式转变和合理用药进程　药学信息技术在医疗机构的广泛应用，将极大地提高医生、药师、护士的工作效率和服务质量，医院的工作方式、管理体制和运营模式将会发生彻底变革。医药科技的迅速发展和人们不断增长的健康需求对药学服务提出更高的要求。疾病不断发展，新药层出不穷，用药越来越复杂，用药引起的社会问题越来越多，医护人员和患者更加需要药师提供新的药物信息和知识，保证用药的安全、有效、经济和依从，提高人们的健康水平及生活质量。医院药学部门原先单一的药品保障供应工作模式已不能适应医药工作形势的变化，只有提供全方位、全程化的药学服务，才能真正体现"以患者为中心"的服务宗旨。

在目前医院药学工作异常繁忙、人员非常紧张的情况下，要提供全方位、全程化的药学服务，必须借助高速发展的药学信息技术才能实现。通过利用药学信息技术，不断提高药学信息化的水平，才可使医院药学在日趋激烈的竞争中占有优势。医院信息系统的出现，产生了电子病历、电子处方，改变了药房窗口发药和药库领药等诸多工作模式；网上药店使百姓购药更方便；网络药学论坛使远程药物咨询等药学服务成为可能。在药学服务过程中，药师在疾病预防、药物治疗、愈后恢复阶段，向药物使用者或潜在使用者提供相应的药学信息服务。药师走出药房，走进临床和社区，在不同时间和地点开展的药物咨询、合理用药宣传等药学服务的内容主要是药学信息服务。药学信息服务为医院药学开辟出新的业务领域，为患者提供个体化药物治疗方案，提高药物治疗水平。药学信息服务将促进合理用药进程，使药学服务质量得到全面提升。

2. 提高医院药学服务质量和水平　随着现代医疗体制改革的不断深入，数字、网络、多媒体等信息技术及计算机技术已成为药师参与指导临床合理用药和开展各项药学服务必不可少的工具和手段。临床

药师参与临床药物治疗方案的制定、临床合理用药及药物不良反应监测、药物利用分析与评估、药学教育培训等工作，都可归结为一种药学信息的传播和交流活动。面对数以万计的药品、纷繁复杂的药物治疗方案、瞬息万变的疾病进程，任何一个临床药师的知识结构都不可能涵盖和满足整个临床药学信息服务的需求。利用信息化的用药辅助决策软件、医药沟通平台和获取海量知识的互联网等药学信息技术和平台，可以从一定程度上弥补当前临床药师人才队伍和知识结构的不足。从点、线到面，再到立体化、全程化的药学服务，所涉及的药学业务环节之多，层次之复杂是以往的业务难以比拟的，新药日益增多、治疗要求逐步提高及联合用药的复杂性，均导致药师仅凭自己头脑审方和指导用药已显不足。门、急诊电子处方系统、处方自动审查系统、药品不良反应监测系统、抗生素合理应用监控系统等现代药学信息技术的发展和更新，为药师完成高质量的药学服务提供了有效工具，为药学人员开展合理用药分析，快速获取大量、准确而充分的药学信息资料提供了良好的条件。

目前医院联网的信息系统、各工作站相互紧密衔接的网络系统、多平台信息共享系统形成了以医院药品供应和管理为核心，药学服务为主线，集药品采购、调配配方、制剂制备、临床药学、信息咨询、网络药学、数据处理和辅助决策等多个子系统为一体的多功能药学网络服务平台，药学信息服务更加便捷、高效。药学信息服务的开展使以患者为中心的药学服务从不同层面、不同角度展开，逐步呈现出层次性、多维性、联系性、系统性、整体性和动态性等立体化特征。药师的药学服务也由原来的被动服务发展到主动服务。医院药学信息服务使药物治疗更加方便、快捷、优质、高效，药学服务质量和水平得到极大提升，服务效率显著提高，促进了医院药学工作的快速发展。

3. 提升医院药学管理的质量和水平 医院药学管理内容纷繁复杂，包括医院药学管理部门的日常工作、人事、文档、制度管理；与药品保障供应及监督管理相关的工作，如药品采购、保管、供应、调剂、检验及质量管理；药物利用评价、决策监管、临床药学服务、社区药学服务、合理用药宣教、药学科研管理、药师培训管理等。上述医院药学工作始终存在着各种各样的信息活动，均属于药学信息服务的工作范畴。药学信息的收集、保管、整理、评价、传递、利用和管理等不断循环，影响着整个医院药学工作过程。

近年来，我国医院信息化建设向前迈进了一大步，许多医疗机构建立了医院信息系统（hospital information system，HIS），使医疗管理（门急诊管理、病区管理、病案管理、医疗统计、医疗质量控制与评价等）、药事管理（门急诊药房管理、住院药房管理、药库管理、处方管理、药品价格、制剂管理、用药咨询、合理用药监测等）、行政管理（人事管理、财务管理等）等实现数字化、自动化、智能化和网络化，提高了医院管理和医疗工作的效率和水平。医院药学部门信息化管理得益于医院信息化的建设和发展，以药品处置为主的各项业务活动和管理，如药品采购、存储、供应、调剂等也实现了计算机网络化，初步构建了药房管理信息系统，药学信息技术极大地改变了医院药学的管理方式，彻底改变传统手工操作、粗放管理模式，增强了药学人员在各项药学活动中的能力，提高各种运行环节的工作效率，推动医院药学逐步实现科学化、有序化、精细化、规范化、动态化和标准化管理，快速地推进了医院药学的进步。特别地，许多医疗机构利用 HIS 网络系统建立了基于局域网的药学信息服务平台，实现了各临床科室与药剂科在线沟通与信息传递，有力地保障了药品供应与用药安全。

二、医院药学信息服务的主要内容

药学信息服务是医院药学的重要工作内容，是医院开展药学服务和药物研究的基础。药学信息服务的质量和水平一定程度上也反映了医院药学工作的质量和水平。医院药学信息服务内容应涵盖"以患者为中心"的药学服务的各个环节，包括药学信息收集、整理、保管、分析、加工、传递、利用、评价和管理。具体说来，医院药学信息服务的主要内容如下。

（1）进行药学信息的收集、整理、保管和评价，实现药学信息的有效管理。

（2）向医护人员、病人、家属、公众和政府机构等提供药物咨询、用药教育、用药指导等药学信息服务，确保药品得到正确、合理的使用。

（3）以有效性、安全性、经济性等合理用药原则为依据，编写和维护药品处方集，制定药物治疗方案，为临床提供科学、合理、全面的用药指导信息。

（4）参与药品不良事件与用药差错的报告和分析，及时发现并分析、上报药品不良反应信息。

（5）提供医嘱审查服务，发现用药过程中存在的问题，及时将相关信息反馈给医护人员，防范用药差错。

（6）印刷相关资料，就药品的使用等对病人及其家属、公众进行合理用药教育。

（7）建立药学信息网站，发布"医药资讯""新药研发""药物治疗""合理用药""医药法规""资料下载"等药学信息，为公众提供一个药学信息共享与交流平台。

（8）对医生、护士、药师、药学专业学生等进行药学信息教育和培训工作。

（9）对药品的使用进行评价，为药品监督管理部门提供相关数据，确保药品使用的安全可靠。

（10）开展药学信息服务研究工作，探索更多、更好的药学信息服务模式和技术，提高药学信息服务水平。

（11）开展药学信息交流与合作，最大限度地将不同机构之间的药学信息进行科学整合，并加以合理利用。

三、医院药学信息服务系统

将计算机技术、传感技术、网络信息技术、通信技术、大数据技术、人工智能技术等应用于医院药学工作，以患者为中心，开发出各种药学信息服务系统，大大促进了医疗机构药学服务质量和服务水平的提高。

1. 自动化调剂系统　自医疗机构引进口服药品自动摆药机及自动化门诊药房系统开始，自动化、智能化、数字化、信息化技术的应用已成为医院药学发展的重要内容和趋势。目前医院常用的自动化调剂系统（设备）包括：自动数药机、自动分药包装设备（小型半自动药品单剂量分包机、全自动口服药品摆药机、全自动针剂调配机）、快速发药系统（机械手式快速发药系统、电感控制式快速发药系统）、智能药品传输系统（轨道发药传输系统、药品智能存取系统）、注射剂安全标签系统、病区药柜自动发药系统、移动机器系统等。这些自动化调剂设备和系统的应用，带来了调剂模式和药房管理模式的变革，它在确保服务质量的基础上，提高了工作效率，节省了人力，减少了调配差错，其成熟可靠的技术性能充分体现了科学、智能、高效、准确、低污染、安全的特点，是现代化药房发展的必然趋势，必将有力提升"以患者为中心"的药学服务质量和水平。

在中医药领域，一些医药公司建立了智能中药调配系统。它由处方管理信息系统、药柜、调剂柜、颗粒分装计量平台和自动包装机组成。该系统可实现一张处方中的不同颗粒品种均匀混合在一起，并等剂量封装在独立的药盒中，极大的方便患者服用、携带和储存。同时，自动配方调配系统的红外线扫码识别系统，还兼具自动语音提示功能，大大提高了中药调剂效率。

2. 在线知识界面的配方软件系统　该系统是根据医院药房调剂与药物咨询服务等需求构建的在线知识界面配方软件系统，是应用已有药学数据库，结合其他相关数据库，在不干扰原有调剂操作流程前提下，通过改变软件界面，不使用或使用极少的操作将药学服务的相关知识直观展示于新的软件界面中。

以门诊配方窗口使用的在线药学知识配方软件系统为例，该系统可为配方药师提供多方面信息：①处方信息；②药品基本信息；③药品进、销、库存信息；④药学知识库。该系统信息量大、集中，可进行任何一个药品信息的实时提取和查询，可满足药师调剂和回答门急诊病人的常见咨询问题，大大增强了药师的主动服务意识和信心。

3. 处方自动筛查系统　处方自动筛查系统（prescription automatic screening system，PASS）也称为合理用药监测系统，它是根据临床合理用药的基本特点和要求，运用信息技术对海量的、不断涌现的医药学及其相关学科知识和数据进行标准化、结构化处理而构建的一种规范化、自动化的数据库应用软件系统。该系统具有功能全面、筛查科学、使用实时、便捷等诸多优点，可及时发现潜在的不合理用药问题，能实现医嘱、处方自动审查和医药信息在线查询，帮助医生、药师等人员在药物治疗过程中及时有效地掌握和利用医药知识，减少药疗差错，防范药物不良反应/事件发生，提高工作效率，促进临床合理用药。

PASS 可挂接在医院信息系统（hospital information system，HIS）平台（含有医师、护士、静脉输液配置工作站等）上运行，可实现医嘱的自动、高效审查，帮助医生正确筛选药物和确定医嘱，发现问题时能及时进行提醒和警示，以减少用药错误的发生。此外，PASS 还具有独立的临床药师工作站，可为临床药师提供一个药品合理使用监控的工作平台。医务工作者通过 PASS 数据库和内置的搜索引擎得到全面、科学和最新的医药信息和专业知识，根据需要去查询所关注的信息，掌握药物特性和用法用量，指导患者合理使用药物，开展用药教育和宣传，告知患者正确的用药方法、时间和注意事项，发生不良反应后该如何处理等，提高患者用药的依从性，从而达到最佳的药物治疗效果。通过 PASS 提供的统计分析模块，医院管理者和药学工作者可分析和研究全院所有患者的药物治疗情况，掌握全院药品使用趋势和合理用药状况，及时避免可能出现的用药问题和医疗纠纷，提高医院整体医疗服务质量和水平。

PASS 主要功能：①处方、医嘱常规审查；②特殊人群用药审查；③医药信息在线查询；④全面的药物监测结果的统计和分析。

4. 全国合理用药监测系统　为加强医疗机构药物临床应用的管理，建立统一、规范的药物使用管理机制，推进临床合理用药，保障患者用药安全。根据原卫生部、原总后勤部卫生部和国家中医药管理局联合下发的《关于加强全国合理用药监测工作的通知》（卫办医政发〔2009〕13 号）文件要求，建立了全国合理用药监测系统。该系统总体构架主要由药物临床应用监测子系统、处方监测子系统、药物相关医疗损害事件监测子系统、重点单病种监测子系统组成。该系统通过统一公共网络信息平台、在线网站、上报数据系统以及中央数据库、标准库等信息技术、网络技术、计算机等技术的支持，进行数据清洗、规范、分析、查询、检索、评估、发布、交换，形成了我国医疗机构完整的上报与监测、分析与评估、检索与发布、预警与防控、交互与共享的临床用药安全及药物相关医疗损害监测机制与系统。该系统主要功能和任务：①收集、整理监测信息；②编辑、发布监测信息；③提出加强合理用药管理的政策建议。

5. 临床用药决策支持系统　该系统是根据国家卫生健康委员会对药品使用的政策法规要求，以 HIS 为平台，以药学知识库和循证医（药）学临床用药数据库为基础，以 IT 技术为手段，为医院量身定制的"临床用药决策支持决策软件（Clinical medication decision support，CMDS）"。CMDS 收载了国家药品监督管理局审核发布的国家药品标准说明书和新药说明书、卫生部发布的医药典籍及国内权威医疗机构发布的最新医药信息，同时对常见病的治疗方案、国家基本药物用药方案和药品信息进行了深度整合，将药物与临床疾病、患者病生理情况进行自动关联分析，集智能查询、智能检测等功能于一体，提供真正智能化、个性化药学服务决策支持，并注重强化医疗事故防范措施。制度化、强制性地用于电子处方、医嘱自动审查，提供医药信息在线查询，及时发现潜在的不合理用药问题，帮助医生、药师、护士等在用药过程中及时有效地掌握和利用医药知识，预防药品不良事件的发生，实现合理用药目的。

6. 医院药学信息咨询系统　医院药学信息咨询系统是在大力推行临床药学和药学服务的背景下，基于院内局域网络、具有自主扩充信息能力、面向医院内部局域网用户（如医生、护士、药师和患者）需求，以药学信息服务为主的药学信息软件，是为医务人员和公众服务的信息咨询系统，也可以用于收费、核价和管理人员等咨询或查询药学信息。该系统药学信息量大、面广，获取信息便捷、及时，最大程度地实现医生、护士、药师和患者之间信息的互联互通。随着医院对药学信息需求的变化，医院药学信息咨询系统也在不断地更新和发展。

7. 药品不良反应监测系统　随着药品种类日益增多和药物治疗手段的多样化，不合理用药现象层出不穷，药品不良反应（adverse drug reactions，ADR）的发生率逐年增加。为加强药品的上市后监管，规范药品不良反应报告和监测，及时、有效控制药品风险，保障公众用药安全，国家药品不良反应监测中心根据《药品不良反应报告和监测管理办法》要求，建立了"国家药品不良反应监测系统"，各省、自治区、直辖市及各地市也建立了相应的"药品不良反应监测系统"，用于国家或地方的 ADR 报告和监测资料的收集、评价、反馈和上报等。

8. 静脉药物集中调配系统　近年来，为提高静脉用药质量，促进静脉用药合理使用，保障静脉用药安全，各级医疗机构纷纷建立静脉药物调配中心，开展静脉药物集中调配（pharmacy intravenous admixture services，PIVAS）工作。PIVAS 已成为医院药师参与临床治疗，开展药学服务的重要举措。PIVAS 管理系统的开发和应用，为 PIVAS 的有效实施提供了条件。该系统可独立安装并运行，也可嵌入或挂接 HIS，在 HIS 平台下运行。该系统具有支持计算机药物相互作用在线审查功能，实现了对药物配伍的自动审查；其条形码扫描功能、输液卡打印和查询功能支持药品过程管理和提供实时、汇总的核对信息，规范输液流程，防止输液差错，提高输液效率；支持医生、护士及调配中心工作站间网络即时通讯和交流功能，保证多方信息通畅和及时反馈。该系统可及时解决药物调配和使用过程中出现的问题，防止和减少调配差错和药品不良事件的发生，提高药物调配的质量和效率，确保输液安全。

9. 药物利用分析系统　药物利用研究有助于分析和评估药物利用现状，促进药物合理使用，帮助管理部门制定药物相关政策。当前，药物利用研究已不单纯局限于药物消耗的数量、金额等，还包括药物从处方到使用的合理性判断，因此必须结合病人的诊断、检验、医嘱等各种医学数据进行。为提高医院药物利用数据的分析水平、效率和效果，推动药物利用研究和药物合理应用，有关部门开发了多种医院药物利用分析系统。以某医院开发的医院药物利用分析系统为例，该系统采用模块化结构设计，包括结构分析、存量控制辅助采购、配方统计、用药分析、金额决算、参数设置六个模块，用户可自定义上千种组合条件进行查询、统计和分析，并可将统计结果进行排序、图形化、打印和文件输出等。该系统具有药品基本信息管理、药品存量控制、辅助采购、配方统计、用药分析、金额决算、辅助决策七大功能。

10. 应急药学信息服务系统　突发公共事件（如新型冠状病毒肺炎）中应急药学信息服务不同于一般的药学信息服务，它对药品准备、补充信息、调剂信息、安全信息有更高的要求。因此，针对造成或者可能造成重大人员伤亡的突发公共事件，建立基于移动通信设备与移动网络设备互联的应急药学信息服务系统和模式是非常必要的。第一时间调用已建立完好的药品分布信息储备模块，按区域及时补充、调剂以保障药品的基本供应；及时向灾区提供正确、实用、简洁的应急药品使用指导以保障用药安全有效，最终建立具有全局观、系统观、标准观和安全观的应急药学信息服务模式。

11. 移动信息服务系统　临床药师下临床，参与临床药物治疗、指导病人合理用药是药学服务的基本内容。医药学知识和数据浩如烟海，传统医疗体制和临床药师个人知识结构、业务水平的限制，致使临床药师在从事临床药学工作有时会力不从心，影响了药学服务工作的效率和质量。药学信息技术为此提供了一个新的解决思路，除药学信息网站外，移动信息服务（如咨询）系统的构建，为临床药师参与药物治疗提供了一个很好的即时查询工具。该系统可提供给病人药物治疗和合理用药相关数据、电子病历及药学服务互动工作平台。

由于计算机技术、网络信息技术的快速发展，特别是一些基于移动通讯技术和互联网技术的便携式小型移动电子设备，如移动电话（智能手机）、平板电脑（如 iPad）、掌上电脑（personal digital assistant，PDA）等的开发和应用，为移动信息咨询和决策系统的应用提供了便利条件，为药学信息服务提供了新思路。例如，为临床药师配备个人掌上终端设备，及时更新药学信息，提升临床药师的整体业务水平，使其在从事药学服务时可依靠移动信息服务系统，快速、便捷地达到预期目的，提高服务质量，扩大服务范围。此外，基于移动设备平台建立的便捷式临床移动医疗决策系统、应对突发公共事件的应急药学信息服务系统、与社区卫生服务中心相连的居民个人移动终端系统等均是药学信息服务的新模式。

近年来，互联网技术和手机服务高度融合并快速发展，移动（手机）互联网成为医疗服务提供者和病人之间交流的重要媒介之一。临床药师、医护人员等利用微信、QQ 等即时通讯方式，建立用药教育公众平台（微信公众号）、朋友圈、微信群等沟通交流平台，为患者、公众等提供即时、高效、便捷的药物咨询、用药教育与用药指导等药学信息服务，宣传和普及合理用药知识，提高用药的安全性、有效性、经济性和依从性。

12. 智慧药学服务系统　现代医院正向"电子化、信息化、数字化、智能化"迈进。医院信息化建设、诊疗手段的进步以及高通量实验设备的利用，使得医疗数据呈几何级增长。新药品种不断增加，药物治疗复杂多样，药物不良反应层出不穷，药学信息爆炸式增长。医药数据具备了"大数据"特征。大数据（big data）是指无法在可承受的时间范围内用常规软件工具进行捕捉、管理和处理的数据集合。临床药学是药学和临床医学的交叉融合学科，几乎涵盖了所有的医药学数据，因而具有"大数据"特征。

大数据为临床药学实践和药学服务带来了前所未有的机遇和挑战。检索、挖掘、存储、集成、分析、利用、管理和共享大数据需借助计算机技术、互联网技术、信息技术，特别是人工智能技术。

人工智能（artificial intelligence，AI）是研究开发能够模拟、延伸和扩展人类智能的理论、方法、技术及应用系统的一门新的技术科学。其主要任务是建立智能信息处理理论，进而设计可展现近似于人类智能行为的计算机系统。随着 AI 技术的飞速发展，特别是深度学习技术的不断进步，AI 开始应用于智能调剂、智慧药房、药学监护和精准药物治疗等药学服务领域，从而开启了智慧药学服务新时代。

进入 21 世纪，计算机技术、互联网技术、云计算技术、信息技术、AI 技术、大数据技术等的飞速发展已经渗透到人类社会的方方面面。这些新型技术应用于药学服务领域，催生了智慧药学服务。智慧药学服务（intelligent pharmacy service）是指将 AI、大数据、云计算、信息化、互联网、物联网等技术应用于药学服务并与之融合，为患者和公众提供全面、专业、高效、智能、实时、快捷、精准、共享的个性化药学服务。智慧药学服务的主要任务之一是为患者、医务人员和社会公众提供智慧化的药学信息服务。例如，利用 AI 和大数据等技术设计制造的机器人药师目前已用于药品信息查询、智慧审方、用药咨询、用药教育、用药指导、用药监测、药品不良反应/事件的智能筛查、智慧预警等药学服务，大大提高了药学服务的效率、质量和患者满意度。

总之，医院药学信息服务系统的建立和使用，使就医流程最优化，药学服务电子化、自动化、智能化、集成化、网络化、标准化、规范化，工作效率最高化，服务质量最佳化，决策科学化，大大提高了医院药学工作的效率、质量和水平，促进临床合理用药，提高患者的生命质量和健康水平。

本章小结

本章主要介绍了药学信息的概念、基本特征、分类、来源与获取途径，收集、整理、评价等基础知识，在此基础上重点介绍了药学信息服务的概念、目的意义、服务对象、主要内容、基本特点、遵循的原则、实施步骤以及医院药学信息服务的基本知识和基本技能。

1. 主要内容

（1）药学信息服务的概念：狭义的概念是指向医护人员、药学人员、患者及公众等不同人群提供及时、准确、全面的药物相关信息，促进药物合理应用。广义的概念则是指所有涉及药学信息的活动，涵盖了药物研发、生产、流通、应用和管理各环节，包括药学信息的收集、保管、整理、评价、提供、利用和管理。

（2）药学信息服务的目的与意义：促进合理用药；提高药学服务的质量和水平，提升医疗机构的竞争力；充分体现和发挥临床药师的专业价值；为药物研发、生产、营销和管理提供信息支持；改善医患关系。

（3）药学信息服务的对象：医生、护士、患者、公众、药学人员和政府部门。

（4）药学信息服务的内容：涵盖药物研发、生产、营销、使用、管理以及药学教育等整个药学领域，包括药学信息收集、整理、保管、分析、加工、传递、利用和评价，涵盖药学服务的各个环节。

（5）药学信息服务的特点：全面性、专业技术性、开放性和持续性。

（6）药学信息服务应遵循的原则：针对性、系统性、及时性、可靠性、方便性及伦理道德。

（7）医院药学服务信息系统：①自动化调剂系统；②在线知识界面的配方软件系统；③处方自动筛查系统；④全国合理用药监测系统；⑤临床用药决策支持系统；⑥医院药学信息咨询系统；⑦药品不良反应监测系统；⑧静脉药物集中调配系统；⑨药物利用分析系统；⑩应急药学信息服务系统；⑪移动信息服务系统；⑫智慧药学服务系统

2. 重点 掌握药学信息来源与获取途径，学会药学信息检索和评价的基本方法和技能。

3. 难点 药学文献的分类、评价；利用合适的数据库进行文献检索；药学信息服务的实施步骤；医院药学信息服务软件的使用。

题库

思 考 题

一、选择题

A 型题 （最佳选择题）

1. 下列不属于一次文献的是 （　　　）

   A. 学位论文　　　　　　　B. 会议论文　　　　　　　C. 病历报告　　　　　　　D. 诊疗指南

   E. 处方集

2. 目前正在实施的《中国药典》是第几版？（　　　）

   A. 8　　　　　　　　　　　B. 9　　　　　　　　　　　C. 10　　　　　　　　　　　D. 11

   E. 12

3. 下列作为临床用药的最重要依据的是 （　　　）

   A. 药典　　　　　　　　　B. 药品说明书　　　　　　C. 药学专著　　　　　　　D. 网络药物信息

   E. 数据库

4. 目前世界上全文信息量规模最大的中文数据库 （　　　）

   A. SinoMed　　　　　　　B. 中国知网　　　　　　　C. 万方数据库　　　　　　D. VIP 数据库

   E. 读秀知识库

5. 目前中国用量最高的外文全文数据库为 （　　　）

   A. Elsevier　　　　　　　B. EBSCO　　　　　　　　C. PubMed　　　　　　　　D. CA

   E. OVID

6. 当今世界最大的学术期刊出版商是 （　　　）

   A. Elsevier　　　　　　　B. Wiley　　　　　　　　　C. PubMed　　　　　　　　D. Springer

   E. 科学出版社

7. 由 NCBI 开发的主要收载生物医学和健康领域文献的网上检索系统是 （　　　）

   A. Elsevier　　　　　　　B. Web of Science　　　　C. PubMed　　　　　　　　D. ACS

   E. CA

8. 下列哪个数据库已经成为当代世界最为重要的大型数据库，被列在国际六大著名检索系统之首。（　　　）

   A. ACS　　　　　　　　　B. EI　　　　　　　　　　　C. PubMed　　　　　　　　D. SCI

   E. ESI

9. 当前国际上最权威的生物医学文献数据库是 （　　　）

   A. ACS　　　　　　　　　B. SinoMed　　　　　　　C. MEDLINE　　　　　　　D. CA

   E. OVID

10. 通过下列哪个数据库，人们不仅可以了解在各研究领域中最领先的国家、期刊、科学家、论文和研究机构，识别科学和社会科学领域的重要趋势与方向 （　　　）

   A. ACS　　　　　　　　　B. PubMed　　　　　　　C. Elsevier　　　　　　　　D. SCI

   E. ESI

11. 目前国际上被公认的最具权威的科技文献检索工具是 （　　　）

   A. SCI　　　　　　　　　B. EI　　　　　　　　　　　C. Elsevier　　　　　　　　D. CA

   E. EBSCO

12. 当前国际上最权威的生物医学文献数据库是 （　　　）

A. OVID   B. SinoMed   C. EBSCO   D. MEDLINE

E. CA

13. 目前世界上全文信息量规模最大的"数字图书馆"是（　　　　）

A. 超星数字图书馆   B. CNKI   C. 读秀知识库   D. 百度文库

E. 大英百科全书

14. 哪所大学创建了世界上第一个设在医院药学部门的药物信息中心。（　　　　）

A. 哈佛大学   B. 耶鲁大学   C. 剑桥大学   D. 肯塔基大学

E. 牛津大学

15. 合理用药监测系统的英文简称为（　　　　）。

A. HIS   B. PASS   C. CPM   D. MIMS

E. RDUMS

X 型题（多项选择题）

1. 药学信息的基本特征包括（　　　　）

A. 知识性   B. 客观性   C. 实践性   D. 传递性

E. 实用性

2. 下列哪些属于药学信息的基本特征（　　　　）

A. 多样性   B. 时效性   C. 公开性   D. 可存储性

E. 可加工性

3. 下列属于一次文献的是（　　　　）

A. 学位论文   B. 会议论文   C. 文摘   D. 进展报告

E. 病例报告

4. 下列属于二次文献的是（　　　　）

A. 美国药典   B. 病例报告   C. 化学文摘   D. 默克索引

E. 药学综述

5. 下列属于三次文献的是（　　　　）

A. 中国药典   B. 病例报告   C. 美国处方集   D. 大英百科全书

E. 科研成果

6. 按照 2019 年中国科学院杂志分区，下列属于 1 区 SCI 期刊的是（　　　　）

A. Nature Reviews Drug Discovery

B. Pharmacological Reviews

C. Annual Review of Pharmacology and Toxicology

D. Advanced Drug Delivery Reviews

E. Molecular Pharmacology

7. 按照北京大学"中文核心期刊要目总览"（2019 版），下列属于中文核心期刊的是（　　　　）

A. 药学学报   B. 中国药学杂志   C. 中草药   D. 中国药理学通报

E. 中国临床药学杂志

8. 下列主要收载生物医学文献的数据库包括（　　　　）

A. SCI   B. PubMed   C. SinoMed   D. MEDLINE

E. OVID

9. 药学信息评价的要点包括（　　　　）

A. 可靠性   B. 先进性   C. 经济性   D. 效用性

E. 开放性

10. 药学信息服务的基本特征包括（　　　　）

A. 全面性   B. 开放性   C. 专业性   D. 有偿性

E. 持续性

11. 药学信息服务的对象包括（　　　）
    A. 患者   B. 医生   C. 护士   D. 药学人员
    E. 医药卫生管理人员

12. 药学信息服务应遵循的原则包括（　　　）
    A. 针对性   B. 系统性   C. 及时性   D. 可靠性
    E. 经济性

13. 开展药学信息服务的目的是（　　　）
    A. 促进临床合理用药   B. 提高药学服务的质量和水平
    C. 提升医疗机构的竞争力   D. 充分发挥临床药师的专业价值
    E. 为药物研发、生产销售和管理提供信息支持

14. 下列属于医院药学信息服务内容的是（　　　）
    A. 向医护人员、病人、家属等提供药物咨询、用药教育等药学信息服务
    B. 编写药品处方集，制订药物治疗方案，为临床提供科学、合理的用药信息
    C. 及时发现并分析、上报药品不良反应
    D. 对医师、护士、药师、药学专业学生等进行药学信息教育和培训工作
    E. 对药品进行临床综合评价，为药品监督管理部门提供相关数据

15. 药学信息服务的实施的方式包括（　　　）
    A. 药讯   B. 药品处方集   C. 宣传窗   D. 药学科普讲座
    E. 用药咨询

16. 下列属于医院药学信息服务系统的是（　　　）
    A. ADR 监测系统   B. PASS   C. PIVAS 系统   D. HIS
    E. AI

17. PASS 具有以下哪些功能（　　　）
    A. 处方、医嘱常规审查   B. 特殊人群用药审查
    C. PIVAS   D. 医药信息在线查询
    E. 药物监测结果的统计和分析

18. 智慧药学服务系统是利用下列哪些技术建立（　　　）
    A. 大数据   B. 云计算   C. AI   D. 信息化
    E. 互联网

19. AI 技术目前已开始应用于下列哪些药学服务领域（　　　）
    A. 智能调剂   B. 智慧药房   C. 药学监护   D. 药学会诊
    E. 精准药物治疗

20. 目前机器人药师可应用于下列哪些药学服务（　　　）
    A. 药品信息查询   B. 智慧审方   C. 用药咨询   D. 用药监测
    E. ADR/ADE 智能筛查

二、问答题

1. 什么是药学信息和药学信息服务？
2. 简述药学信息的分类。
3. 简述药学信息的来源与获取途径。
4. 简述药学信息评价的内容和要点。
5. 简述药学信息服务的目的与意义。
6. 简述药学信息服务的主要内容。
7. 简述药学信息服务应遵循的原则。

8. 简述药学信息服务的实施方式和步骤。

9. 简述开展医院药学信息服务的重要意义。

10. 简述常用的医院药学信息服务系统。

三、案例分析题

病史摘要：患者，男性，因胃溃疡出血收住消化科，护士按医嘱配制奥美拉唑注射液进行抑酸治疗，配制后发现溶液变色，咨询临床药师其变色的原因。假如你是一名临床药师，请根据你掌握的药学信息服务知识为护士进行解答。

（马　　国）

PPT

第五章

用药咨询与健康教育

第一节　用药咨询

学习导引

知识要求

1. **掌握**　用药教育的内容及模式；面对不同咨询对象的注意事项。
2. **熟悉**　健康教育传播的模式；药物咨询的对象及咨询内容。
3. **了解**　健康教育的传播要素；药物咨询的由来。

能力要求

1. 熟练掌握面对不同人群用药咨询的应答策略及技巧；多种用药教育方法及技能。
2. 学会应用沟通技巧解决健康传播中的实际问题。

一、概述

（一）用药咨询的发展现状

用药咨询是指药师应用药学专业知识向公众（患者、医生、护士）提供直接的、负责任的、与药物使用有关的咨询服务，以提高药物治疗的安全性、有效性、经济性和依从性，实现临床合理用药。用药咨询是药学服务的具体表现形式之一，在临床药学的基础上发展而来的。

（二）用药咨询的对象

用药咨询的范围非常广泛，在药学服务从以"药"为中心，逐步向以"人"为中心转变的过程中，与药相关的人员都是用药咨询的对象。用药咨询的服务对象包含患者、医师、护士、社会公众。不同的对象，其需要了解的药品相关知识也会有所差异。药学人员不单要对所涉及患者的用药剂量、疗程、药物的选择、不良反应及药物相互作用等进行全面的分析，还要关心病人的心理、行为、环境、经济、生活方式、职业等影响药物治疗的各种社会因素可能对康复或用药产生的影响。

（三）用药咨询药师应按照以下原则提供用药咨询服务

（1）遵守国家相关法律法规、规章制度等要求。

（2）保护患者隐私。

（3）从专业角度对咨询问题进行专业分析及评估。

（4）拒绝回复以患者自我伤害或危害他人为目的用药咨询。

（5）对于暂时无法核实或确定的内容，应向咨询者解释，需要经核实或确定后再行回复。

（6）如用药建议与医师治疗方案不一致，应告知患者与医师进一步沟通，明确治疗方案。

（7）对超出职责或能力范围的问题，应及时进行转诊或告知咨询去向。

（四）用药咨询需要掌握的技能

1. 药学基础知识　扎实的基础知识是用药咨询的基础。面对丰富多样的问题，药师必须具备相关学科的基础知识。所涉及的学科十分广泛，包括生理学、生物化学、病理生理学、微生物学、天然药物化学、药物化学、药剂学、药理学、临床药动学、药物治疗学等，咨询药师应该了解和掌握这些学科相关理论知识。只有将这些理论知识融会贯通，才能全面分析患者存在的问题并给予准确的解答。

2. 沟通技巧　建立相互融洽、理解、信任和支持的医患关系是良好药物咨询的基础，而患者和药师等各方面因素都会影响关系的建立。多数患者因缺乏医疗常识，使其在沟通与理解方面存在障碍；病态的生理状况（如存在认知障碍）导致交流障碍，医患关系的不和谐等都会影响医患关系的建立。如何通过沟通帮助患者了解药品及其应用，了解医疗工作，建立更好的信任关系，是药师在药物咨询的过程中应该掌握的基本技能。

3. 文献查阅的能力　药物咨询经常会遇到一些一时解决不了的问题，需要检索文献。通过文献的查阅可以了解国内外对于某一领域研究的最新进展，从而帮助药师对咨询应答提供文献支持。除了具备文献检索的能力以外，对于文献评价以及分析整理的能力也是应该具备的。

二、患者用药咨询

（一）患者用药咨询的范围

患者用药咨询的范围非常广泛，涉及药品相关的各个方面。

1. 药品的名称　是患者容易混淆的问题之一。其中如何区分通用名、商品名、注册名与别名是患者常常面临的困扰，如患者常问阿司匹林与拜阿司匹林的区别。使用患者易于接受的语言，帮助患者了解药品的不同名称之间的区别，需要药师对于药品的各个名称有准确的理解并能够给予正确的解释。

2. 正确的用药方法　是保障患者早日康复的前提之一。不同的剂型各有其不同的给药方式，必要时咨询药师应在语言解释的同时，对患者进行现场演示，帮助患者理解并记忆正确的使用方法。其中口含片、乳膏、滴眼剂、眼膏剂、胶囊、肛门栓剂、阴道栓剂、鼻喷剂、滴鼻剂等都是需要特殊说明的剂型，如滴眼剂虽为常用药品，多数患者对于正确的使用方法并不了解，导致药液通过鼻窦进入口腔而产生不良反应。

3. 正确的给药剂量　是每一名患者需要了解的。部分药品需要了解首次剂量及维持剂量的区别，同时用药频次及用药疗程也是患者经常问到的用药问题。一日多次给药的药品，给药间隔时间也是患者十分关注的问题，如帮助患者了解每天3次与每8小时一次的具体给药要求。

4. 相互作用与疗效　随着患者对医药知识了解程度的上升，患者更希望了解药物与药物，药物与保健品，药物与食物之间的相互作用，以获得更好的用药信息；针对对因治疗的药物，患者更希望了解服药后预计的疗效以及起效的时间，也就是服药多久以后能明显感觉到病情的好转，同时针对控制症状的药物，每次服用药物疗效能维持多久，需要服用多久等成为患者比较关心的问题，如糖尿病患者在注射胰岛素之后急需了解血糖随时间的变化等。

5. 提供患者的依从性　很多患者对于药品是否对症产生疑虑，在咨询过程中应消除患者的疑虑，保障患者用药的依从性，如哮喘患者开具了抗过敏的处方，应尽可能向患者讲解哮喘的发病机制，并解释对症治疗的原因；储存条件及有效期也是患者常常希望了解的内容之一，很多药物需要冷藏保存、冷冻保存、避光保存以及密封保存以保证用药安全。

6. 其他　对于老年人、儿童和孕妇等特殊患者群体，由于其处于特殊身体状态下，对药物的使用十分关注，因此在咨询过程中更应注意其生理病理状态等的特殊状况，耐心对患者的疑虑和顾忌进行解答。

（二）需要特别关注的患者问题

患者咨询往往需要在较短的时间内完成咨询行为，每日咨询量相对较大，在部分特殊情况下，需要特别关注如下问题。

（1）当患者使用两种或两种以上药品，特别是可能含有同类药品时，特别关注药物相互作用及药物过量的情况，避免不良反应的发生。

（2）如患者在用药过程中已发生了不良反应，应了解产生不良反应的原因，排除可能的用药差错，保障患者的预后。

（3）患者的处方出现了超说明书用药的情况，必须严格查询循证医学的依据，并与开具处方的医生进行沟通，了解超说明书用药的原因并对相应的患者进行用药监护。

（4）患者的处方中出现了特殊药物，如抗菌药物、镇静催眠药物、抗精神病药物、激素类药物及胰岛素类药物，需要针对药物的特殊性向患者解答，帮助患者理解这些药物正确的使用方法以及可能产生的不良反应。

（5）患者处方中包含特殊剂型，如透皮贴剂、胰岛素笔芯、气雾剂、栓剂都需要针对剂型的特殊用法进行讲解，必要时进行演示。

（6）患者的处方中包含需特殊贮存条件的药品，或使用临期药品时，应告知患者正确贮存条件及药品使用期限。

（三）患者用药咨询应答技巧

在咨询过程中，耐心倾听是患者咨询的必要过程，而积极、温和的态度可以帮助咨询药师与患者之间建立起信任关系。由于咨询患者多样化，每一名患者的具体需求因其文化背景的不同、性别和年龄的差异以及民族习惯的不同，问题的指向以及对于问题的需求都有着明显的差异。因此，咨询药师应通过倾听了解其咨询意愿，整理答案，调整回答策略。

1. 回答及时准确 咨询药师应具有较强的语言表达能力，善于用通俗的语言解释专业的问题，并且解释问题时做到及时准确。针对较为了解的问题，应尽可能确认答案后，用通俗易懂的语言告知患者。遇到有暂时不能回答或需要确认才能回答的问题时，不应冒失回答，应尽可能解释暂时不能回答的原因，并进行详细记录，待信息完备后，查询相关资料，整理总结后在最短的时间内给予正确的答复。为了给患者及时准确的答案，如何有效利用身边相关的药学资料显得尤为重要，不断地提高药师自身的知识水平和专业素养也是回答问题及时有效的保障。

案例解析

【案例】患者，男，67 岁，因胃部不适，就诊于门诊消化内科，医生给予奥美拉唑肠溶胶囊缓解症状，患者不知如何服用，咨询药师。

药师："您是王某？药品是您自己用吗？"

患者："是的。"

药师："您平时有什么症状？能具体描述一下吗？"

患者："每天不定时的胃部不适，严重时伴有胃痛。"

药师："平时身体有其他疾病吗？还吃什么药？"

患者："有 20 年的高血压了，用卡托普利缓释片控制，每天吃一片阿司匹林和阿托伐他汀，血脂有点高。"

药师："有药物过敏史吗？"

患者"没有。"

药师："您平时服用阿司匹林肠溶片是什么时间？"

患者："上午吧，大概。"

药师："目前的阿司匹林肠溶片应该在清晨空腹服用，防止药物在胃内释放，对胃部黏膜产生刺激，调整后会缓解胃部不适的症状。"

药师："胃酸一般有两个分泌高峰期，餐后和凌晨 2 点，所以一般推荐服药的时间是餐前 30～60 分钟服用，根据程度及医嘱睡前可以加服一次。加服任何药物最好与我们药师保持联系，以防发生药物不良反应。"

药师："如果您还有任何疑问，可随时与我们联系。"

【解析】药师在咨询过程中应做到及时准确，应答时应有以下几步。

第一步，药师首先应对患者基本信息进行核对，确认医嘱执行的准确性：患者为门诊咨询患者，需要较短的时间提供全面准确的信息。有基础疾病，服用多种药物，应在短时间内了解到患者全部的用药相关信息，并通过简洁的语句描述，帮助患者合理用药。

第二步，核对患者信息后，应对患者状况进行简单分析，不确认的信息需要及时查阅，及时回复。本案例中患者主要问题有四点：①奥美拉唑肠溶胶囊的服用方法及注意事项；②奥美拉唑肠溶胶囊与其他同服药物是否存在相互作用；③胃部不适的日常注意事项；④胃部不适与阿司匹林服用方法是否相关。（可查询的资料：①《新编药物学》②《马丁代尔大典》③《药学监护临床用药安全指南》④药品说明书。

第三步，对患者咨询进行应答。

2. 回答问题应因人而异　药物咨询往往要面对不同类型、不同年龄段的患者。面对不同患者时，咨询应答策略也应有所不同。如老年患者，随着认知能力的下降，其反应速度及记忆力也明显下降。针对老年患者解释时应语速缓慢，解释过程中应加以停顿并询问是否理解和明白。结合图片和文字可以加强老年患者对内容的理解和记忆。辅助性的书面材料也是受老年患者欢迎的方式之一，如遇到较难记忆的或易混淆的内容，可提供手写或打印的宣传资料。书面材料有较强的针对性，在回答咨询问题时易于接受。

案例解析

【案例】患者，男，79 岁，因哮喘急性发作住院，医生给予沙美特罗替卡松粉吸入剂控制哮喘症状，给予头孢呋辛注射液控制感染。患者对于吸入剂的使用存在疑惑，对于激素的使用存在顾虑，希望咨询药师。

药师："您好，你是赵某吗？您有一些问题需要咨询，是吗？"

患者："是的，医生给我开的药有激素，我不想用，也不会用。"

药师："很多患者一听到激素都会有惧怕的感觉，这我能理解。特别是激素注射液很多时候会给我们的身体带来很多不适。但是大爷您所用的是吸入制剂，局部作用在我们得病的气管上，而且剂量很小，引起其他不适症状的概率小很多。"

药师："我们的药是帮您控制哮喘症状的，您不按时使用，导致病情加重，到我们这来住院，不是对您的身体伤害更大？您说是不是？"

患者："嗯，怎么用呢？"

药师："我这里有一个和你的药一摸一样的模型，我演示一遍，您跟着做一遍，好吗？"

患者："好的。"

针对吸入剂的使用进行演示。

药师："如果您有任何问题，随时与我联系。"

【解析】药师在咨询过程中，应做到因人而异。本案例中患者患有阿尔兹海默病，结合其老年患者特征，制定应答策略包括：重点问题应在患者家属在的时候进行沟通，并询问患者及其家属对于应答内容是否了解全面；通过实物演示的方式介绍吸入剂的使用方法，并要求患者及其家属现场操作，以证明其完全了解应用的方法；结合纸质材料提醒患者如何用药，并通过显而易见的举例打消患者顾虑，提高患者依从性。

三、医师用药咨询

医师的咨询侧重于药物资讯、处方用药顾忌、药物相互作用和药物代谢动力学等方面的问题。包括药物的药效学与药动学、治疗方案和药品选择、国内外新药动态、新药临床评价、药物互相作用、妊娠及哺乳期妇女或肝肾功能不全者禁用药品、药品不良反应、药物与化学品的中毒鉴别与解救等信息。

（一）医生用药咨询的范围

1. 药物动力学相关咨询　药物动力学作为定量研究药物在生物体内的吸收、分布、代谢和排泄过程，并运用数学原理和方法阐述药物在机体内的动态规律的一门学科，药物动力学相关问题在医生咨询问题中排在前列，重要的原因是通过药物动力学的分析，可以为确定药物给药剂量和间隔时间提供依据，该药是否在它的作用部位能否达到安全有效的浓度。药物在作用部位的浓度受药物体内过程的影响而发生动态变化。药物动力学与相关药品的疗效和安全性息息相关，也是每一名临床医生需要了解的内容之一。

2. 药源性疾病相关咨询　如何预防、发现、区分处理药源性疾病也是目前医师急需了解的内容。药源性疾病是指药物用于预防、诊断、治疗疾病过程中，因药物本身的作用、药物相互作用以及药物的使用引致机体组织或器官发生功能性或器质性损害而出现各种临床症状的异常状态。

药源性疾病的影响因素是多方面的，如病理状况、精神状态、年龄、营养状况、生理周期、性别、遗传、感应性、疾病等。而医药人员在用药过程的差错也是产生药源性疾病的原因之一，如过量长期用药、用药不适宜、大处方、药物自身的不良反应、联合用药不当等。

因药源性疾病与患者的预后有关，第一时间区分医源性疾病、药源性疾病、以及患者本身的病理生理状态的改变对于患者的康复有着至关重要的作用，这就需要临床药师与临床医生的配合。药物引起的损害具有流行病学特点，有潜伏期、发病机制、组织学改变、临床表现及不同预后。常见的药源性疾病的特征包括由药物引起的各种疾病、如心律失常、弥漫性肺炎、肺纤维化，暴发型肝炎、慢性活动性肝炎，肾病综合征或肾功能衰竭、皮炎、再生障碍性贫血、溶血性贫血、精神错乱、消化道出血和癌肿等。研究、了解、分析、总结药源性疾病是每一名药师的基本工作，也是药师在医疗团队中的工作重点。

3. 药物相互作用相关咨询　众所周知，现代治疗很少使用单一药物，几乎都是少则 2 ~ 3 种，多则 6 ~ 7 种，难免发生药物相互作用。近几年来，抗过敏药如特非那定、阿司咪唑等，与咪唑类抗真菌药、大环内酯类抗生素（红霉素等）合用后发生严重的心脏毒性，甚至致死。尽管生产厂家在说明中已把"药物相互作用"严格注明，但实际上由于药物相互作用导致的不良反应仍时而发生。如在面对每一名患者，特别是同时使用多个药品的患者时，能够对其用药进行全面的分析，找出可能存在的相互作用问题，可一定程度上保障患者的用药安全。

4. 新药信息咨询　随着制药工业的迅猛发展，新药出现达到了前所未有的速度，这为我们带来了更多的治疗方案和治疗方法的选择，但同时也给临床医生在药物选择方面带来了前所未有的困难。大量的仿制药和一品多规现象也导致临床医生在患者用药选择方面无所适从。这就使为医生提供最新的药品信息成为了临床药师的基本工作之一，通过查阅、分析、评价、整理最新的文献信息，运用循证医学的证据，可以第一时间为临床医生提供准确的合理用药信息。

（二）医生用药咨询注意事项

1. 专业性与时效性 面对医生的咨询时，回答所涉及的信息一定要做到专业，其中包括知识点专业准确、用词专业准确等。医生在临床诊疗过程中，每一个不准确的知识点或不准确的用词都可能对预后产生影响。药师作为医疗团队中合理用药的保障者，应该提供及时、准确的药品信息。每次回答医生信息问题的同时，应对国内外相关药物的最新研究进展、最新病例报道进行搜集整理，以满足医生的需求。

2. 整理与归纳的重要性 目前我国患者量巨大，特殊情况层出不穷，这需要药师在回答医生咨询问题的同时，尽可能的整理与归纳搜集、查找最新资料，并对资料进行评价，用最简洁的语言呈现出最全面的信息，帮助临床医生了解药品信息的同时，节约时间，提高效率。

案例解析

【案例】 患者，女，67岁，发热7天来医院就诊，影像学支持肺叶炎性改变，诊断为社区获得性肺炎，给予头孢呋辛每日二次治疗，现已治疗7天，病情好转，体温维持在36.5℃已达三日。医生就可否降阶梯治疗咨询药师。

医生："这位患者目前头孢呋辛治疗7日，体温平稳已经三天，想把药量降下来，一天一次再用两天，巩固一下，防止病情复发没问题吧？"

药师："这样是不可以的，头孢呋辛属于时间依赖型抗菌药物，必须一段时间内保持血药浓度在最小抑菌浓度以上才能达到治疗效果，一日一次不但不能有效治疗，而且容易出现细菌耐药。如患者不能耐受，可降阶梯为口服抗菌药物，在达到明确的停药指征后方可停药。

医生："原来这样啊，本想给她再巩固两天，那给她用口服药吧。"

【解析】 本案例医生向药师咨询抗菌药物给药剂量调整的问题，涉及药物动力学知识。当面对医生咨询时，应做到专业性、准确性和时效性，并对查询到的信息进行分析、整理。本问题涉及抗菌药物分类和抗菌药物使用基本原则，第一时间查询新编药物学、抗菌药物指导原则，找到相关内容（头孢呋辛的药动学参数，头孢呋辛合理应用原则），并通过文献查阅找到低剂量可能产生耐药的证据。回答时应提供对应的指南、文献以供医生参考。

四、护士用药咨询

（一）医嘱执行相关问题

1. 时辰药理学相关问题 护士在执行医嘱的过程中，往往对给药时间存在较大疑惑。因为药学知识的不足，需要针对何时给患者用药向药师进行咨询。给药时间的选择对药效以及不良反应往往有较大的影响，有时严重影响患者的预后。及时的回答有关问题，定期对护士时辰药理学方面的知识进行培训，帮助护士正确用药，促进患者早日康复。

回答护士咨询时主要依据人体的生物节律和时辰药理学知识，指导护士为患者选择最佳的用药时间。利用时辰药理学知识给药，具有以下意义：首先，顺应人体生物节律的变化，充分调动人体免疫和抗病毒能力，如清晨服用1次肾上腺皮质激素，顺应了体内激素昼夜分泌节律性；第二，为了提高药物疗效或生物利用度，常需要选择合适的服药时间。例如，维生素类药要提高生物利用度，可通过餐后服用，延缓胃排空，使药物在小肠充分吸收而实现；第三，减少和规避药品不良反应，如利尿剂需清晨服用，这样可避免尿液过多而影响睡眠和休息；第四，可以降低给药剂量和节约资源，如凌晨0~2点是哮喘对组胺类药物最为敏感的时间，睡前服用可降低给药量，更好的达到治疗效果；最后，定时给药可以提高患者依从性，利于患者预后。

2. 药物配伍禁忌相关问题　临床上，多种药物同时使用较为常见，药物的配伍禁忌在临床上必须得到足够的重视，很多药物不宜同时混合滴注，以免发生不良反应，这是护士需要了解的内容之一，也正是护士易困惑的问题之一。如酚妥拉明 20mg + 多巴胺 20mg + 呋塞米 20mg 加入 5% 葡萄糖注射液 250ml 中，静脉滴注过程中可出现黑色沉淀；盐酸多巴胺是一种酸性物质，其分子中有两个游离的酚羟基，易被氧化为醌类，最后形成黑色聚合物，在碱性条件下更明显；呋塞米注射液呈碱性，与盐酸多巴胺配伍后可使多巴胺氧化而形成黑色聚合物，这些都不宜配伍使用。

3. 药物稀释相关问题　一些注射药品的溶解度或溶解后的稀释容积与药品的有效性、安全性及稳定性都有着密不可分的关系，也是护士们在临床工作中需要了解的内容之一。很多离子类注射剂在配液过程中稀释容积直接影响药品的药效及不良反应的发生，配制过程中需要格外关注。其中氯化钾注射液属于这类药品，其应用广泛，当患者发生失钾状态时，尤其是发生低钾血症时，需补充外源性钾离子，氯化钾稀释不当不仅能引起剧痛，还可导致心脏停搏，静脉滴注的氯化钾浓度应控制在 0.2% ~ 0.4%，心律失常可控制在 0.6% ~ 0.7%，以保障患者的用药安全。

4. 静脉滴注速度的选择　药物的滴注速度不仅影响患者心脏负荷，而且关系到药物的疗效及药物稳定性，部分药品滴注速度过快可致过敏反应和毒性，甚至引起死亡。如万古霉素不宜肌内注射或直接静脉注射，滴注速度过快因可致由组胺释放引起的红人综合征，突击性大量注射可致严重低血压，滴注速度宜慢。每 1g 至少加入 200ml 液体，静脉滴注时间控制在 2 小时以上。两性霉素 B 静滴速度过快有引起心室颤动和心跳骤停的可能，静脉滴注时间应控制在 6 小时以上。

（二）医嘱阅读相关问题

1. 溶媒的选择　合适的溶媒不仅有助于溶解难溶药物，提高药物稳定性，在很多情况下还可以影响药效，降低不良反应。如何合理的选择溶媒，在配液及滴注过程中应该注意哪些与溶媒相关的问题，则是护士需要了解和经常询问的问题。最常用的溶剂为 0.9% 氯化钠溶液，但两性霉素 B、胺碘酮在 0.9% 氯化钠溶液中稳定性差，容易析出沉淀；葡萄糖溶液具有相对较低的 pH，对 pH 有较严格要求的药物不宜在其中溶解，如氨苄西林、呋塞米等。

2. 给药途径的选择　不同的药品因其本身性质不同、患者疾病状态不同而需要特殊的给药途径。给药途径的选择与护士每天的工作息息相关，如何正确的选择给药途径，直接关系到患者的预后。如临床常见注射剂可通过静脉推注、静脉滴注、皮下注射、肌内注射等形式给药，临床护士需要了解选择某种给药途径的原因，并评估医嘱在给药途径方面是否适宜。

（三）患者预后相关问题

护士作为医嘱执行的一线工作者，对于发现及鉴别药品不良反应有着责无旁贷的责任。与药师相比，护士药品不良反应方面的知识不足，药师应定期对护士进行培训。培训内容可包括不良反应的准确判断、药品相关性、基本应对措施等，同时及时回答护士的咨询问题，指导护士用药。药品不良反应一旦发生，首先应停药处理，部分不能停药的情况应给予及时有效的对症治疗，并同时与医生、药师取得联系，上报不良反应。医生、药师通过症状相关性、时间相关性对不良反应事件进行分析评估，做出正确判断，并给出具体的处理意见。

五、社会公众用药咨询

面对公众用药咨询，需要针对不同的人群给予最需要的药物咨询，帮助提高社会公众的健康水平。其中药物的保存、食品与药品的相互作用以及特殊人群的合理用药都是社会公众关注的问题。

在药物的保存方面，主要有以下几个关键词：首先是密闭，空气中的氧气能使药物变性。因此，拧紧瓶盖是有效防止药物变性的有效手段；第二是密封，有些药品极易吸收空气中的水分而失效；三是避光，阳光能加速药物变性的速度，特别是维生素、抗生素类药物，遇光后都会使颜色加深，药效降低，甚至出现有害物质；最后，药品是否需要冷藏也是公众比较关心的问题，有些药物如胃蛋白酶、胰岛素以及肠道菌群等活菌制剂，按要求应放在 $2 \sim 8℃$ 的低温处保存。

食品与药品的相互作用分为两大类：一是两者的相互作用对机体产生不利的影响，如使药物的疗效降低、毒性或不良反应增加，抑制了食物的摄入、食物或营养物质的消化、吸收、合成利用、代谢、排泄等，例如酪胺反应、脸红反应、双硫仑样反应和低血糖反应等。另一类是对机体产生有利的作用，使药效增加，毒性或不良反应减少；或者使食欲增加，食物营养素吸收增加等。

特殊人群因其生理特殊性在用药过程中有着特殊的注意事项。老年人机体的各个系统已经在发生退行性变化，易患多种疾病，用药机会相对增加，部分老年人长期患高血压、糖尿病、肺部感染等多种慢性疾病，需要同时服用多种药物，大大增加了药物不良反应的发生几率。多数药物需要经过肝脏代谢或肾脏排泄，老年人的肝、肾功能明显衰退，功能减退，药物代谢减慢，是发生药物不良反应的重要因素。有研究表明，70 岁以上老年人出现药物不良反应的概率为成年人的 $2 \sim 7$ 倍。因此，老年人合理用药显得更为重要。高血压、糖尿病、高脂血症等早期患者，只需适当加强运动，调理膳食结构，限制钠盐和饮食热量，注意减肥，调整好精神情绪，戒烟限酒及规范生活方式等，不用或少用药物，也可达到治疗目标。

微课

第二节　健 康 教 育

一、健康教育概述

健康教育（health education）是指通过有计划、有组织、有系统的教育活动，使人们树立健康观念，自觉地采纳有益健康的生活方式，消除或减轻影响健康的危险因素，从而预防疾病、促进健康和提高生活质量。它是以传播健康知识和技能、改善健康行为，并最终维护健康为职责。整个实施过程需要有完整的计划，具体的实施步骤，并具有是否达到健康教育目的的评价方法和项目活动等。

通过健康教育，普及健康知识，倡导科学、文明、健康的生活方式，培养健康的心理素质和保健能力，可以达到提高人们健康素养，树立正确的健康观；帮助人们建立健康的生活方式；促进人们合理利用医疗卫生资源；提高自我保健意识；树立"健康为人人，人人为健康"共识的目的。

二、健康教育的传播

健康传播（health communication）是指通过各种渠道，运用多种传播媒介和方法，为促进人类健康而收集、制作、传播和分享健康信息的过程。健康教育的传播活动是应用广义的传播策略来告知、影响、激励大众、社区及专业人员，促进相关个人及组织掌握健康知识与信息、采纳有利于健康的行为活动。

（一）健康教育传播的要素

健康传播的过程十分复杂，很多因素都能在各环节上直接、间接的影响传播效果，研究影响传播效果的因素，防止和排除干扰因素产生的影响，使健康传播更加通畅、更加高效。

1. 信息　信息是健康传播的递质，直接决定着健康传播的有效性，具备以下几点可使健康传播效果更好。

（1）具有科学性、针对性、指导性　合格的健康信息应能高效的指导大众的健康行为，应内容单一、目标明确，实现目标的方法具体、简便、可行。

（2）选择热点话题　根据目标教育人群的实际需求，选择信息传播内容，才能获得更好的传播效果。如传播对象为老年人，则多选择心血管、高血压、糖尿病、健康饮食等话题，切入生活。

（3）反复强化重点信息　重点信息反复强化，可使受众加强记忆，获得更好的传播效果。

2. 传播者 传播者是主体，需具备一定的医学、药学知识及必要的传播技巧，同时还要有收集、制作及传递健康信息，评价传播效果等多项技能，因此其自身素质及水平直接影响到传播效果，传播者应做到以下几点。

（1）健康信息的把关人 传播者需要不断更新知识、观念、提高自身业务水平，并且加强业务指导及管理，确保传递的健康信息通俗、易懂、新颖、符合大众需要。

（2）树立良好形象 信息传播者的威望和信誉越高，传播效果通常越好。传播者专业知识水平高、传播的信息准确、可信性高，可提高传播者的信誉，同时传播者应加强自身修养，使健康教育更贴近群众、贴近生活而逐渐树立自身威望。

（3）扩大双方共同点 在传播过程中，传播者应努力扩大与受众间的共同点，并依此为切入点，在传播新知识、新理念的同时获得更大的共通意义空间，可获得更好的传播效果。

3. 受众 健康教育的受众通常都是社会大众，他们由于个体差异，对健康及信息的需求呈现多样化，因此也影响了传播效果。通常具有以下特征。

（1）选择性心理。受众常倾向于选择、记忆和自己的观念、经验、生活、需求等相一致的信息，因此对健康教育的信息提出了针对性的要求。

（2）共同的心理特征。受众对于信息传播普遍存在几个要求：真实可信；新鲜吸引人；短小精悍、简单明了；与受众的知识、生活、环境及需求接近；有情感交流，讨厌说教。在传播中注意以上共同心理特征，会使传播更加高效。

（3）接受信息的心理发展过程。接受或采纳新信息时，通常需经历无知、知晓、决策、采纳、巩固五个阶段。针对此心理行为发展，按阶段制定传播计划，可取得更佳效果。

4. 媒介 在健康教育的传播中通常采用大众、人际等多种传播形式并用，综合性教育活动的模式。利用多种媒介资源，优势互补，提升传播效果。

5. 环境 在受众周围对其有重要影响的人构成了影响传播效果的微观环境，传播过程中要事先考虑，并在计划设计及实施中加以考虑，有利于提高教育效果。如对患者进行健康教育的同时，兼顾家属、陪护的健康教育。

（二）健康教育的传播模式

为更好地传播、普及健康知识，帮助人们树立健康理念和健康行为，常用多种传播模式，分为大众传播、人际传播和综合传播。

1. 大众传播 大众传播包括书刊、杂志、健康宣传手册、广播、电影、电视、标语、宣传栏等，通常由专业传播机构和人员设计实施，传递给非特定范围的大众人群，具有信息量大、覆盖面广、传播速度快和可反复强调的优势。但是大众传播着重于传播及展示，对于信息的反馈相对薄弱，不及时、不直接，甚至有些信息无反馈，这不利于传播的互动及效果评价。

2. 人际传播 人际传播是面对面的信息传播和交流，是一种普遍、简单的传播模式，包括讲座、演讲、咨询指导、小组活动、个别劝导等多种信息传播方式。讲座及演讲，简单、易行、便于组织，是直接的传播方式，直接影响人们的健康观念，在演讲过程中安排提问、讨论等互动模式，可以提高传播效果。健康咨询是个别指导方式，主要为人们解答生活中的多种健康问题，由于多采用一对一的咨询模式，导致指导效率偏低，但是从个体角度来看，健康咨询的效果更好。小组活动是小群体传播方式，一般由目标人群以小组为单位开展健康传播活动，由于人们置身于群体中，受群体意识、观念等的影响，易接受新理念，发生健康行为的改变。

在传播过程中可同时运用语言、肢体、物件、倾听、提问等多种传播技巧。语言是人际传播活动的主要工具，语言教育要简单、具体、通俗、生动，重点内容可反复强调。同时可结合包括姿态、空间、物体等多种非语言形式，如手势、皱眉、点头、对视等无声体语，仪表、体态、姿势等静态体语、语速、语调、音量、节奏、鼻音等有声体语，安静的环境、适宜的交流高度等空间语言等。传播者同时兼具倾听及提问技巧，注意了解受众的意愿、观念、想法、误区，不轻易打断，适当做出回馈，且注意语气。

3. 综合传播 在实际传播过程中，往往不只应用单一的传播模式，需将大众传播及人际传播进行有机结合，从而发挥最佳的教育效果。大众传播中结合人际传播的模式，适用于大规模的健康教育传播活动，将普适性的宣传与重点教育相结合，以在大范围健康教育方面取得最佳效果。在人际传播的同时辅以大众传播的模式，适合在范围不大，人数不多，目标人群明确的传播活动中使用，如在讲座、演讲、咨询、讨论等人际传播的基础上，通过宣传手册、挂图、幻灯、录像等形式辅助传播，是经常被健康教育传播者采用的传播模式。

（三）健康教育的传播内容

由于受教育对象的个体特征、疾病、病种、生活习惯等多种因素的影响，健康教育的传播内容十分丰富，主要包括卫生健康知识教育、健康行为教育、用药教育及心理健康教育四方面。

1. 卫生健康知识教育 在健康教育中，结合患者的个体差异，每一疾病及其健康问题均有多层次的教育内容，如疾病的病因、预防、治疗、危险因素、家庭护理、自我保健、个人及家庭卫生常识等。要针对教育对象的实际需求，制定教育的内容，在满足患者健康需求的基础上赢得受教者及家属的信任。

2. 健康行为教育 健康行为教育是在传播健康知识的基础上，通过对行为的干预，使患者有目的的掌握特定的健康知识，戒除不良行为习惯的过程。行为教育主要包括以下几方面：①矫正不良行为习惯和生活方式，以延缓疾病的进展且降低危险因素。如针对高血压的病人进行饮食、运动等生活方式指导。②矫正不良心理产生的相关行为，如针对肿瘤患者因悲观心理拒绝治疗者进行心理咨询教育。③指导患者及其家属掌握新的技能，建立健康行为模式。如教会糖尿病足患者进行局部的伤口处理方法。④加强医嘱执行行为教育，增强患者对医嘱的依从性。如针对糖尿病患者，进行监测血糖，注意低血糖，坚持药物及非药物治疗，病情变化及时就诊等医嘱执行行为指导。

3. 用药教育 用药教育是医院健康教育服务的重头戏，由于大多数医院患者无论手术或非手术，均会采用一定的药物治疗，这就需要对患者进行药物的使用方法、剂量、注意事项、不良反应等全方位的教育，从而提高用药依从性，尽快达到预期治疗目标，安全、经济、高效的治愈疾病。因此，用药教育方面的健康传播主要包括以下内容：①药物基本知识教育，指导患者掌握治疗方案中的药物，了解各药物在个体治疗中的适应证；②疾病用药原则教育，让患者对整个的治疗思路建立全面的认识，从而提高用药依从性；③药物使用方法教育，包括给药途径、剂量、频次、服用时间等，保证医嘱执行的正确性；④药物常见不良反应及处置教育，针对常见的药物不良反应对患者进行预先告知，消除患者的恐惧并使其了解处置措施；⑤药物相互作用及注意事项教育，利用专业知识对治疗方案中可能具有的不良药物相互作用进行个体化指导，避免影响治疗效果或造成不良反应；⑥常见用药误区教育，纠正患者错误的用药观念，树立正确的用药习惯，避免虚假广告、传销的危害。

4. 心理健康教育 保持心理健康对调动患者主观能动性、稳定病情、延缓恶化、促进身心健康、提高生存质量具有至关重要的作用。心理健康教育的重点包括教育患者正确对待疾病，树立早日康复的信念；针对不同个体的心理需求，介绍疾病防治及心理保健方法，消除心理负担；向家属进行心理辅导，指导他们在心理上给患者以支持和鼓励，避免负面刺激；对晚期患者及家属开展临终关怀，正视病情，减轻痛苦。

三、用药教育

（一）概述

用药教育（medication education，ME）是指通过直接与患者、家属及公众交流，解答用药疑问，并介绍药物和疾病知识，提供用药咨询服务的行为。用药教育是健康教育的重要组成部分，由于疾病治疗过程中必须得到患者本人及家属的支持与配合，因此合理、准确的开展用药教育能够帮助发挥药物的最佳疗效，减少药物不良反应，提高用药依从性及公众的生命质量，避免不安全用药问题的发生。2008年全球医院药学大会提出的《巴塞尔宣言》明确了用药教育的地位："医院药师应提供患者用药教育，确保患者适当用药。"

随着医药科技的发展，医院药学已从单一的药品调配、供应模式向以患者为中心的主动服务模式转变。用药教育的开展及传播适应了医院药学大发展的需求。药师在提高患者对疾病的认识，监督用药情况，促进药物的正确使用、减轻不良反应，提高用药依从性中发挥重要作用。通过用药教育，当治疗达到患者的预期目标时，有利于提高患者的满意度，进而改善医患关系。这一突出作用，有利于增强医护人员对药学服务的认可，帮助药师更好的融入医疗团队，也便于全面的开展药学服务，产生循环促进作用。

（二）用药教育的内容

用药教育涉及患者药物治疗及药物本身的所有信息，适用于所有使用药物治疗的患者，所有能够增加用药依从性、提高治疗效果的措施都属于用药教育范畴，主要包括药物的合理选择教育、药物使用方法教育、用药安全教育、药物注意事项教育等。

1. 药物合理选择教育 药物的合理选择需要兼顾安全性、有效性和经济性。药师在掌握药物合理使用知识和信息的基础上，对患者进行药物选择教育，使其掌握治疗药物的分类、作用特点，有助于增进患者对于疾病及治疗原则的理解，从而提高用药依从性。药物合理选择教育内容包括：①疾病的发生、发展、变化分析，了解疾病的进展程度；②疾病的主要治疗原则介绍，使患者了解治疗方案的思路；③治疗药物种类、药物特点的讲解分析，包括使用药物的共性、个性特点等，使患者理解药物对于自身疾病的适应性，有利于增加用药积极性；④详细介绍用药医嘱中药物的一般知识，如药物名称、作用机制、适应证、剂型特点、临床疗效及预期的治疗作用等；⑤在教育中了解患者想法，通过疾病、药物特点分析，消除患者对药物使用依从性的顾虑。

2. 药物使用方法教育 使用方法教育是用药教育中的最常见内容，需要考虑患者的个体差异，制定包括最适当的用药途径、给药剂量、给药时间、给药频次、合适的疗程等详细的给药方案。

（1）给药途径 根据患者自身疾病特点、病情的轻重缓急及药物本身性质等综合考虑，选择最适宜的给药途径。如吞咽困难的患者选用非口服给药形式；病情危重患者选择静脉途径等。对于不常用的口腔崩解片、泡腾片、咀嚼片等片剂，以及栓剂、皮下、肌内注射剂、植入剂、吸入剂、外用制剂等多种给药途径的药物，药师需详细、准确地给予患者药物使用方法教育。

（2）给药剂量 患者病情轻重、年龄、性别、体型、基础疾病等各不相同，药物使用剂量往往不尽相同，有时不是说明书中推荐的常用剂量。此外，多数慢病患者的服药品种较多，多药同时服用易出现剂量错误的情况，这时，药师及时给予患者用药剂量教育，对于保证用药正确性十分重要。

（3）用药时间 由于药物具有不同的药理作用机制及不同的药动学特征，且随着越来越多的缓控释制剂的使用，造成服药时间差异较大，影响药物疗效。同时疾病情况及药物间的相互作用也决定了药物服用时间的不同，患者正确掌握服药时间对于提高药物治疗效果具有非常积极的作用。如他汀类药物睡前口服可发挥更佳的调脂效果；阿司匹林肠溶片由于易受胃 pH 的影响通常饭前口服；抗高血压药物需根据血压水平选择清晨或傍晚服药。对于以上服用时间不同导致治疗效果出现差异的特殊药物，药师需对患者进行服药时间指导，避免影响治疗效果。

（4）给药频次 给药频次是医嘱执行中非常重要的一部分，对于一些半衰期相对较短的药物，需每日多次给药才能维持稳态，因此对于给药频次的教育十分重要。如氨酚羟考酮片通常每日四次给药，而羟考酮缓释片需每 12 小时给药一次。因此，药师对患者进行给药频次教育是患者正确使用药物的重要保证，在保证疗效的同时，避免因错误服药造成不良反应。

（5）服药方法 临床中使用的一些药物，由于药物本身性质的差异，具有不同的服用方法及注意事项。如阿仑膦酸钠片服药时需用大杯水送服，且保持直立体位至少 30 分钟；阿卡波糖片为达到最好的降糖效果，需餐时随第一口食物咀嚼服用；二甲双胍片为避免胃肠道刺激通常餐时口服。

（6）合适的疗程 每一疾病通常都有其规定的药物治疗疗程，临床用药应尽量设定最科学的治疗时间，不要盲目延长或缩短药物治疗周期，这对于疾病的治疗及转归均是不利的。如痛风急性发作期的非甾体抗炎药通常随着关节疼痛的缓解即可停用，而碱化尿液及降尿酸的药物则需服用更长时间；1 型糖尿病的患者需要终身使用胰岛素，不可间断，而 2 型糖尿病患者随着血糖控制可逐渐减量或停药。患者在药物治疗前对于整个的药物治疗疗程有一个全面的认识，对于提高医嘱的执行力及治疗效果具有积极的作用，因此药师进行用药疗程教育至关重要。

3. 用药安全教育　药物在发挥治疗作用的同时，常常会发生一些与治疗无关的作用，药师在用药前需对可能发生的常见药物不良反应和相互作用进行防范及应对措施教育，并兼顾禁忌证。

（1）药物不良反应　不良反应是所有药物均具有的普遍特征。药物不同，不良反应的类别、强度、发生率往往不同。进行不良反应教育需讲究技巧及适度原则，既让患者理解常见不良反应的特征、表现、应对措施，又不会造成患者的恐惧心理，使者及其家属能够正确认识及应对。

（2）药物相互作用　当治疗方案中用药品种较多时，可能造成药物与药物，或药物与食物的相互作用，从而可能影响疗效或造成不良反应。药师在用药教育前，需全面关注可能发生的药物相互作用，对于确定可能发生的相互作用给予系统评估，通过调整治疗方案、更改服药时间或严密监测等方法解决。对于可通过改变服药时间避免的相互作用，则需对患者详细告知，且提醒需警惕的症状及指标。如服用头孢类抗菌药物期间不可饮酒；左甲状腺素钠与钙剂同服时须间隔至少 4 小时以上，且不可与含大豆食物同服；华法林服药期间不可食用葡萄柚类食物。

（3）禁忌证　禁忌证在制定治疗方案时即已全面考虑，在用药过程中也会涉及，主要是治疗过程中随着疾病的变化，逐渐出现的某药物的禁忌证。因此，药师对患者进行用药教育时须提醒患者治疗药物在哪些情况下是不能使用的，如发生需立即停药或就医。如：长期口服阿司匹林的患者如需行手术等治疗时须提前一周停用阿司匹林；当服用二甲双胍的糖尿病患者如需进行造影检查需停用二甲双胍等。

4. 用药依从性教育　依从性低是导致药物治疗效果差的主要原因之一。药师药学服务的主要内容之一就是提高患者的用药依从性。在用药教育过程中，取得患者及其家属的信任，有助于增强依从性。同时初次教育后进行进一步的强化及长期管理，设计随访计划，定期强化治疗方案、治疗效果、及医嘱执行情况等内容，是提高用药依从性的有效方法。

案例解析

【案例】一位 71 岁女性患者，初发 2 型糖尿病，入院诊治后出院，出院医嘱为：盐酸二甲双胍片 0.5g tid；阿卡波糖片 50mg tid；甘精胰岛素 10IU ih；硝苯地平控释片 30mg bid；替米沙坦片 40mg qd；阿司匹林肠溶片 100mg qd；阿托伐他汀钙片 20mg qd；单硝酸异山梨酯缓释片 30mg qd。药师前来为患者进行用药教育。药师："您好！我是药学部的临床药师，刚听医生说您要出院了，我看了下您的治疗效果很好，是要今天回去吗？"

患者："对呀，刚才大夫说可以去办手续了，我儿子刚下楼，一会他回来就走了。"

药师："阿姨，您这次新发现糖尿病，以前又有高血压和冠心病，出院后用药会比较多，刚才我与医生核对了您出院后的治疗方案，现在想跟您强调一下回家后您的服药方法。"

患者："太好了，我正不知道怎么吃药呢，这院里都是护士一袋袋的发，回家自己吃，肯定总忘啊，你快告诉我怎么吃！"

药师："我事先给您做了一份服药时间表（附图），您拿回去每天按照这个服药就行，开始先让您儿子帮您看，慢慢您就能记住了，一定按照给您制定的出院治疗方案坚持服药。"

患者："好，我眼睛花，也看不太清，一会儿我儿子回来让他看看。"

药师："您吃药的同时别忘了在家测测血糖和血压，血糖不能太低，对您心脏不好。"

患者："是啊，我这刚买了血糖仪，血压我儿子也会测，以前要是低了，降压药我就少吃点，吃半片。"

　　药师："阿姨，这可不行，这回给您开的药当中，有些是不能掰开吃的，比如阿司匹林、硝苯地平、单硝酸异山梨酯就不能掰开服用，您要是觉得血压、血糖低了，就到医院来，让医生给您换其他药，千万不要自己减量。"

　　患者："谢谢，我都不知道，多亏你告诉我。对了，我第一次用胰岛素，回家怎么用啊？"

　　药师："阿姨，您别急，您胰岛素的剂量每天都是固定的，不需要更改，一会儿我找护士手把手教下您，回去先让您儿子给你注射，您慢慢学。但注意没开封的胰岛素笔需要放在冰箱4℃冷藏，使用中的笔在常温下即可。"

　　患者："好，太感谢你了！"

　　药师："这是我应该做的。回家后如果您出现恶心、呕吐、头痛、头晕、水肿、肌肉疼痛、皮下或牙龈出血等症状时，及时与我们联系，这是我的电话，您有任何用药方面的问题也可以向我咨询。

　　患者："好好，太好了，现在医院的服务真是太好了，还有专门的药师，谢谢你。"

　　药师："不谢，这是服药时间教育单，您拿好了。最后祝您早日康复，再见。"

　　患者："再见。"

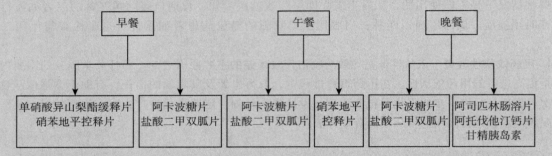

　　【解析】本例老年初发糖尿病患者出院用药教育，教育内容应包括：①用药依从性教育；②药物合理选择教育；③服药方法教育；④可能的药物不良反应教育；⑤特殊药品注意事项等。针对本例患者的特殊情况，应着重体现用药教育的个体化，如：初次使用胰岛素，进行注射方法及贮存注意事项教育；服药品种多、年龄大，易造成依从性差，制定直观的服药时间教育单，方便患者服药，避免漏服。在整个用药教育中注意语气、态度，并体现药师专业性。

（三）用药教育的服务对象

1. 门诊患者　　门诊用药教育是患者接受用药教育的最主要模式，通常在发放药品时进行，内容包括用药指导、药品存放信息、处方标示等。要求药师在发放药品过程中，尽可能多的主动告知该药物使用的注意事项、特殊药品使用方法、需注意的存放信息等，同时在处方用法用量处进行标示可帮助患者更加清楚药物的使用方法，避免错误用药。

　　门诊患者用药教育的另一模式是开设独立药物咨询室、咨询窗口、药物咨询热线等，专门针对有用药问题或用药教育需求的门诊患者进行，由于根据患者的意向进行用药教育，因此内容更具有针对性，能够直接解决用药问题。通常门诊患者在取药后对于药物的服用方法及注意事项存在疑问的，可以直接在咨询窗口询问；慢性病长期用药的患者定期的药学随访及药学复诊也可在药物咨询室进行，方便对患者药物治疗效果及不良反应等进行监测及指导。在药物咨询过程中，用药教育通常是即时发生的，但当个别问题需要查阅相关材料才能正确解答时，也可采用留记联系方式，查阅后及时回复的形式，秉承不敷衍、不放过任何一个用药问题，对患者负责的原则。

2. 住院患者　　住院患者的用药教育通常是由临床药师进行，根据教育场所的不同可分为院内用药指导及院外随访两部分，前者通常在病区进行，后者可以电话、药学复诊等形式进行。

（1）病区教育 对病区患者的用药指导可以采用针对某类药物、某类疾病或某类患者进行教育对象的筛选，也可采用全覆盖的形式，对病区或医疗组内所有患者进行全面教育。用药教育模式通常是床旁的，可在入院初始、住院中及出院前进行，分别进行住院前用药依从性评估、治疗药物方案讲解、用法用量注意事项告知、治疗效果及不良反应监护及出院用药指导等内容。在口头讲解、教育的基础上可辅以个体化的用药教育单、药品使用小册子等提高教育效果。

（2）药学随访 院内重点教育患者的院外随访也占有较大比重，通常选择需长期服药的患者在其出院时制定随访计划，按计划设定的时间周期采用电话沟通的形式对预设的监护指标、教育内容及用药疗效、不良反应、依从性等方面进行药学服务，保证长期用药的安全性及治疗效果。

3. 社会大众 社会大众的范围广泛，包括药店患者、社区患者、及关注用药知识的普通人群，由于人群特征的不同，导致用药教育的方式及传播途径存在差异，通常采用一对一药品教育、团体教育及网络药学服务等。

（1）社区一对一教育 社区一对一教育通常在社区药店进行，由社区（社会）药师完成。社区药师的工作范围较广泛，不仅需要熟练掌握各药物的用法、注意事项等知识，还需要根据患者具体病症给予选药建议，这就对社区药师的职业素质及专业能力提出了较高要求。社区患者往往出现了某种症状而到社区药店自行购买 OTC 药物，如头痛、流涕、咳嗽、烫伤等，这就要求社区药师熟练掌握各类疾病的常见症状、常用药物的药理作用、适应证、禁忌证等，准确选药，为患者负责。另一方面，用药教育也是社区药师的重要工作内容，药品的用法用量、服用方法、不良反应、注意事项、用药疗程等均是在患者购药时需要交代的内容。

（2）团体用药教育 团体用药教育模式是将一部分人群或患者集合起来，共同进行的药学服务，可包括用药知识讲座、集体药物咨询、用药问卷调查等，是社会大众用药教育的形式之一。如定期在社区以壁报形式张贴用药知识讲座的授课时间、地点、主题等信息，方便有用药教育需求的患者参与。同时，药学人员也可定期组织药学服务团队进入社区、养老院、学校、偏远地区等集中开展答疑或授课形式的用药教育服务。

（3）网络药学服务 网络药学服务是目前新兴的、使用越来越广泛的教育模式，部分医院及医疗机构已开始逐渐采用。主要通过互联网信息系统为患者进行药学相关服务，如设立安全用药方面的微信公众号，随时发布有关患者安全用药小常识、特殊药品使用知识等常用信息，并设立咨询栏目，实现实时的与患者进行沟通、咨询、答疑及教育等。

本章小结

1. 主要内容

（1）药物咨询指在临床一线为患者、医生、护士、公众提供药学相关的咨询服务，其需要咨询药师除了具备扎实的药学基础知识以外，还应具备文献查阅与整理的能力，沟通与交流的能力。根据不同的人群制定相应的应答策略，保障患者用药安全、有效。

（2）健康教育以传播健康知识和技能、改善健康行为，并最终维护健康为职责。用药教育是健康教育传播的内容之一，主要包括药物合理选择教育、药物使用方法教育、用药安全教育、用药依从性教育四方面内容，根据门诊、住院、社区等人群的不同，教育内容及模式各有不同。

2. 重点 完整的用药教育包括药物合理选择教育、药物使用方法教育、用药安全教育、用药依从性教育等，根据教育对象特点制定个体化教育方案。面对不同的人群，需要通过不同的应答技巧，帮助患者合理用药。

3. 难点 在药物咨询中，药学相关资料以及数据库的使用，应答信息的整理。健康教育传播中多采用大众传播和人际传播相结合的综合传播模式，结合挂图、幻灯、录像、教育材料等形式辅助传播，获得更好的传播效果。

题库

思 考 题

一、选择题

A 型题（最佳选择题）

1. 为一名 70 岁老年患者进行药物咨询时应采取的咨询策略不包括（　　）

　　A. 结合文字和图片　　　　　　　　　B. 全面介绍药物相互作用及不良反应

　　C. 提供宣传材料　　　　　　　　　　D. 减慢语速

　　E. 反复强调重点记忆内容

2. 老年患者较年轻患者普遍记忆力减退，可给与的帮助措施是（　　）

　　A. 减慢语速　　　　　B. 画图说明　　　　　C. 咨询医生　　　　　D. 提供说明书

　　E. 提供辅助说明材料

3. 一名新入院的冠心病患者，药师为其进行用药教育，以下不符合其用药教育内容的是（　　）

　　A. 药物合理选择教育　　　　　　　　B. 药物使用方法教育

　　C. 用药安全教育　　　　　　　　　　D. 药品价格教育

　　E. 用药依从性教育

4. 社区往往为老年患者进行健康教育，可采用广播、标语、书刊、宣传手册及讲座等形式，其中不符合大众传播模式的是（　　）

　　A. 广播　　　　　　　B. 标语　　　　　　　C. 书刊　　　　　　　D. 讲座

　　E. 宣传手册

5. 在用药咨询中，以下哪类患者咨询时需要特别关注（　　）

　　A. 两种以上药物同时服用　　　　　　B. 妊娠期妇女

　　C. 长期服用保健品　　　　　　　　　D. 使用特殊剂型患者

　　E. 长期服用精神类药品

6. 老年人是用药教育及用药咨询的重要人群，由于其具有特殊的生理特点，以下不包括的是（　　）

　　A. 肝肾功能不全　　　　　　　　　　B. 药物代谢减慢

　　C. 脂溶性药物吸收增加　　　　　　　D. 水溶性药物吸收增加

　　E. 易发生不良反应

7. 患者长期服用阿司匹林预防心脑血管疾病，对其进行用药教育，以下内容不包括的是（　　）

　　A. 服药时间教育　　　　　　　　　　B. 服用剂量教育

　　C. 药品价格教育　　　　　　　　　　D. 常见不良反应教育

　　E. 用药依从性教育

二、问答题

1. 简述药师在进行药物咨询工作之前应具备的基本技能。

2. 简述回答医生咨询问题的注意事项。

3. 简述用药教育的定义及主要内容。

4. 简述对于住院患者的用药教育可包括哪些工作。

（姜明燕）

第六章

PPT

医院药品调剂部门的药学服务

学习导引

知识要求

1. **掌握** 处方的结构和内容、药品调剂操作规程、处方审核的内容与标准、处方和住院医嘱调配与核对的要求、用药交代与用药标签的书写、急诊常用药品。

2. **熟悉** 处方的含义、种类与性质，常用处方书写用外文缩写词的含义、处方点评结果判定、住院医嘱的审核、常规急诊药学服务。

3. **了解** 不合理处方和医嘱的干预、病区药品的管理、互联网药学相关进展。

能力要求

1. 熟练掌握处方调剂技能。

2. 学会应用处方审核标准判断并分析处方中不合理用药问题。

　　医院药学服务是医疗工作的重要组成部分，其核心是以患者为中心、以临床药学为基础、对临床用药全过程进行科学组织并提供药学专业技术服务，以促进临床合理用药。药品调剂部门（室）即医院药房（hospital pharmacy），包括门、急诊药房、住院药房、静脉用药调配中心，与临床药学室、药学信息室、药库、制剂室、药学研究室等组成药学部门承担药学服务工作。《医疗机构药事管理规定》（以下简称《药事管理规定》）明确调剂相关药学服务的质量要求："药学专业技术人员应当严格按照《药品管理法》《处方管理办法》《药品调剂质量管理规范》等法律、法规、规章制度和技术操作规程，认真审核处方或者医嘱后调剂配发药品。发出药品时应当告知患者用法用量和注意事项，指导患者合理用药。"本章介绍处方有关知识，医院门、急诊药房药学服务，住院药房药学服务，病区药品管理中的药学服务。

微课

第一节　处　　方

　　《处方管理办法》规定"医师开具处方和药师调剂处方应当遵循安全、有效、经济的原则。……处方药应当凭医师处方销售、调剂、使用。"药师必须掌握处方的有关知识，才能胜任处方调剂服务。《医疗机构药事管理规定》要求"医疗机构应当坚持安全有效、经济合理的用药原则，遵循药品临床应用指导原则、临床路径、临床诊疗指南和药品说明书等合理使用药物，对医师处方、用药医嘱的适宜性进行审核。"

一、处方的含义、种类与性质

　　1. 处方的含义、种类 处方（prescription）是药品生产、制剂配制、临床用药的书面文件。处方分为法定处方和医师处方两种：国家药品标准、制剂规范中收载的处方是有关药品所含原料、辅料的品种、规格、用量的技术规定，称为法定处方；我国《处方管理办法》第二条明确医师处方的定义："本办法所称处方，是指由注册的执业医师和执业助理医师（以下简称医师）在诊疗活动中为患者开具的、由取得药学专业技术职务任职资格的药学专业技术人员（以下简称药师）审核、调配、核对，并作为患者用药凭证的医疗文书。处方包括医疗机构病区用药医嘱单。"医师处方在药学服务工作中极为重要，药师（执业药师）必须掌握上述定义。医院药品调剂的药学服务涉及的主要是医师处方。

根据《处方管理办法》的规定，医师处方分为5种，如表6-1所示。

表6-1　医师处方种类

处方种类	处方颜色	右上角标注
普通处方	白色	
急诊处方	淡黄色	急诊
儿科处方	淡绿色	儿科
麻醉药品和第一类精神药品处方	淡红色	麻、精一
第二类精神药品处方	白色	精二

按照处方形式不同，医师处方分为纸质处方和电子处方。纸质处方是指以纸张为载体的医师开具的用药文书；电子处方是指以医院计算机信息系统为载体的医师用药文书。由于电子处方可实现高效存储、系统管理、便携传输和方便重现等特点，近年来越来越受到医疗机构的重视。

2. 处方的性质　处方具有如下性质。

（1）法定与强制性　正确开具、调配处方是医师、药师的法定义务，否则造成医疗事故就要承担相应的法律责任。违反药品标准的处方导致假药、劣药的产生同样要受到法律制裁。

（2）科学与技术性　药品是特殊商品，开具和调配处方必须由具备临床医学、药学知识和能力的专业技术人员进行并且要遵循安全、有效、经济的原则。

（3）凭证的经济性　处方具备财务凭证的作用，是药品购销、医疗费用报销的原始依据。

（4）固定与非固定性　法定处方的内容是固定不变的，否则必须经过国家药品监督管理部门批准，医疗机构制剂处方由省级药品监督管理部门批准；医师处方的内容根据患者病情而定，不具备固定性。

二、处方的结构与内容

我国医师处方标准规定了处方由三部分组成。

1. 处方前记　包括医疗机构名称，费别、患者姓名、性别、年龄，门诊或住院病历号，科别或病区和病床号，临床诊断，开具日期等，可以添加特殊要求的项目。麻醉药品和第一类精神药品的处方还应当包括患者身份证号，代办人姓名和身份证号。

2. 处方正文　以Rp或R（拉丁文Recipe"请取"的缩写）标示，分列药品名称、剂型、规格、数量、用法用量。

3. 处方后记　医师签名或者加盖专用签章，药品金额以及审核、调配、核对、发药药师签名或者加盖专用签章。

三、处方书写规则

（1）处方必须在专用处方笺上书写，每张处方仅限一名患者的用药。

（2）有关患者的一般情况如姓名和性别、临床诊断应当填写清晰、完整，并且与病历记载相一致。

（3）字迹应该清楚，不得涂改；如需修改，应当在修改处签名并且注明修改日期。

（4）药品名称必须为法定的通用名称、新活性化合物的专利药品名称、复方制剂药品名称，医院及其医务人员不得自行编制药品缩写名称或者使用代号；医院自配制剂名称以省级药品监督管理部门批准的名称为准。

书写药品名称、剂量、规格、用法用量要准确规范，药品用法可以使用规范的中文、英文、拉丁文或者缩写体书写（表6-2），但不得使用"遵医嘱""自用"等含糊不清的字句。

表6-2　常用处方书写用缩写词

处方书写用缩写词	中文含义	处方书写用缩写词	中文含义
Rp.	取	add.	加
amp.	安瓿剂	sig.	标记（标注用法）
cap.	胶囊剂	ac	饭（餐）前（服）
inhal.	吸入剂	pc	饭（餐）后（服）
inj.	注射剂	po	口服
lot.	洗剂	ih	皮下注射
mist.	合剂	im	肌内注射
neb.	喷雾剂	iv	静脉注射
pil.	丸剂	iv. gtt（iv. drip）	静脉滴注
sol.	溶液剂	am	上午，午前
supp.	栓剂	pm	下午，午后
syr.	糖浆剂	qh	每小时1次
tab.	片剂	q4h	每4小时1次
tr.（t.）	酊剂	q6h	每6小时1次
ung.	软膏剂	qd	每日1次
aa	各、各个	qid	每日4次
co.	复方的、复合的	q2d	每2日1次
dos.	剂量	q3d	每3日1次
gtt.	滴、量滴	q7d	每7日1次
IU	国际单位	qod	隔日1次
U	单位	bid	每日2次
ad.	加至	tid	每日3次

（5）患者年龄填写实足年龄，新生儿、婴幼儿写日、月龄，必要时注明体重。

（6）化学药和中成药可以分别开具处方，也可以开具一张处方，中药饮片应当单独开具处方。开具化学药、中成药处方，每一种药品应当另起一行，每张处方不得超过5种药品。

中药饮片应当按照"君臣佐使"的顺序排列，必要时须注明调剂、煎煮、炮制、产地的特殊要求。

（7）药品用量应当按照药品说明书规定的常规用法用量使用，特殊情况需要超剂量使用时应当注明原因并再次签名。

药品剂量和数量用阿拉伯数字书写，剂量应当使用法定计量单位：重量以克（g）、毫克（mg）、微克（μg）、纳克（ng）为单位；容量以升（L）、毫升（ml）为单位；有的使用国际单位（IU）、单位（U）；中药饮片以克（g）为单位。片剂、丸剂、胶囊剂、颗粒剂分别以片、丸、粒、袋为单位；溶液剂以支、瓶为单位；软膏及乳膏剂以支、盒为单位；注射剂以支、瓶为单位，并注明含量；气雾剂以瓶或支为单位；中药饮片以剂为单位。

（8）处方一般不得超过7日用量；急诊处方一般不得超过3日用量；对于某些慢性病、老年病或特殊情况，处方量可以适当延长。根据国家卫健委《关于加快药学服务高质量发展的意见》，对评估后符合慢性病长期处方管理政策要求的慢性病患者，一次可开具12周以内相关药品。

医疗用毒性药品每次处方剂量不超过2日极量。麻醉药品和精神药品的处方限量如表6-3所示。除需长期使用麻醉药品和第一类精神药品的门、急诊癌症疼痛患者和中重度慢性疼痛患者外，麻醉药品注射剂仅限于医院内使用。

表 6 - 3 麻醉药品和精神药品的处方限量

患者类别	每张处方药品限量（日常用量）		
	麻醉药品	第一类精神药品	第二类精神药品
门诊急诊癌痛和中重度慢性疼痛	注射剂 3 日 缓控释制剂 15 日 其他剂型 7 日	注射剂 3 日 缓控释制剂 15 日 其他剂型 7 日	
门诊急诊患者	注射剂 1 次 缓控释制剂 7 日 其他剂型 3 日 二氢埃托啡 1 次量 盐酸哌替啶 1 次量 罂粟壳 3 日量（不得单方发药，每日 3～6g，连续使用不得超过 7 日）	注射剂 1 次 缓控释制剂 7 日 其他剂型 3 日 哌甲酯用于儿童多动症15 日量*	一般为 7 日，慢性病或某些特殊情况可延长

　　*注：2011 年由原卫生部下发的《关于延长哌醋甲酯缓释剂治疗注意缺陷多动障碍处方限定时间的通知》（卫办医政函〔2011〕1120 号）指出：每张哌醋甲酯缓释剂治疗注意缺陷与多动障碍（ADHD）处方限定时间延长为 30 天。

　　（9）除特殊情况外，应当注明临床诊断。

　　（10）开具处方后的空白处画一斜线以示处方完毕。处方医师签名式样和专用签章应当与院内药学部门留样备查的式样相一致，不得随意改动，否则应当重新登记留样备查。

四、处方权与调剂资格

　　我国关于处方权与调剂资格的规定如下。

　　（1）医院授予本单位经过注册的执业医师处方权、药师调剂资格。进修医师由接收进修的医疗机构对其胜任本专业工作的实际情况进行认定后授予相应的处方权。

　　（2）麻醉药品和第一类精神药品的处方权、调剂资格必须经相应药品使用知识和规范化管理培训、考核合格后才能授予。具有此类处方权的医师不得为自己开具该种处方。

　　（3）二级以上医院对医师、药师进行抗菌药物临床应用知识和规范化管理培训并考核合格后可分别授予处方权、调剂资格。副主任医师以上的可获得特殊使用级抗菌药处方权、主治医师可获得限制使用级抗菌药处方权、医师可获得非限制使用级抗菌药处方权。一级医院的医师、药师的处方权和调剂资格由县级以上地方卫生行政部门进行培训、考核合格后按照技术职务授予。

　　（4）药师及以上专业技术职务任职资格的人员负责处方审核、评估、核对、发药及安全用药指导；药士从事处方调配工作。

知识链接

抗菌药物临床应用分级管理

　　我国自 2012 年 8 月 1 日起施行《抗菌药物临床应用管理办法》，依办法对抗菌药物临床应用实行分级管理。根据安全性、疗效、细菌耐药性、价格等因素，将抗菌药物分为三级：非限制使用级、限制使用级与特殊使用级。具体划分标准如下。

　　1. 非限制使用级抗菌药物　是指经长期临床应用证明安全、有效，对细菌耐药性影响较小，价格相对较低的抗菌药物。

　　2. 限制使用级抗菌药物　是指经长期临床应用证明安全、有效，对细菌耐药性影响较大，或者价格相对较高的抗菌药物。

3. 特殊使用级抗菌药物 是指具有以下情形之一的抗菌药物。

（1）具有明显或者严重不良反应，不宜随意使用的抗菌药物。

（2）需要严格控制使用，避免细菌过快产生耐药的抗菌药物。

（3）疗效、安全性方面的临床资料较少的抗菌药物。

（4）价格昂贵的抗菌药物。

抗菌药物分级管理目录由各省级卫生行政部门制定，报国家卫生行政部门备案。

五、处方保管

处方按规定由调剂处方药品的医疗机构妥善保存，以备查阅。普通处方、急诊处方、儿科处方保存期限为 1 年，医疗用毒性药品、第二类精神药品处方保存期限为 2 年，麻醉药品和第一类精神药品处方保存期限为 3 年。处方按月整理，档案保管负责整理打包，封口上注明处方日期，用纸箱统一装箱，按时间顺序放置，箱子表面标记处方类别、时间段和处方数量。其中，麻醉药品、第一类精神药品处方由专人保存，单独放置。处方保存期满后，按规定程序经医疗机构主要负责人批准、登记备案，方可销毁。

六、处方调剂操作规程

处方调剂（prescription dispensing）亦称药品调剂，是指药学专业技术人员按照医师处方或医嘱单为患者调制、配制、配合药剂或方剂，并且明确标示、说明药品用法用量及用药注意事项的药学服务活动。处方调剂一般程序包括审核处方、调配药品、用药交代和指导等三个环节或过程。

处方调剂操作规程是指《处方管理办法》规定的处方调剂程序和要求，即认真审核处方；准确调配药品，正确书写药袋或粘贴标签，注明患者姓名和药品名称、用法用量，包装药品；向患者交付药品时，按照药品说明书或者处方标注的用法进行用药交代、指导，包括每种药品用法用量、注意事项等。

违反处方调剂操作规程且情节严重的，由县级以上卫生行政部门责令改正、通报批评、给予警告并且由所在医院或者上级单位给予纪律处分；未按照规定调剂麻醉药品、精神药品处方造成严重后果的，由原发证部门按照《麻醉药品和精神药品管理条例》第七十三条的规定吊销其执业证书。

七、处方调剂自动化

近年来，医院药品数量的大幅度增加和医疗服务质量标准的不断提升使得调剂人员工作强度显著增加，全人工的调剂服务已不能保障高精准、零差错的调剂服务需求。信息化、自动化医疗技术的发展促使医疗机构越来越多的借助药品调剂自动化设备来辅助药品调剂工作。与原有的药品调剂方式相比，运用现代化、智能化的药房调剂系统可以有效提升调剂效率与质量，具体的智能化药房调剂技术有包括以下几方面。

1. 药房自动发药系统 患者缴费后，其处方信息通过医院信息系统（hospital information system，HIS）传输给门诊药房自动化核心控制系统。该系统首先将处方信息进行分解，快速出药系统、异形发药机、智能存取系统内的药品分别被发送至相应设备队列；冷藏柜、毒麻柜药品及其他特殊存放药品进入手工队列。在快速出药系统、异形发药机内，打印配药/用药医嘱单，盒装、圆瓶药品自动落入出药口的药框中。在智能取药系统，药师可根据配药单和系统指示灯提示进行取药。其他冰箱、毒麻柜等位置的药品由药师根据配药单人工取药，并进行第一次人工审核。

审核无误后，在智能配发系统刷处方单上的条码，排队管理系统便呼叫患者到相应窗口取药。患者通过刷就诊卡或扫描处方条码，智能配发系统提示药师该处方药品的位置，药师将该处方内药品拿出，将配药/用药医嘱单与筐内药品进行核对（第二次人工审核），确定无误后发给患者。

2. 门诊药品自动取药柜　该系统由计算机控制系统、药物储存系统和药物传送系统三部分组成，将药品分拣、调配、发药工作从人工行为转变为智能化与自动化。将药品的名称、剂型、规格、厂家和批号等信息录入计算机控制系统后，计算机将会生成该药品的唯一编码信息。当药物存储不足时，系统自动提示库存不足的药品编码信息，提示后台需人工加药。传送系统包括升降机、机械手、传送带等部件。经后台药师审核通过的处方经条码扫描给计算机发出指令，储物系统将药品弹射至传送带，传送带将药品汇聚在升降机中，并转至指定位置，完成自动调剂工作。

3. 全自动药品单剂量分包系统　全自动药品单剂量分包机（简称分包机）是通过医院信息系统（HIS系统）传送医嘱信息，将一次药量的药片或胶囊自动包入同一个药袋内的设备。它将高速包药和药片分配功能融合在一起，并在每个药袋上清楚地打印包含患者姓名、条形码、药品信息以及服用时间等内容。采用单剂量分包机可以带来以下益处：①降低药品污染风险：由于药品分包几乎全程处于密闭环境中，可有效减少药污染、遗失和交叉感染；②提高药品调配准确率：单剂量分包机由计算机统一控制，数字化执行处方，同时携带有智能纠错功能，避免配药错误。③提高摆药效率：信息自动读取，数字化分配，集中多道工序，分包速度快，有力减少医务人员调剂工作强度。④指示信息完整：通过在药袋上指示完整的信息，可方便病区确认患者身份，避免给药错误，同时也更容易被患者接受。⑤规范院内管理：单剂量分包系统自带审核程序，可避免超出相关规定的医嘱进入调配环节。另外系统附带的库存实时查询、药品消耗统计、效期查询等功能可强化药品质量管理。

4. 特殊药品管理系统　特殊药品管理系统通过使用特殊药品管理机柜存储毒性药品、麻醉药品、贵重药品等。维护人员在设备上设置如指纹识别等生物信息密码，只有指定人员通过生物信息识别才可开启。该管理系统根据电子医嘱所列的药品种类与数目自动打印标签并记录取药人的信息，同时可以实时上报药品使用数量，当上报的使用数量和剩余数量不等于系统的库存数量时，系统会发出相应的报警提示。

第二节　门诊药房药学服务

门、急诊的处方调剂是医院药学工作的重要组成部分。《医疗机构药事管理规定》明确要求："医疗机构门急诊药品调剂室应当实行大窗口或者柜台式发药。为保障患者用药安全，除药品质量原因外，药品一经发出，不得退换。"门诊药学服务包括为门诊药品调剂、参与门诊备用药品的使用与管理、处方点评、药品不良反应（adverse drug reaction，ADR）监测与上报，面向患者、医务人员、公众提供合理用药信息与咨询服务等。本节仅介绍处方审核与核对、调配，处方点评与不合理处方的干预。

一、处方审核

处方审核是药学专业技术人员运用专业知识与实践技能，根据相关法律法规、规章制度与技术规范等，对医师在诊疗活动中为患者开具的处方进行合法性、规范性和适宜性审核并做出是否同意调配发药决定的药学技术服务。审核的处方包括纸质处方、电子处方和医疗机构病区用药医嘱单。

药师是处方审核工作的第一责任人。药师应当对处方各项内容进行逐一审核。医疗机构可以通过相关信息系统辅助药师开展处方审核。对信息系统筛选出的不合理处方及信息系统不能审核的部分，应当由药师进行人工审核。所有处方均应当经审核通过后方可进入划价收费和调配环节，未经审核通过的处方不得收费和调配。

（一）处方审核依据

处方审核常用临床用药依据：国家药品管理相关法律法规和规范性文件，临床诊疗规范、指南，临床路径，药品说明书，国家处方集等。医疗机构可以结合实际，由药事管理与药物治疗学委员会充分考虑患者用药安全性、有效性、经济性、依从性等综合因素，参考专业学（协）会及临床专家认可的临床规范、指南等，制订适合本机构的临床用药规范、指南，为处方审核提供依据。

（二）处方审核的原因

1. 法律法规的要求　《药品管理法》第七十三条规定"依法经过资格认定的药师或者其他药学技术人员调配处方，必须经过核对，对处方所列药品不得擅自更改或者代用。对有配伍禁忌或者超剂量的处方，应当拒绝调配；必要时，经处方医师更正或者重新签字，方可调配。"审核处方是药师的法定义务。

2. 患者安全用药的需要　药师通过处方审核可以发现潜在的用药问题，避免用药差错，保障患者的用药安全。

3. 医疗质量管理的需要　药师通过处方审核，可以保证临床用药有效、合理，减少不合理用药事件发生。

4. 医护人员的需要　药品信息更新速度快，内容多，医师、护士在有限的时间内难以全部掌握，药师可将掌握的最新药物信息传递给医护人员。

（三）处方审核的内容

1. 审核处方的合法性　处方的合法性是指处方的书写及其内容符合《处方管理办法》的规定，药师应当掌握这些规定并且认真逐项检查处方前记、正文及后记书写是否清晰、完整，处方种类、来源及医师资格是否符合相关要求，按照处方书写规则和相关规定确认其合法性。另外须注意处方开具人是否具有医师资格和相应处方权，如限制使用级抗生素、毒、麻、精、放射药品处方权等。

2. 审核处方的规范性

（1）处方是否符合规定的标准和格式，处方医师签名或加盖的专用签章有无备案，电子处方是否有处方医师的电子签名。

（2）处方前记、正文和后记是否符合《处方管理办法》等有关规定，文字是否正确、清晰、完整。

（3）条目是否规范。

①年龄应当为实足年龄，新生儿、婴幼儿应当写日、月龄，必要时要注明体重。

②中药饮片、中药注射剂要单独开具处方。

③开具西药、中成药处方，每一种药品应当另起一行，每张处方不得超过5种药品。

④药品名称应当使用经药品监督管理部门批准并公布的药品通用名称、新活性化合物的专利药品名称和复方制剂药品名称，或使用由原卫生部公布的药品习惯名称；医院制剂应当使用药品监督管理部门正式批准的名称。

⑤药品剂量、规格、用法、用量准确清楚，符合《处方管理办法》规定，不得使用"遵医嘱""自用"等含糊不清字句。

⑥处方用量及处方效期符合规定，抗菌药物、麻醉药品、精神药品、医疗用毒性药品、放射药品、易制毒化学品等的使用符合相关管理规定。

⑦中药饮片、中成药的处方书写应当符合《中药处方格式及书写规范》。

3. 审核用药的适宜性

（1）皮试药品是否注明皮试及结果判定　对规定必须做皮试的药品，处方医师应当注明过敏试验及结果的判定。青霉素类、链霉素、抗毒素、生物制品等在给药后容易发生过敏反应，严重的出现过敏性休克。因此应当在注射前或者治疗疗程结束之后再次使用该药品时做皮肤敏感性试验，试验结果为阴性时方可开具处方和调剂配发药品，否则不得调配药品。《中国药典临床用药须知》（化学药和生物制品卷）规定的用药前必须做皮肤过敏试验的药品见表6-4。有些药品如头孢菌素类是否做皮肤过敏试验建议按照说明书的要求进行。

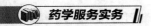

表6-4 药品皮肤敏感性试验方法

药品名称	溶液浓度（/ml）	注射方法/使用剂量
A 群链球菌	青霉素皮肤试验	同青霉素钠试验
白喉抗毒素	预防50IU，治疗400 IU（稀释20倍）	前臂掌侧皮内0.05～0.1ml
苄星青霉素	500U	前臂掌侧皮内0.1ml
破伤风抗毒素	预防150IU，治疗1000 IU（稀释10倍）	前臂掌侧皮内0.05～0.1ml
重组人干扰素γ	5000 IU	前臂掌侧内皮0.1ml
碘化油	支气管、输卵管造影	口服给药
多价气性坏疽抗毒素	500 IU（稀释10倍）	前臂掌侧内皮0.1ml
降纤酶	0.05U	前臂掌侧内皮0.1ml
抗炭疽血清	稀释20倍	前臂掌侧内皮0.1ml
抗狂犬病血清	20IU（稀释20倍）	前臂掌侧内皮0.1ml
抗蛇毒血清	稀释20倍	前臂掌侧内皮0.1ml
抗蝮蛇毒血清	300U	前臂掌侧内皮0.1ml
抗五步蛇毒血清	100U	前臂掌侧内皮0.1ml
抗眼镜蛇毒血清	50U	前臂掌侧内皮0.1ml
抗银环蛇毒血清	500U	前臂掌侧内皮0.1ml
门冬酰胺酶	20U（灭菌注射用水或0.9氯化钠注射液稀释）	前臂掌侧内皮0.1ml
普鲁卡因	1%～2%普鲁卡因溶液	前臂掌侧内皮0.1ml
普鲁卡因青霉素：普鲁卡因	1%～2%普鲁卡因溶液	前臂掌侧内皮0.1ml
普鲁卡因青霉素：青霉素	500U	前臂掌侧内皮0.1ml
青霉素钾	500U	前臂掌侧内皮0.1ml
青霉素钠	500U	前臂掌侧内皮0.05ml
青霉素 V	500U（青霉素钠或钾）	前臂掌侧内皮0.1ml
肉毒抗毒素	500IU（稀释10倍）	前臂掌侧内皮0.1ml
细胞色素 C	0.03mg（皮内），5mg（滴眼）	前臂掌侧内皮0.03～0.05ml，划痕1滴，滴眼1滴
胸腺素	25μg	前臂掌侧内皮0.1ml
鱼肝油酸钠	1mg	前臂掌侧内皮0.1～0.2ml

注：①试验所用稀释剂一般为0.9%氯化钠注射液。稀释方法以药品说明书为准。
②青霉素类所有品种及其复方制剂适用于青霉素皮肤试验，也可以所用品种为试验液；如美洛西林300μg/ml、阿洛西林300 μg/ml、磺苄西林500μg/ml。

（2）处方用药与临床诊断的相符性　处方用药与诊断的相符性是指患者疾病与药品说明书中的适应证一致，否则即为用药不适宜或用药不合理，常见的不适宜用药有如下5种。

①超适应证用药　是指用药超过规定的药品适应证范围。如纳洛酮用于脑卒中引起的昏迷虽然文献报道有效，但是并没有纳入其法定的适应证中，如果对此疾病开具处方使用纳洛酮就属于超适应证用药，是不适宜的。

②无适应证用药或遴选药物不适宜　是指对患者诊断结论的疾病与药品的适应证不相符或选择药物不适宜，例如普通感冒直接使用抗菌药物、甲状腺肿物切除术直接使用头孢他啶预防感染等。

③无指征联合用药、不适宜联合用药 是指违反联合用药原则使用多种药品，如对病因尚未查清就使用两种以上药品、对革兰阳性菌感染使用头孢菌素联合氨基糖苷类等。

④禁忌证用药 是指开具禁止使用的药品，如孕妇及婴幼儿使用喹诺酮类抗菌药物。

⑤过度用药 轻症用药、疗程过长、剂量过大等都属于过度用药。如轻度细菌感染使用头孢吡肟、使用阿奇霉素超过 7 日、无适当理由超说明书推荐剂量用药等。

（3）剂量、用法的正确性 药品使用的剂量、用法应当遵守《中国药典临床用药须知》各卷的规定或者按照药品说明书使用。审核处方时要特别注意儿童、老年人、肝肾功能不全的患者用药剂量是否符合要求。如小儿（7 岁以下）用药剂量仅为成人的 1/18 ~ 2/5，老人（60 岁以上）则为成人的 1/2 – 3/4。

（4）选用剂型与给药途径的合理性 根据患者性别、年龄选择合适的剂型和给药途径，静脉滴注多适用于重症疾病，新生儿患者不宜肌内、皮下注射及直肠给药。

（5）是否有重复给药现象 是指非正常联合用药的多药应用，属于乱用药品现象，应当避免、杜绝。医师、药师应当了解化学药和中药的复方制剂的成分、药品商品名与通用名称的对应关系，以防出现重复用药。

（6）是否有潜在临床意义的药物相互作用和配伍禁忌 处方中不得出现药品不良的相互作用、配伍禁忌的情形，以免对患者产生损害。

（7）是否有其他用药不适宜情况 违反慎用原则使用药品，如对青霉素过敏者要慎用头孢呋辛，如果使用其注射剂静脉注射可能会导致不良反应。

（8）中药饮片用药适宜性审核 处方中炮制品选用是否正确，煎法、用法、脚注等是否完整、准确，是否存在"十八反""十九畏"、妊娠禁忌、超常剂量用药等。

（四）审核结果的处理

1. 对用药不适宜处方的处理 当即告知处方医师，建议其修改或者重新开具处方。

2. 对不规范处方或者不能判定其合法性的处方 不得进行调剂，联系医师确认或改正后方可调剂。

3. 对严重不合理用药或者用药错误的处方处理 坚决拒绝调剂，及时告知处方医师并且做出记录和按照有关规定报告至医疗管理部门。

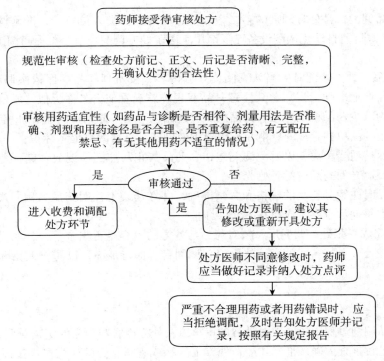

图 6 - 1 审方流程

知识链接

互联网药学服务

国务院《关于促进"互联网＋医疗健康"发展的意见（国办发〔2018〕26 号）》（以下简称《意见》）明确表示，允许依托医疗机构发展互联网医院，支持探索医疗机构处方与药品零售信息共享，探索放开院外处方和第三方配送，打通在线问诊、处方、药品配送到家全流程。《意见》指出："对线上开具的常见病、慢性病处方，经药师审核后，医疗机构、药品经营企业可委托符合条件的第三方机构配送。探索医疗卫生机构处方信息与药品零售消费信息互联互通、实时共享，促进药品网络销售和医疗物流配送等规范发展"。

2020 年伊始，互联网医疗行业迅猛发展，药师借助互联网平台开展线上审方和用药咨询服务，有效满足了慢病患者的用药需求。

互联网医院处方审核对象为互联网医院的医师在线上诊疗活动中为患者开具的电子处方。互联网医院信息系统应配置合理用药软件，对处方进行初步审核，对合理用药软件不能审核的部分及合理用药软件筛选出的不合理处方，由审方药师进行人工审核或复核。

互联网医院应建立明确、详细的处方审核流程，对处方进行合法性、规范性、适宜性审核，审核记录完备，过程可追溯。审核完成后，审方药师在处方上进行电子签名或签章。处方经审方药师签名或签章后进入收费和调配环节。互联网医院处方审核依据应与实体医疗机构处方审核依据一致，并同步更新。

有条件的互联网医院，经上级卫生健康行政部门审核，可成立区域处方医嘱审核中心。区域内其他医疗机构医师在诊疗活动中为患者开具的电子处方传输至区域处方医嘱审核中心，由互联网医院药学专业技术人员统一进行审核，并做出是否同意调配发药的决定。

二、处方调配

处方调配即药品调配，是处方调剂的第二个环节，由药士以上人员负责，准确调配药品并传递至发药、核对岗位（台）。目前自动化调配设备已逐渐用于医院处方调配环节，可提高调配的速率并减少人工差错。

1. 准确调配药品　处方调配时应当认真阅读处方内容，按所列药品顺序依次调配，做到药品名称、剂型、规格、剂量、产地准确无误。尤其注意一品双规、外观看似、名称听似、原研和国产的药品，避免出现调配差错。为减少药品调剂差错，药品摆放应遵循以下基本原则：内服、外用药品分开；注射剂、口服药分开；高警示药品单独存放并挂醒目标识；近效期药品悬挂醒目提示标识；一品双规药品，看似、听似药品尽量分开保持适当距离，以避免调剂差错。药品禁止与非药品混放，储存药品的冰箱禁止放食物、生活用品。需要遮光的药品应配备遮光盒。

在调配拆零药品时注意分包装的规格和数量准确，并在药袋上注明药品名称、规格、数量、批号和效期。中药饮片调配每剂重量误差应当在 ±5% 以内。

2. 逐张调配　完成一张处方调配后，核对药品与处方的内容是否完全符合，如无不符，则书写或贴上标签。调配人员在处方上签名或签章。然后清理调剂台、保持洁净，以防止差错和污染。再开始调配下一张处方。

三、处方核对

处方核对是药品调剂过程中再一次对处方的审核以及处方内容与药品的实物对照，药品调配齐全后，必须由另一位药师进行核查。确认准确才能在处方上签字或签章。药师应当严格按照"四查十对"的要求执行核对工作。

1. 查处方，对科别、姓名、年龄　核查处方前记部分，患者名称、年龄、科别是否准确，可以与患者口头确认。婴幼儿、儿童和老人注意年龄，核对建卡时的年龄和就诊取药当天是否一致。

2. 查药品，对药名、剂型、规格、数量　将药品与处方中的药品名称、剂型、规格、数量进行核对，检查是否有误。注意一品双规、看似、听似、原研、国产是否混淆。

3. 查配伍禁忌，对药品性状、用法用量　检查处方中药品之间是否存在配伍禁忌，如果有则填写处方审核反馈表由医师重新开具处方；核对药品的外观如颜色、形状、液体异物检查是否合格，注意药品的有效期。检查注射剂、液体药品等有无破损、污染，不得发出过期、不合格药品。贵重药品、毒性、麻醉、精神药品应当当面核对到最小包装。

4. 查用药合理性，对临床诊断　检查处方所开药品的适应证与处方记载的病情诊断是否一致，必要时询问患者所患疾病是否和诊断一致，有无遗漏。特别注意跨科开药又无诊断支持的患者，以防超适应证、超说明书用药，出现用药风险。

四、发药和用药交代

在发放药品之前药师应仔细向患者或家属交代药品使用和保存方法，在标签或者药袋上注明药品的用法、用量、服用时间，如早晨、晚上、饭前、饭后，用药时间间隔及中药饮片的煎煮等注意事项。特殊储存要求的药品，如未开封的胰岛素制剂须 2~8℃冷藏，应告知患者存放在冰箱的保鲜层，切不可放入冷冻层。根据病情需要可能具有特殊服用方法的药品如甲氨蝶呤片、地高辛片、阿仑膦酸钠片等应特别嘱咐患者服药次数和用量，婴幼儿、儿童、老人等要注意剂量的折算。

最后将药品清单随同药品一起交付给患者或代取人。

五、处方点评

《处方管理办法》规定医疗机构应当建立处方点评制度，填写处方评价表，实施处方动态监测及超常预警。

（一）处方点评的概念和意义

1. 概念　处方点评是指根据我国有关医药卫生法规、技术规范，对处方书写的规范性及药物临床使用的适宜性（用药适应证、药物选择、给药途径、用法用量、药物相互作用、配伍禁忌等）进行评价，发现存在或潜在的问题，制订并实施干预和改进措施，促进临床药物合理应用的过程。

2. 意义

（1）加强处方质量和药品使用管理，规范医师处方行为。

（2）落实处方审核、发药、核对与用药交代的有关规定，提高处方质量，促进合理用药，保障医疗安全。

（3）处方点评是医院持续医疗质量改进和药品临床应用管理的重要组成部分，是提高临床药物治疗学水平的重要手段。

（二）处方点评的方法

1. 处方点评的实施部门　我国《医院处方点评管理规范（试行）》（以下简称《处方点评规范》）规定医院处方点评工作在医院药事管理与药物治疗学委员会（组）和医疗质量管理委员会领导下，由医疗管理和药学部门共同组织实施。

2. 处方点评的方法　药学部门会同医疗管理部门根据医院诊疗科目、科室设置、技术水平、诊疗量等确定具体的处方抽样方法和抽样率。其中门急诊处方的抽样率不应少于总处方量的1‰，且每月点评处方绝对数不应少于100张；病房（区）医嘱单的抽样率（按出院病历数计）不应少于1%，且每月点评出院病历绝对数不应少于30份。

医院处方点评小组应当按照确定的处方抽样方法随机抽取处方，并按照《处方点评工作表》（表6-5）对门急诊处方进行点评；病房（区）用药医嘱的点评应当以患者住院病历为依据，实施综合点评，点评表格由医院根据本院实际情况自行制定。

表6-5 处方点评工作表

医疗机构名称： 点评人： 填表日期：

序号	处方号	日期	年龄	诊断	药品品种	抗菌药物（0/1）	注射剂（0/1）	国家基本药物品种数	药品通用名称	药品金额	处方医师	审核调配药师	核对发药药师	是否合理	存在问题	问题（代码）
1																
2																
3																
4																
5																
6																
……																

另外，三级以上医院应当逐步建立健全专项处方点评制度。专项处方点评是医院根据药事管理和药物临床应用管理的现状和存在的问题，确定点评的范围和内容，对特定的药物或特定疾病的药物（如国家基本药物、血液制品、中药注射剂、肠外营养制剂、抗菌药物、辅助治疗药物、激素等临床使用及超说明书用药、抗肿瘤药物临床应用和围手术期用药等）使用情况进行的处方点评。

3. 处方点评的原则和要求 处方点评工作应当坚持科学、公正、务实的原则，做好完整的、准确的书面记录，并且要通报临床科室及当事人。对处方点评过程中发现的不合理处方应当及时通知医疗管理部门和药学部门。

（三）处方点评结果的判定

处方点评结果分为合理处方、不合理处方，前者是指符合《处方管理办法》规定的处方。后者包括不规范处方、用药不适宜处方和超常处方。

1. 不规范处方 《处方点评规范》列举的15种不规范处方，见表6-6。

表6-6 不规范处方

序号	不规范处方的要点
1	处方的前记、正文、后记内容缺项，书写不规范或者字迹难以辨认
2	医师签名、签章不规范或者与签名、签章的留样不一致
3	药师未对处方进行适宜性审核的（处方后记得审核、调配、核对、发药栏目无审核调配药师及核对发药药师签名，或者单人值班调剂未执行双签名规定）
4	新生儿、婴幼儿处方未写明日、月龄
5	化学药、中成药与中药饮片未分别开具，处方新生儿、婴幼儿处方未写明日、月龄
6	未使用药品规范名称开具处方
7	药品的剂量、规格、单位、数量等书写不规范或不清楚
8	用法用量使用"遵医嘱""自用"等含糊不清字句
9	处方修改未签名并注明修改日期，或者药品超剂量使用未注明原因和再次签名
10	开具处方未写临床诊断或临床诊断书写不全
11	单张门急诊处方超过5种药品
12	无特殊情况下，门诊处方超过7日用量，急诊处方超过3日用量，慢性病、老年病或特殊情况下需要延长处方用量未注明理由
13	开具麻醉药品、精神药品、医疗用毒性药品、放射性药品等特殊管理药品处方未执行国家有关规定
14	医师未按照抗菌药物临床应用管理规定开具抗菌药物处方
15	中药饮片处方的药品未按照"君、臣、佐、使"的顺序排列，或未按要求标注药品调剂、煎煮等特殊要求

2. 用药不适宜处方 有下列情况之一的，应当判定为用药不适宜处方。

（1）适应证不适宜。

（2）遴选的药品不适宜。

（3）药品剂型或给药途径不适宜。

（4）无正当理由不首选国家基本药物。

（5）用法用量不适宜。

（6）联合用药不适宜。

（7）重复给药。

（8）有配伍禁忌或者不良相互作用。

（9）其他用药不适宜情况。

3. 超常处方 有下列情况之一的，应当判定为超常处方。

（1）无适应证用药。

（2）无正当理由开具高价药。

（3）无正当理由超说明书用药。

（4）无正当理由为同一患者开具2种以上药理作用相同药品。

（四）处方点评结果的应用

1. 教育和培训 医院药学部门会同医疗管理部门对处方点评小组提交的点评结果进行审核，定期公布处方点评结果，指出存在的问题及其危害性，达到培训教育的目的。发现可能造成患者损害的，应当及时采取措施，防止损害发生。

2. 持续改进质量 对医院在药事管理、处方管理、临床用药方面存在的问题进行汇总与分析，提出质量改进建议，并且向药事管理与药物治疗学委员会、医疗质量管理委员会报告。药事、医疗管理委员会研究制订有针对性的临床用药质量和药事管理措施并且责成相关部门和科室落实质量改进措施，提高合理用药水平，保证患者用药安全。

3. 考核和干预 处方点评结果是医院评审评价、医师定期考核指标体系的组成部分，是临床科室及其工作人员绩效考核和年度考核的主要指标之一，是实施奖惩、干预不合理用药的依据。

知识链接

前置处方审核

近年来，国家卫健委将处方点评作为合理用药的重要抓手，推动医疗机构积极开展处方点评工作。然而，由于处方点评工作多为回顾性点评，存在滞后性，无法及时解决用药安全隐患。因此将处方审核与处方干预结合，开展前置处方审核工作已成为医院药学服务发展的新举措。

在目前的医疗服务中，确保处方的规范合理存在诸多挑战：目前医疗机构尤其是大型三甲医院，医生不仅每日接诊工作量大，还常常面对跨科用药的患者，因此医生要确保每一张处方正确规范并不容易；在药师调配环节，由于处方审核量大，审核项多，药品使用信息复杂，人工处方审核难以完成高精准的工作要求。此外，根据常规的就医流程，医生开出处方，患者缴费凭处方去药房取药，如出现处方用药错误或不合理的情况，患者往往需要自行到缴费窗口退费，请医生重新修改处方，再排队进行二次缴费并取药。在这个过程中，患者耗费大量时间和精力，更重要的是，如果处方用药错误或不合理未被发现，给患者带来的伤害不可估量。

鉴于目前常规就医流程中的问题及患者可能的用药风险，目前国内已有不少医院引进了处方前置审核系统。该类系统可根据处方点评中发现的重点突出问题设置拦截规则，实现不规范或不适宜处方的前置干预。处方前置审核可以帮助医院实现门诊处方100%审核。系统发现不合理处方，医生接到系统提示后可主动修改，处方合格率大幅提升，医生的执业风险得到降低。此时的药师只需针对前置处方审核软件提示的疑似、需要人工复审的处方进行二次审核，大大降低了药师的工作量，给予药师较为充足的时间审核"疑似"处方。

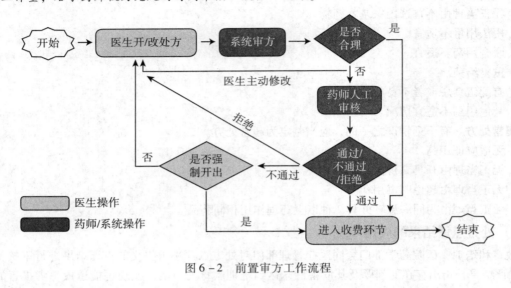

图 6 - 2　前置审方工作流程

六、不合理处方的干预

《处方管理办法》规定医疗机构应当登记并通报不合理处方，对不合理用药及时干预。根据处方点评结果，对不合理处方进行干预包括卫生行政部门和医院内部的行政处理。

1. 通报不合理处方　根据处方点评结果，通报不合理处方，对开具不合理处方的医师进行教育、批评。

2. 及时纠正严重错误处方　发现可能造成患者损害的处方，医疗部门应当及时予以纠正、药学部门立即停止调配，以防止损害的发生。

3. 医院内部的处理　①对出现超常处方3次以上且无正当理由的医师提出警告，限制其处方权；限制处方权后，仍连续2次以上出现超常处方且无正当理由的，取消其处方权。②对不按照规定开具处方或者不按照规定使用药品，造成严重后果的，取消其处方权。③取消违反《麻醉药品和精神药品管理条例》开具处方或使用药品的医师麻醉药品和第一类精神药品处方资格。④一个考核周期内5次以上开具不合理处方的应当认定为医师定期考核不合格，离岗参加培训。

4. 行政处罚　对未按照《处方管理办法》开具药品处方的，由县级以上卫生行政部门给予警告或者责令暂停6~12个月执业活动，情节严重的，吊销其执业证书；违反《麻醉药品和精神药品管理条例》，造成严重后果的由原发证部门吊销医师、药师执业证书。

案例解析

【案例】男性患者，18岁，临床诊断为1型糖尿病，医生开具处方如下：
格列齐特片（60mg×30片），60mg，qd，po；二甲双胍片（0.5g×40片），0.5g，bid，po。

【解析】属于不适宜处方。1型糖尿病发病机制为胰岛素分泌绝对不足，治疗方案只能选择胰岛素，不选用口服降糖药治疗。

药师建议：建议医生更改治疗方案，使用适当剂量的胰岛素制剂。

第三节　急诊药房药学服务

急诊药房的药学服务除了与门诊药房相同以外，还应当按照急诊患者的用药特点进行紧急、全天候的服务。

一、急诊与急诊用药

急诊是指为急症包括急性病、慢性病急性发作、中毒、意外损伤等需要立即就医的患者提供紧急诊疗服务。急诊科是医院急症诊疗的首诊场所，应当设医疗区和支持区（辅助检查、药房等），急诊药学服务属于急诊范畴。

知识链接

疾病严重程度分级

A：濒危患者，病情可能随时危及患者生命，包括气管插管、无呼吸、无脉搏、急性意识改变、无反应等，上述患者需立即采取挽救生命的干预措施。

B：危重患者，病情有进展至生命危险和致残危险者，应尽快安排就诊。

C：急症患者，患者有急性症状和急诊问题，但是目前明确没有危及生命或致残危险，应在一定的时间段内安排患者就诊。

D：轻症或非急症患者，患者目前没有急性发病情况，无或很少不适主诉。

——摘自《急诊规范化流程》（卫生部 2012 年 9 月 3 日发布）

急诊的抢救、诊治和留观都要使用药品，《急诊科建设与管理指南（试行）》规定急诊科应当备用的药品有 14 类：心脏复苏药；呼吸兴奋药；血管活性药；利尿及脱水药；抗心律失常药；镇静药；止痛、解热药；止血药；常见中毒的解毒药；平喘药；纠正水电解质酸碱失衡类药；各种静脉补液液体；局部麻醉药；激素类药物等。这些药品是急诊常用的，急诊药房必须储存。《急诊规范化流程》中列入一级抢救生命干预措施的药品有 6 种：纳洛酮、50% 葡萄糖、肾上腺素、多巴胺、阿托品、腺苷注射液。

二、急诊药房的药学服务

（一）常规急诊药学服务

急诊调剂面对的是急诊患者，其病情急、重、危，所以应及时了解、掌握危重病患者的情况，积极主动地做好药品供应及相关服务。急诊药学服务有以下特点。

1. 急诊对象具有时间和人数上的不确定性　要求药学部（科）乃至整个医院应保证急救用药，迅速开展急救服务工作，争取挽救更多人员的生命。

2. 药品数量有限、品种固定　一般急救用药往往品种固定、数量有限，所以为保障急救工作的顺利进行，急救药品应分类保管，以求供应及时，忙而不乱。

3. 优先调配　由于急诊调剂任务的特殊性，急救药品调配直接关系到患者的生死。因此，必须保证急诊处方的优先调配，设绿色通道，对标示有"急"的处方，应暂时终止普通药品的调配，保证急救药品及时供应，确保急救患者用药需求。

4. 程序简化　为争取尽快调配急救药品，急救药品调配程序应尽量简化。急救药品调配必要时可单独完成，缩短时间，但调配时应严格注意调配的准确性，反复核对，以确保调配出的药品准确无误。

5. 手续简化 药品管理严格做到账物相符，取药手续一定要完备。但在调配急诊药品时，为确保抢救药品的及时供应，取药手续在必要时可以简化，如急救药品可以先发药，再补办手续；麻醉用药在无授权医师签字时，可先调配，然后再补办手续等。

急诊药学人员应当掌握急诊药品的应用和管理，指导与协助急诊科将常备的抢救药品定期检查和更换，保证药品在使用有效期内。麻醉药品和精神药品等特殊药品，应按照国家有关规定管理。

医院应当设立急诊药房或者门诊药房急诊药品调剂台，每天24小时提供药学服务。

除了配备上述药品以外，还应当根据《国家基本药物临床应用指南》配备以下药品并且提供咨询服务。

1. 动物咬、蜇伤用药

（1）蜂蜇伤 局部用3%硼酸或1%醋酸冲洗以中和毒液、止痛；肌内注射氯苯那敏10mg或异丙嗪25~50mg减轻过敏反应；重症伴有休克者按过敏性休克处理；出现急性肾衰应当予以透析治疗。

（2）犬、猫咬伤 用2%碘酊或75%乙醇消毒，酌情注射破伤风抗毒素，应用抗菌药预防感染，犬咬伤应当作狂犬病免疫处理。

（3）蛇咬伤 用0.05%高锰酸钾溶液或3%过氧化氢溶液冲洗伤口，根据毒蛇种类分别选用（成人）：抗蝮蛇毒血清6000~12000U用0.9%氯化钠或25%葡萄糖注射液20~40ml稀释后缓慢静脉注射，抗五步蛇毒血清4000~8000U用0.9%氯化钠注射液40~80ml稀释后缓慢静脉注射，抗银环蛇毒血清10000U用0.9%氯化钠注射液20~40ml稀释后缓慢静脉注射，抗眼镜蛇毒血清2500~10000U缓慢静脉注射。禁止使用中枢神经抑制剂、肌肉松弛剂、肾上腺素、抗凝剂。

2. 破伤风用药 预防用破伤风抗毒素、破伤风类毒素1500~3000U，治疗用破伤风抗毒素5万~20万U。

3. 中暑用药 注射氯丙嗪、地西泮等，脑水肿和颅内压增高时用20%甘露醇注射液，纠正水、电解质紊乱及酸中毒。

4. 淹溺用药 心肺复苏药、颅内压增高时用20%甘露醇注射液，纠正水、电解质紊乱及酸中毒，3%氯化钠注射液补液，防治感染用药。

5. 电击伤用药 心肺复苏药、颅内压增高时用20%甘露醇注射液，纠正水、电解质紊乱及酸中毒，防治感染用药。

（二）突发事件中的药学服务

根据《突发公共卫生事件应急条例》《国家突发公共事件医疗救援应急预案》《国家突发公共卫生事件应急预案》《全国医疗机构卫生应急工作规范（试行）》，按照医院统一安排，制订药品储备计划，做好药品储备及保管，定期参加应急部门组织的培训、演练。详细内容见第十一章第一节。

案例解析

【案例】女性患者，61岁，急性脑梗死；高血压2级（很高危），经医师紧急对症治疗后，开具下列处方：

阿司匹林肠溶片，100mg，qd，po；阿托伐他汀片20mg，qd，po；氨氯地平片，10mg，qd，po；硝苯地平控释片30mg，qd，po。

【解析】用药不适宜处方，重复用药。氨氯地平与硝苯地平均为钙拮抗剂类降压药，同类药物不建议同时使用。建议：使用其中一种降压药即可。

第四节　住院药房药学服务

住院是指患者住在医院接受诊断、治疗，是医务人员为病情较重的患者实施系统的诊断学、治疗学措施的过程，包括住院调剂室承担的药学服务。住院调剂室是药学部门为住院患者提供药品调剂服务和管理的重要场所，其任务包括住院医嘱审核与药品调剂、静脉用药集中调配（也可独立设置）、参与病区备用药品管理、ADR 监测与上报，面向患者、医务人员、公众提供合理用药信息与咨询服务等。本节仅介绍用药医嘱审核与核对、调配，医嘱用药点评与不合理医嘱的干预。其他内容见有关章节。

一、住院医嘱概述

（一）医嘱的概念和分类

医嘱（medical order）即医嘱单，是指医师在医疗活动中下达的医学指令，是对患者进行检查、预防、治疗、护理、保健、康复等活动指令的文字记录，包括门诊、住院医嘱。使用药品是重要的医嘱内容。医嘱分为长期医嘱和临时医嘱。长期医嘱内容包括患者姓名、科别、住院病历号（或病案号）、页码、起始日期和时间、长期医嘱内容、停止日期和时间、医师签名、执行时间、执行护士签名。临时医嘱内容包括医嘱时间、临时医嘱内容、医师签名、执行时间、执行护士签名等。

医嘱是病历的重要组成部分，电子病历系统是由计算机处理病历及智能化服务的信息系统，电子医嘱与纸质医嘱效力等同。

（二）医嘱下达和书写规则

1. 基本规则　医嘱应当符合《病历书写基本规范》《中医病历书写基本规范》《电子病历基本规范（试行）》《中医电子病历基本规范（试行）》规定的基本要求。①客观、真实、准确、及时、完整、规范。②书写应当使用蓝黑墨水、碳素墨水，需复写的可以使用蓝或黑色油水的圆珠笔。计算机打印病历中的医嘱应当符合病历保存的要求。③书写过程中出现错字时，应当用双线划在错字上，保留原记录清楚、可辨，并注明修改时间，修改人签名。不得采用刮、粘、涂等方法掩盖或去除原来的字迹。④上级医务人员有审查修改下级医务人员书写的医嘱的责任；实习医务人员、试用期医务人员书写的医嘱，应当经过本医疗机构注册的医务人员审阅、修改并签名；进修医务人员由医疗机构根据其胜任本专业工作实际情况认定后书写医嘱。⑤书写一律使用阿拉伯数字书写日期和时间，采用 24 小时制记录。

2. 住院医嘱的要求　住院医嘱的下达、书写除了要严格遵守上述基本规则以外，还应当按照以下要求进行。

（1）医嘱内容及起止时间应当由医师书写。

（2）医嘱内容应当准确、清楚，每项医嘱应当只包含一个内容并注明下达时间，应当具体到分钟。医嘱不得涂改。需要取消时，应当使用红色笔迹标注"取消"字样并签名。

（3）一般情况下，医师不得下达口头医嘱。因抢救急危患者需要下达口头医嘱时，护士应当重复确认。抢救结束后，医师应当即刻据实补记医嘱。

（4）有关药品使用的医嘱应当严格执行《处方管理办法》的规定。详细内容见第二节"处方审核"。

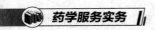

知识链接

医嘱与病历

医嘱是病历的组成部分，病历是指医务人员在医疗活动中形成的文字、符号、图表、影像、切片等资料的总和，包括门急诊和住院病历。按记录形式不同分为纸质和电子病历（二者效力相同）。病历书写是指医务人员通过问诊、查体、辅助检查、诊断、治疗、护理等医疗活动获得的有关资料，并进行归纳、分析、整理形成医疗活动记录的行为。病历书写应当客观、真实、准确、及时、完整、规范。计算机打印病历应按规定的内容录入并及时打印，由相应的医务人员手写签字，打印病历应当符合保存的要求。

病历归档以后形成病案。

————摘自《医疗机构病历管理规定（2013 年版）》

二、住院医嘱（用药）的审核

与处方审核一样，住院医嘱审核内容为医嘱的合法性和用药适宜性，审核的依据、标准与门诊药房调剂服务参考的标准相同，另外还需参考临床路径中有关用药的规定。

（一）用药医嘱的合法性审核

1. 医嘱书写应当规范

（1）使用规范的医药学术语（包括药品名称）、字迹清楚并不得涂改，如有修改则应在修改处签名并注明修改日期。

（2）化学药、中成药、中药饮片应分段书写；每次长期医嘱须按规定疗程注明开始、停用时间；临时医嘱用药最多为 1 日量，麻醉药品和第一类精神药品医嘱应逐日下达且每张处方为 1 日常用量。

（3）用药剂量单位、用法、中药饮片书写等的要求见处方书写规则及有关规定。

2. 使用药品通用名称 具体要求见处方书写规则及有关规定。中药饮片名称应当符合国家药品标准、省级药品监管部门制定的规范名称。

3. 使用规范的外文缩写词 具体要求见处方书写规则及有关规定。

（二）医嘱关于用药适宜性的审核

1. 是否符合门诊处方用药适宜性 按照门诊处方用药适宜性审核的 8 项标准（本章第二节）衡量住院医嘱的用药合理性，重点审核药品过敏试验情况，是否存在禁忌证用药、超剂量用药，是否存在不利的药品相互作用等。

2. 是否违反联合用药的原则 住院患者的病情重、复杂，甚至部分患者同时患有多种疾病，在保证患者安全的前提下，应当以第一诊断疾病（病情危重）用药为主。统计显示 6 种以上药品合用的不良反应发生率达 80% 以上，故应尽可能减少用药种数。

3. 是否有违反药物临床应用指导原则 如我国《糖皮质激素类药物临床应用指导原则》规定此类药品适用范围有 12 项，而心源性哮喘、急性肌肉损伤、普通感冒、慢性沙眼等均不得使用糖皮质激素。

4. 是否严格遵守用药疗程 应根据疾病和药品特征，按规定疗程使用药品，如糖皮质激素的疗程有 5 种，如冲击治疗、短程治疗、中程治疗、长程治疗和终身替代治疗，不同疗法针对不同疾病，否则可能诱发明显不良反应。

三、住院医嘱的调配、核对和发放

《药事管理规定》第二十九条要求"住院（病房）药品调剂室对注射剂按日剂量配发，对口服制剂药品实行单剂量调剂配发。肠外营养液、危害药品静脉用药实行集中调配供应。"

（一）药品调配

住院医嘱用药的调配除了遵守门诊处方调配的操作规程以外，必须根据住院患者用药管理要求，按下列方法和要求进行药品调配。

1. 单剂量调配　是指药学人员将住院患者所用的口服药品调配成单一包装，置于单剂量药盒或者药袋后，在护理人员指导下患者服用的操作过程。具体流程如下。

在住院计算机管理系统中，医师开具医嘱并且核对无误、护理人员审核、药师审核并且确认医嘱所用药品是否合理，最后药房打印用药医嘱单；药学人员根据医嘱单，拆分药品最小包装，将 1 次剂量的药品置于服药杯（盒）或者用单剂量药机包装，标注或者贴上标签（注明患者姓名、床号、服药要求等），交由护理人员核对、签名，然后由护理人员按时发给患者服用。

2. 逐日调配　口服药品以外的所有药品均采取逐日调配方式调剂并配发给护士站，临时医嘱应及时调剂。

（二）药品的核对和发放

1. 严格执行"四查十对"　与门诊处方核发一样，坚持查对，包括药师之间互相查对、药师与护理人员之间的查对。

2. 按照病区单元发放药品　药品调配完毕，药师签名后，按病区将药品发放给值班护士，要求护士核对后签名。

3. 患者出院带药的核发　有的患者达到出院标准后还需用药，药师根据医嘱调配药品交付患者或家属的同时，还需详细注明、交代药品的用法用量、使用禁忌、保管要求，随访事项、联系方式等。

四、住院医嘱的点评

（一）住院医嘱点评范围及方法

住院医嘱点评应当以患者住院病历为依据，实施综合点评。住院医嘱点评的概念、意义、方法和原则与处方点评相同，详见本章第二节。点评表格可根据医院实际情况自行制定或参考表 6-6 进行。

（二）住院医嘱的点评的内容

1. 医嘱与国家标准的符合程度　即医嘱下达、用药是否符合《处方管理办法》及其他有关规定和标准。

2. 合理用药指标　按医院质量管理有关规定，除上述内容以外，还需点评如下指标。

（1）处方指标　每次就诊人均用药品种数、人均药品费用。

（2）抗菌药物用药指标　住院患者人均使用抗菌药品种数、费用；使用抗菌药物的百分率、用药强度；医药费总额；使用特殊药品的品种数；病原学检查。

（3）外科清洁手术预防用药指标　清洁手术预防用抗菌药物百分率、人均用药天数；接受清洁手术者，术前 0.5～1 小时内给药百分率；重点外科手术前 0.5～1 小时内给药百分率等。

表 6-6　医嘱点评工作表

医疗机构名称：　　　　　　　　　点评人：　　　　　　　　　填表日期：

序号	日期	年龄	诊断	药品品种	抗菌药物(0/1)	注射剂(0/1)	国家基本药物品种数	药品通用名称	药品金额	医师	审核调配药师	核对发药药师	是否合理	存在问题（代码）
1														
……														
总计				A=	C=	E=	G=	I=	K=					O=

续表

序号	日期	年龄	诊断	药品品种	抗菌药物(0/1)	注射剂(0/1)	国家基本药物品种数	药品通用名称	药品金额	医师	审核调配药师	核对发药药师	是否合理	存在问题(代码)
平均				$B=$					$L=$					
%					$D=$	$F=$	$H=$	$J=$						$P=$

注：(1) 有 =1，无 =0；结果保留小数点后一位。

(2) 统计要求　A：用药品种总数；B：平均每张医嘱用药品种数 $=A/$医嘱总数；C：使用抗菌药的医嘱数；D：抗菌药使用百分率 $=C/$医嘱总数；E：使用注射剂的医嘱数；F：注射剂使用百分率 $=E/$医嘱总数；G：医嘱中基本药物品种总数；H：国家基本药物占医嘱用药的百分率 $=G/A$；I：医嘱中使用药品通用名总数；J：药品通用名占医嘱用药的百分率 $=I/A$；K：药品总金额；L：平均每次医嘱金额 $=K/$医嘱总数；O：合理医嘱总数；P：合理医嘱百分率：$O/$医嘱总数。

(3) 存在问题统计　用代码 1~15 代表不规范医嘱；1~9 代表用药不适宜医嘱；1~3 代表超常用药医嘱。

(4) 用药频度　可用用药频度分析评价药品在临床的地位，用药频度值越大说明对该药的选择倾向性越大。

（三）医嘱点评结果的判定

医嘱点评结果可分为合格医嘱、不合格医嘱。不合格医嘱包括不规范用药医嘱、用药不适宜医嘱，超常用药医嘱。应当按照不规范处方、用药不适宜处方、超常处方的判定标准评价医嘱点评结果。

五、不合理医嘱的干预

1. 对不合理医嘱的干预　同不合理处方干预一样，医院、卫生行政部门应根据医嘱点评结果，对医师的不合理医嘱进行定期通报，及时纠正严重错误医嘱。具体内容见第二节的"不合理处方的干预"。

2. 合理用药的监测　合理用药监测是国家行政干预不合理用药的措施，通过监测可以了解并掌握我国用药合理性相关数据，为制定政策、法规提供依据。

原卫生部 2009 年开始实施《加强全国合理用药监测工作方案》，并在《关于加强药事管理转变药学服务模式的通知》《关于加快药学服务高质量发展的意见》《关于加强医疗机构药事管理促进合理用药的意见》等文件中要求医疗机构要建立完善临床用药监测、评价和超常预警制度，对药物临床使用安全性、有效性和经济性进行监测、分析、评估。建立药品不良反应、用药错误和药品损害事件监测报告制度，对用药不合理、问题集中或突出的药品品种，依法依规及时采取措施。国家卫生健康委制定合理用药监测指标体系并组织实施，充分利用现代信息手段，提高监管效率和水平。

案例解析

【案例】 患者，女，45 岁，临床诊断：结肠癌术后疼痛，且具有磺胺过敏史。

处方用药：塞来昔布胶囊，200mg，q12h，po。

【解析】 不适宜处方。处方中存在用药禁忌，患者有磺胺类药物过敏史，此为塞来昔布和帕瑞昔布的应用禁忌；此外与塞来昔布类似化学结构的布洛芬缓释胶囊有活动性或既往有消化性溃疡史，胃肠道出血或穿孔的患者禁用的禁忌，该肠癌术后患者也不推荐使用。

药师建议：术后疼痛可选择曲马多，口服一次 50~100mg，必要时可重复；日极量不超过400mg；若采用静注、肌注或皮下给药等途径，50~100mg/次，日极量400mg。也可选择患者自控静脉镇痛（PCIA）或患者自控硬膜外镇痛（PCEA），使用注射用吗啡、曲马多、芬太尼、舒芬太尼、瑞芬太尼等药物。

第五节 病区药品管理中的药学服务

为有利于 24 小时治疗患者，病区应当配备常用的急救及其相关的药品。医院或医疗管理部门应当建立相关的管理制度并且督促落实，药学部门应对病区小药柜（包括治疗室、急救车、麻醉药品和精神药品柜）进行定期质量检查和指导。

一、病区急救药品的管理

医疗管理部门确定全院急救药品品种和基数，各病区应根据病种及其需要、患者数量配备足够（基数以上）的急救药品。

（一）病区配备急救药品的范围

根据《中国国家处方集》《国家基本药物临床应用指南》的规定，病区配备急救药品应当全院统一目录，一般包括以下药品。

1. 常用的急救药品

（1）心脏骤停、急性心力衰竭常用药 如呋塞米，硝酸甘油、硝酸异山梨酯、硝普钠等。

（2）猝死和心肺复苏用药 如肾上腺素、阿托品、利多卡因、胺碘酮等。

（3）抗休克用药 如多巴胺、去甲肾上腺素、碳酸氢钠注射液等。

（4）高血压危象用药 如硝普钠、硝酸甘油等。

（5）糖尿病急性并发症用药 如胰岛素、氯化钾及碳酸氢钠注射液等。

2. 急救相关药品 各种浓度的葡萄糖注射液、氯化钠注射液、乳酸钠林格注射液、甘露醇注射液等。

（二）急救药品的管理

1. 专人负责病区急救药品管理 护士长或者指定专人管理急救药品，负责领进，分发、使用、保管和养护，登记和核算，做到账物相符、质量合格、贮存安全。

2. 药品的领进、使用、轮换、报损程序 医院或医院医疗、护理部门应当建立病区配备药品的管理制度，要求病区护士站严格管理所贮存的药品：应当按照规定定期对储存的药品外观、包装等质量情况进行检查并予以记录；加强药品的养护及质量检查，定期盘点，做到账物相符；药品管理人员还应按规定进行药品效期管理，对效期短的药品要特别注意养护，近效期药品应及时更换或报废，按规定对报损药品销账；药学部、护理部或医院相应管理部门应定期对病区急救药品开展检查，以保障患者用药安全。

3. 规范化贮存药品 贮藏的基本要求是避免污染和降解，按包装标示的温度要求储存药品，包装上没有标示具体温度的，根据《中国药典》规定的贮藏要求进行。另外，对于要求避光、遮光、密闭、密封、熔封等特殊条件保存的药品，应当按相关要求执行，具体方法可参考《中国药典》对上述保存条件的规定。

二、病区备用药品的管理

病区除了储存一定的急救药品之外，还应当备用少量常用药品，尤其是麻醉科、手术室应当储存足够的全身和局部麻醉药。

（一）病区备用药品的范围

备用药品范围可由临床科室、护理部、药学部共同确定，一般有重症用镇痛药、解热镇痛药、全身和局部麻醉药；抗菌药物如头孢唑林、头孢拉定等用于手术时预防感染；大容量注射液等。

（二）病区备用药品的管理和质量管理的持续改进

病区备用药品储存同急救药品。应当根据药品的质量特性对病区药品的外观、包装等质量状况进行检查并改善储存条件、防护措施、卫生环境；对库房温湿度进行有效监测、调控并实时记录；对储存条件有特殊要求的或者有效期较短的品种应当进行重点养护。

药品因破损而导致液体、气体、粉末泄漏时，应当迅速采取安全处理措施，防止对储存环境和其他药品造成污染。

本章小结

1. 主要内容　本章主要介绍了处方的含义、种类、结构与内容以及处方权和调剂资格、处方调剂操作规程；门诊药房、急诊药房、住院药房的药学服务。

2. 重点　处方结构的组成及其内容；处方和住院医嘱审核和调配流程；急诊常用药品和一级抢救药品。

3. 难点　处方和住院医嘱点评及其结果判定。用药审核的内容、重点审核联合用药的适宜性。

思 考 题

题库

一、选择题

A 型题（最佳选择题）

1. 处方分类中不包括（　　）

 A. 普通处方   B. 急诊处方

 C. 第二类精神药品处方   D. 儿科处方

 E. 毒性药品处方

2. 处方的组成不包过下列哪一项（　　）

 A. 处方前记   B. 处方简介   C. 处方正文   D. 处方后记

3. 医嘱是指（　　）

 A. 长期医嘱和门诊医嘱   B. 长期医嘱和临时医嘱

 C. 长期住院和临时医嘱   D. 长期治疗和用药医嘱

 E. 长期医嘱和用药医嘱

4. 急诊处方颜色是（　　）

 A. 淡红色   B. 淡黄色   C. 淡绿色   D. 白色

 E. 淡黑色

5. 关于处方的相关规定，错误的是（　　）

 A. 处方必须在专用处方笺上书写

 B. 每张处方仅限一名患者的用药

 C. 药品名称必须为法定的通用名称、新活性化合物的专利药品名称

 D. 每张处方不得超过 5 种药品

 E. 中药饮片和中成药可开具在同一张处方上

X 型题（多项选择题）

6. 以下哪些属于不规范处方（　　）

 A. 处方的前记、正文、后记内容缺项，书写不规范或者字迹难以辨认

 B. 医师签名、签章不规范或者与签名、签章的留样不一致

 C. 新生儿、婴幼儿处方未写明日、月龄

D. 医师未按照抗菌药物临床应用管理规定开具抗菌药物处方

7. 以下哪些属于用药不适宜处方（　　　）

    A. 无正当理由不首选国家基本药物　　　　　B. 重复给药

    C. 有配伍禁忌或者不良相互作用　　　　　　D. 无正当理由开具高价药

8. 以下哪些属于超常处方（　　　）

    A. 无适应证用药

    B. 无正当理由超说明书用药

    C. 无正当理由为同一患者开具 2 种以上药理作用相同药品

    D. 未使用药品规范名称开具处方

9. 以下属于急诊药房药学服务特点的是（　　　）

    A. 就诊患者病情急迫，需要尽快获得诊治　　B. 急诊患者可凭急诊信息卡绿色通道取药

    C. 急诊处方具有优先调配权　　　　　　　　D. 急救药品调配程序应尽量简化

10. 常用的急救药品包括以下哪些（　　　）

    A. 心脏骤停、急性心力衰竭常用药　　　　　B. 猝死和心肺复苏用药

    C. 抗休克用药　　　　　　　　　　　　　　D. 高血压危象用药

二、问答题

1. 门诊处方调剂的基本流程是什么？

2. 处方审核主要包含哪些内容？

（周本宏）

第七章

静脉用药调配中心的药学服务

第一节　静脉用药集中调配的概念及意义

一、静脉用药集中调配的概念

静脉药物治疗是临床最常用的治疗方法之一，因其起效快，生物利用度高以及较易控制血药浓度而受到临床普遍重视；通常临床上采取将有治疗和营养支持作用的药物，如：电解质液、抗菌药物、细胞毒药物、营养物质、中药注射剂等，加入到载体输液中给患者输注的方式进行药物治疗。这种将药物加入到载体输液中并混合形成成品输液的调配过程，传统上是由护士在各病区的治疗室内完成，而玻璃瓶装的输液模式又是在半开放的状态下进行，由此所造成的药物污染、配伍不合理、药物不良反应、交叉感染、交叉耐药，以及操作人员长期吸入或接触肿瘤化疗药品、抗生素等药物而导致身体损害等问题则不可避免。同时，医院有限的药师资源也不可能对这种分散的、可能给患者造成危害的不合理静脉用药和配伍错误进行全面监督；再者，各病区治疗室从药房领取大量静脉输液剂等药物，往往缺乏严格监管，易发生药品的过期失效、丢失等现象，浪费现象严重。

众所周知，在世界制药行业内，由于实施了药品生产质量管理规范（good manufacturing practice，GMP），使药品生产以质量为核心，进行全生产过程的动态管理控制，保证生产药品的质量；在药品流通环节，由于实施了药品经营质量管理规范（good supplying practice，GSP），使药品在采购、储存、配送的过程中，药品质量也能得以保证。但在药品使用的最后环节，却缺少静脉用药调配的规范，不能保证静脉用药必须无污染等特质，这种先洁净后污染的情况使得优质药品在临床用药过程中不能保证质量和发挥应有的疗效，甚至对患者造成伤害。

因此，随着无菌技术的发展，为了加强对药品使用环节的质量控制，保证药品质量体系的连续性，提高患者用药的安全性、有效性，国外有人尝试在医疗机构中开展静脉用药集中调配的工作，即将原来分散在各个病区不洁净的环境中的静脉用药调配工作转变为在药学监护下在洁净的环境中（万级洁净区，局部百级）集中调配、检查、分发的管理模式，这就是现阶段国内外提倡的静脉用药调配模式。

静脉用药集中调配是指医疗机构药学部门根据医师处方或用药医嘱，经药师进行适宜性审核干预，由药学专业技术人员按照无菌操作要求，在洁净环境下对静脉用药物进行加药混合调配，使其成为可供临床直接静脉输注使用的成品输液的过程。其性质属于药品调剂范畴，是药品调剂服务的一种延伸。进行这样静脉用药集中调配的部门，称为静脉用药调配中心（Pharmacy Intravenous Admixture Service，以下简称：静配中心，PIVAS），静配中心承担静脉用药医嘱审核干预、加药混合调配、用药咨询、参与静脉输液使用评估等药学服务，为临床提供优质可直接静脉输注的成品输液。PIVAS 隶属于医疗机构药学部门，由药学部门统一管理。1969 年，世界上第一个 PIVAS 建立于美国俄亥俄州州立医院；我国第一个 PIVAS 于 1999 年在上海静安区中心医院建立。

二、静脉用药集中调配的意义

现阶段建立静脉用药调配中心的目的是为了加强对药品使用环节的质量控制，保证药品质量体系的连续性，提高患者用药的安全性、有效性，实现医院药学由单纯供应保障型向技术服务型转变，实现以患者为中心的药学服务模式，提高医院的医疗质量和管理水平。

建立静脉用药调配中心，可以保证静脉输注药物的无菌性，防止微粒污染，同时，可最大限度减少不合理用药现象，减少药物浪费，降低用药成本，保证药物相容性和稳定性，并将给药错误降至最低。由于空气净化装置的防护作用，可大大降低毒性药物对医护人员的职业伤害。PIVAS 作为医院的新部门，对合理用药和加强药品管理具有非常重要的意义。

（一）保证药品调配的质量和静脉用药安全

国外从 20 世纪 50 年代开始研究输液污染病，经研究发现，输液污染病是药液中存在的不溶性的细小"微粒"导致的，这些微粒主要来源于药物本身和临床操作过程。微粒对人体的危害有直接的、显像的，也有长期的、潜在的，有时甚至会直接造成临床的意外死亡，而且已经证实，细菌也可随着被操作者接触过的注射瓶颈掉落的玻璃微粒污染药液。

PIVAS 药品调配是在严格控制的洁净环境中，由经过专门培训的人员，严格按照操作规程进行转移、混合，药品在最后使用时保存在封闭的系统中，从而大大降低了微生物、热原及微粒污染的概率，最大限度地降低输液反应，确保静脉用药安全。尤其是在使用袋装输液调配后，可以大大减少空气介入对药液的污染。

（二）加强用药监控，促进合理用药

住院患者由于病情相对较重，通常需多药联用，另外目前新药层出不穷，药物之间的配伍和相互作用越来越复杂，而医师相对缺乏必要的输液配伍知识，这使得医师在诊断病情的同时，有时很难确保用药方案的合理性。同时护士缺乏对药物稳定性概念的认识，仅根据医嘱或凭经验调配，对多种药物混合后的稳定性及相互作用关注不够，难以控制不合理用药现象。

药师是医院的药学专家，具有对药物安全性和有效性进行评价的能力，但长期以来由于受到配方发药模式的限制，药师无法做到对住院患者的每张处方进行审核，导致临床存在很多用药安全隐患。PIVAS 提供了一个平台可以让药师充分发挥其专业作用：药师在调配过程中的审核作用，可以纠正处方上的给药错误和配伍禁忌，解决被长期忽略的药物相容性和稳定性的问题，为临床提供合理的药物溶媒、给药时间、给药速度等合理化用药方案；同时，临床静脉用药医嘱汇集到 PIVAS，药师可以充分根据统计数据开展药物利用及药物经济学等方面的研究，并将结果反馈临床，进一步促进合理用药。合理用药只有

在药师的配合中才能得以实施和完善，这在发达国家的医疗实践中已得到证实。药师在临床治疗中的介入，可以有效减少病人的投诉，降低医疗事故和医疗纠纷，提高医疗质量。

（三）强化药品管理，降低医疗成本

国外有调查发现，通过静脉用药调配中心，医疗资源和人力资源相对集中，可以显著降低医疗成本。集中化和标准化静脉用药调配方案，可以将药品集中贮存，由药学专业人员统一管理，防止药品流失、变质和过期失效，从而减少浪费。静脉用药调配中心的建立，同时给医院药品管理带来了改变：对于小剂量用药，特别是儿科用药和胰岛素等，通过合理拼用，减少病人费用，降低医疗成本；可购买大包装的药品，降低药品的价格。

（四）加强职业防护

在传统的调配环境中，护理人员易受到某些危害药品的伤害。危害药品是指能产生职业暴露危险或者危害的药品，即具有遗传毒性、致癌性、致畸性，或对生育有损害作用以及在低剂量下可产生严重的器官或其他方面毒性的药品，包括肿瘤化疗药品和细胞毒药品等。

护士在没有任何防护的情况下每天调配大量抗生素及肿瘤化疗药物，这些药物产生的粉尘，悬浮在空气中，吸入人体内，对护士的健康带来一定的危害。在静脉用药调配中心调配此类药物时，由于采用了生物安全柜，调配人员需穿戴专门的手套、隔离衣、护目镜及口罩，从而加强了对调配人员的防护。另一方面，通过隔离的环境和严格的操作规程，可以对危害药品的贮存、调配、运输、废弃物等诸多环节进行控制，减少了浪费和对环境的污染。

（五）提高护理质量

我国医院住院患者 80% 以上接受输液治疗，85% 的护士用于输液工作的时间超过 75%。在以"患者为中心"医疗理念的推动下，将本不应由临床护士承担的药物调配工作归由静脉用药调配中心担当，将护士解脱出来，从而使其有更多的时间用于为患者的治疗服务，具有明显的社会效益与经济效益。

第二节　静脉用药调配中心的功能区划分

为保证静脉用药调配中心科学、规范地建设、管理、评估、监督，2010 年 4 月 20 日我国原卫生部办公厅下发了《关于印发〈静脉用药集中调配质量管理规范〉的通知》（卫办医政发〔2010〕62 号，以下简称《规范》），2020 年 8 月国家卫生健康委医政医管局下发了《静脉用药调配中心建设与管理指南》（征求意见稿）（以下简称《指南》），在《规范》和《指南》中要求静脉用药调配中心总体区域设计布局、功能室的设置和面积应当与其工作量相适应，并能保证洁净区、辅助工作区和生活区的划分，不同区域之间的人流和物流走向合理，不同洁净级别区域间应当有防止交叉污染的相应设施。静配中心筹建或改建应当建立预审制度。

要保证在 PIVAS 的洁净环境中（万级洁净区，局部百级）完成静脉用药集中调配、检查、分发等一系列工作，PIVAS 中功能区的划分必须科学、合理，因此我国《规范》和《指南》中在房屋布局方面均有规定："静配中心整体布局、各功能区的设置和面积应当与其工作量相适应，并能保证洁净区、非洁净控制区和辅助工作区的划分与合理缓冲衔接；洁净区包括调配操作间、一次更衣、二次更衣及洗衣洁具间，调配操作间根据药物特性不同又分为普通药物及肠外营养液调配间、抗生素类和危害药品调配间；非洁净控制区包括普通更衣室、用药医嘱审核、打印输液标签、摆药贴签核对、成品输液核对与包装、配送和清洁间等；辅助工作区包括药品二级库、物料贮存库、药品脱外包区、转运箱/转运车存放区、综合性会议示教区与休息室等。"一般来说，只在洁净区有相应的净化级别要求。目前国内静脉用药调配中心最基本的功能区划分及净化级别如下。

1. 摆药准备间

（1）功能　分类摆放拆除外包装的输液、注射用药品等，不允许带有纸盒的药品进入；贴签，根据

标签摆放药品并进行核对，为次日需要调配的药品做准备工作。

（2）净化要求　无净化级别，为控制区。

2. 审方打印间

（1）功能　审阅病区发送来的输液处方，确保药物的相容性、稳定性及合理性，打印输液标签，很多医院也作为审方药师工作室。

（2）净化要求　无净化级别，为控制区。

3. 核对、包装间

（1）功能　核对已调配好的药品，确认药品种类、剂量无误，检查有无沉淀、异物、变色、渗漏等现象。将合格的成品输液适宜包装后，按病区置于转运箱内，上锁或加封条，并填写成品输液发送信息。

（2）净化要求　无净化级别，为控制区。

4. 一次更衣间

（1）功能　脱去普通工作服、换鞋、洗手等。

（2）净化要求　十万级。

5. 净化洗衣洁具间

（1）功能　清洗调配间内使用的净化服及存放净化区内清洁用具。

（2）净化要求　十万级。

6. 二次更衣间

（1）功能　戴一次性帽子与口罩、换洁净服、戴无菌手套等。

（2）净化要求　万级。

7. 调配操作间

（1）功能　放置层流工作台/生物安全柜，进行药物调配工作。

（2）净化要求　万级，层流台/生物安全柜净化级别为百级。

8. 二级药库

（1）功能　储存调配中心需要使用的输液及针剂。需设置阴凉库和冷藏间（或配置冷藏设备）。

（2）净化要求　无净化级别。

9. 辅助区域　以上区域为 PIVAS 基本运作所必须的功能区，此外，还有普通更衣间、普通区域洗衣洁具间、机房等。在医院面积条件允许的情况下，还需要考虑配备以下功能区。如：办公休息间、转运车存放区、会议示教室等。

为了便于直观的理解，这里提供一张 PIVAS 布局示意图（图 7-1）供参考。

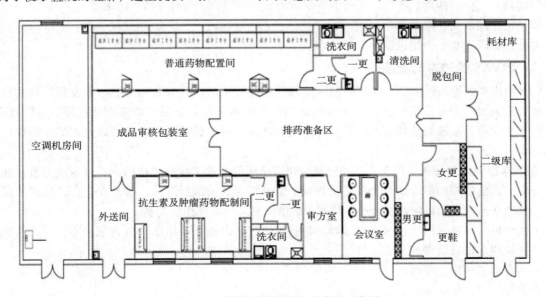

图 7-1　静脉用药调配中心布局示意图

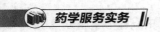

第三节 静脉用药调配中心的维护与主要硬件设施

一、静脉用药调配中心的维护

维护，就是维护原设计状态的措施，PIVAS 维护的目的是：①将室内产尘产菌控制在设计要求之下；②使系统、设备运行正常，有效地实现设计上阻止尘菌进入的目的；③已产生的尘、菌要及时去除，不致累积变成突发性洁净负荷，防止非常事件的发生；④保证空调系统的正常运行使用。为达到这样的目的，应做好 PIVAS 中的清洁、消毒与灭菌，设施设备的维护保养等工作。

（一）PIVAS 的清洁

清洁消毒是 PIVAS 安全运营的基础。按前面所述 PIVAS 的功能区划分，控制区和洁净区应有独立的清洁工具用于各自的清洁，洁净区按不同功能也应有独立的清洁工具用于各自的清洁；清洁工具在使用后，应立即进行清洗消毒；各区域的清洁工具应在相应的专用环境中存储，风干；每次清洁操作，均须详细记录。

1. 非洁净控制区的清洁　每天药物调配工作完成后应进行清洁，取少许洗涤剂加适量饮用水稀释成清洁剂，若有特别污迹，可用清洁剂清除污迹，用饮用水擦洗至无泡沫。地面可用吸尘器吸取表面粉尘。

每日清洁：工作台、地面。

每周清洁：门、窗、墙面等。

每月清洁：天花板、公用设施。

2. 洁净区的清洁　洁净区清洁剂的制备：在适合的洁净不锈钢或塑料桶内加入少许洗涤剂，混合于纯化水中，溶液必须每天使用前配制。

每天药物调配工作完成后立即进行清洁，用适宜的清洁用品蘸清洁剂擦拭工作台风机、照明灯开关的按键、工作台工作区的顶部，然后从上到下清洁台面的两壁，最后清洁工作台面，再用纯化水擦洗至无泡沫。洁净间里的不锈钢设备、装药篮、座椅、垃圾桶、传递窗、地面等也应用适宜的清洁剂进行擦拭，再用纯化水擦洗至无泡沫，但清洁用品应注意分开。

每日清洁：工作台四周、座椅、所有的不锈钢设备，传递窗，废弃物桶，地面等。

每周清洁：门、窗、墙面等。

每月清洁：天花板、公用设施。

（二）PIVAS 的消毒与灭菌

PIVAS 中应根据物品污染后导致感染的风险高低选择相应的消毒或灭菌方法。高度危险性物品，应采用灭菌方法处理；中度危险性物品，应采用达到中水平消毒以上效果的消毒方法；低度危险性物品，宜采用低水平消毒方法或做清洁处理；遇有病原微生物污染时，针对所污染病原微生物的种类选择有效的消毒方法。

1. 非洁净控制区的消毒　用于非洁净控制区和洁净区的消毒工具必须严格分开。每次消毒操作，均须详细记录。目前推荐的消毒剂有 75% 乙醇溶液、0.05% 含氯消毒剂溶液，通常在适合的洁净不锈钢或塑料桶内加入所示量的消毒液，混合于饮用水中，溶液必须每天使用前配制。

每天清洁后立即进行消毒，用 75% 乙醇溶液擦拭工作台，地面可用 0.05% 含氯消毒剂溶液擦洗，15分钟后再用饮用水擦去消毒剂。

每日消毒：工作台、地面。

每周消毒：门、窗、墙面等。

每月消毒：天花板、公用设施。

2. 洁净区的消毒 每天用75%乙醇溶液擦拭工作台风机、照明灯开关的按键、工作台工作区的顶部，然后从上到下清洁台面的两壁，最后擦拭工作台面。不锈钢设备、装药篮、座椅、垃圾桶、传递窗等均需使用75%乙醇溶液擦拭消毒，并且至少停留10分钟。地面可用0.05%含氯消毒剂溶液擦洗，注意不留死角，并且至少停留10分钟，然后用清洁用品或吸水机吸干。

每日消毒：工作台四周、座椅、所有的不锈钢设备，传递窗，废弃物桶，地面等。

每周消毒：门、窗、墙面等。

每月消毒：天花板、公用设施。

3. 清洁用品的消毒 清洁用品清洗干净，在250mg/L有效含氯消毒剂（或其他有效消毒剂）溶液中浸泡30分钟，冲净消毒液，干燥备用。

地面用清洁用品清洗干净，在500mg/L有效含氯消毒剂中浸泡30分钟，冲净消毒液，干燥备用。

（三）清洁、消毒注意事项

（1）洁净区、非洁净控制区的清洁、消毒工具必须严格分开，不得混用。

（2）清洁用品应分别使用、分别清洗、分别消毒。

（3）清洁、消毒过程中，不得将清水或消毒液喷淋到高效过滤器上。

（4）清洁、消毒时，应按从上到下、从里向外的程序擦拭，不得留有死角。

二、静脉用药调配中心的主要硬件设施

PIVAS中硬件设施有很多，我们主要介绍保证洁净区空气洁净度和净化级别的核心设备及其维护保养要求。

（一）洁净空调系统

调配区域空气的洁净度及质量是影响微生物污染的重要因素之一，通过在关键区域装备合适的通风装置即洁净空调系统，可使空气为媒介的感染发生率大大降低。由于空气中悬浮粒子以及悬浮粒子可能携带微生物造成产品的污染，因此，减少空气中悬浮粒子的含量和有效去除已经存在的固体微粒，也是保证产品质量的必然要求。空气层流技术能有效地为工作区域提供高质量的空气。一般而言，较大面积无菌操作区域内空气的洁净度为1万级，在静脉用药调配的核心区域（如无菌操作区内的洁净层流工作台）的空气洁净度应达到100级。关于洁净度的标准，我国GMP（2010年修订）把洁净度分为4级，各项要求见表7-1。

表7-1 洁净度标准

洁净度级别	悬浮粒子最大允许数/m³				微生物数监测	
	静态		动态		浮游菌	沉降菌
	≥0.5μm	≥5μm	≥0.5μm	≥5μm	cfu/m³	cfu/4h（φ90mm）
A级	3520	20	3520	20	<1	<1
B级	3520	29	352000	2900	10	5
C级	352000	2900	3520000	29000	100	50
D级	3520000	29000	不作规定	不作规定	200	100

注：cfu是菌落形成单位，指单位体积中的活菌个数。

需要说明的是表7-1中的洁净度标准是2010版GMP的要求，采用了欧盟和WHO的A、B、C、D分级标准，更加与国际接轨。与过去相比：A级动态、静态情况下均相当于100级；B级静态下相当于100级，动态下相当于1万级；C级静态下相当于1万级；D级静态下相当于10万级。由于在PIVAS中目前人们仍然习惯沿用百级、万级等的概念，所以本章节我们还是使用百级、万级等来描述洁净度标准。

静脉用药调配中心洁净空调系统包括净化机组、洁净层流工作台（水平层流台、生物安全柜）等。净化机组包括以下设备：新风口、排风口、回风口、风道、管件和阀门、过滤器等。洁净层流工作台是

静脉用药调配中心内使用的最主要的净化设备，因为所有的静脉用药无菌调配均需在洁净层流工作台内完成。洁净层流工作台的工作原理是通过风机将室内空气经高效过滤器过滤后送到净化工作台内区域，最终使得净化工作台内区域达到局部百级的操作环境。

洁净层流工作台主要有三个基本作用：①为静脉用药调配工作区域创造百级的工作环境；②通过提供稳定、净化的气流，防止层流台外空气进入工作区域，从而避免工作台外空气对所调配的药物产生污染的可能；③将人员和物料（输液袋、注射器、药品等）带入的微粒清除出工作区域。

洁净层流工作台根据气流方向的不同可分为水平层流台和垂直层流台两种，应根据所调配药品特性的不同而选择不同的层流工作台，如选择水平层流台调配肠外营养液和普通输液。由于普通的洁净层流台不能保护调配人员的安全，同时也无法避免污染环境，所以应选择生物安全柜来调配抗生素和细胞毒等危害药品。生物安全柜可于工作台面四周的散流孔回风形成相对负压，抗生素或细胞毒药物不会外溢，能有效保护操作人员的安全及避免环境污染。

另外水平层流台的初效过滤器应定期进行清洗或更换（由设备厂家完成或设备厂家专业人员指导完成），高效过滤器只可以进行更换，不可清洗（由设备厂家判断并完成）；生物安全柜应根据自动监测指示，及时更换过滤器的活性炭。生物安全柜内高效过滤器的更换应由专业人员来完成，替换下来的高效过滤器应由厚塑料袋包裹好后焚烧处理。

1. 水平层流工作台 水平层流工作台（图 7-2）可除去 99.99% 直径 0.3 μm 以上的微粒，创造局部百级的洁净环境。但是如果使用不规范，人员以及工作台内调配用物品（输液、安瓿、注射器等）的阻拦，都可能破坏层流，形成紊流，不能提供有效的洁净环境。因此，正确了解洁净气流的走向，合理利用气流，保证在最洁净、最安全的区域，用最标准的无菌操作技术进行调配就成为正确使用水平层流台进行药物调配的关键。

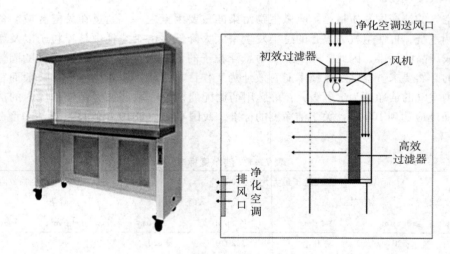

图 7-2 水平层流台示意图

用于静脉用药调配操作的水平层流台的进风口应当处于工作台的顶部，这样可保证最洁净的空气先进入工作台，工作台的下部支撑部分应确保空气流通。此类层流洁净台只能用于调配对工作人员无伤害的药物，如电解质类药物、肠外营养药等。最好全天 24 小时保持水平层流台运转状态，或至少在使用前提前半小时启动机器及紫外线灯（在确保没有人员在场的情况下），以保证实现其工作区域内的百级环境。

在操作及清洁过程中避免任何液体物质溅入高效过滤器，因为高效过滤器一旦被弄湿，在严重影响过滤效率的同时还很容易产生破损及滋生真菌。避免在洁净空间内剧烈动作，避免在调配时咳嗽、打喷嚏或说话，严格遵守无菌操作规则，手应严格避免接触无菌部位。每天调配结束后，应彻底清场，先用清水清洁，再用 75% 乙醇擦拭消毒。

2. 生物安全柜　生物安全柜（图7-3）属于垂直层流工作台，通过层流台顶部的高效过滤器，可以过滤99.99%的0.3μm以上的微粒，使操作台空间形成局部100级的洁净环境，并且通过工作台面四周的散流孔回风形成相对负压，因此，不应当有任何物体阻挡散流孔，包括手臂等。用于调配危害药品的生物安全柜，应当加装活性炭过滤器用于过滤排出的有害气体。

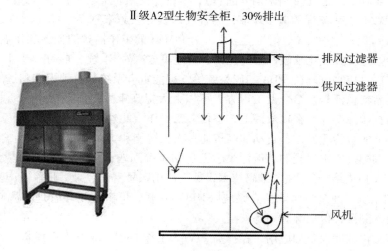

图7-3　生物安全柜示意图

考虑到造价经济、使用方便、操作空间等因素，在静脉用药调配中心中所选用的生物安全柜最低标准必须是Ⅱ级 A2 型生物安全柜，以便进行有潜在危害的药品，如细胞毒性药物、致敏性抗生素、免疫抑制剂等药物的调配。每天提前半小时先启动生物柜循环风机和紫外线灯。调配时前窗不可高过安全警戒线，否则，操作区域内不能保证负压，可能会造成药物气雾外散，对工作人员造成伤害或污染洁净间；同时操作区域内也有可能达不到百级的净化要求。

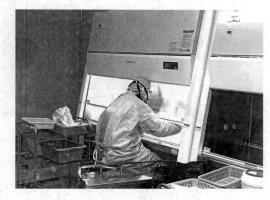

图7-4　工作人员进行肿瘤化疗药品调配

调配人员应采用正确的无菌操作技术，尽量减少药物气雾或残留物的产生，这是保护操作者安全的最重要途径。每天操作结束后，应彻底清场，先用清水清洁，再用75%乙醇擦拭消毒。调配人员应使用适合的无菌服、手套和防护镜等（图7-4）。

（二）洁净空调系统的维护

（1）空气处理机组、新风机组应依据周围环境和当地空气质量状况制定定期检查制度。新风机组风口滤网宜每月清洁1~3次，保持清洁。

（2）初效过滤器宜每个月检查清洁1次、2~4个月更换1次；中效过滤器宜每2个月检查1次，3~6个月更换1次，发现污染和堵塞及时更换；末端高效过滤器宜每年检查1次，使用2~3年时应更换。高效过滤器更换后应及时对洁净区进行洁净度检测，合格后方可投入使用。

（3）定期检查回风口过滤网，宜每周清洁1次，每年更换1次。如遇特殊污染，及时更换，并用消毒剂擦拭回风口内表面。

三、智能静配及其他辅助设备

随着自动化、信息化技术的发展和应用，"智能静配"的理念越来越深入人心。所谓"智能静配"就是指 PIVAS 各工作环节拥有较完善的自动化、信息化水平，通过人工智能和机械传输手段的结合应用，完成 PIVAS 各环节烦琐的工作，在降低人员劳动强度的同时，提高工作效率、减少工作差错，加强职业防护，做到全程可监控、溯源，从而确保静脉用药调配安全。

目前，全自动配液机器人已经面世，并且在少数医院投入使用，国外品牌主要有 Cytocare、RIVA 等，国内从事此方面研究的主要有深圳卫邦科技等。然而受种种条件的限制，如调配效率和速率、设备自身及维护成本、软硬件兼容等问题（特别是国外品牌），全自动配液机器人并没有得到较好推广应用。

近年来，围绕 PIVAS 工作流程的诸多环节，结合我国实际，越来越多智能化软件、辅助设备应用于PIVAS，实现了 PIVAS 部分模块的自动化与信息化，为 PIVAS 的工作模式的创新和发展进行了有益探索，并积累了宝贵的经验。这些智能化软硬件主要包括：智能审方/操作系统、自动贴签机、自动加药机（配药机器人）（图 7-5）、自动分拣机、PDA 扫码系统等。智能审方系统能自动识别和过滤药品的用法用量错误、配伍禁忌、药品禁忌证等，结合人工审方，可以大大提高审方工作效率；自动贴签机可按照设定批次和溶剂信息自动打印标签并贴在输液袋上，替代人工操作。此外，还有智能摆药系统，可实现摆药、贴签、分类进仓等环节的智能化操作；自动加药机通过人工智能和机械传输手段，配合双向精密配液泵，可以改善在静脉用药调配过程中遇到的药液污染、人员伤害等问题；自动分拣机可以实现成品输液自动分科、减少差错；PDA 扫描结合条码/二维码技术，员工使用账号密码登录，将输液调配的每一环节信息实时传入 PIVAS 管理系统，通过与医院信息系统（HIS）互联，可实现闭环管理，从而对输液从调配到使用全过程进行监控、溯源，保证静脉用药安全。

以上自动化、信息化辅助设备的应用，在提高 PIVAS 工作效率、降低人力成本、减少差错和加强职业防护等方面起到了不可或缺的作用。

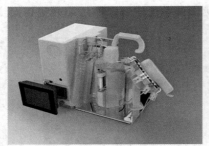 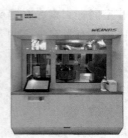 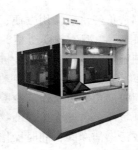

图 7-5　配药机器人

第四节　静脉用药集中调配工作流程与无菌操作技术

一、静脉用药集中调配工作流程

按照《规范》和《指南》的要求，静脉用药集中调配工作流程如下。

微课

药师接收医师开具的静脉用药医嘱信息→药师对医嘱进行审核→打印标签→贴签摆药→核对→混合调配→输液成品核对→输液成品包装→分病区放置于密闭容器中、加锁或封条→由工人送至病区→病区药疗护士开锁（或开封）核对签收→给患者用药前护士再次与病历用药医嘱核对→给患者静脉输注用药。

下面就流程中药师负责的环节逐一进行叙述。

（一）处方的审核

PIVAS 接收医嘱后，由审方药师审方。内容包括：处方的信息是否完整，如病区、床号、住院号、患者姓名、年龄等；药品的使用信息是否正确，如药品的名称、规格、使用政策、使用权限等；药品的使用是否合理，如药品的适应证、剂量与用法、不良反应，药品的相互作用、配伍禁忌，输液的滴速以及两袋输液之间的衔接等。并根据先抗生素、激素、治疗主药、后辅助用药的原则，确定输液的调配顺序（批次），一般用编号或输液时间决定，有特殊用药需求的，病区应事先告知。有条件的单位可配备合理用药软件，使审方过程更科学、方便、高效。

近年来，随着医院药学的发展和对合理用药问题认识的深化，越来越多的临床药师认识到仅有上述层面的审方是不够的。PIVAS的药师工作站需要得到患者的更多信息，如：诊断（主要症状）、肝肾功能等病理生理状况、主要临床检验结果等，以利于审方药师对用药医嘱合理性的正确判断。

审方药师在处方审核过程中，发现问题或有疑义处方时，应尽快与相应病区进行联系、沟通。属医嘱信息录入错误的由主班护士及时更正、确认；属药品使用政策和权限的应根据医疗行政管理部门和医院的相关规定经主班护士向经治医师说明后进行调整；属药物不合理使用的应根据药典、药品说明书以及权威专业书籍立即与经治医师进行电话或当面讨论沟通，推荐合理的药物治疗方案。若存在争议，则应由经治医师或其上级医师再次确认签字后，方可进入下一步调配程序。审方药师应将审方过程中发现的问题及处置记录汇总，不得擅自修改医嘱。必须指出的是，审方药师不得根据电话方式确认对电子医嘱的修改，任何修改必须得到计算机系统或纸质医嘱的确认方可执行。

（二）打印标签

药师审核通过的处方或用药医嘱，汇总数据后以病区为单位，打印成输液处方标签（简称：输液标签），输液标签的内容包括患者姓名、病区、床号、病历号、日期以及药品名称、规格、剂量、用法、摆药者、核对者、调配者、复核者等，如有可能的话，还应标注成品输液的失效期。审方药师核对输液标签无误后，将输液标签按处方性质和用药时间顺序排列后，放置于不同颜色（区分批次）的容器内，以方便摆药和调配操作。输液标签内容除应当符合相关的规定外，还应当注明需要特别提示的下列事项。

（1）按规定应当做过敏性试验或者某些特殊性质药品的输液标签，应当有明显标识。

（2）药师在摆药准备或者调配时需特别注意的事项及提示性注解，如用药浓度换算、非整瓶（支）使用药品的实际用量等。

（3）临床用药过程中需特别注意的事项，如特殊滴速、遮光滴注、特殊用药监护等。

（三）贴签摆药与核对

摆药就是把某一位患者所需输注的一组输液中的所有注射剂连同载体输液，摆放到同一个容器中的过程，为了便于核对、使用，输液标签应贴于输液袋正面药名、剂量、浓度的下方（不得将原始标签覆盖）或输液瓶（包括玻璃瓶）的侧面。摆药前药师应当仔细阅读、核查输液标签是否准确、完整，如有错误或不全，应当告知审方药师校对纠正。

知识链接

高警示药品

高警示药品是指那些药理作用显著且迅速，一旦使用不当极易发生严重后果甚至危及生命的药物。包括高浓度电解质制剂、肌肉松弛剂及细胞毒药品等。高警示药品应设置专门的存放药架，不得与其他药品混合存放，并且要有统一的醒目标识；调配、发放、使用时均要实行双人复核。

药师应按输液标签所列药品顺序摆药，按其性质、不同用药时间，分批次将药品放置于不同颜色的容器内，需冷藏的药品不可过早从冰箱中取出；然后按批次、药物性质不同，将摆好的药品，通过传递窗送入洁净操作间，存放于药架（车）上。

摆药时需检查药品的品名、剂量、规格等是否符合标签内容，同时应当注意药品的完好性及有效期，并签名或者盖签章。同时注意：①摆药时，确认同一患者所用同一种药品的批号相同；②摆好的药品应当擦拭清洁后，方可传递入洁净室，但不应当将粉针剂西林瓶盖去掉；③每日应当对用过的容器按规定进行整理擦洗、消毒，以备下次使用。④每日完成摆药后，应当及时对摆药准备间短缺的药品进行补充，并应当校对；⑤补充的药品应当在专门区域拆除外包装，同时要核对药品的有效期、生产批号等，严防错位，如有尘埃，需擦拭清洁后方可上架；⑥补充药品时，应当注意药品有效期，按先进先用、近期先用的原则；⑦对氯化钾注射液等高警示药品应当有特殊标识和固定位置。⑧药师摆药应当双人核对，并签名或盖签章。

（四）混合调配

进行加药混合调配的人员应严格按照静脉用药无菌调配的操作程序和要求进行调配。在调配操作前30分钟，按操作规程启动洁净间和层流工作台净化系统，并确认其处于正常工作状态，操作间室温控制于18～26℃、湿度40%～65%（指南35%～75%）、室内外压差符合规定，操作人员记录并签名。然后按以下程序进行操作。

（1）按更衣操作规程，进入洁净区操作间，首先用蘸有75%乙醇的无纺布从上到下、从内到外擦拭层流洁净台内部的各个部位。

（2）将摆好药品的药车推至层流洁净操作台附近相应的位置。

（3）调配前的核对：调配药学技术人员应当按输液标签核对药品名称、规格、数量、有效期以及药品的完好性等，确认无误后，再进行加药混合调配。

（4）选用适宜的一次性注射器，拆除外包装，旋转针头连接注射器，确保针尖斜面与注射器刻度处于同一方向，将注射器垂直放置于层流洁净台的内侧。

（5）用75%乙醇消毒输液袋（瓶）的加药处，放置于层流洁净台的中央区域。

（6）除去西林瓶盖，用75%乙醇消毒安瓿瓶颈或西林瓶胶塞，并在层流洁净台侧壁打开安瓿，应当避免朝向高效过滤器方向打开，以防药液喷溅到高效过滤器上。

（7）抽取药液时，注射器针尖斜面应当朝上，紧靠安瓿瓶颈口抽取药液，然后注入输液袋（瓶）中，轻轻摇匀。

（8）溶解粉针剂，用注射器抽取适量静脉注射用溶媒，注入于粉针剂的西林瓶内，必要时可轻轻摇动（或置震荡器上）助溶，全部溶解混匀后，用同一注射器抽出药液，注入输液袋（瓶）内，轻轻摇匀。

（9）调配结束后，再次核对输液标签与所用药品名称、规格、用量，准确无误后，调配操作人员在输液标签上签名或者盖签章，标注调配时间，并将调配好的成品输液和空西林瓶、安瓿与备份输液标签及其他相关信息一并放入筐内，以供检查者核对。

（10）通过传递窗将成品输液送至成品核对区，进入成品核对包装程序。

（11）每完成一组输液调配操作后，应当立即清场，用蘸有75%乙醇的无纺布擦拭台面，除去残留药液，不得留有与下批输液调配无关的药物、余液、用过的注射器和其他物品。

进行加药混合调配时要注意以下几点。

（1）不得采用交叉调配流程。

（2）静脉用药调配所用的药物，如果不是整瓶（支）用量，则必须将实际所用剂量在输液标签上明显标识，以便核对。

（3）若有两种以上粉针剂或注射液需加入同一输液时，应当严格按药品说明书要求和药品性质顺序加入；对肠外营养液、高警示药品和某些特殊药品的调配，应当根据各自特点和要求，制定相应的调配操作规程。

（4）调配过程中，输液出现异常或对药品配伍、操作程序有疑点时应当停止调配，报告当班负责药师查明原因，或与处方医师协商调整用药医嘱；发生调配错误应当及时纠正，重新调配并记录。

（五）成品核对、包装

成品核对应由药学人员进行，包括以下内容：①输液袋（瓶）有无裂纹，输液应无沉淀、变色、异物等；②进行挤压试验，观察输液袋有无渗漏现象，尤其是加药处；③按输液标签内容逐项核对所用输液和空西林瓶与安瓿的药名、规格、用量等是否相符；④核检非整瓶（支）用量的患者的用药剂量和标识是否相符；⑤各岗位操作人员签名是否齐全，确认无误后核对者应当签名或盖签章；⑥核查完成后，空安瓿等废弃物按规定进行处理。

经核对合格的成品输液，用适宜的塑料袋包装，按病区分别整齐放置于有病区标记的密闭容器内，送药时间及数量记录于送药登记本。在危害药品的外包装上要有醒目的标记。

近年来，越来越多的医院在环节众多、操作复杂的静脉用药调配过程中，运用计算机程序控制的条码技术对调配复核中的多道程序进行管理，为手工项目的规范化操作提供了客观保障，可从根本上杜绝因忙乱而导致的差错现象。条码技术是现代物流系统中应用最广泛的自动识别技术之一，也是迄今为止最经济、实用的一种自动识别技术，在商品流通、工业生产、仓储管理、信息服务等领域获得了广泛的应用。在 PIVAS 中条码化管理使患者的每一条医嘱从病区发出到接收的每一个环节均有状态记录，使管理者非常清楚其所处的状态，一旦发生问题或纠纷，上述记录有利于定位和查找原因，明确责任。据统计，100 袋已调配的输液在调配复核环节采用条形码扫描核对，所需的时间不超过 2 分钟，在保证药品调配质量的同时也极大地提高了工作效率。

二、无菌操作技术

静脉用药调配是一项系统的药品再生产工程，所调配的药品将通过静脉给药的方式进入人体内。因此，必须保证药品调配过程中的每一个环节都不会受到微生物的污染。无菌技术的应用可以确保达到这一目的，从而保证所调配药品在人体应用的安全性。

无菌技术是指根据生产或操作要求所采取的一系列控制微生物污染的方法或措施，如空气净化技术、过滤与灭菌系统等。无菌技术是一个完整的、系统的操作体系，涉及药品生产、外科手术或医学实验的全过程，包括无菌环境设施、无菌设备器材及人员的无菌操作等。

控制操作人员的接触污染是无菌技术中最重要的环节，因此本节重点介绍人员的无菌操作技术。

1. 在控制区的操作人员要求身体健康，不能有割伤、溃疡等体表损伤，工作服、工作鞋等应整洁干净，不准佩带首饰和携带食物，在工作前应彻底洗手等。

2. 在洁净区的操作人员无菌要求较高，除身体健康、无割伤、溃疡等体表损伤外，还要求穿无菌的衣裤，戴无菌口罩、工作帽等，在操作前要彻底洗手消毒，尽量避免人为因素产生的微生物污染。

3. 操作人员由控制区进入洁净区的参考程序如下：在一次更衣室脱去控制区的工作服、工作鞋，换上洁净区用鞋，按七步洗手法洗手清洁。进入二次更衣室，戴一次性帽子与口罩，穿洁净工作服，戴无粉灭菌乳胶手套。检查手套与灭菌工作服的密合性及着装是否规范（应无头发外露，皮肤尽量少暴露），用手肘部推开门进入调配操作间，禁止用手开门。

4. 操作人员由洁净区出来的程序如下：①临时外出脱下连体工作服，并挂在挂钩上，出洁净区，将一次性的灭菌手套、口罩等丢入更衣室外的垃圾箱内，重新进入洁净区必须按照第 3 条的更衣程序进入洁净区域。②工作结束将脱下的连体工作服送到净化洗衣洁具间清洗，并进行消毒灭菌。将一次性的灭菌手套、口罩等丢入更衣室外的垃圾箱内，洁净区内用鞋每天在指定的水槽内清洗完毕后再进行消毒灭菌。

5. 在整个操作过程要做到无菌这一要求，特别要注意以下几点：①洗手是整个操作过程中无菌控制的关键一步，在洗手过程中需要脱去手表和其他饰品，最好应用抗菌肥皂清洗，而且使用时泡沫要完全覆盖直至手臂的肘关节处等，应注意将指甲和指间的空隙处清洗干净，按七步洗手法洗手。②操作人员在无菌操作过程前尽量修剪指甲，在无菌操作过程中禁止交谈或吃食物等。③在无菌操作过程中，应避免无菌服接触地面，避免双手和身体任何部位接触无菌服和工作帽的外表面。④在戴无菌手套时应注意未戴手套的手不可触及手套外面，戴手套的手不能触及未戴手套的手及手套的里面，一旦手套破裂应立即更换。⑤无菌的容器不可以任意翻转。未经消毒的物品、手、臂等不可触及无菌物品，以免污染。⑥不可以将物品伸入无菌溶液瓶内蘸取或直接接触瓶口倒液，倒出的溶液不可以倒回瓶内。

第五节 危害药品及肠外营养液的调配

一、危害药品的调配

(一) 危害药品的定义与品种

危害药品是指能产生职业暴露危险或者危害的药品,即具有遗传毒性、致癌性、致畸性,或对生育有损害作用以及在低剂量下可产生严重的器官或其他方面毒性的药品,包括肿瘤化疗药品和细胞毒药品。这些药品在临床静脉用药中占相当大的比例,同时危害药品的调配对于人员、环境、设备、工作程序和废弃物的处理等方面都有着特殊要求。在普通环境中调配危害药品,不但存在微生物污染的危险,更为严重的是在调配过程中药物的任何微小散出都将给环境和调配人员的身体造成危害,包括细菌耐药突变与致癌因素污染。因此,人们把抗微生物、抗寄生虫药物也纳入危害药品管理,在独立的给排风系统及负压状态下进行调配,以保证向患者提供标准化、高质量的最终产品并且降低治疗成本和医务人员的职业风险。由于肿瘤化疗药品几乎都是细胞毒性药物,在调配过程中可能存在更大的潜在危害,在本节中将详细讨论这类药物的调配和处理要求。

(二) 肿瘤化疗药品的调配

1. 调配前准备工作 ①首先药学人员应穿上长袖且有弹性收口的反背保护衣,戴无粉灭菌乳胶手套,手套应使用两副,一副戴于反背衣收口下面,另一副戴于收口上面,保证没有手臂或腕部皮肤暴露在外。连续工作30分钟或当外手套遭到污染时,应立即更换。若手套被刺破或有大片污染,则内外两副手套均应更换。其他还有呼吸系统、眼睛、面部的保护器材。②在开始调配前先用无菌纱布擦拭生物安全柜的台面和四壁,用过的纱布与其他生物危害性废物一起处理。将一张一面吸水一面防水的垫布置于生物安全柜内的工作台面上,该垫在遭溅洒污染或调配工作完成后立即抛弃。

2. 在生物安全柜中调配药物 按照肿瘤化疗药品的调配标准操作规程进行加药混合,避免药物溢出在空气中传播和雾化。所有装有肿瘤化疗药品的容器都必须贴具有警告性标识,例如:"肿瘤化疗药品,小心轻放";容器的外表面应当用织物擦过以除去可能的污染,内表面必须用酒精擦拭,容器最好使用适当的封口。调配过程中,应严格防止针栓从针筒中意外滑落及分离;针筒中的液体不能超过注射器容量的四分之三,且药液中不得出现气泡,以免影响吸取药液量的准确性;用过的注射器应将针筒与针头分离,针头放入利器盒中。调配好的药品经核对无误后,应当及时用专用密封袋单独包装密封,并标注警示性标识后传出调配间。

3. 生物安全柜的清洁 ①污染的物品必须放置在位于生物安全柜内的防漏、防刺容器内。②个人防护器材脱卸后放置在位于准备区域内的防漏、防刺容器内,操作人员不得将个人防护器材穿戴出准备区域。

(三) 肿瘤化疗药品污染和废弃物的处置

1. 肿瘤化疗药品污染的处理程序 在肿瘤化疗药品的调配过程中,所有物品均应小心轻放、有序处理,尽量避免溅洒或溢出的发生。但意外的发生并不能够做到绝对避免,因此,做好防范和应急工作是必需的。必须制定肿瘤化疗药品溢出处理程序,在准备阶段和其他阶段都应如此。

2. 肿瘤化疗药品污染的处理原则 ①在肿瘤化疗药品制备和储存的区域应具备处理溢出的工具。员工必须熟悉它们的使用方法。②在肿瘤化疗药品的调配过程中,可用无菌塑料布包裹的吸水力强的薄布片来吸收少量的溢出物。③较严重的溢出除吸除并擦拭外,还应用强碱来清洗擦拭。④所有被溢出物污染的物料和废弃物必须废弃并按照相关的处理方法来处理。⑤被溢出药物污染的人员必须脱去被污染的衣服,受到污染的部位必须用肥皂清洗或用水冲刷。若有针刺伤则应保持镇静,去除手套,立即从近心端向远心端挤出伤口血液，然后用清水冲洗至少 3 分钟，再用肥皂水清洗，局部用氢化可的松乳剂涂擦，再加以冰袋冷敷。

3. 肿瘤化疗药品废弃物的处理　①废弃针头等尖锐废弃物应放入利器盒中，处理中应防止被刺伤。②肿瘤化疗药品废弃物必须放在合适的袋中并封口，保证不发生泄漏。③所有放置肿瘤化疗药品废弃物的容器必须有明显标识。④按《医疗废物管理条例》有关规定处理。

二、肠外营养液的调配

（一）肠外营养的定义

1. 肠外营养（parenteral nutrition，PN）　是将机体所需的营养成分按一定的比例和速度以静脉滴注方式直接输入体内的注射剂，当患者必需的所有营养物质均从肠外途径供给时，称为全肠外营养（TPN）。TPN 能供给患者足够的能量，以及必需的氨基酸、脂肪酸、维生素、电解质和微量元素等，使患者在不能进食或高代谢的情况下，仍可维持良好的营养状况，增进自身免疫能力，促进伤口愈合，帮助机体渡过危险的病程。TPN 是微生物的良好营养剂，其混合调配需按一定的规程，并严格遵循无菌操作的要求，如在一般环境中调配极易遭到污染，输入人体后将引起感染，后果严重。

2. 肠外营养液的成分

（1）水　水占人体的 60%，对维持机体内环境稳定和正常代谢起重要作用。正常情况下，成人每天需水 2000ml～2500ml，但患有肾、肺或心功能代偿失调时不能耐受这一水量。

（2）葡萄糖　葡萄糖是最常用的碳水化合物，是 TPN 热能的主要来源，主要提供能量和生物合成所需的碳原子，输入体内后有明显省氮效果。

（3）氨基酸　氨基酸为 TPN 的氮源。向机体内直接注入完整的蛋白质，从营养支持角度来说是不可取的，因机体不能耐受异性蛋白质，就算是有些机体能耐受的蛋白质，其在机体内的半衰期一般也比较长，所以用蛋白质来供给患者营养支持的氮源是不可取的。只有水解蛋白液或混合氨基酸输液，才能被机体利用，从而合成机体所需的各种蛋白质。目前临床上多用复方氨基酸液提供生理性静脉蛋白质营养，它由 8 种人体必需氨基酸和 8～10 种非必需氨基酸组成，平衡的氨基酸液更容易为机体利用，如某种氨基酸浓度过高，其多余部分将从尿中排出。一般来说，平衡的氨基酸液中必需氨基酸应占总氮量的 40%以上，用于满足机体合成蛋白质。

（4）脂肪　脂肪是 TPN 中重要的营养物质。以乳剂形式用于临床，它含热量高，还可为机体提供必需脂肪酸；它无利尿作用，静脉输入后不会从尿和粪中排出，全部被机体利用。脂肪乳剂基本上是等渗液，可适用于外周静脉营养，它与氨基酸联合应用可提高后者在体内的利用率，节省机体蛋白质的消耗，改善氮平衡。脂肪和葡萄糖组成的双能量系统代谢更为有效，具有更佳的省氮效应。

（5）维生素　维生素在人体代谢和生理功能上占有重要地位，三大营养成分的正常代谢及某些生化、生理功能都需要各种维生素的参与，处于应激状态的危重患者对维生素的需要量可显著增加。用于 TPN 的维生素制剂有复合水溶性维生素（含维生素 B_1、B_2、B_6、B_{12}，维生素 C、生物素、烟酰胺、泛酸及叶酸等）、复合脂溶性维生素（含维生素 A、D_2、E、K_1）等。短期应用 TPN 时，由于体内有储备，脂溶性维生素可不加。肠外营养患者联合使用上述两类维生素可提供维持机体健康和正常代谢的特殊需要，满足机体每天的营养需求，避免长期使用肠外营养易产生的维生素缺乏症。

（6）电解质　电解质主要维持血液的酸碱平衡和水盐平衡，维持正常渗透压和机体细胞正常的生理功能，保持机体内环境的恒定，包括 Na^+、K^+、Mg^{2+}、Ca^{2+}、PO_4^{3-}、Cl^-。值得强调的是电解质的每天补给量不是固定不变的，应根据疾病情况，根据血、尿定期检测结果予以调整。在这些电解质中，磷的补充不可忽视，它是细胞内主要阴离子，是缓冲系统的一部分，参与 ATP 能量储存、细胞膜组成，是促进合成代谢的重要元素。无机磷（如复合磷酸氢钾）在调配中与 Mg^{2+}、Ca^{2+} 易形成沉淀，所以一般不用；而有机磷制剂（如甘油磷酸钠），可避免沉淀产生，用于调配 TPN 液安全、可靠。

（7）微量元素　微量元素具有重要的生理功能，长期应用 TPN 会发生微量元素的缺乏，应及时补充。如最常用的复方微量元素制剂中含铁、锌、锰、铬、铜、硒、钼、氟、碘等的每日正常需要量。

用于 TPN 的能量及电解质推荐量参见表 7 - 2。

表 7 - 2　TPN 推荐的能量和电解质需要量

	成人每日供应量（/kg）			新生儿与婴儿每日供应量（/kg）		
	基本	中等应激	高度应激	基本	中等应激	高度应激
水（ml）	30	50	100 ~ 150	100 ~ 200	125	125 ~ 150
能量（kJ）	125	146 ~ 167	209 ~ 251	376 ~ 502	523	523 ~ 627
氨基酸（g）	0.7	1.5 ~ 2	3 ~ 3.5	2.5	3.5	4
（含氮）（g）	0.09	0.2 ~ 0.3	0.4 ~ 0.5	0.3	0.45	0.5
葡萄糖（g）	2	5	7	12 ~ 13	18 ~ 45	25 ~ 30
脂肪（g）	2	3	3 ~ 4	4	4 ~ 6	6
钠（mmol）	1 ~ 1.4	2 ~ 3	3 ~ 4	1 ~ 2.5	3 ~ 4	4 ~ 5
钾（mmol）	0.7 ~ 0.9	2	3 ~ 4	2	2 ~ 3	4 ~ 5
钙（mmol）	0.11	0.15	0.2	0.5	1	1.5 ~ 2
镁（mmol）	0.04	0.15 ~ 0.2	0.3 ~ 0.4	0.15	0.15 ~ 0.5	1
磷（mmol）	0.15	0.4	0.6 ~ 1	0.4 ~ 0.8	1.3 ~ 1.5	2.5 ~ 3.0
氯（mmol）	0.3 ~ 1.9	2 ~ 3	3 ~ 4	2 ~ 4	3 ~ 4	4 ~ 6

3. TPN 的优点　各种营养成分同时均匀输入，有利于机体更好地代谢、利用，避免了采用传统多瓶输注时出现在某段时间中，某种营养剂输入较多，而另一种（些）营养剂输入较少，甚至未输入的不均匀输入现象。由于高渗葡萄糖和脂肪乳剂在其中均被稀释，减少甚至避免它们单独输注时可能发生不良反应和并发症的机会。既避免了过度营养，又节约了营养液，减少了费用。溶液稳定性好，便于调配规范化、标准化。

一次性使用静脉营养输液袋（简称 3 升袋）在大气挤压下随着液体的排空逐渐闭合，无需空气进入袋内，降低气栓发生，减少营养液的污染机会。基本上是"一日一袋式"的输液方法，不必像传统多瓶输液时需要更换输液瓶，因此减轻了护理工作，减少了调配时间，简化了输液设备。在临床应用中，减少了败血症、血栓性静脉炎的发生率。

4. 肠外营养的主要适应证

（1）肠功能障碍，包括短肠综合征、小肠疾病、放射性肠炎、严重腹泻及顽固性呕吐、胃肠道梗阻。

（2）重症胰腺炎。

（3）高代谢状态危重患者。

（4）严重营养不良。

（5）复杂手术前后的营养支持。

5. 肠外营养的禁忌证

（1）胃肠道功能正常，能获得足量营养者。

（2）估计需 TPN 治疗少于 5 天者，因为短期治疗无明显益处。

（3）需急症手术者，术前不宜强求肠外营养。

（4）临终或不可逆昏迷患者。

（二）肠外营养液的调配

1. 肠外营养液调配的质量要求

（1）pH　pH 应调整在人体血液缓冲能力范围内。健康人血液的 pH 维持在 7.34 ~ 7.45，平时只有极微小的改变。在这一 pH 范围内，各组织及其酶系统才能进行正常的代谢活动。所以，在调配此类输液时，对于 pH 的调整一方面应考虑药液维持本身稳定性的需要，另一方面必须注意被调整药液的 pH，使其在血液缓冲能力的范围以内。

（2）渗透压　血浆渗透压一般为 280～320mmol/L，与 0.9% NaCl 液的渗透压相当。当输入低渗透压溶液时，水分子将进入细胞内，严重时可有溶血现象。若输入高渗溶液，细胞内水分子逸出而发生细胞皱缩，由于体内有中枢神经系统参与的调节机构，当输入与血浆渗透压差异不大或差异虽大但输入量较小时，机体可以调整。但若注入量大或速率较快，调节失控，将引起细胞脱水，严重者可导致血栓形成。另外，输液的渗透压过高对血管刺激较大，尤其是外周静脉为肠外营养的途径时，可以引起静脉炎、静脉栓塞，使肠外营养不能进行。

（3）无菌，无热原。

（4）不溶性微粒及乳粒大小规定　针对静脉输液，我国药典对粒径 $\geqslant 10\mu m$ 及 $\geqslant 25\mu m$ 的微粒数作了限量要求；对于脂肪乳剂，我国药典规定：体积平均粒径或光强平均粒径不得过 $0.5\mu m$，大于 $5\mu m$ 的乳粒加权总体积不得过油相体积的 0.05%。

（5）无致敏性　对于某些输液如水解蛋白，要求不能含有引起过敏反应的异性蛋白。

2. 肠外营养液的调配　调配前将所用物品准备齐全，避免因多次走动而增加污染的机会。用 75% 乙醇擦拭层流台表面及输液瓶。严格检查 3 升袋的有效期，外包袋、输液袋、输液管道是否密闭、有无破损。按照药品调配的标准操作规程顺序混合加药，配好的 TPN 口袋上应贴上注明病区、床号、姓名及调配时间的标签。成品审核药师应仔细检查有无发黄、变色、出现浑浊、沉淀等现象出现，如有则须丢弃，核对结束后，将 3 升袋装袋后交给病区，如果不马上使用，则应放入冰箱中冷藏保存。

国外有采用自动调配设备（automated compounding device，ACDs）来进行多成分肠外营养输液的调配，通过计算机控制，自动将不同营养成分按照事先设定的顺序在流水线操作完成，与常规、手工调配方法相比，可以提高调配的准确性和精密度。

第六节　静脉用药调配中心的质量控制

PIVAS 的建立为临床合理用药带来的最大好处就是可以有效地防止静脉输液受到细菌、微生物和颗粒的污染，要做到这一点，一个洁净无菌的调配环境是前提。因此 PIVAS 对于环境质量，特别是工作区域环境质量的要求应当是非常严格的。人们也从静脉输液调配的一系列医疗事故中意识到各种因素可能影响到静脉用药调配的安全性，所以应加强各个环节的质量控制。

一、药品与物料质量控制

静脉用药调配所用药品和物料必须符合国家制定的标准，应是国家有关执法部门批准的生产企业及其产品，并具有产品批准文号或合格证、注册证等文件。药品、物料的采购、管理、储存、发放应有严格的规章制度。

二、环境质量控制

调配工作区域空气的洁净度及质量是影响微生物污染的重要因素之一。通过在 PIVAS 的关键区域装备合适的通风装置，通过洁净室减少或消除细菌的污染，可使空气为媒介的感染发生率大大降低。调配区域必须常规地进行监测以保证其洁净等级。

应设专人负责观察并记录各项环境参数，如：温度、湿度、压差等。每月至少做一次洁净环境的评价和确认，包括：

（1）对调配人员进行抽验　含笔试测验、服装手套使用技能评估、无菌操作技能评估、清洁消毒技能评估等。

（2）空气样品采集。

（3）微生物采样培养。

（4）手套指尖抽验。

（5）表面抽验　操作台、药瓶。

（6）制作趋势图以评价环境安全状态。

三、清洁消毒质量控制

（1）应对操作人员进行清洁程序的培训。

（2）只有经过批准的清洁和消毒剂才能使用，使用时应充分考虑相容性、有效性以及可能产生的不适当或毒性的残留物。

（3）应当定期检查消毒剂是否被污染。

（4）刷子、海绵、拖把等所有清洁工具都应不会有微粒脱落。

（5）如果清洁用具需要反复使用，为了维持其清洁能力，使用后应彻底清洁和消毒并存放在干净的环境中。

（6）用于清洗洁净区和一般区域的清洁工具必须严格分开。

（7）垃圾废料应使用合适的塑料袋收集，运走时应尽量避免震动。

（8）对于工作区域的表面，应先除去所有材料的脱落物及溢出物，再用不产生残留物的消毒剂消毒，消毒后应放置一段时间以充分发挥消毒作用。

（9）洁净区、控制区的清洁、消毒要求如前第三节所述。每日清洁消毒层流操作台面，把废弃物丢入垃圾桶。用75%乙醇溶液擦拭和消毒垃圾桶，包括里面和外面，然后套上垃圾袋。用75%酒精溶液擦拭和消毒送药转运箱。

（10）每日检查所有设备的不锈钢表面是否有锈迹，如有应立即清洁。

（11）一定不能在配药时进行清洁消毒。

（12）每日清洁消毒及每周清洁消毒均应详细记录。调配中心主管应检查每日操作记录并对洁净区的卫生状况进行复核。

四、设备设施监控及维护

（1）所有设备应经过国家权威部门认证。

（2）应建立设备管理制度，制定标准操作规程、工作流程、技术人员工作细则。

（3）设专人负责每日检查专用设备的工作状态并记录专用设备的各项工作参数。

（4）设专人负责设备管理及定期维护保养，维修要选择具有相关资质的厂家进行。

（5）设专人负责设备的定期测试及评估，根据结果及时维护并加强使用者相关培训，并详细记录测试结果。

五、人员管理

大量事实证明不正确地调配无菌制剂可能会对患者造成伤害，调配质量的控制对无菌和调配准确是非常关键的。药师和技术人员对调配过程的理解程度和调配操作人员是否遵循正确的操作程序对保证所调配的最终无菌制剂质量至关重要。

（1）应建立相应的规章制度、岗位职责和标准操作规程。

（2）建立质量管理组织，负责监督、检查对规范、规章、制度的实施。

（3）相应岗位建立资质要求及培训计划。

（4）建立人员健康档案。

（5）建立有连续性的培训体系，以保证每个从事输液调配或从事与输液调配相关工作的员工都受过正确的培训。具体包括：确保每位工作人员了解被修改过的工作程序，或对某些被证明不能完全胜任目前岗位的人员进行再次培训；对一些需反复强调的程序定期进行再培训，以强化操作人员的技能和安全意识；持续提升工作人员的专业水平，以确保为临床提供持续、专业、安全的调配及相关药学服务。

（6）各级主管负责岗位培训，并保证所有员工在开始工作前已接受了相应的严格有效的岗前培训，未达要求的员工应暂缓上岗。岗前培训内容包括：工作的意义、相关法律/法规/政策、标准操作规程和管理制度、基础理论知识和实际操作技能、理论知识和业务技能考核；当相关的操作规程更新或有修改时，员工应马上接受培训，当员工调入其他岗位时，主管必须保证该员工了解新岗位的操作要求。

（7）员工通过岗位培训应该熟悉本岗位的特殊要求及操作过程，必要时可作考核，并核发上岗证。

（8）对于每次培训都应有详细的培训记录，包括员工姓名、课程内容简述、课时、培训日期、授课人签名、受训人签名、考核记录等。

六、成品检查和测试

（1）药师应对成品的完整性进行视觉检查。

（2）应由其他人（非调配操作者）检验调配的精确性。

（3）建议定期抽检成品的微粒数及无菌性。

七、信息系统升级及维护

（1）信息系统必须确保其系统的安全性，以保证数据电子信息的安全与完整。

（2）确保电子签名与处方证据的真实性和可靠性。

（3）确保保存期内电子处方的完整性和唯一性。

（4）实现高效的药品信息共享、医嘱信息共享、调剂信息共享，有条件的医院可采取全流程条码管理与监测等。

（5）建立优质高效的临床药学服务信息平台，如：药物配伍禁忌在线审核，临床药学数据记录及分析，不合理医嘱的记录及分析，药品不良反应的收集，定期与相关部门进行沟通反馈，提升用药安全性等。

第七节　静脉用药集中调配与合理用药

合理用药就是要保障患者安全、有效、经济、方便地使用药品。静脉输液是临床常用的给药方式之一，有报道称，目前多数国家住院患者输液比例占住院患者总数 50% 左右，而我国住院患者静脉输液的比例高达 80%。输液相对于其他给药方式，存在较大的安全隐患，必需予以重视。随着 PIVAS 的建立，药师应发挥其药学专业特长，与医生、护士协作，共同介入静脉药物治疗的全过程，从而保证静脉用药调配与使用的安全性、有效性。

一、通过审核医嘱，减少给药错误的发生

按照传统的用药模式，医生开具处方、药师按方发药、护士领药后在病区开放的环境中加药调配，再给患者进行输液滴注治疗。在缺乏药师审核医嘱的情况下，用药错误得不到及时纠正。PIVAS 中审方药师通过严格审核药物的适应证、给药途径、用法用量、药动学与药效学、配伍禁忌与相互作用、溶媒与稀释剂以及相容性与稳定性等，来减少不合理医嘱和给药错误。

案例解析

【案例】审方药师在 PIVAS 审方系统上接收到一名血管外科患者的静脉用药医嘱如下，要对其进行用药合理性审核。

药物	规格	溶媒	剂量	途径	频次
低分子肝素钠注射液	0.4ml/支	/	0.4ml	ih	qd
长春西汀注射液	10mg/支	0.9%氯化钠500ml	30mg	ivgtt	qd
疏血通注射液	2ml/支	5%葡萄糖100ml	10ml	ivgtt	qd
核糖核酸Ⅱ冻干粉针剂	100mg/支	0.9%氯化钠100ml	200mg	ivgtt	qd
肌氨肽苷冻干粉针剂	8.75mg：1.25mg/支	0.9%氯化钠100ml	2.5mg	ivgtt	qd

【解析】1. 结合合理用药审方软件进行审核　目前PIVAS中一般均会在医院信息系统中嵌入合理用药审方软件，这类软件会通过亮灯的方式提醒审方药师是否存在超剂量、配伍禁忌、溶媒错误、给药途径不对等问题，比如亮起黑灯即表示可能存在配伍禁忌。该例患者的用药医嘱软件审核中提示肌氨肽苷及疏血通均存在用法用量问题。审方药师查其原因为肌氨肽苷说明书中指出每支含多肽8.75mg：次黄嘌呤1.25mg，用法用量为静脉滴注一次7～17.5mg（以多肽计），加入500ml 0.9%氯化钠或5%～10%葡萄糖注射液中缓慢静滴（2ml/min），每日1次。该患者使用2.5mg（以次黄嘌呤计），为2支，含多肽17.5mg，溶媒选用0.9% NS 100ml，存在溶媒量不足、浓度过大的问题，也即用法用量不适宜。同时疏血通注射液说明书中用法用量为每日6ml，加入50%葡萄糖注射液或0.9%氯化钠注射液250～500ml中缓慢静滴，该患者使用10ml，存在用量过大的问题，也属于用法用量不适宜。

2. 结合患者的诊断、病史进行审核　审方药师应该能够调阅患者的电子病历，通过电子病历了解患者的诊断、并且发展情况等。从该患者的病史以及诊疗过程可以看出，患者诊断为左下肢静脉曲张合并高血压。下肢静脉曲张最主要的发病机制是大隐静脉汇入深静脉处的瓣膜发生关闭不全，导致血液倒流，使得静脉压力增加，日积月累后引起静脉扩张扭曲，该病以手术治疗为主。术后医生给予了低分子肝素钠预防深部静脉血栓形成，但是医生同时给予了许多辅助用药，经审核存在以下不合理用药问题。

（1）肌氨肽苷冻干粉针剂用于脑功能紊乱，脑卒中、脑供血不足所致的脑功能减退，周围神经疾病，并有增加血管活性防止血管硬化的作用，并没有确切的循证证据证明可用于下肢静脉曲张，属于无适应证用药。

（2）长春西汀通过增加脑血流量，改善大脑氧供给，主要用于改善脑梗塞后遗症、脑出血后遗症及脑动脉硬化症等诱发的各种疾病。该患者无上述情况，属于无适应证用药。

（3）疏血通注射液主要功能是活血化瘀、通经活络，用于淤血阻络所致的中风中经络急性期，症见半身不遂、口舌斜歪、言语謇涩，以及急性期脑梗死见上述症状者。该患者无上述情况，为无适应证用药。

（4）核糖核酸Ⅱ具有提高机体细胞免疫和抑瘤作用，主要用于各种癌症的辅助治疗和乙肝的辅助治疗，也可用于其他免疫机能低下引起的疾病，该患者无上述情况，为无适应证用药。

审方药师发现上述医嘱中存在的问题，应积极与临床进行沟通，医生一般会修改不合理医嘱。若药师发现了严重不合理用药或者用药错误，经告知医生而其坚持不改的，按照我国《处方管理办法》规定应当拒绝调配，并应当记录，按照有关规定报告。

二、参与静脉药物治疗过程、提供合理用药建议

静脉药物的治疗过程中，药物选择的适宜性等是药师审核处方、医嘱时需要重点关注的问题，因此药师的干预应前移至医生开具处方时就提出合理的建议；另外药师还应对静脉输注药物的适宜滴速、药物的稳定性、特别注意事项以及输液器材的选择等给出指导意见，例如：抗肿瘤药物以及抗生素一般对

滴速都有较高的要求，如克林霉素磷酸酯注射液成人每日用量为 0.6~1.2g，分 2~4 次静滴，其最快滴速不得超过每分钟 30mg，输注过快可致血栓性静脉炎的发生；有些药物在输注过程中要求遮光，如硝普钠在输注过程中如果不使用遮光袋，药物易分解失效；有些药物对于输液材料，包括输液袋和输液皮条有严格的要求，如紫杉醇注射剂，如果使用聚氯乙烯材料的输液器，其中的增塑剂会被置换产生毒性作用。因此，针对以上药物的特性，PIVAS 中的药师可以在静脉药物使用前，就给医生、护士详细的用药建议，提高合理用药水平、减少药品不良反应的发生。

知识拓展

一般输注速度的计算

$$输注速度（ml/min）= \frac{要求的输注剂量（mg/min）}{输注药物的浓度（mg/ml）} 或 = \frac{输液总量（ml）}{预期输注时间（min）}$$

1. 已知每分钟滴数，计算每小时输入量。

$$每小时输入量（ml）= \frac{每分钟液滴数 \times 60（min）}{每毫升相当滴数（一般为22滴）}$$

例：每分钟液滴数为 60 滴，计算每小时输入量。

解：每小时输入量(ml) = 60×60/22 = 164(ml)

2. 已知输入总量与计划输注时间，计算每分钟液滴数。

$$每分钟液滴数 = \frac{输液总量 \times 每毫升相当滴数（一般为22滴）}{输注时间}$$

例：日输入总量 2000ml，需 10 小时输完，求每分钟液滴数？

解：每分钟液滴数 = 2000×22/（10×60）= 73（滴）

三、规范进行药品的贮存与养护、保证药品质量

药品具有不稳定性，其稳定性受内因和外因的作用。内因是指药品本身的化学结构、物理性状和剂型等因素，即药品的性质，药品性质决定了药品的稳定性；外因是指贮存药品的外界环境条件如空气、温度、湿度、光线及生物等影响因素，温度是影响药品稳定性的主要外部因素，温度过高或过低都会使药品变质或损坏，药品各自具有的不同的稳定性表现出了不同的贮存要求。传统的静脉输液调配过程在各病区完成，由于条件限制以及护理人员认识的不足，不能很好地达到药品规范贮存及养护的要求。而PIVAS 把原来分散在各病区的绝大部分静脉药物集中起来，由专业的药学技术人员进行管理，配置有温、湿度控制系统，有冷藏、避光、通风、防火、防虫、防鼠、防盗设施和措施；药品贮存按"分区分类、货位编号"的方法进行定位存放；对高警示药品设置显著的警示标识；遵循"先产先用""先进先用""近期先用"和按批号发药使用的原则；对不合格药品的确认、报损、销毁等也有规范的制度和记录，因此极大地保证了药品的质量。

另外，PIVAS 中的药师可以通过工作的不断积累，把一些安全、合理用药的知识通过宣讲、宣传册、媒体、互联网等形式传播出去，让全社会共同关注安全、合理用药问题，纠正我国临床过度依赖药物输液治疗的现状，提高医院合理用药的水平。

本章小结

本章内容主要包括静脉用药集中调配的概念及意义，静脉用药集中调配过程中各项工作质量管理的基本要求。

重点：现阶段国内静脉用药调配中心的功能分区，设施设备维护及流程设计，无菌操作技术，特殊

静脉药物的调配方法及注意事项，集中调配过程中各环节的质量控制等。

难点：应用药学相关知识促进静脉药物的合理使用。

思 考 题

题库

一、选择题

A 型题（最佳选择题）

1. 下列区域中要求必须做净化处理的区域是（　　）

 A. 审方打印区　　　　B. 摆药区　　　　　　C. 一更　　　　　　D. 成品核对区

2. 水平层流台不能用于调配下列哪类药物（　　）

 A. 普通药物　　　　　B. 维生素　　　　　　C. 营养药　　　　　D. 细胞毒药物

 E. 以上都可以

3. 生物安全柜不能用于调配下列哪类药物（　　）

 A. 普通药物　　　　　B. 抗生素　　　　　　C. 高警示药品　　　　D. 细胞毒药物

 E. 以上药品都可以调配

4. PIVAS 工作流程中下列哪些是需要审核的环节（　　）

 A. 处方审核　　　　　B. 摆药　　　　　　　C. 混合调配　　　　D. 成品包装

 E. 以上都需要审核

5. 静脉用药集中调配中心内一更、二更及调配间和操作台面局部净化的净化级别分别为（　　）

 A. 百级、万级、万级、十万级　　　　　　　B. 万级、十万级、十万级、万级

 C. 十万、万级、万级、百级　　　　　　　　D. 万级、百级、十万级、万级

X 型题（多项选择题）

6. PIVAS 为临床用药模式带来的改变包括（　　）

 A. 提升输液治疗安全性　　　　　　　　　　B. 建立临床药学平台

 C. 实现资源节约及环保　　　　　　　　　　D. 强化人员职业防护

 E. 还护士时间于临床

7. 以下哪些政策法规与静脉用药调配中心相关（　　）

 A.《处方管理办法》　　　　　　　　　　　B.《药品管理法》

 C.《医疗机构药事管理规定》　　　　　　　　D.《中华人民共和国护士管理条例》

 E.《静脉用药集中调配质量管理规范》

8. 临床输液不合理用药表现有（　　）

 A. 不合理药物配伍/不合理的用药衔接

 B. 不合理的药物剂量和频率/不合理输液速度和环境

 C. 不合理的药品存储条件

 D. 不合理的载体及载体容量

9. 静脉用药调配中心隶属于药剂科管理，人员组成模式可分为（　　）

 A. 全部由药剂人员组成

 B. 药剂人员及护理人员共同参与，以药剂人员为主

 C. 药剂人员及护理人员共同参与，以护理人员为主

 D. 全部由护理人员组成

10. 静脉用药调配中心在药品管理方面的优势包括（　　）

A. 药品集中管理及储存   B. 防止"顺手牵羊"及药品过期失效

C. 回收由于临时医嘱而浪费的药品   D. 回收利用只用了部分的药品

C 型题（综合分析选择题）

11. 患者，女，50 岁，诊断为院内获得性肺炎，医生拟给予注射用阿莫西林钠舒巴坦钠 1.5g 静脉输注，请问选择下列哪个溶酶合适 （   ）

     A. 5% GS   B. 10% GS   C. 5% GNS   D. 0.9% NS

12. 患者，男，55 岁，诊断为慢性支气管炎急性发作，给予依替米星注射液 0.3 g，频次该如何选择 （   ）

     A. qd   B. bid   C. tid   D. qid

13. 患者，女，48 岁，因发现乳腺肿物 3 月，糖尿病病史 5 年，诊断：乳腺肿物性质待查，入院行乳腺肿物切除术。围手术期预防使用抗菌药物应选择 （   ）

     A. 不应使用   B. 青霉素类   C. 一代头孢   D. 喹诺酮类

14. 患者，男，41 岁，诊断：肾结石。处方：5% GS 500ml + 维生素 C 注射剂 1.0g + 维生素 K_1 注射剂 20mg，请审核合理性 （   ）

     A. 该处方合理   B. 该处方不合理，会发生氧化还原反应

     C. 该处方不合理，会发生水解反应   D. 该处方不合理，pH 发生变化

15. 患儿，男，3 个月，体重 6kg，肺炎，处方：5% GS 100ml + 注射用乳糖酸红霉素 75mg，iv，qd，下列处方审核建议哪项不对 （   ）

     A. 溶媒量偏大，红霉素浓度宜在 1% ~5% 以内

     B. 溶媒选择不合理：乳糖酸红霉素宜用生理盐水作为溶媒

     C. 给药频次不当：红霉素为时间依赖性抗菌药物，每天应多次给药（不小于 2 次）

     D. 用量不够，3 个月婴儿应该使用 150mg/次

二、问答题

1. 简述静脉用药集中调配的意义。
2. PIVAS 维护的目的是什么？
3. 简述静脉用药集中调配的流程。
4. 如何处理肿瘤化疗药品废弃物？
5. 胃肠外营养药物的优点有哪些？

（许杜娟 黄赵刚 王小华 江洁美）

PPT 微课

第八章

个体化给药的技术与服务

随着精准医疗的不断推进和发展，个体化药物治疗已经成为国家、社会对药物治疗科学化、个性化的必要手段，医疗行业对个体化药物治疗的应用也愈加重视。个体化药物治疗主要应用于治疗药物监测与基于药物基因组学的转化应用。临床药师通过对药物特性、体内规律及患者生理、病理状况的客观全面认识，针对个体化药物治疗监测结果，对给药方案提出合理的建议，确定合适的剂量、给药间隔等治疗方案，在患者用药的前、中、后阶段对给药方案进行选择与调整，从而达到疗效最大化及毒副反应最小化。

课堂互动

你了解过个体化给药吗？你觉得什么特点的药物服用时需要个体化给药？而什么类型的患者更需要关注呢？

第一节 治疗药物监测

一、治疗药物监测概述

（一）治疗药物监测的概念及意义

治疗药物监测（therapeutic drug monitoring，TDM）是指在临床进行药物治疗过程中，在观察药物疗效的同时，定时采集患者的血液或其他体液（包括透析液等），通过灵敏可靠的方法，测定药物浓度，探讨药物的体内过程。根据患者的具体情况，以药动学和药效学基础理论为指导，借助先进的分析技术与电子计算机手段并利用药动学原理和公式，使给药方案个体化，从而达到满意的疗效，减少毒副反应的发生，同时也可以为药物过量中毒的诊断和处理提供有价值的实验室依据，其核心为给药方案的个体化。

（二）TDM 的应用

目前，TDM 主要应用在以下几个方面。

1. 指导个体化治疗 传统的治疗方法是按同一剂量给药。事实上，有些药物给予相同的剂量后，其结果是仅有部分患者得到有效治疗，另一些则未能达到预期的疗效，甚至出现毒性反应。显然，不同的患者对剂量的需求是不同的。这源于下列两方面：①药物剂型、给药途径及生物利用度；②患者个体差异（年龄、性别、遗传因素、身体状况及病史、合并用药等）。

有些药物医生可根据临床表现或生化指标来进行用药方案的调整，①临床表现：症状、体征的改善（降压药、解热镇痛药）；②生化指标：血糖、血脂的变化（降糖药、降脂药）；有的药物则缺乏易观察的、可预知疗效的临床指标去调整剂量，如抗癫痫药物。而 TDM 的引入使临床医生能够通过血药浓度判断给药剂量是否需要调整。

由于对药物反应的个体差异，治疗用药必须遵循个体化原则，即所用剂量必须因人而异。只有针对不同患者的具体情况制订出给药方案，才能使药物治疗安全有效。

2. 诊断和处理药物过量中毒 测定血药浓度可为药物过量中毒的诊断与治疗提供重要依据。例如，患者给予伏立康唑后，在治疗期间，发现肝功能异常，则需要判断是否由于药物的剂量过高所致。此时借助 TDM，获取伏立康唑的血药浓度数据。若浓度超出安全范围则提示需要降低剂量或停药，若浓度在安全范围内则可能是其他因素导致的肝功能异常，需要进一步排查。又如，地高辛过量或心力衰竭本身均可引发心律失常，进行血药浓度测定可达到早期诊断与及时治疗的目的。近年来，随着 TDM 的普及，老年心衰患者地高辛中毒率由 44% 降至 5%。

3. 监测患者用药依从性 依从性是指患者是否遵医嘱用药。依从性差是许多药物治疗效果不理想的重要原因，体现在血药浓度方面主要表现为：①血药浓度明显低于医嘱用药量应该达到的水平；②血药浓度忽高忽低，差异很大。通过 TDM 可及时发现患者在治疗过程中是否自行停药、减量或超量用药，进而说服患者应按医嘱用药。如临床需要长期服用控制病情的抗癫痫药、抗精神药、抗肿瘤药等，这类患者自身依从性较差，常会发生误服、漏服、多服、自行减量、停药等问题。进行 TDM，有助于医生对患者病情控制的了解，也是患者服用过程中出现疗效不佳或不良反应时查找问题的手段之一。

4. 监测药物相互作用 药物相互作用从机制上主要分理化相互作用、药动学相互作用和药效学相互作用。药物相互作用可以导致血药浓度改变，进而影响临床治疗效果。然而，药物间相互作用对血药浓度影响的程度因人而异，通过 TDM 监测血药浓度的变化，调整目标药物的用量，可以避免不良临床后果的出现。

5. 指导停药或换药 当血药浓度结果结合临床分析，判断为无法通过调整剂量增加疗效或减轻毒性反应时，则需要更换为其他药物或停药。

（三）TDM 常用检测方法

常见的 TDM 测定方法主要包括：光谱法、色谱法、免疫法和质谱法。各方法之间的优缺点见表 8-1。

表 8-1 TDM 各种检测方法的优缺点

检测方法	优点	缺点	常见类型
光谱法	成本低	灵敏度较低	紫外分光光度法
	操作简单	专属性较差	荧光分光光度法
	可自行开发新检测		
色谱法	灵敏度较好	操作复杂	薄层色谱
	特异性较好	前处理复杂	气相色谱
	可多个药物同时测定	仪器稳定性一般	高效液相色谱法
	可自行开发新检测		

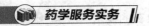

续表

检测方法	优点	缺点	常见类型
免疫法	自动化程度高	成本较高	放射免疫法
	检测速度快	自行开发新检测项目较困难	荧光偏振免疫法
	高通量		受体结合法
			微粒子酶免分析法
质谱法	准确	操作繁琐	液相色谱－质谱联用分析法
	灵敏度高	费时	气相色谱－质谱联用分析法
	专属性强	成本高	
	不易产生交叉反应		

二、治疗药物监测临床指征

（一）临床指征

在临床上，并非所有药物都需进行 TDM，血药浓度只是药效的间接指标。当药物本身具有客观而简便的效应指标或药物本身毒性小且有效治疗浓度范围很大时，可无需进行血药浓度测定。TDM 的临床指征包括以下几种。

1. 治疗指数低的药物　治疗指数为药物的安全性指标。治疗指数大的药物相对治疗指数小的药物安全。对临床药物来说，药物治疗指数是指无不良反应的最大血药浓度与产生治疗效应的最小血药浓度的比值。而治疗指数低的药物如地高辛、甲氨蝶呤、抗癫痫药等，在常规剂量时也易发生毒性反应，这些药物常需根据药动学原理以及患者的 TDM 的具体结果，设计和调整给药方案。

2. 具有非线性药动学特性的药物　这类药物经体内代谢，而代谢酶的代谢能力有一定限度，当剂量超过一定限度时，血药浓度明显上升，药物易在体内蓄积而中毒，如茶碱。通过监测非线性动力学特征药物的血药浓度可以及时调整用药方案，避免不良反应的发生。

3. 治疗作用与毒性反应难以区分　以地高辛为例，地高辛对室上性心律失常有治疗作用，但它也可以引起室上性心律失常的毒性反应。测定血浆药物浓度有助于区分该心律失常是由于用药剂量不足或用药过量所致。例如，有两例心房纤颤患者，服用常量地高辛后，心室率仍不减慢。经血药浓度测定发现一人血药浓度为 $2.9\,\mu g/L$，已达到中毒浓度；另一人的血药浓度仅为 $0.7\,\mu g/L$，低于有效血浓度。前一个患者减量，避免了毒性进一步加剧，后一个患者增加剂量，心室律得以控制。

4. 脏器功能不全的患者

（1）肝功能不全或衰竭的患者，使用经肝脏代谢的药物如茶碱、伏立康唑等，药物消除变慢，导致在体内蓄积引起中毒反应。

（2）肾功能不全或衰竭的患者，使用经肾脏排泄的药物如氨基糖苷类抗生素、万古霉素等，药物排泄减慢，易在体内蓄积，造成耳毒性、肾毒性发生率升高。

（3）心功能不全或衰竭的患者，心输出量减少使得血流变慢导致药物的清除减缓。

5. 存在潜在的药物相互作用　与药物代谢酶的诱导剂或抑制剂合用时，血药浓度易发生较大变化，通过 TDM 及时监测，有效避免药物浓度过高引发的毒性反应或药物浓度过低所致的疗效不佳。

某些药物能竞争血浆或组织中的蛋白结合部位，使结合力弱的药物游离增多，可能导致游离浓度过高。例如阿司匹林血浆蛋白结合位点竞争力强，合并使用甲氨蝶呤时易使后者血药浓度升高。

还有一些药物通过改变组织分布影响其他药物的血药浓度，如高渗甘露醇能够增加药物脑内的分布，此时可通过 TDM 观察药物在脑脊液中的浓度。

6. 长期用药患者　存在依从性不佳及不明原因的药效变化某些长期用药患者，常规剂量下无治疗反应或一段时间症状得不到控制，病情发生反复而又找不到原因时，可通过 TDM 考察是否因血药浓度没有控制在有效范围所致。

（二）常见监测品种

有关 TDM 的具体药物品种常根据实验室条件和医院的性质不同而异，同时随着大量新药投入使用以及临床研究的不断深入，新的监测品种陆续被开发出来。表8-2为目前在临床上常见的需要进行监测的药物。

表8-2 常见 TDM 检测品种

类别	药品
心血管药物	地高辛
免疫调节剂	环孢素、他克莫司、西罗莫司、羟氯喹、来氟米特
抗菌药物	氨基糖苷类、万古霉素、伏立康唑、替考拉宁
抗精神病药物	氯氮平、奥氮平、利培酮
抗癫痫药物	苯妥英钠、苯巴比妥、卡马西平、丙戊酸钠
抗肿瘤药物	甲氨蝶呤、5-氟尿嘧啶、伊立替康
抗结核药物	利福平、异烟肼、吡嗪酰胺
镇痛药	芬太尼、曲马多
呼吸系统用药	茶碱、氨茶碱

三、治疗药物监测实施方案

随着"个体化给药"理念的不断推进，越来越多的医院开始积极开展血药浓度监测工作。医院成为个体化给药发展的重要支撑及实战场地。在医院里实施开展 TDM，一般包括 TDM 开展前准备、TDM 送检及结果报告三个部分，具体流程见图8-1。

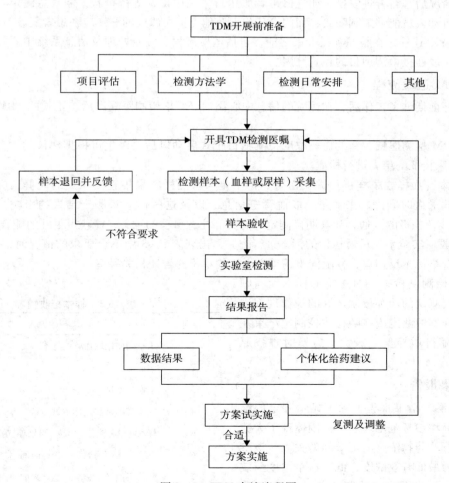

图8-1 TDM 实施流程图

（一）TDM 开展前准备

TDM 开展前准备具体包括项目评估、检测方法学、检测日常安排三个部分。

1. 项目评估 项目评估是对拟开展的检测项目的一个综合评估，包括该项目的检测内容及意义、实施背景及是否有能力承担等。

（1）检测内容及意义 了解药物的特性、药动学情况，是否符合 TDM 指征，药物的测定形态（原形、游离、代谢物还是对映体）等。

（2）实施背景 首先是该药物的检测是否已有指南、共识或文献推荐，检测意义明确的药物在宣传、推广中更容易被接受和采用；另一方面，该监测是否具备经济性特点（科室使用情况、药物价格、检测费用、检测意义三者权重性）。

（3）承担能力 是指开展部门是否具备相应检测的仪器和可执行操作的工作人员。

2. 检测方法学

（1）检测仪器 选择正确、主流的检测方法（检测仪器、前处理方式、样本类型等）对于获得正确的、可解读的血药浓度检测结果非常重要。由于原理、选择性及灵敏度的差异，不同检测仪器对同一个样本的检测结果可能存在一定偏差，因此在更换或选择不同仪器时，需要对偏差进行校准。

（2）操作制度 建立完整的检测方法操作规程和检测人员能力考核记录有助于错误结果的追踪溯源。定期参与室间质评活动也是实验室检测能力综合考核的一种方式。

3. 检测日常安排 通常如果条件允许，所有检测项目在每个工作日都开展是最理想的，但由于仪器、人员、送检样本量等因素，常常无法做到。因此，测定日程应综合考虑送检样本的频次、数量、急缓、工作量等情况后进行合理安排。如急诊患者服用百草枯中毒，等待抢救，需紧急测定百草枯血药浓度，应保证有机动人员能够随到随测；而门诊环孢素及他克莫司浓度的测定应在患者复诊前发出报告。

4. 其他 除上述外，在检测项目开展之前，包括送检流程、应急处理及信息系统中添加医嘱等都需要事前规划好，以迎接检测项目的正式开展。

（二）TDM 送检流程

在充分做好前期准备工作后，在医院的信息中心添加好新增检测医嘱以后，正式的 TDM 送检流程包含以下四个部分。

1. 开具 TDM 检测医嘱 新的血药浓度检测项目正式启动以后，医生可根据建议的检测指征，申请对符合 TDM 临床指征的患者进行检测。

2. 检测样本（血样或尿样） 采集医生、护士是与检测样本采集直接相关的人群，应事前告知医生、护士严格的采血时间点、采血量、取血管等信息，以及这些信息对测定结果的影响。患者是整个 TDM 检测的主体，积极的沟通，让其明确测定的意义、注意事项的意义，能获得更好的配合。

3. 样本验收 实验室人员对送检的标本进行查验，出现表 8–3 中不合要求的情况时，应拒收标本，登记，填写不合格标本反馈单，并随同申请单送返送检单位并告知相关科室。

4. 实验室检测 检查核对送检的样本无问题后，登记。负责测定的药师按制定好的操作规程进行检测，临床样本的测定应在随行质控测定结果在控后进行，如随行质控偏离较大，应及时查找原因，积极解决。

（三）结果报告

1. 浓度结果 结果报告上除了显示测定的结果还应尽可能标注参考范围。参考范围体现了大数据统计学结果下的药物浓度与药效间的关系。该参考范围的低值为最低有效浓度，低于这个浓度药效较低或无；上限为最低中毒浓度，高于这个浓度，

表 8–3 样本拒收情况

类别	拒收原因
1	未正确使用取血管的标本
2	溶血
3	采血量不足
4	标本容器破裂，标本被污染
5	标本的患者姓名、年龄、性别等与医嘱单不相符
6	不稳定性药物测定，送检时间超过要求的
7	其他可能严重影响检验结果的原因

药物的使用易产生毒副作用。

危急值是指检测的异常结果，而当这种异常结果出现时，表明患者可能正处于有生命危险的边缘状态，临床医生需要及时得到检验信息，迅速给予患者有效的干预措施或治疗，就可能杜绝不良结局的发生，否则就有可能出现严重后果，失去最佳救治机会。

知识拓展

伏立康唑药物检测的个体化给药报告单

如某医院药剂科出具的某患者伏立康唑药物检测的个体化给药报告单。

某医院检验报告单
患者信息：×××
使用药物：伏立康唑、奥美拉唑
检测药物：伏立康唑
检测结果（mg/L）　6.33　参考范围（1~5.5）

个体化用药建议：该患者肝肾功能正常，用药剂量为口服400mg，qd，连续服药3天，血清谷浓度为6.33mg/L高于安全浓度范围上限。

建议：

（1）停药12~24小时，减少单次口服剂量，300mg，qd，两天后复测；

（2）合并用药中存在质子泵抑制剂奥美拉唑，由于均由CYP2C19酶代谢，存在潜在相互作用，停用奥美拉唑两天后复测。

TDM工作人员在检验、检查过程中一旦发现危急值，应立即汇报本专业主管，同时确认标本、检验方法的可靠性，必要时对标本进行复测，经审核无误后，电话通知患者所在病区的办公护士。

危急值报告记录内容包括：报告日期、时间、患者姓名、性别、年龄、住院号、病区、床号、检验项目及警戒值，标本复检情况，报告人姓名、病区办公护士姓名。

2. 个体化给药建议　为了更大化体现TDM的临床意义，越来越多的结果报告还会加入基于检测结果、药物特性及患者生理、病理情况的个体化给药建议。它在赋予了检验结果更多的可读性和价值的同时，也对临床药师提出了更高的能力要求。

3. 方案实施与调整　若血药浓度监测结果在参考范围内，初步认为该患者该药物的给药方案合适；若在参考范围外，则需要将结果反馈给临床医生，并积极协同对当前治疗方案的调整。方案调整后，可通过复测对调整的方案做进一步评估。

四、治疗药物监测的药学服务

（一）检测结果的解读与预判

血药浓度是药物重要的药动学参数之一，它的改变是各种影响参数的综合表观体现。影响参数按照主体的来源不同可以分为药物相关参数、患者相关参数两大类。

1. 药物相关参数　药物的理化性质、蛋白结合率及给药方案参数都属于影响药物浓度的药物相关参数。前两个参数是大数据下的统计学结果，具有客观性与代表性。

（1）理化性质　理化性质是药物最基本的性质。与血药浓度最相关的理化性质为药物的亲水亲脂特性，这些性质呈现在不同的个体中表现为药物经历了不同的吸收与分布处置。例如，药物的亲水亲脂性可以影响药物在人体内各组织的分布情况。药物在血液与多个组织之间处于动态平衡形式。组织屏障

（血脑、血胎屏障等）是体内对药物脂溶性最敏感的结构，脂溶性高的药物因能轻易通过这些组织屏障而高浓度聚集，而脂溶性低的药物因较难通过这些屏障而无法在脑及胎盘中发挥药效作用。不同患者个体间体脂率的不同也会对药物的浓度产生影响。

（2）蛋白结合率　药物与人体内血浆蛋白结合情况的体现。对于同一个患者来说，给予蛋白结合率低的药物，该药物的游离浓度较高；而对于同一种药物来说，不同人群、疾病的患者的血浆蛋白含量的不同，使得游离血浆药物的浓度存在偏差。如血浆蛋白含量较高的患者，其药物的游离浓度偏低，且同时服用多个蛋白结合率较高的药物时，药物间易在与蛋白结合的过程中发生竞争，从而导致各个药物的浓度变动更为复杂。

（3）给药方案参数　药物的给药方案参数包括药物的给药剂量、给药时长、给药间隔及给药途径等。给药剂量：单次给药时，线性药动学药物在一定给药剂量范围内，剂量与浓度成正相关关系，非线性药动学药物浓度升高不成比例，多剂量给药时，达稳态时浓度高于首剂量给药后浓度，且固定频次时间点浓度是一致的。给药时长：减少单位时间内给药剂量，延缓药物吸收。避免短时间内药物浓度过高，并延长药物作用时间；固定剂量下给药时间增长，药峰浓度降低。给药间隔：当摄入频次短于上次摄入需要的消除时间时，药物将在体内蓄积；给药间隔变短，达稳态浓度的时间不变，水平不变，达稳后浓度波动减小。给药途径：主要影响药物吸收的速度与程度。吸收速度方面：吸入 > 舌下含服 > 直肠给药 > 肌内注射 > 皮下注射 > 口服 > 皮肤；吸收程度方面，吸入给药吸收较完全，舌下给药可在很大程度上避免首过消除。合并用药：如前文所述联合应用两种或两种以上的药物时可能对药物在体内的处置有着相互影响从而改变药物的浓度。

2. 患者相关参数　在对血药浓度结果进行解释时应重视对患者临床资料的收集，以下资料均与血药浓度的解释有关。

（1）脏器功能　器官功能的改变或损伤将很大程度上改变药物在体内的处置进而影响药物的血药浓度。

①肾功能受损　例如地高辛和万古霉素，当患者肾功能严重受损时，其清除率降低，半衰期延长，导致药物浓度偏高。此时结果解释中应强调患者的药物清除能力降低易发生蓄积导致毒性反应，提醒临床医生降低剂量或密切关注患者有无不良反应。又如需要进行肾脏替代治疗的患者使用万古霉素时，除了考虑患者自身因素对药物的影响，还应分析替代治疗对药物的作用，因为肾脏替代治疗会增大万古霉素的分布容积并且有可能增加其清除率，从而导致药物浓度降低达不到治疗感染的 PK/PD 靶目标。此时需要根据药物性质建议医生通过增大给药剂量、缩短给药间隔或延长滴注时间等进行给药方案的优化调整。需要注意的是，分布容积较大（大于 1L/kg）、亲脂性、蛋白结合率较高（大于 80%）的药物受肾脏替代治疗的影响较小。

②肝功能受损　例如肝脏对伏立康唑和利福平的代谢能力直接影响其血药浓度。急性肝炎对血药浓度的影响较轻而短暂，失代偿期肝硬化则会显著影响血药浓度。因此，若药物主要从肝脏进行清除，在进行血药浓度结果的解读时需查阅患者肝功能的相关资料。若存在肝功能受损，则可用于解释血药浓度结果偏高的问题。

③心血管功能受损　血管功能的受损会导致微循环的障碍进而影响药物向组织中分布，当测得药物在此类患者血中浓度偏高时，并不能判断为需要减少给药剂量。因为此时药物在组织中的浓度可能并没有达到有效范围。例如颅内感染的患者监测脑脊液中的药物浓度要优于血中的浓度结果，腹腔感染的患者腹腔积液或腹腔引流液中的药物浓度与疗效的相关性也优于血药浓度。

（2）低蛋白血症　例如甲氨蝶呤和地西泮，低蛋白血症患者服用后，由于药物与血浆蛋白结合较少而导致游离型药物增多。

（3）特殊人群

①老年患者　老年人较正常的成年人生理病理状态有着较大差异，这影响药物在体内的处置进而改

变血药浓度。药物分布容积的改变：老年人脂肪组织增加而总体液减少，对于亲水性的药物而言，分布容积有所减少使血药浓度增加，而亲脂性的药物则相反；肝肾功能下降：老年人的肝脏组织较年轻时减少约15%，因此经肝脏清除的药物易发生蓄积导致血药浓度增高；同时老年人的肾单位仅为年轻人的一半，影响药物从肾脏排泄导致血药浓度升高。

②新生儿　新生儿的组织器官及生理功能尚未发育成熟，体内酶系统不健全，对药物的体内处置过程不同于成年人。若血药浓度偏高则反映了新生儿对某些药物的代谢酶分泌量少且活性不足，药物代谢缓慢，血浆半衰期长，例如抗结核药物。此外，新生儿的肾脏有效循环血量和肾小球滤过率较成人低30%～40%，许多经肾清除的药物由于排泄能力低而导致蓄积。还需注意新生儿体液含量大而脂肪含量低，导致水溶性药物分布容积增加，脂溶性药物分布容积降低，从而影响血药浓度。新生儿的血浆蛋白含量较少，游离药物浓度较高。

③孕妇　孕妇的药物动力学变化主要在以下几个方面：血容量增加，药物峰浓度降低，消除加快，稳态浓度降低；血浆白蛋白浓度降低，游离药物浓度增加；肝脏对药物代谢能力发生变化，如苯妥英钠代谢加快，而茶碱代谢速率降低；肾血流量和肾小球滤过率增加，排泄加快，导致某些经肾排泄的药物浓度降低。

案例解析

地高辛血药浓度监测判断毒性反应

【案例】女，70岁。因"反复胸闷、气喘20年，加重伴下肢浮肿1月"入院。查血压：104/55mmHg，心率：102次/分，血氧饱和度：95%。查体：双肺呼吸音粗，中下肺可闻及湿性啰音，心律不齐，第一心音强弱不等，心尖部可闻及2/6级收缩期杂音，腹软无压痛，双下肢轻－中度水肿。地高辛血药浓度2.41ng/ml，查血常规：红细胞计数：5.26×10^{12}/L，血红蛋白：182g/L；红细胞压积：52%，红细胞平均体积：98.9，查肾功能＋电解质，葡萄糖：13.91mmol/L，尿素氮：16.1mmol/L，肌酐：118μmol/L，钾：4.55mmol/L，钠：125.4mmol/L，心电图：心房颤动，心室率77次/分，完全性左束支阻滞。

入院诊断为：①慢性心力衰竭急性失代偿；②扩张型心肌病；③持续性心房纤颤；④2型糖尿病；⑤高血压2级（极高危组）。

医生给予调脂、培哚普利片和螺内酯片改善心室重构、呋塞米片利尿减轻心脏负荷等对症支持治疗，并予口服地高辛片（0.25mg，4次/天），同时给予毛花苷丙0.2mg静脉推注进行强心治疗，患者病情逐渐好转，1周后，患者胸闷气喘症状较明显，神志谵妄，药师考虑可能为洋地黄中毒症状。

【解析】地高辛是中效强心苷，吸收不规则，个体差异大，安全范围小，治疗量中毒量接近，是临床血药浓度监测的重要关注药物之一。2015年版《中国药典临床用药须知》中地高辛的治疗血药浓度为0.5～2.0μg/L。成人服用后低于0.5μg/L时不能达到洋地黄化，而＞2.0～2.5μg/L时，应警惕地高辛药物过量或毒性反应。

该患者为老年女性，有肾功能减退，血肌酐为118μmol/L，地高辛血药浓度升高的主要原因为：①老年人肌肉组织减少，地高辛结合相对减少，外周血药浓度高于成人；②患者肾功能减退；地高辛半衰期延长；易在体内蓄积；引起洋地黄中毒；③联用的螺内酯为保钾利尿药，抑制远端肾小管对地高辛的分泌，减缓其清除，地高辛浓度进一步升高。

故当日即停用地高辛、螺内酯，继予小剂量多巴胺以 $2\mu g/(kg \cdot min)$ 持续泵入扩张肾动脉增强利尿效果，减少低钠脑水肿。患者经利尿治疗后，胸闷气喘症状较前明显改善，3 天后检测地高辛血药浓度降至 $1.05\mu g/L$，各项感染指标均回归正常范围，病情得到控制。

（二）常见的给药方案制订方法

1. 基于指南、说明书、文献的剂量调整

（1）指南、说明书　是证据级别最高的剂量调整依据，但已有指南及说明书明确指出剂量调整范围的药物数量有限。比较系统完善的如万古霉素，《中国万古霉素治疗药物监测指南（2020 更新版）》中指出：推荐监测万古霉素血药谷浓度或 24 小时药时曲线下面积（$AUC_{0\sim24h}$）以提高疗效和降低肾毒性。推荐万古霉素 $AUC_{0\sim24h}$ 的目标范围在 $400\sim650mg/（h \cdot L）$；一般成人患者，万古霉素（稳态）谷浓度推荐浓度为 $10\sim15mg/L$，重症成人患者（稳态）谷浓度推荐浓度为 $10\sim20mg/L$；肾功能正常成人患者建议开始给药大于 48 小时行首次血药浓度监测，而肾功能不全的成人患者，建议开始给药大于 72 小时行首次血药浓度监测；若初始 TDM 后调整了患者的给药剂量，推荐在剂量调整后给药 $4\sim5$ 剂时重复进行 TDM，无论 TDM 后万古霉素剂量是否发生调整，对于入住 ICU、接受血管活性药物治疗、接受肾脏替代治疗或严重感染患者，推荐至少每周重复进行 1 次 TDM。

除此之外，在现行版的《中国药典临床用药须知》里也可以查找到一些药物的最新参考浓度范围。

知识链接

说明书中指出浓度范围（谷浓度）的部分药物

卡马西平：$4\sim12mg/L$

丙戊酸钠：$40\sim100mg/L$（抗癫痫）；$50\sim125mg/L$（抗狂躁）

地高辛：$<2.0\sim2.5\mu g/L$（$0.5\sim2.0\mu g/L$ 范围来自药典）

他克莫司：$<20\mu g/L$ 且对于不同移植患者如下表。

肝肾移植患者他克莫司的目标谷浓度

肾移植患者		肝移植患者	
服药时长	目标谷浓度（μg/L）	服药时长	目标谷浓度（μg/L）
术后 1 个月	$6\sim15$	术后 1 个月	$10\sim15$
$2\sim3$ 个月	$8\sim15$	$2\sim3$ 个月	$7\sim11$
$4\sim6$ 个月	$5\sim10$	$4\sim6$ 个月	$5\sim8$

（2）文献　当无指南、说明书对剂量调整做说明时，可首先搜索有关于该药物的临床剂量调整实践的权威中英文文献，如荟萃分析（meta-ananlysis）、大型多中心试验等，借鉴文献中使用的剂量调整说明，或剂量调整中需要注意的事项。

2. 基于药动学、群体药动学模型的剂量调整　常见的剂量调整方案主要分为两类：经典药动学计算与基于群体药动学计算。前一类直接依据个体数据，根据计算结果进行调整；后一类是依据一定的群体结果，通过构建模型，结合个体进行剂量调整。

（1）经典药动学计算方法

①稳态一点法　本法为估算，准确度一般。适用于当血药浓度与剂量呈线性关系的药物。通过多次用药血药浓度达稳态时，采一次谷浓度血样测定浓度，并经公式计算，进行剂量调整。

$$D' = D \times (C'/C)$$

式中，D 为原剂量；C' 为目标浓度；D' 为校正剂量；C 为测得浓度。

②重复一点法　本法较稳态一点法，准确度有提高。适用于检测结果偏差较大的患者。通过连续两次采集患者给药后血样，根据下式计算消除速率常数（K）及表观分布容积（V）。

$$K = \left\{ l_n \left[C_1/(C_2 - C_1) \right] \right\}/\tau$$
$$V = De^{-K\tau}/C_1$$

式中，C_1 和 C_2 为前后两次血药浓度测定值；D 为给药剂量；τ 为给药间隔时间。

（2）基于群体药动学的计算方法　常见的群体药动学参数估算法有单纯聚集法、传统二步法、迭代二步法及非线性混合效应模型法（NONMEM）。与临床个体化治疗方面联系最紧密的为迭代二步法及NONMEM法。

①迭代二步法　指先建立群体预模型，用贝叶斯法估算患者药动学参数；以新个体参数计算的群体参数为新的起点，如此重复直至新老近似值的差值为零；再将优化的个体参数进行统计分析，求得均值参数及个体间变异。

②NONMEM 法　指根据全量或稀疏数据建立非线性混合效应模型，估算群体药动学参数，主要步骤包括数据采集及整理、模型建立分析及模型的验证。NONMEM 法被认为是第一个真正意义上的群体分析方法。NONMEM 法的缺点是需要引入较大样本数据才能建立很好的模型。

目前，群体药动学和个体化给药设计软件主要有以下几种：NONMEM 软件和辅助软件包、PhoenixN-LME© （WinNonMix）、Trial Simulator©、TCI、JPKD 等。

第二节　药物基因组学与个体化给药服务

一、药物基因组学概述

（一）药物基因组学的定义

药物基因组学（pharmacogenomics）是一门研究 DNA 和 RNA 特征的变异与药物反应相关性的科学，即研究基因序列的多态性与药物效应多样性之间的关系。它研究影响药物吸收、转运、代谢、清除、效应等个体差异的基因特征，即决定药物行为和敏感性的全部基因的新学科。主要阐明药物代谢、药物转运和药物靶分子的基因多态性与药物效应及不良反应之间的关系，并在此基础上研制新的药物或新的用药方法。

（二）药物基因组学的常用检测方法

基因多态性的检测过程一般包括核酸制备和靶标检测两阶段。

1. 核酸制备　制备高纯度的核酸是进行基因检测的前提。分离纯化核酸总的原则包括以下方面。

（1）应保证核酸一级结构的完整性。为了保证核酸结构与功能的研究，完整的一级结构是最基本的要求，因为遗传信息全部贮存在一级结构之中，核酸的一级结构还决定其高级结构的形式以及和其他生物大分子结合的方式。

（2）排除其他分子的污染。

对于核酸的纯化应达到以下三点要求。

①核酸样品中不存在对后续反应的酶有抑制作用的有机溶剂和过高浓度的金属离子。

②其他生物大分子如蛋白质、多糖和脂类分子的污染应降到最低程度。

③排除其他核酸分子的污染，如提取 DNA 分子时应去除 RNA，反之亦然。

为了保证分离核酸的完整性和纯度，还应注意以下事项。

①尽量简化操作步骤，缩短提取过程，以减少各种有害因素对核酸的破坏。

②减少化学因素对核酸的降解。为避免过酸、过碱对核酸链中磷酸二酯键的破坏，操作多在 pH4～10 的条件下进行。

③减少物理因素对核酸的降解。物理降解因素主要是机械剪切力，其次是高温。机械剪切力包括强力高速的溶液振荡、搅拌，使溶液快速地通过狭长的孔道，细胞突然置于低渗液中，细胞爆炸式破裂以及 DNA 样本的反复冻融。机械剪切作用的主要破坏的对象是大分子量的线性 DNA 分子，如真核细胞的染色体 DNA。对分子量小的环状 DNA 分子，如质粒 DNA 及 RNA 分子，威胁相对较小。高温如长时间煮沸，除水沸腾带来的剪切力外，高温本身对核酸分子中的有些化学键也有破坏作用。

④防止核酸的生物降解。细胞内源或外源来的各种核酸酶会水解核酸链中的磷酸二酯键，直接破坏核酸的一级结构。DNA 酶由于需要金属二价离子 Mg^{2+}、Ca^{2+} 的激活，因此可以通过使用 EDTA、枸橼酸盐螯合金属二价离子，基本可以抑制 DNA 酶活性。而 RNA 酶不但分布广泛，极易污染样品，而且耐高温、耐酸、耐碱、不易失活，所以是生物降解 RNA 提取过程的主要危害因素。

2. 靶标检测的方法 用于靶标检测的方法多基于 PCR 技术，常见方法及其原理如下。

（1）限制性片段长度多态性（RFLP） 其原理是检测 DNA 在限制性内切酶酶切后形成的特定 DNA 片段的大小。凡是可以引起酶切位点变异的突变，如点突变（新产生和去除酶切位点）和一段 DNA 的重新组织（如插入和缺失造成酶切位点间的长度发生变化）等均可导致 RELP 的产生。

（2）单链构象多态性（SSCP） 是一种基于单链 DNA 构象差别的点突变检测方法。其原理是相同长度的单链 DNA 如果碱基顺序不同，甚至单个碱基不同，就会形成不同的构象，因而在电泳时泳动的速度不同。将 PCR 产物经变性后，进行单链 DNA 凝胶电泳时，如果靶 DNA 中若存在单个碱基替换等改变，就会出现泳动变位，本方法多用于鉴定是否存在突变及诊断未知突变。

（3）PCR - ASO 探针法（PCR - ASO） 即等位基因特异性寡核苷酸探针法。在 PCR 扩增 DNA 片段后，直接与相应的特异性寡核苷酸探杂交，即可明确诊断是否有突变及突变是纯合子还是杂合子。

（4）PCR - SSO 法 顺序特异寡核苷酸法（SSO）的原理是 PCR 基因片段扩增后利用序列特异性寡核苷酸探针，通过杂交的方法进行扩增片段的分析鉴定。探针与 PCR 产物在一定条件下杂交具有高度的特异性，严格遵循碱基互补的原则。

（5）PCR - SSP 法 序列特异性引物（SSP）分析即根据各等位基因的核苷酸序列，设计出一套针对每一等位基因特异性的或组特异性的引物，SSP 只能与某一等位基因特异性片段的碱基序列互补性结合，通过 PCR 特异性地扩增该基因片段，从而达到分析基因多态性的目的。

（6）PCR - 荧光法 用荧光标记 PCR 引物的 5′端，荧光染料 FAM 和 JOE 呈绿色荧光，TAMRA 呈红色荧光，COUM 呈蓝色荧光，不同荧光标记的多种引物同时参加反应，PCR 扩增待检测的 DNA，合成的产物分别带有引物 5′端的染料，很容易发现目的基因存在与否。

（7）PCR - DNA 测序 是诊断未知突变基因最直接的方法，由于 PCR 技术的应用，使得 DNA 测序技术从过去的分子克隆后测序进入 PCR 直接测序，PCR 产物在自动测序仪上电泳后测序。常用方法有：Sanger 双脱氧末端终止法；Maxam - Gilbert 化学裂解法；DNA 测序的自动化。目前 DNA 顺序全自动激光测定法是最先进的方法。

（8）PCR 指纹图法（PCR - fingerprints）适用于快速的同种异型 DR/DW 配型。在 DR/DW 纯合子及杂合子个体中，每种 DR 单倍型及每种单倍型组合所产生的单链环状结构的大小、数目和位置各异，由于同质双链和异质双链之间的分子构象不同。因此，在非变性聚丙烯酰胺凝胶电泳时，它们的迁移率各不相同，从而获得单倍型特异的电泳带格局即 PCR 指纹。

（9）基因芯片法 又称为 DNA 微探针阵列，它是集成了大量的密集排列的已知的序列探针，通过与被标记的若干靶核酸序列互补匹配，与芯片特定位点上的探针杂交，利用基因芯片杂交图像，确定杂交探针的位置，便可根据碱基互补匹配的原理确定靶基因的序列。这一技术已用于基因多态性的检测。对多态性和突变检测型基因芯片采用多色荧光探针杂交技术可以大大提高芯片的准确性、定量及检测范围。应用高密度基因芯片检测单碱基多态性，为分析单核苷酸多态性提供了便捷的方法。

（10）AFLP法　AFLP技术是一项新的分子标记技术，是基于PCR技术扩增基因组DNA限制性片段，基因组DNA先用限制性内切酶切割，然后将双链接头连接到DNA片段的末端，接头序列和相邻的限制性位点序列，作为引物结合位点。限制性片段用二种酶切割产生，一种是罕见切割酶，一种是常用切割酶。它结合了RFLP和PCR技术特点，具有RFLP技术的可靠性和PCR技术的高效性。由于AFLP扩增可使某一品种出现特定的DNA谱带，而在另一品种中可能无此谱带产生，因此，这种通过引物诱导及DNA扩增后得到的DNA多态性可作为一种分子标记。AFLP可在一次单个反应中检测到大量的片段。可见，AFLP技术是一种新的而且有很大功能的DNA指纹技术。

二、药物基因组学在个体化药物治疗中的应用

（一）选择药物

随着药物基因组学、蛋白质组学和代谢组学等生命科学通过与医学交融、转化，个体化治疗领域建立了一套日益完善的操作规范。各种基于循证医学的多中心、大样本、随机双盲的研究结果，共同提示基于药物基因组学的个体化化疗不仅是治疗学领域的革命，也将诊断病理学带入了分子病理的新时代。

以肿瘤个体化治疗为例进行阐述：

传统的肿瘤临床治疗过程中，仅有约25%的患者获得较好的疗效，患者的毒性反应和疗效个体间差异性较大。寻找合适的基因分子标志物指导肿瘤患者的个体化用药，为患者选择最适合的药物以及剂量，成为药物基因组学研究的主要目标之一。近年来，曲妥珠单抗、伊马替尼、吉非替尼等分子靶向制剂相继上市，这是一类基于药物基因检测结果合理选择最适药物的新型抗肿瘤药物，与传统化疗手段相比，在疗效上具有显著优势。例如：上皮生长因子受体（EGFR）酪氨酸激酶抑制剂吉非替尼、埃罗替尼只对EGFR基因敏感突变患者有效。在使用前必须对患者进行EGFR基因型的检测，EGFR野生型的患者不应选择该类药物。抗乳腺癌药物曲妥珠单抗是HRE2受体阻断剂，该药物使用前需检测患者HRE2表达情况，HRE2表达阳性的患者方可使用该药物进行治疗。

不仅多数抗肿瘤靶向制剂必须根据药物基因组学的检测结果来选择药物，部分经典的化疗药物也需要在药物基因组学的指导下，确定个体化的治疗方案。例如：吉西他滨的疗效与RRM1的mRNA的表达水平呈负相关，检测其表达水平可用于指导临床是否应用吉西他滨进行化疗。晚期非小细胞肺癌患者，肿瘤组织中RRM1 mRNA低表达者的中位生存期显著延长。美国国立综合癌症网络（NCCN）非小细胞肺癌的临床治疗指南已将RRM1 mRNA表达水平作为吉西他滨疗效预测的生物标记物，RRM1 mRNA表达水平低的患者选用吉西他滨为主的化疗方案疗效较好。

（二）预测药物不良反应

遗传变异是药物发生不良反应的重要因素，研究者通过对这些变异的识别来判断患者是否应避免使用某种药物或调整药物的剂量，从而达到改善疗效、降低医疗费用，及促进药物的开发的目的。

目前所知与药物不良反应相关的遗传变异大体上可以分为三类：即药物代谢酶类、药物转运体和人类白细胞抗原（HLA）变异。前两类变异影响药物的药动学和药效学。药物在体内的清除率下降会使体内血药浓度增加，从而增加不良反应发生的风险。另一方面，许多药物不良反应都与HLA有关。在卡马西平治疗中，某些患者可出现罕见且极为严重的皮肤反应，如中毒性表皮坏死松解综合征（TEN）、Steven-Johnson（SJS）综合征。药物基因组学的研究已证实该严重不良反应与HLA-B*15：02和HLA-A*31：01等位基因相关。对于携带HLA-B*15：02和/或HLA-A*31：01等位基因患者，之前未使用过卡马西平，且有其他药物替代，则不建议使用卡马西平；若必须使用，则需临床医师权衡风险与收益，谨慎服用，加强临床监测，出现不良反应立即停药。值得一提的是，卡马西平所致SJS/TEN潜伏期很短，

在连续服药的 4~28 天发生，若患者已经连续服药超过 3 个月而未出现任何不良反应，则患者可继续谨慎服药。

（三）优化给药剂量

影响个体间药物反应差异的因素有很多，包括生理因素（年龄、体重和生理变化等）、外源性因素（吸烟、饮食和环境污染等）和遗传因素。其中，遗传因素是非常重要的方面。约 60% 的药物反应的差异与药物代谢酶基因多态性有关。药物代谢酶基因多态性决定不同酶的代谢表型，即同一种属不同个体间的某一种药物代谢酶的活性存在较大差异。根据机体对药物代谢速度的快慢，可将人群分为五种代谢表型：超快代谢型（ultrarapid metabolizer，UM）、快代谢型（rapid metabolizer，RM）、正常代谢型（normal metabolizer，NM）、中间代谢型（intermediate metabolizer，IM）和慢代谢型（poor metabolizer，PM）。代谢酶活性影响药物在体内的代谢，使得血药浓度发生个体间差异，从而导致药效差异。对已确定的与药物反应具相关性的等位基因的检测可作为设定患者初始用药剂量以及随后剂量调整的依据，从而确保药物疗效或减少药物过量所致的不良反应，实现基因导向个体化给药。

CYP2C9 和 VKORC1 基因多态性用于华法林的剂量调整便是最经典的实例之一。华法林是由 S - 和 R - 构型组成的消旋体，体内 S - 华法林活性更强，主要经 CYP2C9 代谢。CYP2C9 和 VKORC1 基因多态性可导致 35~50% 的患者对华法林的治疗反应存在显著个体差异。携带 CYP2C9 * 2 或 CYP2C9 * 3 等位基因的患者服用常规剂量的华法林时出血危险增加，且平均华法林的日剂量应该比 CYP2C9 * 1/ * 1 基因型患者降低；由 VKORC1 基因编码的维生素 K 环氧化物还原酶是华法林的靶酶，VKORC - 1639G > A 点突变影响患者对华法林的敏感性，携带 A 等位基因的患者比 GG 基因型患者所需的华法林日剂量低。因此，可根据 CYP2C9 和 VKORC1 基因多态性等遗传因子和患者的非遗传因子进行量化，带入到华法林药物基因组学剂量预测公式，从而确认患者的初始剂量、调整维持剂量，为患者制订个体化医疗的方案。

案例解析

VKORC1 及 CYP2C9 基因型指导华法林剂量调整

【案例】患者，女，48 岁，体重 47kg，身高 167cm 因反复活动后心慌、胸闷 20 余年，加重，1 周入院。体格检查：体温（T）36.0℃，脉搏（P）65 次/分，呼吸（R）18 次/分，血压（BP）125/70mmHg，心率（HR）100 次/分，律齐，主动脉听诊区可闻及 IV/6 级收缩期喷射样杂音，双下肢未见明显水肿，结合心脏多普勒超声检查诊断为主动脉瓣中度狭窄，入院后第 7 天在体外循环下行主动脉瓣机械瓣膜置换术，术后第 4 天给予华法林抗凝治疗，该患者术前华法林相关基因检测结果：CYP2C9 * 1/ * 3，VKORC1 - 1639G > A 基因型为 AA。

【解析】临床药师认为，该患者携带有 CYP2C9 * 3 等位基因，华法林在肝脏代谢减弱，VKORC1 - 1639G > A 基因型为 AA，即该患者对华法林敏感性增加，应减少给药剂量，按患者的基因型调整其华法林初始剂量为 5mg/d，连续服用 4 天，第五天开始使用维持剂量 2.1mg/d，期间复查国际标准化比值（INR），并密切观察有无出血发生，复查 INR2.3，药师认为该患者华法林已经达到稳态，抗凝治疗方案维持不变。

三、在医院开展基因检测项目

医院开展基因检测项目通常应经过大规模随机对照临床试验（RCT）对项目的意义进行论证，有确切的临床证据提示相关性，且这种相关性被具有一定样本规模的研究所证实，但还需进一步的临床证据的项目。根据检测项目所涉及的基因在影响药物反应中的作用机制和被测靶分子（DNA 或 RNA）的不同，个体化用药分子检测项目包括药物代谢酶与转运体基因多态性检测、药物作用靶点基因遗传变异检测、其他基因变异检测和药物作用靶点基因 mRNA 表达检测四种类型。

（一）SOP 制订及各项要求

有可操作性的标准操作规程（SOP）是个体化医学检测实验室质量管理的灵魂。SOP 源于仪器和试剂说明书、一些标准文件和实验室实验工作经验的积累，应包括试剂准备、标本采集、标本接收与预处理、核酸提取、测定方法、结果分析和报告、仪器操作、实验室安全措施等临床检验的各个环节。SOP 的编写应注意通俗易懂、注重细节、清晰明了、图文并茂。实验室工作人员应严格遵循 SOP 中的步骤要求进行操作，当发现 SOP 有"故障"时，经过技术研发小组的工作人员讨论、实验验证后及时修改。

1. 对检测场地（即实验室）和设施环境的要求 原则上按照国家卫生和计划生育委员会制定的《个体化医学检测质量保证指南》的要求进行。作为基因检测核心技术之一的 PCR，要保证结果的可靠性和准确性，首要措施就是防"污染"。检测实验室应按《医疗机构临床基因扩增实验室管理办法》要求进行设置，并按要求严格控制空气流向，避免 PCR 产物污染。基因检测涉及的仪器设备众多，实验室可参考生产商提供的操作说明书编写书面的、有案可查的预防性维护及校准计划，确定仪器设备的维护周期，建立仪器设备日常维护的 SOP。对于某些计量分析仪器，应依照我国计量法规定，由计量检定机构定期进行校验，并保存好校验证书。加热系统及冰箱等设备的维护包括对温度进行监测。仪器维护过程中要注意清洁剂的使用，尤其是仪器的光路系统。每台仪器应该配备专用的清洁工具。在例行仪器的维护和保养后，应填写仪器维护保养记录表。如维护中发现问题，应及时汇报并将出现的问题详细记录，最后由维护操作人员签名。

2. 对人员的要求 从事基因检测的人员应具有一定的分子生物学知识及实验操作经历，了解防污染和生物安全要点并熟练掌握相关仪器设备的使用操作。必须经国家卫生和计划生育委员会或省级卫生行政部门指定的部、省临床检验中心系统培训并考核合格，获得上岗证。同时每年应积极参加继续教育和再培训。

3. 对各项管理制度的要求 每个基因检测实验室都应该建立自己的"临床基因扩增检验实验室的质量手册"，有行之有效的质量保证措施和相应的检验项目标准操作规程，其范围涉及到整个基因检验的所有阶段，包括测定分析前的标本采集处理、测定中的核酸提取、扩增和产物分析以及测定后的结果报告和解释等。

4. 其他管理要求 临床检验过程中需遵守国家对医疗机构和临床检验实验室的其他相关规定。

（1）医疗机构及临床实验室相关管理条例 《医疗机构管理条例》《医疗机构临床实验室管理办法》《医疗机构临床基因扩增管理办法》《医疗机构临床检验项目目录》《医疗质量控制中心管理办法（试行）》《实验室质量手册》《医学检验所基本标准（试行）》。

（2）标本处理的相关条例 《血站质量管理规范》《血站实验室质量管理规范》《血液标本留取程序》《血液检验样本目测检查标准》《血液的贮存发放与运输管理程序》和《血液样本接收处理标准操作规程》。

（3）医疗废物处理的相关条例 《医疗废物管理制度》。

（二）基因检测送检流程

在做好充分的硬件及软件准备后，在医院的信息系统中添加好相关医嘱，便可正式开展基因检测项目了。正式的基因检测送检流程如图 8-2 所示。

1. 医嘱开具及标本采集 基因检测医嘱开具方式多种多样，可以为一个基因检测位点建立一条医嘱，如"CYP2C9 * 3 等位基因检测"；也可为一个药物建立一条复合医嘱，如"华法林个体化用药基因检测"，输入该医嘱后，信息系统自动默认为 CYP2C9 * 3 及 VKORC1 两个基因位点。具体如何设置，应根据各医院的信息系统的具体情况而定。

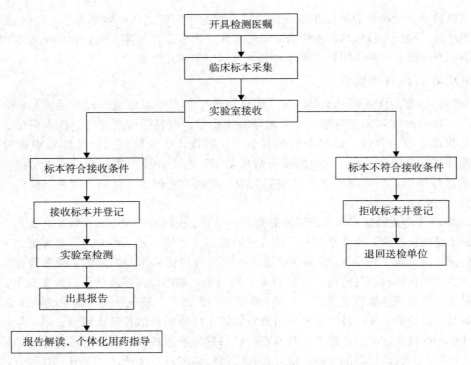

图8-2　基因检测送检流程

通常来说，基因检测采用的是患者的外周全血标本，采集不受时间限制。但是由于各个基因检测实验室所采用的检测方法不同，导致采血量、采血管等一系列标本采集的注意事项并不相同，在正式开展基因检测项目之前，应对有关人员进行培训，如医生如何开具医嘱，护士如何采集标本。

2. 实验室检测　标本状态的好坏将直接影响到检测结果的准确与否。基因检测实验室应配备专人负责临床标本的接收，对于不符合检测条件的标本应坚决拒收，并及时与送检方联系。不符合检测条件的情况主要指：标本身份不明、血量不足、严重溶血、严重脂血、未正确使用采血管、血液凝固、因标本容器破裂而标本被污染、标本的患者姓名、年龄、性别等与检验单不相符、采样后滞留时间过长（特别是进行 RNA 检测时超过 1 小时）或其他可能严重影响检验结果的原因等。确认标本质量良好后，负责检测的药师应严格按照质量手册进行检测，标本的测定应在质控测定结果在空后进行，如出现质控结果不在控的情况，应及时查找原因，积极解决。

3. 报告解读及个体化用药指导　检测报告格式应符合《病历书写规范》要求，及时、准确、清晰和客观。报告应包含足够的信息：报告的唯一性编号、标本来源、类型、质量评价以及采集和接受时间，检测方法和仪器，检测下限或参考区间，检测结果及其解释，检测和报告时间，备注和建议，检测者和审核者签字等。必要时应有临床意义的阐述，分析说明（如方法学局限性、适用人群等），进一步复查或补充检查的建议、跟踪随访的建议，临床咨询建议等。如果是图文报告，图谱应清晰可辨，标注明确、无背景干扰。

通常情况下，检测报告以纸质单形式直接交给检测者本人。当临床科室或患者本人要求用电话、传真或其他电子、网络设备传送结果时，应做好保密工作，确保患者的隐私权。

报告审核者应当是主管技师以上的工作人员、本专业实验室负责人、高年资检验人员和临床实验室主任授权人，审核者对检验报告的质量负责。

通过审核的检测报告可以报告单形式或通过检测实验室的信息管理系统发放。应建立检测报告单发出和管理制度。明确检测结果报告发放的程序和责任，设定并公示检测结果报告时间，报告时间是指从接受送检标本起，到检测结果发放的时间。应制订个体化用药基因检测数据管理制度，数据中应录入患者信息和检验数据；检测数据的修改必须征得报告结果签发人员同意后，由操作人员进行修改；所有检测报告和原始记录应当归档保存，实验室信息系统数据至少要拷贝 3 份并保存在不同的地方，以便日后核对。一般检验报告单和检测结果数据至少保存两年；室内质控和参加室间质量评价的记录和质控信息至少保存两年；仪器状态和维修记录要保留到仪器使用终身。测结果的查询通常可根据患者姓名、标本编号、检测项目和送检日期进行查询。

根据药物基因组生物标志物检测指导个体化用药主要包括两种类型：一是根据个体的遗传信息调整用药剂量，以增加药物疗效，减少药物不良反应的发生；二是根据个体的遗传信息确定用药的种类，避免应用针对特定基因型个体无效或可能产生严重药物不良反应的药物。药物剂量的调整往往需根据随机对照临床研究的结果；对目前缺乏随机对照临床研究的遗传变异，可依据基因型对药物药代动力学曲线下面积影响的大小估算用药剂量；当一个药物的反应性受多个基因或基因与环境因素间相互作用影响时，可根据国内国际大规模临床试验推导出的、纳入了个体基因型及其他因素的用药剂量计算公式确定用药剂量。常见的药物相关基因的遗传变异检测结果对临床用药的指导建议见表 8 - 4。

表 8 - 4　常见药物相关基因检测项目及其用药指导

检测项目	药物	用药指导
CYP2C9 及 VKORC1 - 1639G > A 基因型	华法林	CYP2C9 及 VKORC1 - 1639G > A 基因型用于华法林药物基因组学剂量预测公式计算起始剂量和维持剂量，起始剂量给药五天后，转入维持剂量微调；当患者的 CYP2C9 为 PM 型时，应考虑换药
CYP2C19 基因型	氯吡格雷、质子泵抑制剂、伏立康唑	氯吡格雷：IM 型、PM 型患者换用其他抗血小板药物，如替格瑞洛、普拉格雷；其他代谢型患者使用标准剂量。质子泵抑制剂：PM、IM 型患者疗效好，潜在的毒副作用也增加，使用标准起始日剂量，若需长期用药（> 12 周），则达到药效后剂量降低 50%；NM、RM 型患者疗效失败风险增加，使用标准起始日剂量，治疗糜烂性食管炎、根除幽门螺杆菌感染时，剂量需增加 50% ~ 100%；UM 型患者起始日剂量需增加 100%，所有代谢型均需进行 TDM，适时调整剂量。伏立康唑：RM 型、NM 型、IM 型患者起始治疗可按推荐标准剂量给药，后续进行 TDM，适时调整剂量；UM 型患者血药浓度低，治疗失败风险大，PM 型患者发生不良反应风险增大，均需换药，如泊沙康唑
CYP2D6 基因型	他莫昔芬	UM 型和活性评分在 1.5 ~ 2.0 之间的 NM 型患者，需避免使用 CYP2D6 抑制剂，使用他莫昔芬疗效好，起始治疗采用推荐标准剂量 20mg/d；其他代谢型患者疗效差、预后差，建议剂量加倍或换药
CYP3A5 基因型	他克莫司	PM 型患者起始治疗时使用标准推荐剂量；其他代谢型患者起始治疗时使用 1.5 ~ 2 倍的标准推荐剂量，但不超过 0.3mg/(kg·d)，所有代谢型患者均需进行 TDM，适时调整剂量。
DPYD 基因型	氟尿嘧啶	NM 型患者 DPD 活性正常，氟尿嘧啶使用标准剂量；IM 型患者 DPD 活性减少 30% ~ 70%，易出现氟尿嘧啶药物中毒，活性评分为 1 的患者，氟尿嘧啶起始剂量减少 50%，活性评分为 1.5 的患者，氟尿嘧啶起始剂量减少 25% ~ 50%；PM 型患者 DPD 完全失活，禁用氟尿嘧啶，换用其他药物
HLA 等位基因	卡马西平、奥卡西平、苯妥英、别嘌醇、阿巴卡韦	携带 HLA - B * 15：02 和/或 HLA - A * 31：01 等位基因者慎用卡马西平，以免引起 SJS/TEN；携带 HLA - B * 15：02 等位基因者慎用奥卡西平、苯妥英，以免引起 SJS/TEN；携带 HLA - B * 58：01 等位基因者慎用别嘌醇，以免引起 SJS/TEN；携带 HLA - B * 57：01 等位基因者慎用阿巴卡韦，以免引起超敏反应

四、药物基因组学常用参考工具

药物基因组学的研究结果存在循证医学证据的强弱和等级。作为药师应当学会查看某一种基因突变的药物基因组学循证医学等级，将循证医学等级强的药物基因组学知识服务于患者。

（一）药品说明书是证据级别最高的依据

目前，已有部分中文药品说明书中明确提到了药物相关的药物基因组学信息，如卡马西平增加 HLA - B * 15：02 等位基因阳性亚裔患者出现 SJS/TEN 的风险。目前在 FDA 的网站上公布的，越来越多的药物需在药品说明书中含有建议、要求或参考基因突变信息（FDA，Table of Pharmacogenomic Biomarkers in Drug Labeling with Labeling Text. https：//www. fda. gov/drugs/science – and – research – drugs/table – pharmacogenomic – biomarkers – drug – labeling），这些药物基因组学相关信息都是经过大量临床实验证实的结论，具有很高的可信度，因而其与说明书一样是级别最高的循证依据。

（二）药物指南证据级别仅次于药品说明书

医生治病有大量"指南"和"专家共识"可参考，药师也一样有用药指南可作为药物基因组学的依据。药物基因组学知识库（Pharm GKB）由美国国立卫生研究院（NIH）支持的，旨为临床和科研提供遗传变异影响药物效应辅助知识的较为全面的一种资源，网址为：http：//www. pharmgkb. org。药师应定期关注网站上更新的药物基因组学信息，重视药物基因组学在提高临床疗效和减少药源性损害中的作用。

药物基因组学研究从基因入手设计药物治疗方案，提高了药物疗效降低药物不良反应，在临床合理用药中弥补了只根据血药浓度进行个体化给药的不足，为以前无法解释的药效学现象找到了答案，为临床个体化用药开辟了一个新的途径。

本章小结

1. 主要内容 本章介绍了药师临床进行个体化给药服务的主要两种手段：治疗药物监测与药物基因组学。

2. 重点 治疗药物监测的意义、临床指征及药学服务内容。药物基因组学的定义、个体化给药中的运用，可以通过指南、说明书、文献等对浓度及基因检测的结果做简单的预判。

3. 难点 结合患者的个人信息及检测结果，出具个体化给药报告，对给药方案提出建议。

思 考 题

题库

一、选择题

A 型选择题

1. 下列关于用药个体差异的确切描述是（　　）

　　A. 不同年龄的患者用药剂量不同　　　　　　B. 不同性别的患者用药剂量不同

　　C. 不同体重的患者用药剂量不同　　　　　　D. 不论何种药物不同患者的剂量都应不同

　　E. 相同药物给予相同剂量但疗效因人而异的反应

2. 下列哪项不是常用的血药浓度监测方法（　　）

　　A. 分光光度法　　B. 容量分析法　　　　C. 高效液相色谱法　　　　D. 免疫学方法

　　E. 气相色谱法

3. 下列哪一个是不需要监测血药浓度的药物（　　）

　　A. 二甲双胍　　　B. 茶碱　　　　　　　C. 卡马西平　　　　　　　D. 甲氨蝶呤

　　E. 地高辛

X 型题

4. 卡马西平严重皮肤反应与下列哪种基因多态性有关（　　）

　　A. HLA – A＊31：01　　　　　　　　　　B. HLA – B＊15：02

　　C. HLA – B＊57：01　　　　　　　　　　D. KRAS

　　E. CYP2C9

5. 下列哪些基因多态性与华法林剂量有关（　　）

A. CYP2C9　　　　B. VKORC1　　　　C. CYPC19　　　　D. SULT1A1

6. 治疗药物监测临床指征（　　）

　　A. 治疗指数低的药物　　　　　　　B. 具有非线性药动学特性的药物

　　C. 治疗作用与毒性反应难以区分　　D. 脏器功能不全的患者

　　E. 脏器功能不全的患者

7. 脏器功能不全的患者（　　）

　　A. 脏器功能不全的患者　　　　　　B. 肾功能不全或衰竭的患者

　　C. 心功能不全或衰竭的患者　　　　D. 情绪不好的患者

　　E. 老人

8. 下列哪些药物与 CYP2C19 基因多态性有关（　　）

　　A. 阿司匹林　　　B. 质子泵抑制剂　　　C. 奈非那韦　　　D. 氯吡格雷

　　E. 别嘌醇

二、问答题

1. 特殊人群包括哪些人？

2. 核酸的纯化应达到什么要求？

（周本宏）

第九章

临床药师的药学服务

学习导引

知识要求

1. **掌握** 临床药师的基本要求、主要职责和药学服务主要内容。
2. **熟悉** 临床药师培训、考核、工作模式和工作考核。
3. **了解** 国内外临床药师及药学服务的现状及发展。

能力要求

初步具备开展用药评估、参与临床药物治疗、药学查房、药学会诊、药学门诊、药历书写、用药教育与指导等药学服务基本技能。

临床药师是以系统药学专业知识为基础，并具有一定医学和相关专业基础知识与技能，直接参与临床药物治疗，促进合理用药，保护患者用药安全的药学专业技术人员。近年来医院药学工作模式、内容及任务均发生了很大的变化，工作中心由"以药品为中心"转向"以患者为中心"，药师的职责已由简单的配方发药过渡到直接参与临床用药，参与疑难、死亡病例讨论及临床药物治疗方案的制定，为患者、医师、护士及大众提供各种药学服务。随着我国医改不断深入，以及人们对医疗服务水平要求的不断提高，临床药师通过提供药学服务，在医疗服务体系中将发挥越来越重要的作用。

第一节 临 床 药 师

PPT　　　　微课

一、国内外临床药师的现状及发展

1. 美国临床药师的现状及发展 药师参加临床工作在国外始于 18 世纪，直到 20 世纪 60 年代后期，临床药学和临床药师这两个专有名词才在国外医学刊物中出现。随后，临床药学才逐渐在国外特别是美国蓬勃发展。

20 世纪 50 年代，美国就开始设置药学博士（Pharm D）学位，专门培养为患者或专业卫生人员提供药物治疗方面相关信息的药物治疗专家或临床药学专家。1965 年美国逐步建立了临床药师服务体系，提出药师与医生一起在医院为患者提供医疗服务，药师的职能是帮助医生提供合理用药建议，与护士合作对患者进行关爱，最大限度地减少用药错误。美国药学教育委员会还规定经其认证的美国所有药学院校都需 2000 年之前改制为 6 年制的 Pharm D 专业学位教育，从而使 Pharm D 成为美国药学学科的唯一入门学位。20 世纪 90 年代的一项统计表明，美国医院药师中 38% 以上是临床药学硕士毕业，全国有 57 所药学院开设了临床药学博士课程。

美国的临床药师分布在社区药房、医院健康机构、家庭护理关爱机构、长期关爱保健机构、管理关爱机构、制药业、政府管理机构中。目前，按照美国医院对于临床药师聘用目的的不同，临床药师可以分为三类：①专科临床药师，长期固定在单一临床科室进行药学服务，具有深入的专科药学知识；②轮转临床药师，定期在不同临床科室和药房进行轮转，具有广泛的全科药学知识；③重点药物临床药师，有些医院（特别是专科医院）需要临床药师对特殊药物如抗凝药物、抗肿瘤药物等进行监控和管理。

从事药学工作的人员可分为临床药师和药师技工。临床药师必须持执照上岗，可独立工作，药师技工必须在临床药师的指导监督下工作。在医院工作的临床药师，其全部工作中临床服务占60%，教学占20%，研究占10%。其工作职责是临床药学的服务、一般药剂的发放、制定药物使用指导标准、教学工作、科研工作。临床药师要与医生一起检查患者，对患者一对一进行服务，对患者已使用的药物进行评估，做出用药计划，并对患者发生的状况提出建议，或直接独立面对患者进行咨询，对出院患者进行药物跟踪观察等。

医院对临床药师有一套完整的临床药剂师评估考核制度，考核评估的绩效与次年的晋级紧密相关。考核分为四个等级，采用量表的形式，从道德、创新、药物安全性、顾客服务、责任感和诚信、对患者的关爱、教学工作、药学研究、药物管理等方面考核。每个人的量表需要临床药师本人自评和药房主任评估。

美国临床药师实行两年一注册制度，再注册制度规定，两年需要修满30小时的继续教育学时，方可再注册。临床药师也可在特殊领域，如营养、癌症、物理治疗等领域获得专业的资格认证。

2. 我国临床药师的现状及发展　我国临床药师的发展历程大致分为三个阶段。①第一阶段：1981年颁布的《医院药剂工作条例》规定，临床药师要积极创造条件开展临床药学研究，结合临床，协助医生制定合理给药方案，力求达到提高疗效、降低毒副反应，确保用药安全有效。②第二阶段：1989年颁布的《医院药剂管理办法》规定，临床药师要积极开展临床药学研究，结合临床制定个体化给药方案，开展药剂学、药物化学、生物利用度研究，监测药品在体内的作用以及药品不良反应。③第三阶段：2002年颁布的《医院药事管理暂行规定》指出：医院药学部门的工作要求逐步转型，从以保障供应为中心转变为以患者为中心；从以药品调配、药物制剂工作为主，转变为以临床药学工作为主体；建立"临床药师制"，开展以患者为中心的临床药学工作。

经过近30年的努力，我国在临床药师培养及工作开展方面进行大量工作，取得可喜的成绩。目前国内临床药师培训基地和临床药师师资培训基地的建设已经日趋完善，建立了统一科学的培养模式。三级医院基本都配备了5名以上专职临床药师，多数为负责专科的临床药师，如呼吸内科、心血管内科、ICU等。临床药师参与临床药物治疗，提供药学信息服务，开展血药浓度监测、药品不良反应监测等工作。各地组织药师定期进行专科培训班继续教育，临床用药交流等，为临床药师的自身素质提高提供良好的平台。同时，临床药师利用自身专业优势，参与临床用药，开展药学监护，在医疗团队中发挥越来越重要作用。

随着我国经济的快速发展和医疗体制改革的不断深入，以服务患者为中心的药学监护工作模式和以合理用药为核心的临床药学工作，已成为新时期医院药学工作的主要内容。所以，应以培养顺应时代要求的临床应用型药学人才为主要目标，加快发展临床药学教育，促进药学学科发展。

二、临床药师的基本要求、主要职责及考核

（一）临床药师的基本要求

1. 具备扎实的药学专业知识与技能　美国临床药学协会（ACCP）指出，临床药师在卫生保健体系中是药物治疗专家，应掌握扎实的药学知识，这是临床药师参与到临床治疗团队开展工作的基础。临床药师应熟练掌握临床药学专业系统基础理论知识与技能，并掌握临床用药的药学专业技能，以及与临床用药有关的全面信息，如药物的药理作用、适应证、常规用法用量、每次极量和每日极量、疗程、不良反应和禁忌、药物间的相互作用，以及药物的临床研究进展等。只有全面熟练掌握用药相关知识，才能在临床药物治疗工作中运用自如。

2. 具备必要的医学基础知识和临床医学知识 掌握一定的医学基础知识和临床医学知识有助于更深入理解药品和人体的相互作用。目前临床药师工作中遇到的瓶颈之一是医学知识缺乏，其原因与既往药学教育以化学模式进行课程设置，注重对药物本身的研究，缺乏系统的临床医学和技能的学习和培训有关，这不仅影响了临床药师与医师沟通，也阻碍了临床药师提供高层次药物治疗方面的技术服务。

高层次的药物治疗技术服务包括对患者实行药学监护，预防、发现并解决用药过程中发生的问题；制订和优化个体化的药物治疗方案，如在特殊病理和用药情况下的药物选择、剂量调整、疗程控制、药物疗效评价；治疗药物临床再评价；联合用药与药品不良反应的关系；药物治疗利益风险比较分析等。临床药师只有具备了扎实的药学知识、必要的临床医学知识并长期进行临床实践，才可能具备为临床提供高层次的药物治疗技术服务的能力。临床药师应具备的医学知识包括疾病的发病原因、病理生理状态、临床表现、辅助检查、常规药物治疗方案、预后；常见实验室检查目的，以及异常指标意义，与临床症状间关系；人体水电解质及酸碱平衡紊乱的临床症状和药物治疗；临床常见对症处理的药物方案等。

3. 具备良好的沟通能力 沟通能力是决定临床药师在医疗团队中位置的重要因素。由于目前尚无法律、法规明确临床治疗体系中临床药师的权利和责任，临床药师在治疗团队中往往充当参谋的角色，只有建议权，医师具有最终决定权并承担责任，临床药师的合理建议并不一定被采纳，甚至有时会引起争论和摩擦。例如一些医师认为临床药师的存在是对其工作的干预，特别是初进入临床时，双方互不了解，并且临床药师在临床经验上有欠缺，因此医师对临床药师心理上存在排斥。因此富有亲和力、善于沟通的临床药师能更快更好地融入医疗团队。

4. 具备一定的科研能力 科研能力是临床药师工作和自我能力培养的延伸。例如药物疗效评价研究是临床药师工作的重要组成部分，新上市药物疗效的再评价、临床经验用药疗效评价、药品不良反应发生的因果关系分析等科研活动不仅提升临床药师自身能力，同时可为相关药物合理使用提供依据。

（二）临床药师主要职责

临床药师职责主要包括日常药品管理、信息的收集和宣传、参与临床用药、研究与教育。

1. 参与日常药品管理 临床药师直接参与临床用药，比起其他药事技术人员，往往更深入掌握药物特性，了解药物对人体的作用，故对于医疗机构传统非临床区域日常药事事务管理，临床药师同样可发挥重要作用。

（1）参与药品的遴选 国内外医疗机构进行药品采购，大都由专门委员会负责制定采购目录，因临床药师参与患者用药，和其他医务人员相比掌握更多的药品信息，因此药品采购选择时应有临床药师参与，主要负责结合临床实际观察数据，对用药指征、疗效、风险和成本以及患者用药的经济性进行评估，形成报告并提交专门委员会。

（2）参与药品的贮存 临床药师在病区药房和护士站药品贮存中起重要指导作用，如高浓度电解质溶液（如氯化钾注射液）如疏忽误用，会导致严重后果（例如，错误静脉推注10%氯化钾注射液导致患者死亡），故临床药师需提醒医务人员做好标记、单独保存及使用登记等，并定期进行检查。

（3）药品信息收集和整理 临床药师应掌握药品情报的收集方法，并对整理分析的结果负责。与专职药品情报管理工作者不同之处在于，临床药师重点收集临床用药反馈的第一手资料，并及时做出反应，例如临床药师需每天对所在病区患者用药处方或医嘱进行回顾，并进行患者用药动态监测，对出现的问题处方采取相应干预措施。

除对药品信息的动态监测与收集外，临床药师还担负着定期对信息进行整理的职责，如处方点评、新药引进后的药品质量监测数据整理、修订处方集及药品不良反应的整理、报告等。

（4）合理用药宣传 临床药师还需参与合理用药的宣传，例如在医疗保健机构设立药物咨询平台，或者深入社区，向公众普及合理用药知识，加深公众对临床药师职业的理解，建立临床药师与患者间的信赖关系，从而有利于今后在临床中得到患者更好的配合。

2. 参与临床用药

（1）开展用药咨询与指导 随着医学水平的发展，医师单凭有限的药学知识逐渐难于解决各种复杂的药源性问题，转而向药师寻求咨询的情形日益增多。此外，临床药师指导护士请领、使用，避免贮存和使用不当造成危害。临床药师还应对患者进行用药指导，包括如何安全有效地用药、关注药物潜在的不良反应、药物间相互作用、药物与食物相互作用等，从而提高患者（尤其是慢性病患者）服药依从性并减少药品不良反应发生。药师门诊是开展用药咨询与指导的重要方式，可以提高患者用药依从性，在保证药物疗效的前提下降低因药物相互作用及不良反应等造成的药源性疾病的发生率和再次入院率，同时降低医疗费用，并促进医疗资源的合理分配。

（2）参与设计药物治疗方案　医师通常对所从事专业常用药物较为熟悉，但对专科用药之外的药物往往不太了解，且常忽略不同药物间的相互作用，此外，特殊人群药物治疗方案可能需进行较大调整，因此协助医师进行药物治疗方案设计为临床药师另一重要职责。临床药师参与用药方案设计，需全面了解患者疾病及用药情况，对医师提出的初步治疗方案作出评估，评估内容包括药物治疗的必要性、治疗目标、最佳治疗药物的选择、用法用量、出现药品不良反应的处理方法、药物的相互作用以及药物经济学等。在评估后若发现存在不合理用药现象（如剂量过大、用药持续时间过长、重复用药等），则应警示医师，并提出替代方案或修改意见，最终由医师确定用药方案。

（3）药物重整　药物重整是指比较患者目前正在应用的所有药物方案与药物医嘱是否一致的过程，包括在患者药物治疗的每一个不同阶段（入院、转科或出院时），药师通过与患者沟通或复核，了解在医疗交接前后的整体用药情况是否一致，与医疗团队一起对不适当的用药进行调整，并做详细全面的记录，来预防医疗过程中的药物不良事件，保证患者用药安全的过程。

（4）药学监护

①病情检查与评估　临床药师通过参加医学查房、药学查房、定期回访患者、与医务人员沟通，掌握患者重要症状及病程记录与实验数据，并在此基础上对患者用药与病情等进行分析评估，为履行其他职责奠定基础。

②用药医嘱审核　临床药师应对用药医嘱进行审核，一方面需结合患者病程进展及检查结果，审核药物选用是否恰当；此外还需评估是否存在用药安全隐患，如药物、剂量、给药次数、途径是否正确，是否存在重复用药的状况，是否考虑过敏反应与禁忌证，是否存在新开药物与在用药物或食物的相互作用等；此外，临床药师还需就用药是否符合相关用药标准、规范或指南进行审核，如所用药物是否为机构制定的处方集的药物，抗菌药物应用是否遵循临床管理路径制定的原则和标准，特殊药物的应用是否符合医院规定的程序等。

临床药师对用药医嘱进行审核时如发现问题，应与开具该医嘱的医师联系，就相关问题与医护人员讨论，在全面综合考虑各因素后，针对不同情况采取不同干预的手段。

③药物作用监测　进行药物作用监测，可明确药物疗效，并降低药物副作用对人体造成的损害。临床药师监测过程中，应对医护人员的疏漏给予警示，例如某些药物的使用能导致患者平衡能力的改变从而增加跌倒的风险，需及时提醒护理人员并告知患者；此外，临床药师应配合医师判断哪些药物和患者需进行治疗药物监测，并根据监测结果和数据计算药动学参数，为个体化药物治疗方案的设计及调整提供依据。

临床药师对药物作用的监测还包括观察和记录药品不良反应。临床药师应对所负责病区药品不良反应和药害事件进行收集、整理、分析、存档，并按规定上报。若因工作疏忽而导致药品不良反应救治延迟，对患者造成不良影响，临床药师需承担相应责任。

④药物治疗干预　主要包括不安全用药干预、无效用药干预及不经济用药干预三方面内容。

不安全用药干预，主要针对医师、护士及患者在用药过程中存在的增加患者治疗风险的不安全用药情况进行干预，例如药物禁忌、药物过量、过敏反应、疗程过短或过长、给药频次过高或过低、给药时间不正确、重复用药、药物剂量不足或过量等；护士未按时按频次给药、给药剂量错误、给药途径错误等；患者不遵医嘱用药或者服药方式错误等。其中，干预方式包括告知、沟通及教育等，必要时还需和医务管理部门联系。

无效用药干预指因医师选药不恰当、或因患者个体差异导致疗效不佳时，临床药师加以干预，措施包括建议医师更改药物、进行血药浓度监测或用药相关基因检测，并依据检测结果调整给药方案等。

不经济用药干预指医师未按照国家相关规定或医疗机构处方集建议的药物给药，以及存在明显过度治疗情况时，临床药师应及时予以干预，包括建议换用更符合药物经济学的药物等。

⑤出院带药治疗建议及随访　医师对患者出院带药通常只写明药物的服用次数和剂量。临床药师应对患者进行出院带药教育，交代合理用药相关知识、治疗中可能出现状况的应对等。

临床药师需定期对重点患者进行随访，包括面对面接触、电话及微信联系等，观测治疗效果及出现的不良反应并做记录，必要时建议患者入院进一步治疗。

3. 研究和教育的职责　临床药师还承担研究职责，应主要围绕临床合理用药相关问题开展研究。此外临床药师还承担教育职责，定期对医务人员进行培训，在社区中对患者开展药学教育，普及药学知识，并对药学本科生、研究生进行经验及理论传授。

（三）临床药师工作考核

临床药师工作考核体系是一个动态的开放体系，随着实践的发展和内外部环境的变化，可不断调整考核目标和考核项目。参照我国临床药师的建设制度，结合临床药师工作的主要模式，临床药师的工作可从以下三方面进行考核。

1. 日常工作数量　规定日常临床药师工作完成数量，如药学查房次数、调整治疗方案例数、回答临床咨询次数、完成有价值的药历数、培训交流次数、为临床科室讲课次数、参与临床病例讨论次数、会诊次数、门诊药物咨询次数、出院患者用药教育人次数、病区医嘱审核覆盖率及完成处方点评次数等。

2. 日常工作质量　可从以下环节评价临床药师日常工作完成质量：是否促进了临床合理用药、会诊患者病情复杂程度、调整治疗方案等提供用药建议是否被采纳、服务对象的治疗结果是否好转、解决药物咨询的复杂程度及是否及时发现并填报 ADR 报表等方面。

3. 教学科研方面　从带教工作、核心期刊发表论文、申报课题等方面对临床药师的教学科研能力进行考核。

三、临床药师的培训和考核

（一）临床药师的培训

1. 临床药师培训工作目标与专业设置　临床药师培训工作的目标是建立适合我国国情并与国际接轨的临床药师培训及有关管理制度，建立我国临床药师质量考核体系，建立具有良好医德医风和人文素质、熟练掌握临床专业知识和专业技能的高素质临床药师队伍。

临床药师培训专业的设置由中国医院协会临床药师工作专家指导委员会制定发布。目前培训专业包括：①临床药师通科培训；②专科培训专业，包括抗感染药物专业、抗肿瘤药物专业、抗凝药物专业、肠外肠内营养专业、心血管内科专业、消化内科专业、神经内科专业、呼吸内科专业、肾内科专业、内分泌专业、重症医学专业、小儿用药专业、妇产科专业及疼痛管理专业等。

2. 临床药师培训项目　包括两种项目，即岗位培训及师资培训。

临床药师岗位培训是指根据临床药师岗位要求所应具备的知识、技能而安排的培训活动，目的是提高其业务知识，服务态度和专业技能，目前申请成为学员应具备的基本条件：①第一学历为临床药学专业本科毕业，在医院药学部门从事药剂工作满 1 年者，本科和研究生均为临床药学专业毕业的，在医院药学部门从事药剂工作满 6 个月者；第一学历为药学、药物制剂、药物分析、药物化学专业全日制本科毕业，在医院药学部门从事药剂工作满 2 年的，若并获得临床药学专业研究生毕业的，在医院药学部门从事药剂工作满 1 年的，可报名参加通科或者专科临床药师培训；②第一学历为非临床药学专业或药学、药物制剂、药物分析、药物化学专业全日制本科毕业，但在研究生阶段接受全日制药学类相关专业教育，包括临床药学或者药理学、药剂学研究生毕业，在医院药学部门从事药剂工作满 2 年，可报名参加通科临床药师培训；获得主管药师以上专业技术职务任职资格的，可参加专科临床药师培训；本科学历为非临床药学或药学、药物制剂、药物分析、药物化学专业全日制毕业，研究生非临床药学或者药理学、药剂学专业毕业，但在医院药学部门连续从事药剂工作满 5 年，并已获得主管药师及以上专业技术职务任职资格的，可参加通科临床药师培训；③县级及县级以下医疗机构药师报名参加通科临床药师培训，学历条件可适当放宽。

师资培训是指培训临床药师带教师资队伍，培训对象为主管药师以上专业技术职务任职资格，完成临床药师培训并从事临床实践工作半年以上的临床医疗机构临床药师。

紧缺人才培训项目为进一步加强卫生健康紧缺专业人才队伍建设，提升临床药师服务能力和水平，2019 年国家卫生健康委在卫生健康人才培养培训项目中新增紧缺人才临床药师培训项目。此项目在中国医院协会临床药师培训项目前期工作基础上开展，各省（自治区、直辖市）医院协会对接本省卫生健康委科教处，并协助科教处完成项目实施、基地遴选、学员培训等工作。

培训对象以县级医疗机构的药师为主，具备药学或相关专业的本科及以上学历（国家级贫困县可放宽至专科及以上学历），在药学部门从事药学工作满 2 年，取得药师及以上专业技术职务任职资格。省级卫生健康行政部门在遴选学员时，同等条件下应优先保障基层及贫困地区。紧缺人才项目培训学员考核合格后，由省级卫生健康行政部门颁发统一制式的"临床药师培训合格证书"，此证书全国有效，省域间互认。

3. 培训基地　培训基地是承担临床药师培训的医疗卫生机构，依据培训需求和基地标准进行认定，实行动态管理，原则上设在三级甲等综合医院，并结合当地医疗资源实际情况，将符合条件的其他三级医院作为补充，合理规划布局。区域内培训基地可协同协作，共同承担有关培训工作。

4. 临床药师培训时间与地点　临床药师培训与师资培训均应在经认定的临床药师培训基地、师资培训基地按照规定的时间进行培训。临床药师通科培训周期为 6 个月，专科培训周期为 12 个月，师资培训周期为 8 周。

5. 临床药师培训模式

（1）培训内容　临床药师培训内容主要包括综合素质培训、临床知识与技能培训、药物知识与临床用药实践技能培训、沟通与交流技能培训、专业理论知识培训等。所有培训内容以药物临床用药实践技能为中心，以此对在临床科室实践轮转的类别和时间做出相应的规定，培训内容与要求紧密结合临床药物治疗的实际需求。

培训基地应依据各专业培训指南（中国医院协会临床药师工作专家指导委员会制定发布），制定完整的培训计划，通过课堂授课、病例讨论等多种形式组织学员开展理论学习，并及时进行考核。

不同专业的临床实践培训需要在相应的临床科室实施，培训基地应按照各专业培训指南的要求安排培训学员在相关的临床科室进行轮转培训，整个轮转培训过程中，培训基地在学员培训的各个轮转科室中均应配备合格的带教组，采取专人指导和团队带教相结合的方式实施培训。

（2）培训科目　临床药师培训科目包括：教学查房、文献阅读、病例讨论以及培训作业等。

教学查房活动为帮助学员认识和熟悉临床治疗活动、与医疗团队沟通及直接面对患者的重要途径，对于培养学员信息收集与整理能力、交流沟通能力具有不可替代的重要作用。培训学员应坚持每日查房，培训基地应指定带教组带领学员进行教学查房，带教药师应指导学员开展药学查房。

在临床药师培训过程中进行文献阅读，重点是引导学员结合临床实践教学中遇到的问题，开展文献阅读训练，以提高信息整理能力、拓展专业视野。带教老师应结合临床实践中发现的问题与临床药物治疗新进展，指导学员组织好文献阅读报告会，并完成规定的文献阅读报告。

病例讨论教学是学员依据培训指南，综合应用临床与药学知识和技能，通过病例资料收集、整理、陈述、讨论，发现、分析和解决临床药物治疗实际问题，学习相关知识点，总结认识规律，提高认识和技能的实践性教学手段。培训基地可以根据不同培训阶段的教学目标，组织指导学员遴选指定学习病种中适宜的病例，开展病例讨论教学。

临床药师培训中要求学员完成的书面作业主要有"教学药历""病例分析"两类。设置培训作业是临床实践技能培训通用的基本要求，也是临床实践教学的不可或缺的内容，对培训作业完成数量与质量的评估是对学员培训全过程评估的重要指标。培训基地带教老师应负责地指导学员完成培训作业，培训学员应按照专业培训指南的要求完成培训作业。

（二）临床药师的考核

临床药师培训的考试考核工作由卫生主管部门指定的机构或行业协会负责实施，经培训考试考核合格者取得《临床药师培训证书》。

临床药师培训应覆盖《临床药师培训登记手册》的内容，培训基地应对培训学员的工作态度、医德医风、法律知识、行业服务规范等进行评价，同时，对相关专业理论、临床技能、药历书写、文献阅读、病例讨论等培训科目的完成情况进行综合评估。

临床药师岗位培训的考核重点是评估学员药学监护能力，包括：药物选择、药物的用法用量、溶媒、剂型选择等药物治疗方案的评估与优化；循证医学；药物相互作用；主要 ADR；患者教育；对患者用药风险评估与为特殊生理、病理人群提供药学服务等。带教药师培训的考核重点是评估受训者对临床药师岗位培训学员各培训环节的带教能力。

1. 考核类别 临床药师的考核类别包括：公共科目考试、日常考核、轮转考核及结业考核。

定期对临床药师培训指南中要求的公共科目进行考试，考试科目和组织形式由省级临床药师培训专家委员会确定。培训学员应将每天完成的培训内容如实填入《临床药师培训登记手册》，带教医师与带教药师应定期审核后签字，作为学员轮转与年度考核重要内容以及参加阶段考核的依据。

学员在完成培训指南规定的每一科室轮转培训后和完成阶段培训后，由培训基地主任组织考核小组，按照培训内容及考核项目要求进行考核，重点检查培训期间的临床业务能力、工作成绩、职业道德和完成培训内容的时间与数量，将考核结果及有关奖惩情况在培训登记手册中记录。

临床药师培训学员的结业考核由培训过程评估、床边考核、培训作业评估、案例考核等四个部分组成，由省级临床药师培训专家委员会依据临床药师培训指南相关内容，组织以考查临床实践技能为主的考试或考核，对合格者颁发统一印制的证书，名单报中国医院协会备案。

2. 考核方法 临床药师培训采取笔试＋临床技能考核的方式进行综合考核。其中公共科目、专业理论等主要采取笔试方式，临床技能、临床思维能力、沟通能力等主要采取临床技能考核的方式。

笔试考试题目覆盖临床医学知识、药物临床应用知识及药事管理（含法律法规）知识。其中以药物临床应用知识为主。

临床技能考核主要采用床边考核与面试案例考核方式，由专家组评估打分。专家组由医院教育专家、药学专家、临床专家组成，其中不同的培训专业应邀请相应的临床专家参加考核。

问诊考核主要考核学员与患者沟通交流能力。由考核专家组选择病例，由学员在病床旁向患者问诊，并开展用药指导。医院考核专家组对问诊过程中学员的表现评分。

案例考核由医院考核组负责准备和挑选备考病例，考核时学员对案例治疗情况做出陈述并进行评价；考核专家组就本病例临床用药及相关问题进行提问，医院考核专家组对学员的回答、分析和答辩进行评分。

（三）临床药师的工作模式

目前，临床药师工作模式已经从单一的住院患者管理模式发展到多种形式的门诊、住院病房管理模式。

1. 住院病房管理模式 临床药师每天早晨参加责任科室的早交班，然后跟随医师查房，与医师和护士一起讨论并解决医疗工作中有关用药的问题；医学查房完毕后，临床药师进行药学查房，对患者进行用药教育及健康教育等；之后临床药师对所管辖病房的患者进行医嘱审核，对进行血药浓度监测的病例进行报告解读，每天下午临床药师再到病房，与临床医师和患者沟通，对临床不合理用药给予干预，或查找干预临床合理用药的资料，或进行会诊和患者教育等。

2. 药学门诊服务模式 临床药师在门诊诊室内为患者提供用药评估、用药调整、用药计划、用药教育、随访指导等一系列专业化服务。包括医师－药师联合专病门诊及药师独立门诊。

（1）抗凝门诊模式 国内多家医院相继开设了抗凝门诊，由临床药师和医师合作为患者提供一系列抗凝治疗管理服务。临床药师根据患者的国际标准化比值（INR）等指标对患者进行华法林用量的调整，并根据患者的需求和文化程度，针对患者的疾病情况、华法林抗凝知识、出血风险、栓塞风险及防范、日常生活注意事项与患者及家庭成员进行充分的沟通，采用集中培训和个别教育相结合的方式对患者进行详细用药指导和健康教育。此外，临床药师通过编写《华法林患者应用知识手册》，告知其使用的抗凝药物的作用机制、服用该抗凝药的原因，详细介绍影响华法林药效的疾病、药物和食物等相关知识，向患者详细讲解，使患者真正参与到治疗中，提高患者自我管理能力。

（2）内分泌门诊模式　该工作模式临床药师参与内分泌专家门诊，与医生合作为患者提供一系列内分泌治疗管理服务。在医生诊疗前，临床药师先接待患者，询问患者的就诊原因、药物治疗史、监测数据，开立必要的监测项目。在医生对患者进行诊断后，和医生讨论患者病情，进行药物的选择，共同制定药物治疗方案。当治疗方案确定后，临床药师对患者的药物治疗进行解释，并交代药物的使用方法、注意事项、不良反应、疗效监测、药量的调整等。此外，药师确定需要随访的患者，对其进行用药教育，并且记录联系的方式，便于患者在院外随访。

第二节　临床药师的药学服务发展与现状

一、国外临床药师服务发展与现状

1. 美国　美国医疗系统药师协会（The American Society of Healthy – System Pharmacists，ASHP）概括临床药学的发展为三个阶段。首先是 20 世纪 50～60 年代，美国开始建立临床药学这一新兴学科，对过去药学教育模式进行了重大变革，由药转向用药的人，20 世纪 60～80 年代起临床药师主要在医院里参与药物治疗工作，以确保患者合理用药为主要内容，工作关系是医生－药师－患者，药师对患者的药物治疗开始承担直接责任，这一时期可称为以医院药学被动服务为主的临床药学阶段；其次是 20 世纪 80～90 年代，临床药学的工作实践范围逐渐扩大，药师参与对患者的具体药物治疗工作，并且更注重于直接面对患者进行服务，临床药师的目光开始转向医院以外患者的药物治疗，如在健康中心开展合理用药工作，可称为从临床药学向药学服务的过渡时期；再次是 20 世纪 90 年代以后，临床药师的职业观念发生了根本的改变，临床药师服务转变为直接和患者打交道、以患者为中心的工作模式，进而扩展了药师的职能，拓宽了实践工作范围。当前美国临床药师已开始直接面向患者、面向所有的医疗机构、面向整个社会，他们不仅为来医院就诊的患者，而且为社区居民提供药学服务，关心全体用药者的身心健康和结果，协助和指导人们接受最佳的药物治疗，开始了全面的、全方位的药学服务，旨在推进整个社会的合理用药，提高医疗质量和人民的生活健康水平，同时降低卫生资源的消耗。这一时期也就是目前国际上提出的药学监护阶段。药师参与临床药学服务使患者短期内达到治疗药物浓度，缩短住院时间，减轻了患者负担，这对患者和医院均有利，同时也减少了药物毒性反应和药疗事故。目前，美国的临床药学服务已经渗透到美国各医院的各个科室，养老院、社区医疗、家庭病床等社会保健机构也在积极开展药学服务工作。他们甚至在培养放射科的临床药师以便关注各种放射性造影剂的合理使用及对患者的损害。

总之，药学服务在美国的成功实施，强化了医师、药师和护士之间的协调关系，突出了临床药师在临床用药中的决策和指导地位。例如美国阿拉巴马州有两个州立医院的药师有处方建议和修改权，对医师开具的不合理处方有权进行直接修改（停药，改剂量、换药等），或在与医师充分交换意见并达成一致后再修改。美国的药师有权利参加包括药物与治疗委员会、抗生素监测委员会和药品安全委员会这些机构的重要会议以及参加类似流动护理诊所、管理服务中心、长期护理中心等的药学服务。比如美国肯塔基大学医疗中心是一个有 500 张床位的综合性教学医院，医院治疗药物监测实验室每天检测 100 多个样品的血药浓度，临床药师跟随医生会诊患者，和医生商定给药方案。需要血药浓度测定药物的报告出来后，给予药学解释和书写推荐意见。美国肯塔基大学医疗中心的临床药动学服务体系包括两部分：①专科服务体系：由病区药师、临床药师、药学博士生组成，负责对所负责病区内患者药动学评价,对查房时获得的血药浓度进行评价和跟踪,一般每家医院有数个专科服务体系。②中心服务部:由一名临床药动学专家,一名住院药师和数名药学博士生组成。该中心支持专科服务体系,并帮助解决这些药师工作中遇到的比较困难或异常的药动学问题。中心服务部也对几个专科服务未涉及的病区每天查房和提供自动服务,任何医生若在病历中写下医嘱要求药动学会诊,药动学服务都会给出一个正式的会诊意见。药动学服务体系偶尔也应要求对门诊患者进行药动学会诊。此外,一旦治疗药物监测(TDM)实验室得到一个异常的血药浓度,会自动通知负责该药物的临床药师(即使医生并未下医嘱要求药动学会诊)。中心服务部还负责记录临床药动学服务的数量和质量,并对经管药师、医师和护士提供定期指导。中心服务部起着药剂科和 TDM 实验室之间的桥梁作用。美国医院开展临床药动学服务(clinical pharmacokinetic service)有一套相对固定的工作流程,其基本过程是医生根据患者的发病机制确定选用何种药物;医生和药师根据经验或群体药动学参数计算出初始给药剂量;药剂师准备和调剂药物;护士给患者服药和抽取血标本;技师测定标本血药浓度;临床药师根据患者血药浓度和其他临床数据计算药动学参数;推荐新的给药方案和随访时间;医生最后修正治疗方案。

2. 英国 根据英国卫生部门的要求,英国医院主要提供以下类型的药学服务:①从治疗角度为医生及病患提供用药资讯;②介入临床,报告药品不良反应;③TDM 血药浓度检测;④药品管理与应用;⑤参与护士及医务工作者教育培训工作。他们认为药学监护的开展需要从以下四个标准进行考虑:①是否满足患者的需求;②是否满足处方者的要求;③药学服务的形式;④是否致力于公众健康。在这样的指导方针下,英国临床药学协会(United Kingdom Clinical Pharmacy Association,UKCPA)不断致力于帮助药师提高他们的技能,使他们认识自我所在的水平,构建各种崭新且有效率的服务工作。

英国临床药学服务的开展情况与其全民医疗服务体系有很大的关系。全民医疗服务体系(National Health Service,NHS)创立于 1948 年,旨在为英国公民提供全国范围内的医疗服务和健康保健。NHS 管理全英的公立医院,由公立医院提供全民免费的医疗服务,而其基金由 NHS 进行预算、管理和支付。2000 年,全国公立医院约有 50 万张病床,每千人拥有约 9 张病床、8 名医生。NHS 的目标是使用有限的预算给全体国民带来最大的健康产出,因此其对临床药学服务在降低药品不良反应、提高疗效,进而降低药品费用方面的作用非常重视。也就是说,在英国,临床药师的作用通过与全民医疗服务体系的目标紧密结合而发挥了更加重要的作用。

2005 年,NHS 对 26 家公立医院的首席药师进行了问卷调查和访谈。该份调研报告描述了英国公立医院开展临床药学工作的实际情况,对其开展情况的一些障碍进行了深入探讨和分析。调查显示,94% 的医院提供了临床药学服务,其中 2/3 对所有的病房进行药师查房,1/3 只对某些病房进行药师查房。没有接受该项服务的病房通常是产科、妇科、耳鼻喉科、整形外科和精神科。对于药师查房,有半数以上的医院已经达到最低标准的查房次数,另外有 1/3 不能达到最低标准。所有的医院都提供的主要服务是处方检查以及患者咨询。但是,一些临床药学服务项目没有在医院开展,包括新药评估以及医院制剂的详细的信息报告等。1/3 的医院只对部分病房提供临床药学服务的原因是缺乏足够的药师。有些医院认为,在资源有限的情况下缩小服务范围提供有质量的服务更重要,因此,只对一些病房提供良好的服务胜过对所有病房普遍开展低层次的服务。但有些医院则情愿涉及范围更加广泛的服务。

所有的医院都设立了药物和治疗委员会(The Drug and Therapeutics,D&T)。根据地区药房管理办公官员(The Regional Pharmaceutical officers)的规定,D&T 委员会必须由临床医生、医院药师和护士代表组成。在调查中,所有医院的 D&T 委员会都有医生与药师代表参与,但只有半数以上医院的 D&T 委员会有护士代表参与。药师在委员会中的功能和角色有很多种,包括组织议程,评估新药,提供药物信息以及撰写药物发展报告等。医院药师在 D&T 协会有足够的影响力和决策权,但是也有一些委员会报告了药师在委员会中的一些工作困难。如,有些医生仍然高喊要求处方自由,不愿意药师插手临床用药决策。

在临床药师设置方面,一般的专科医院拥有 1~2 名药师,而大型医院拥有 20~30 名药师。在具体的临床药学服务方面，大多数的医院许可药师对处方中的药品名称、剂量、用药途径进行修改，而不需要事前和处方者联系。尽管有些医院明文规定改动可以由药师执行，但是有些医院仍然宣称目前还不能允许药师独立执行。

二、中国临床药师服务发展与现状

1. 中国台湾地区 我国台湾地区现在使用药品上万种，新药还在不断的增加，在循证医学基础上，药物治疗亦不断的更新。保健药品给付规范亦不时推陈出新。给医疗团体中各类人员包括医师、药师、护理人员以最新最正确的用药教育，是临床药师责无旁贷的任务。临床药学是"以患者为导向"之药学服务，"以患者之用药福祉"为依归。药事相关人员以专业之知识及沟通之技巧提供患者安全、合理、有效且符合药物经济学之药事照顾，进而提高患者之生活质量。我国台湾地区的临床药师在患者用药指导（patient medication education，PME）方面做了许多尝试。患者经常接受多位医师之诊疗及多种药物治疗，加上人们有病治病、无病强身之用药错误观念而乱服成药、偏方，导致药物相互作用非常严重。临床药师给予正确用药指导之后，提高了患者服药的依从性，协助患者减少 ADR，减少了医疗资源浪费。专职临床药师不仅提供药动学的服务，且要熟知各类药物之特性、使用条件和注意事项。尤其严重或需要联合用药治疗或数科会诊，用药品种自然增多，若有肝、肾功能不全之患者，更易有药物相互作用或 ADR 发生。因此，临床药师参与住院患者访视确有其价值及意义。另外，台湾地区的临床药师还参与了血药浓度监测和药动学咨询，结合临床开展科研工作，以及用药疏失管理（medication error management）等。

2. 中国香港特别行政区 在我国香港特别行政区获得药剂师执照，本地的报考人只需拥有药学学士学位与通过一年的实习培训即可。香港的临床药师工作集中在住院病房和门诊。住院病房临床药师的工作包括在普通内科、重症监护室、肿瘤科、器官移植科、新生儿科、急诊、治疗药物监测、药物与治疗委员会（Pharmacy & Therapeutics Committee，委员包括医院高层主管、高级医生和高级药剂师）、药物资讯领域等。临床药师可以在药剂师门诊出诊，并在医疗诊治方案议定书（treatment protocol）所拟定的范围内行使处方权。部分授予处方权的药物包括抗凝血、疼痛、戒烟、人类免疫缺陷病毒（human immuno-deficiency virus，HIV）类等。临床药师在门诊中从事药物咨询、慢性肾衰、慢性心衰、器官移植等疾病的药物治疗指导。住院病房临床药师在药物与治疗委员会的规定下有权利定期抽查药物血浓度与调整药物剂量。

3. 中国内地 我国内地开展临床药学工作已经有 30 年的历史，到了 20 世纪 90 年代至 21 世纪初，由于医院受以药养医问题的困扰，以及医药院校在临床药学人才培养方面的严重滞后，临床药学工作得不到应有的重视，使已经开展的工作限于药剂科实验室内的血药浓度监测、ADR 报告、资料编辑和课题研究等，与国外临床药学的快速发展差距越来越大。

2005 年，原卫生部委托中国医院协会药事管理专业委员会在全国进行临床药师培训试点工作，从而极大地推动了国内临床药学工作深入和持久地开展。这次试点工作的最大特点是强调临床药学工作不是实验室工作，而是面向临床、面向患者开展合理用药工作；临床药师不能从实验室里或者课堂上培养，必须是在临床一线工作。近几年，临床药师培训基地不断发展壮大，截至 2019 年，我国成立了 245 家临床药师培训基地、878 个临床药师培训带教组和 17 家师资培训基地，培养了上万名临床药师和近 2000 名临床药师师资。

虽然目前我国临床药师数量及规模和实际需求尚有较大差距，但经广大药学工作者十几年的努力，临床药师药学服务工作取得较大发展，并逐步从单一的住院病房管理模式发展到多种形式的门诊管理、出院管理等，如抗凝门诊、内分泌门诊等模式。目前我国临床药师药学服务内容主要包括：①参与查房，和医师一起进行病例分析和讨论；评估患者用药方案，及时发现、解决和预防药物治疗相关的问题；②医嘱审核，包括药物选用的正确性与安全性，结合患者病程进展及检查结果，对治疗方案是否符合患者病情进行评估，药物应用是否遵循临床管理路径制定的原则和标准，特殊药物的应用是否符合医院规定的程序等；③药品信息收集和整理，提供药学咨询和建议（如测定环孢素浓度的正确采血时间，吗替麦考酚酯给药方案的修改，浓度依赖型和时间依赖型抗生素的不同给药方案等）；④患者用药教育，内容包括保证药物治疗依从性，另外包括影响治疗的药物－药物相互作用、食物－药物相互作用等；⑤监测药物治疗作用，观察和记录药品不良反应，例如监测免疫抑制药物、抗高血压药物和抗感染药物的使用等；⑥开展实验研究工作（如治疗药物监测方法研究、药物经济学研究等）和常规监测工作；⑦填写药历，记录患者治疗使用药物和反应，并对危重患者、肝肾功能不全等特殊患者进行全程监护等。

2019 年 10 月 31 日发布的《医疗机构药学服务规范》，该规范围绕医疗机构药学服务工作中的组织与制度建设、人员资质管理、服务范围、信息管理，开展各项服务项目内容及要求、服务过程、服务质量控制与评价改进等内容，旨在为医疗机构药师的药学服务提供规范的药学服务总体要求。目前已有不少医院开展了临床药师绩效考核，考核体系构建多以某一医院为单位，构建方法多种多样，缺乏体系构建的验证，缺乏适用于临床药师的标准化的考核框架；同时绩效考核体系多缺乏对临床药师个人能力持续发展的关注，"质量"的考评更倾向于工作实施结果、成效，缺乏临床药师胜任力、药学服务过程的考评，不利于临床药师自身持续发展。因此绩效考核应逐渐转向注重对药师能力或胜任力的评估，包括药师个人技能、专业知识应用、沟通能力、组织管理能力，通过评估及剖析不断提高自身的专业水平、创新能力，最终促进专业的持续发展。

第三节　临床药师药学服务的主要内容

PPT　　　微课

一、用药评估

1. 安全性评估　合理用药首先强调的是用药的安全性，在选择药物治疗时，疗效不是单一的关注点，人们在努力寻找效果与风险之间的最大平衡点，力求获得最大治疗效果的同时承担最小的治疗风险。

安全性直接体现了对患者切身利益的保护。临床必须根据患者的具体情况综合考虑选择用药，严格按照药品的适应证以及使用方法。例如同时患有糖尿病和高血压的人，使用降糖药的同时使用血管紧张素转换酶抑制剂时可能增加低血糖发生风险；又如服用抗凝药的患者，如果同时服用阿司匹林，出血的风险将增加。据美国资料分析，在致死性 ADR 中有 67% 是可以防止的，其中 57% 可通过临床药师的工作加以预防；在致残性的 ADR 中，有 84% 是可以预防的，其中 41% 可通过临床药师的工作加以预防；在危及生命的 ADR 中，有 28.4% 是可以防止的，其中 23.8% 可通过临床药师的工作加以预防。因此，ADR监测是临床药学安全性评估的重要内容之一，也是临床药师的一项主要职责，充分发挥临床药师在其中作用，可以降低其给患者带来的伤害，提高医院临床用药水平和医疗质量，保障广大人民用药安全和有效。

临床药师对用药安全性评估贯穿药物治疗全过程，包括医师处方、护士给药及患者服药等环节。

（1）临床药师对医师处方药物安全性评估主要基于在药物治疗方案及用药医嘱审核中发现的问题，临床药师在参与药物治疗方案设计时，发挥专业特长评估用药是否存在安全隐患，并针对安全隐患程度不同采取相应措施。

①对患者产生危害的不安全用药　例如药物严重超量、药物禁忌、已知过敏反应等，其有责任及时制止药房药师对该药品的调剂，并警告医师做出修正，对于不予修正的，应通报相关部门进行处理。

②增加患者治疗风险的用药　例如疗程过短或过长、给药频次过高或过低、给药时间不正确、重复用药、药物剂量不足或过量、无适应证用药、不必要的联合用药等，临床药师须给予用药调整建议，且采取积极措施让医师采纳该建议，若医师对建议不予采纳，则临床药师需对该情况记录在案，并密切观察药物对患者的作用，一旦出现不良后果（如发生药物毒性反应、不良反应、药物成瘾、药物疗效降低等），则应停止调剂发药，并及时和医师沟通，直至医师调整药物治疗方案。

案例解析

【案例】 患者，男，73岁。15年来反复咳嗽、咳痰，冬春两季多见，平素痰多为白色泡沫状。近5年活动后气促，近2周咳嗽、咳痰不明显，但活动后气急。体检两肺散在哮鸣音。肺功能检查：吸入支气管扩张剂后FEVi/FVC为53%，FEV1占预计值的64%。胸片：两肺纹理增多。患者有前列腺肥大、排尿困难病史2年。

入院诊断：1. 慢性阻塞性肺疾病急性加重；2. 前列腺肥大。

医嘱：茶碱缓释片0.2g，bid，口服。

氨溴索片30mg tid 口服。

沙美特罗/氟替卡松吸入剂50/250μg bid 吸入。

非那雄胺片5mg qd 口服。

【解析】 有前列腺肥大患者应尽量避免可导致排尿困难、尿潴留的药物。在支气管扩张药物中，胆碱能受体阻滞剂如异丙托溴铵可松弛膀胱逼尿肌、收缩膀胱括约肌，导致排尿困难，引起尿潴留。另外一些抗组胺药有抗胆碱作用，包括一些复方制剂如复方甲氧那明胶囊含氯苯那敏有时也会导致排尿困难。故本病例支气管扩张药不应选择胆碱能受体阻滞剂如异丙托溴铵，而选择β_2受体激动剂；还应避免使用有抗胆碱作用的抗组胺药。

（2）临床药师对护理人员用药安全性评估 护理人员不安全用药，包括未谨慎执行医嘱及技术性操作失误。未谨慎执行医嘱，系指因护理人员精神上疏忽懈怠导致的一系列给药错误，例如对于需严格按医嘱执行的给药治疗，未按时按频给药、给药剂量错误、给药途径错误，又如对于"按需时"给药医嘱，未对患者进行密切观察，导致错过或者胡乱判断给药时机；而技术性操作失误，是因护理人员能力不足，如给药程序颠倒、给药部位错误、给药速度过快或过慢等。对未谨慎执行医嘱及技术性操作失误情况，临床药师应及时纠正护理人员错误并指导其安全给药。

（3）临床药师对患者服药安全性评估 主要关注患者用药依从性及服药方式等，如发现其不遵医嘱用药或者服药方式错误时，与患者沟通交流，提供药品信息，并对患者进行用药教育，引导其正确用药。

2. 有效性评估 药物治疗有效与否受诸多因素影响，包括患者依从性、所患疾病严重程度、心理状态、药物相互作用、并发症、食物影响等。临床药师通过参与医学查房，开展药学查房，对患者开展药学监护，关注患者用药后的症状改善情况以及检验检查结果好转情况；此外临床药师也可通过对治疗指数窄的药物进行血药浓度监测，根据监测结果评估治疗有效性，为进一步结合患者具体情况及时调整治疗方案做准备。例如对抗菌药物治疗患者，临床药师应在初始抗菌药物治疗方案实施后，从患者一般状况（生命体征、精神状态等）了解感染情况，判断病情轻重，并密切观察呼吸系统症状如咳嗽、痰的性质，痰量，是否易咳出等，呼吸系统体征，如叩诊、呼吸音等，辅助检查如血象、生化、血气指标、凝血功能、炎症反应指标、细菌学指标、影像学指标等，综合评估疗效。

案例解析

【案例】 患者，女，6岁，体重22kg。因发作性意识丧失伴四肢抽搐3年来诊。表现为大叫一声，随后四肢强直阵挛发作，一年2~3次，近两年来发作频繁，一天10余次，诊断为颞叶癫痫。术前应用托吡酯每次50mg，每12小时1次，丙戊酸钠早0.25g，晚0.5g，卡马西平每次0.2g，每12小时1次，每天发作10余次，而且出现结晶尿。行病灶切除术后根据病情，抗癫痫药调整为卡马西平每次 0.1g，每 8 小时 1 次。3 个月后卡马西平的血药浓度为 3.28μg/ml，患者没有出现癫痫发作，精神状态良好。医生认为患者的血药浓度没有达到正常血药浓度范围（4～12μg/ml），将卡马西平调整为早晚各 0.15g，中午 0.1g，调药 1 个月后，卡马西平的血药浓度为 8.70μg/ml 患者家属反映患者视物不清。

入院诊断：1. 颞叶癫痫；2. 卡马西平不良反应。

医嘱：卡马西平每天早晚各 0.15g，每天中午 0.1g。

【解析】根据患者的发作类型考虑为颞叶癫痫，临床用药选用卡马西平治疗，每次 0.1g，每 8 小时 1 次，虽然血药浓度低于正常血药浓度范围，但患者没有出现癫痫发作，精神状态良好，没有必要如案例所述仓促增加剂量，而应密切观察病情变化，复查血药浓度，待病情变化时再决定是否调整剂量。

3. 经济性评估 经济性是合理用药的基本要素之一。经济性并不意味着用药越便宜越好，而是希望以尽可能少的药费支出换取尽可能大的治疗收益，合理使用有限医疗卫生资源，减轻患者及社会的经济负担。经济性是人类可持续发展的要求，药物治疗的经济指标是合理用药的又一个重要指标。用经济学的理论和方法，研究药物的开发和使用，可以有序地控制药物资源利用，减少药物资源浪费，使有限的资源能够更持久地服务于人类。从经济学角度研究药物治疗学，对合理用药的可持续发展具有推进和监控作用。

临床药师运用药物经济学评价手段，比较不同药物治疗方案或药物治疗与其他医疗方案，选择经济学角度最佳的方案，进而节约有限的卫生资源。

4. 适宜性评估 适宜性是指将适宜的药品，以合适的剂量，在合适的时间内经适宜的用药途径给相应的患者使用以达到预期的治疗目的。适宜性是实现合理用药的基本特征。临床药师在参与合理用药过程中，应密切关注用药的适宜性各个方面，包括药物选择是否正确、剂量是否适宜、给药途径是否适宜、合并用药是否合理，从而充分发挥药物的作用，尽量减少药物的毒副作用，迅速有效的控制疾病的发展，使人体恢复健康。

案例解析

【案例】患者，女，46 岁。间断失眠 1 年，主要表现为入睡困难，睡着后仅可以维持 1～2 个小时，早醒，曾经应用中药治疗无效。既往体健，没有药物过敏史。

入院诊断：慢性失眠。

医嘱：唑吡坦 5mg，qn，po。

【解析】患者失眠主要表现为入睡困难，合并睡眠维持障碍，原则上应该选用快速起效的作用时间较长的催眠制剂，唑吡坦半衰期平均为 2.4 小时，为短效制剂，仅可以改善患者的入睡困难，而不能起到维持睡眠的作用。应建议选用半衰期较长的催眠类药物，目前国内非苯二氮䓬类药物没有缓释剂型，可选择中长效苯二氮䓬类催眠药例如艾司唑仑治疗。

二、参与临床药物治疗

《医疗机构药事管理规定》要求"医疗机构应当建立由医师、临床药师和护士组成的临床治疗团队，开展临床合理用药工作"，同时指出"医疗机构应当配备临床药师。临床药师应当全职参与临床药物治疗工作；对患者进行用药教育，指导患者安全用药。"该规定明确临床药师是医疗团队成员之一，医师、药师、护士以及其他相关专业技术人员，在合理用药中均承担重要任务，其中药师运用药物知识、药学信息和药物检测手段，为提高临床疗效、减少毒副反应而发挥作用。

临床药师全职在临床某一专科或某类药物所涉及的临床专业病区，参加患者药物治疗相关医疗活动的全过程，包括医嘱审核、医疗查房、药学查房，临床会诊、处方点评、合理用药系统性评价、结合临床的药学研究和教学等工作，其参与临床药物治疗具体工作职责如下。

（1）负责用药医嘱审核、指导病区护士药品请领、使用与管理。

（2）药物重整服务 药物重整是比较患者目前正在应用的所有药物方案与药物医嘱是否一致的过程。医疗中的每一个医疗环节的转换（如入院、转科和出院）都涉及到开立新的医嘱或者重开已有的医嘱药物，这些过程都需要药物重整。在不同医疗环节之间的转换，可能产生药疗偏差，即患者应用的药物（种类、服用途径、剂量、疗程等方面）与医嘱存在偏差。

根据既往用药史，对比患者正在应用的药物与住院医嘱的差异。若正在应用的药物与住院医嘱出现不一致，需与医师沟通来分析原因，必要时与患者沟通。

根据既往用药史建立药物重整记录，可参考表9-1药物重整记录表。由患者或其家属再次确认药物重整记录。通过药物重整，药师可以迅速确定和记录之前未明确的医嘱药疗偏差，及时干预，避免发生不良事件。

表9-1 药物重整记录表

姓名		出生日期		性别		联系方式	
ID号		入院/就诊时间		出院/转科时间			
主要诊断							
过敏史：（食物、药物等过敏史，包括过敏表现）							
药物列表：							
信息来源：□病人 □家属 □自带药物 □护理人员 □医师 □转诊单 □病历卡 □其他____							
药物名称（通用名）	用法用量		用药原因	开始时间	停止时间	备注（重整原因）	
药师签字：_____ 医师核对签字：_____ 日期：_____							
用药相关问题							

（3）参加临床查房、病例讨论和疑难、危重患者的医疗救治，协同医师做好药物使用遴选，对临床药物治疗提出意见或调整建议，与医师共同对药物治疗负责。

（4）进行个体化药物治疗方案的设计与实施。

（5）参与开展抗菌药物临床应用监测，对所在病房（区）的用药医嘱进行点评与超常预警，促进药物合理使用。

（6）参与药品质量监测以及所在病房（区）药品不良反应和药品损害事件的收集、整理及报告等工作。

三、药学查房

药学查房是以临床药师为主体的查房工作，是对患者药物治疗过程的追踪和监护的重要手段。药学查房应全面把握患者的病情特点与用药情况，突出药学特色。在查房中临床药师观察和询问患者用药后的反应、是否有不适情况的出现，是否按时用药，用药方法和时间是否正确，特殊患者还需要关注其饮食、饮水量、尿量的改变等。并且在查房中回答患者的用药问题，进行用药教育。查房结束后，综合患者情况对现有的药物治疗方案作出评价，提出药学监护计划，并对部分患者建立药历。

1. 药学查房的注意事项

（1）临床药师应有充足的药学知识储备，具备良好的交流与沟通能力。

（2）正确处理不合理用药医嘱及药物相关性事件，避免医疗纠纷。

（3）密切关注患者或亲属反映的用药问题，及时向医护人员反馈相关信息。

（4）尊重患者合理用药要求、隐私权与知情权；与患者的交流沟通，应符合医疗规范和职业道德准则。

2. 药学查房环节

（1）患者入院药学评估　通过药学问诊对患者进行药学评估。药学问诊主要了解现病史、既往病史、既往用药史、家族史、伴发疾病与用药情况、个人史及婚育史、过敏史、药品不良反应及处置史等；问诊时应充分考虑患者的个体情况，尽量使用通俗语言，使患者初步明确疾病与药物治疗的基本知识。

（2）初始药学查房　在药学评估的基础上，初始治疗方案确定后对患者进行初始药学查房，查房把握以下要点：告知患者疾病进展程度、药物治疗的必要性与疗程、药物应用方法、药物疗效、起效时间与临床表现、可能出现的药品不良事件及预防与处理方法、生活方式调整包括饮食、运动、心理指导等、及时回答患者咨询，建立起患者的信任。

（3）住院期间的药学查房　关注患者病情变化，掌握患者药物治疗的第一手资料；特别关注患者用药依从性，包括药品依从性、数量依从性、时间依从性；告知患者特殊剂型与特殊药物用法；告知患者所用药物治疗价值；帮助患者识别并及时处理药物相关性事件，注意药物–药物、药物–食物相互作用；防止用药剂量、用药时间及用药方法错误等；教育患者自我管理所用药品的能力等。

（4）出院前药学查房　出院前药学查房主要评价患者住院治疗效果，明确患者病情现状，对病情转归给予评价，总结需持续关注的用药问题并告知患者等。具体内容包括：关注患者治疗效果，告知其病情进展情况及出院后药物治疗方案，提示其应定期监测的各项指标与监测时间；教育患者出院后继续用药的必要性；告知患者用药品种、药物应用方法与疗程、如何正确保存药品、可能出现的用药问题与处理方法、不良生活习惯调整等。

（5）药学随访　药学随访对保障患者长期用药的安全性和有效性、纠正不适当用药行为有重要价值，为药学查房工作的延伸。随访应重点关注患者用药依从性、安全性，纠正患者用药误区，关注生活方式改变，随访要点包括：询问用药依从性情况、药品不良事件、药品保存方法、疗效指标与各种监测指标及其他药学问题。

3. 药学查房资料的记录　临床药师查房应做好各项记录，包括查房过程、用药情况、问题和建议、药物咨询内容等。

四、会诊

会诊是医疗工作的组成内容之一，也是临床药师岗位工作重要组成部分。临床药师根据医院相关会诊制度及会诊通知，参加院内或院外的医疗和药学会诊。会诊时应认真阅读患者病历资料，全面了解患者病情及药物治疗情况，提出适宜的用药建议及意见。

1. 临床药师参与临床会诊的形式和范围　临床药师会诊一般有两种形式，其一，单独会诊，药师需在会诊单填写会诊意见，其二，联合会诊，药师口头发表意见，由组织者记录会诊建议。临床药师会诊范围包括科内会诊、院内会诊和院外会诊；院外会诊以在药物治疗的某个方向有较深造诣和影响力的药师为主，常见院外会诊内容包括严重感染性疾病治疗方案确定、药品不良反应的应急处理、肠外营养药物的选择和应用等。

2. 药学会诊的程序　接到书面或电话会诊通知，应按时到达。一般先听取介绍，与医师交流了解诊疗情况和治疗结果的信息，面见患者获取与药物治疗相关的第一手资料，其次查阅患者诊治中药物方案及各项检查和检验数据，结合治疗方案和患者转归现状，进行综合分析，最后针对临床会诊的需求，提出药物治疗的建议，提交会诊科室。

3. 会诊应注意的问题

（1）遵守医院制定的临床会诊管理办法，特别是院外会诊由院方安排，先行登记与报告。

（2）参与院内抢救会诊应及时到位，临床药师接到医务部或临床专科通知后，一般10分钟内应到达。

（3）参加临床会诊如时间允许，应进行前期准备，先行了解会诊患者的基本情况和请求会诊的原因，可利用临床药师的团队，借鉴临床医师会诊的经验，进行药师的集体讨论，从药师的不同专业进行审视，提出各自的建议，供参加临床会诊药师参考。

（4）会诊意见要慎重且严谨，体现药师专业水准。

五、药学门诊

药学门诊是指由药师主导的，通过为患者提供用药教育和用药咨询服务，并借助现代化的药学监护方法，促进患者安全有效执行药物治疗方案和监测计划，提高药物治疗效果的一种医疗服务，是医院药学服务的重要组成部分。

1. 药学门诊的类型

（1）药师独立门诊　包含专科门诊和综合门诊，设置固定的药学门诊诊室，诊室环境有利于保护患者隐私。

（2）药师参与门诊　包括医师-药师联合门诊和多学科合作门诊，可与团队共用诊室或独立诊室，保证患者就诊便利和保护患者隐私。

2. 药学门诊的服务对象　药学门诊服务于任何对用药有疑问的患者，重点包括如下患者：①患有1种或多种慢性病，接受多系统、多专科同时治疗的患者，如慢性肾脏病、高血压、糖尿病、高脂血症、冠心病、脑卒中等疾病的患者；②同时服用5种及以上药物的患者；③正在服用特殊药物的患者：包括高警示药品、糖皮质激素、特殊剂型药物、特殊给药时间药物等；④特殊人群：老年人、儿童、妊娠期与哺乳期妇女、肝肾功能不全者等；⑤怀疑发生药物不良反应的患者；⑥需要药师解读治疗药物监测（如血药浓度和药物基因检测）报告的患者。

3. 药学门诊服务内容　药学门诊服务应为每位患者建立药物治疗管理档案，包括患者相关信息、患者用药清单、药物治疗评价、药物治疗相关行动计划等。非首次就诊患者应调出档案，进行更新，鼓励各专业药学门诊构建统一的药物治疗管理档案并进行信息化管理。药学门诊内容包括收集患者信息、药物治疗评价、用药方案调整、制定药物治疗相关行动计划、患者教育和随访六个环节。

（1）收集患者信息　包括基本信息、个人史、生活习惯、患者关切的问题、特殊需求、病史、既往和当前用药史、药物不良反应史、用药依从性、免疫接种史、辅助检查结果等。

（2）药物治疗评价　出诊药师应具备一定的临床思维能力，可从适应证、有效性、安全性、依从性等方面进行分析。用药分析时基于循证证据但不局限于证据进行综合分析。重点关注患者的治疗需求，结合患者个体情况、所患疾病、所用药物提出个体化建议。

（3）用药方案调整　药师可通过协议处方权、与相关医师沟通等方式进行治疗方案的调整。

（4）制定药物治疗相关行动计划　包括用药建议、生活方式调整、转诊等范畴。

（5）患者教育　对药品的适应证、用法用量、注意事项、不良反应及生活方式调整等进行指导，核实患者对药师建议的理解和接受程度。

（6）随访　根据患者情况制定随访计划，随访内容包括药物治疗目标评价、是否出现新的药物治疗相关问题、是否发生药物不良反应、用药依从性是否良好、跟踪检查结果等。

4. 出诊药师的沟通技巧 药学门诊出诊药师应注意沟通技巧，如开放式提问、主动倾听、同理心、动机性面谈等。应注意特殊人群的沟通技巧，如听力障碍患者、视力障碍患者、语言障碍患者、未成年人等。药师应启发患者提出有关安全、有效地使用药品的相关问题，与患者一起制定个体化的行动计划。

5. 质量控制与评价改进 医疗机构定期对药学门诊工作进行考核检查，根据临床指标、人文指标、经济指标等方面制定符合本机构实际的考核内容和标准，并有定期考核内容、考核记录。医疗机构定期总结药学门诊经验，不断持续改进。出诊药师积极参与学术交流学习，积极开展科学研究，探索适宜的药学门诊工作模式，推进药学门诊可持续发展。

六、药历书写

药历是临床药师在临床药学实践中形成的患者药物治疗过程的记录。药历作为药物治疗学发展的产物，与病历一样是患者的个人资料，是目前我国医院药学工作中值得提倡应用的有效形式。药历也是对患者治疗或预防疾病进行药物治疗过程全面、客观的记录和评价，包括药师对患者进行的医疗有关问题的教育与指导，以及药师对药物治疗过程的干预。

1. 药历的基本内容

（1）患者个人数据库 姓名，性别，年龄，住址，联系方式，过敏史（药品、食物、营养品、其他），药品不良反应史及临床处置过程，既往病史，现病史及家族史，诊断，检查指标及结果，扩展数据，相关信息等。

（2）药物治疗经过 药品名称，规格，剂量，给药途径，时间间隔，方法及起止时间，执行者，治疗药物监测结果分析及对临床方案的建议。

（3）药师指导管理 ①药物治疗效果评价：患者主诉症状改善，检查指标变化，预期治疗达标情况，药品不良反应，用药依从性，治疗方案特点等；②药师干预计划：对医师处方及给药方案调整建议，对患者用药相关的教育及指导；③干预效果随访：干预计划被临床采纳与否，患者依从性，治疗效果和安全性是否提高，以及药师对药物治疗方案的体会等。

（4）其他 治疗费用情况，是否有医疗保险等内容。药历的内容主要来自于患者药物治疗过程的客观记录，同时要体现药师为保证用药安全有效提供的专业技术服务。药历应由药师书写建立，除客观记录的内容外，还应包括药物治疗中药师的分析、判断、意见或建议等。

2. 药历的不同类型 根据不同的适用者，药历可以分为工作药历和教学药历两种模式。

工作药历是临床药师的日常医疗记录文书，是为患者进行个体化药物治疗的重要依据，能体现药师的作用和价值，考核药师的工作质量，以及作为教学科研资料的来源。因此，工作药历要符合临床药师实际工作需求，体现简便、合理、连续、有效的药历书写特点，但格式不拘一格，目前尚未形成统一的书写格式。

教学药历是一种以学习和带教为主要用途的特殊药历形式，是将书本知识与临床实践相结合的有效途径，是临床药师在培养阶段所写的大药历，亦即病历式的住院患者药历，它主要针对临床药师在学习和教学中需要重点关注的病种进行分析和学习。

3. 药历书写的基本要求

（1）药历书写应当客观、真实、准确、及时、完整及规范。

（2）药历书写应当使用规范的中文和医学、药学术语。通用的外文缩写和无正式中文译名的症状、体征、疾病名称等可以使用外文。药品名称应当使用中文或英文通用名称。

（3）药历书写应当文字工整，字迹清晰，表述准确，语句通顺，标点正确，保证语句完整。

（4）书写过程中出现错字时，应当用双线划在错字上，不应采用刮、粘、涂等方法掩盖或去除原来的字迹。

（5）药历应当按照规定的内容书写，并由临床药师签名。临床药师培训学员书写的药历，应当经过临床药师带教老师审阅、修改并签名。进修药学人员应当由接收进修的医疗机构根据其胜任本专业工作的实际情况认定后书写药历。

（6）上级临床药师有审查修改下级临床药师书写药历的责任。临床药师带教老师和临床带教老师有定期点评、修改临床药师学员书写药历的责任。修改时，应当注明修改日期，修改人员签名，并保持原记录清楚、可辨。

（7）药历书写应保证与患者住院治疗过程同步，于患者出院时完成。

（8）药历书写一律使用阿拉伯数字书写日期和时间，采用24小时制记录。

4. 药历书写的注意事项

（1）深入临床是药历书写的前提　临床药学是面向患者、以患者利益为中心的实践科学。临床药师培养临床思维，建立患者药历必须深入临床，只有在临床上了解不同患者治疗原则，真正观察药物的疗效，进一步分析药物的相互作用和鉴别用药，才能更加深刻地理解临床药物治疗的重要性。临床药师一般应在早查房之前调阅本病区患者近期的病历、临床检验结果、血药浓度监测结果，然后结合患者病情的发展，思考患者下一步的治疗方案。同时患者用药的依从性、药物使用方法、注意事项等都要靠临床药师去解释、说明和指导。如果仅参加几次查房和病案的讨论，走马观花，不深入病区到患者床前，就不可能建立合格的药历。

（2）明确药历与病历的区别　教学药历的部分内容与病历基本一致，但在书写要求上有所区别。例如病历中的临床诊断与依据主要是帮助医生理清诊断思路、尽早明确诊断，而教学药历中的临床诊断与依据则是为了帮助学员了解疾病的特点与诊断原则，故对于诊断已明确的典型患者更应当仔细阅读病史并结合书本中该疾病的诊断要点列出该患者哪些临床表现、检查结果支持该诊断。这样思考、书写的过程是药师主动学习的过程，可以帮助很快掌握疾病的相关基础知识，更好地与临床医生沟通。另外，尽管病历中也有用药记录，但比较分散，不如药历直观、具体、系统、完整。因此，药师写药历时应避免未经仔细阅读就将病历内容复制粘贴，药历完全照搬病历的情况。

（3）药历书写应避免医疗纠纷的隐患　保护患者的隐私权和知情同意权是医疗机构和医务人员的职业义务。《医疗机构病历管理规定》中已经明确规定医疗机构和医务人员不得泄露患者隐私，并对患者知情同意权的保护作了详细规定。目前药历的管理仍处于法规的空白地带，有关规范性文件对其还没有明确的界定，医务人员对其法律意义并未充分认识，没有从思想上将其与医疗安全问题紧密结合起来，这些都将成为医疗纠纷的隐患。

因此，为避免引起医患纠纷，药历书写时还需注意以下事项：

①尊重患者的隐私权与知情权。

②书写药历应符合相关法律、法规和规章制度，应遵循各类疾病标准诊疗指南。

③应使用非判定性语言，小心避免使用带有责备意义的词汇（如错误、失误、意外和疏忽）或表示护理不当的词汇（如糟糕的、有缺陷的、不充分的、不合适的、不正确的、差的、有问题的和令人不满的），事实记录应明确、简明和客观，应反映医疗团队设定的目标。

④应医师和其他医务人员要求回答的咨询内容的记录以及参加会诊的记录可以是直接的意见和适当的建议。对未经邀请的非正式咨询内容以及临床、检查所见、用药意见和建议的记录应更精细些，提出的问题和建议应是商榷式的，避免使用责问或命令式口气。

知识链接

教学药历的书写格式

中国医院协会药事管理专业委员会临床药师培训专家指导委员会制定了教学药历的书写格式，明确了教学药历书写的基本要求和考核标准。

教学药历格式

建立日期：_____年_____月_____日　　　　建立人：_____

姓名		性别		出生日期	年 月 日	住院号	
住院时间	年　月　日			出院时间		年　　月　　日	
籍贯		民族		工作单位			
联系电话或手机		联系地址			邮编		
身高（cm）			体重（kg）			体重指数	
血型			血压 mmHg			体表面积	
不良嗜好（烟、酒、药物依赖）							

主诉和现病史：

既往病史：

既往用药史：

家族史：

伴发疾病与用药情况：

过敏史：

药物不良反应及处置史：

入院诊断：

出院诊断：

初始治疗方案分析：

初始药物治疗方案监护计划：

其他主要治疗药物：

药物治疗日志

1. 药物治疗日志记录内容应包括：入院时间和入院诊断；患者住院期间病情变化与用药变更的情况记录；对变更后的药物治疗方案的评价分析意见与药物治疗监护计划；用药监护计划的执行情况与结果（包括药师参与情况与结果）；出院带药情况情况。
2. 每次记录应有学员签名，并注明记录时间（年、月、日）危重患者要记录时刻。
3. 药学带教老师每周不少于两次对药物治疗日志进行点评，并用红色笔填写点评意见。
4. 临床带教老师每周不少于一次对药物治疗日志进行点评，并用红色笔填写点评意见。
5. 一般每 3 天书写记录 1 次，危重患者随时书写记录。

药物治疗总结

临床带教老师评语

药学带教老师评语

七、用药教育与指导

用药教育与指导是临床药师工作重要内容，通过直接与患者及其家属及公众交流，解答其用药疑问、介绍药物和疾病的知识、提供用药咨询服务，可提高患者用药依从性和安全性。

1. 用药教育与指导应遵循原则　作为患者用药教育服务的提供者，要求药师既要热情、又要持有科学、严谨的态度，还要有较强的沟通交流能力。对患者的用药教育和指导要关注细节，应注意对象，应根据不同的患者人群、不同疾病和使用不同药品而有差异；应根据每位患者的具体情况，采用适当的方式方法。教育和指导要适宜、适度，有针对性，且应通俗易懂。

2. 用药教育与指导常见工作内容　涉及药物安全和影响药物疗效的各种问题，均为临床药师用药教育与指导的工作内容。

（1）识别并告知患者药物治疗相关风险因素　①询问患者的过敏史（包括药物、食品及保健品）和家族过敏史，以便进行有针对性的指导；②问清患者目前正服用的其他药物，以免重复用药或产生不良相互作用；③告知患者如何避免或减少不良反应的发生，一旦发生后如何处理；④处方中有2种或2种以上药物时，药师要考虑药物之间是否有相互作用，相互作用是否有临床意义，并告知患者；⑤掌握哪些药物可加重某些疾病，考虑患者目前伴有的其他疾病，所用药物可否加重伴随疾病。

（2）特殊人群用药教育与指导　①对于儿童患者，重点关注儿童能否使用该药以及可以使用的合适剂量；②对于老年人患者，重点关注是否需要减少剂量，以及用于多种疾病治疗的药物间是否存在相互作用；③对于妊娠期妇女用药，熟悉药物的妊娠期用药安全性分类，必要时可根据文献资料和经验做成小册子或电子版，方便查询；④对于哺乳期妇女用药，关注哪些药物可渗入乳汁、渗入量多少，对婴幼儿的影响如何，在对哺乳期妇女提供药学服务时给予特别提示，以减少或避免因哺乳母亲治疗用药而对婴幼儿带来的不良影响；⑤对于肝、肾功能不全患者用药，熟悉药物的体内处置过程，明确肝、肾功能不全时的药物选用和剂量调整，并指导患者正确使用。

（3）提供治疗药物监测服务　对治疗窗窄，治疗量和中毒量相近的药物，提醒患者及时进行血药浓度监测。

（4）药品安全储存、使用和处理的宣传教育活动　①告知患者药品正确的储存与保管方法，特别是需要避光或冰箱冷藏注射剂和生物制品；②告知患者药品有效期的识别方法，并告知过期药品应及时处理；③告知各种剂型药品变质的识别方法，以及使用变质药品的危害；④告知患者如何正确识别处方药物名称（包括国际非专有名称通用名、商品名和别名等），以免重复用药；⑤告知患者不同剂型药物的正确用法。

（5）利用专业知识和技能为患者提供专业的用药指导　①用通俗易懂的语言告知患者药物的最佳给药途径及用药时间（如餐前、餐后、吞服、含服等）；②告知患者食物、饮料或运动对处方药物是否有影响；③了解药物对化验结果的影响并告知患者；④了解药物对大便、尿液颜色的影响并告知患者，减少患者发现异常后的心理负担；⑤了解常见疾病药物治疗所需时间，即治疗疗程或最佳停药时间，并告知患者，以免患者过早或过迟停药，某些疾病需要提醒患者必须终生服药。

（6）为慢病患者提供疾病预防和健康促进教育　①开展疾病预防和健康促进教育，包括支持戒烟和提供规定的尼古丁替代疗法等，提升慢病患者的保健护理，努力减少不健康生活方式引起的疾病复发；②为有心理疾病的慢病患者提供系统的药学服务，减轻患者及家属痛苦，减少不必要的住院而产生的不必要费用。

3. 开展用药教育与指导的形式

（1）提供用药相关的健康知识讲座和教育资料，如宣传册、视听材料、宣传栏、病区内悬挂的展板等。

（2）在医疗机构、社区及公共场所，为特殊人群提供用药相关教育，如妊娠期和哺乳期安全用药，慢性病的用药指导，高血压、糖尿病、疼痛、抗凝和传染病的防治等。

（3）为患者提供用药咨询，包括为出院及门诊患者的咨询服务等。

（4）设计和发放患者用药咨询联系卡，联系卡包含联系方式（如通信地址、电话、传真、电子信箱等）、工作时间、建议咨询的内容、合理用药常识等。

（5）对特殊患者（药品的用法、用量处于调整阶段，需要特别关注的患者）应加强随访，追踪用药教育的效果。

案例解析

【案例】"上消化道出血（胃溃疡）、幽门螺杆菌感染"患者出院用药指导患者因"间断排黑便1年余，再发3天"入院。入院后完善相关检查，诊断为"上消化道出血（胃溃疡）、幽门螺杆菌感染"等。经抑酸、补液、营养支持等治疗后病情好转，带药埃索美拉唑、枸橼酸铋钾、阿莫西林、克拉霉素抗幽门螺杆菌四联方案出院继续治疗。

【解析】药师予以出院教育，内容如下。

1. 告知患者疾病进展。

2. 出院带药的注意事项

（1）抗幽门螺杆菌四联方案，遵医嘱采用14天疗程，后续需继续单用埃索美拉唑镁肠溶片治疗胃溃疡，总疗程至少6~8周。

（2）埃索美拉唑镁肠溶片，早、晚餐前半小时各服1片，可溶解但不可咬碎服用（2周后遵医嘱改为每早一次以治疗胃溃疡）；

（3）枸橼酸铋钾胶囊，于早、晚餐前半小时各服2粒。服药期间口内可能带有氨味，并可使舌苔及大便呈灰黑色，停药后即可自行消失；

（4）阿莫西林胶囊每次4粒，克拉霉素每次2片，均每天早、晚餐后即服，用药初期可能出现恶心、腹泻等抗菌药常见的胃肠不适不良反应，一般可耐受，若感特殊不适，应及时就诊。

另需注意：因胃溃疡出血史，避免滥用非甾类抗炎药如阿司匹林、布洛芬、吲哚美辛、保泰松、双氯芬酸钠、头痛粉等，以防消化道再次出血。

3. 饮食及生活方式指导　注意休息，忌烟忌酒。规律饮食，宜淡、少、缓、洁、软、温、精，但无需少量多餐，每日正餐即可。进食时应心情舒畅、细嚼慢咽、以利于消化。避免刺激性饮食，同时，宜少喝牛奶，因食用过多牛奶，可刺激胃酸分泌，不利于溃疡愈合。

4. 随访计划　出院后消化内科门诊随访，定期复查血常规、粪OB等相关指标，停用埃索美拉唑镁肠溶片至少2周后复查C^{13}或C^{14}呼气试验以判断HP根除结果。如有特殊不适，应立即就诊。

本章小结

1. 主要内容　了解国内外临床药师及药学服务现状和发展，重点掌握临床药师基本要求和主要职责、工作模式及其药学服务主要内容，熟悉临床药师培训和考核。

（1）国内外临床药师及药学服务现状及发展　欧美及我国临床药师及药学服务现状及发展情况。

（2）临床药师基本要求　扎实的药学专业知识与技能、必要的医学基础知识和临床医学知识、良好的沟通能力及科研能力。

（3）临床药师主要职责　日常药品管理、参与临床药物治疗及研究和教育等职责。

（4）临床药师培训和考核　临床药师培训包括两种项目，即岗位培训及师资培训。临床药师培训的考试考核工作由卫生主管部门指定的机构或行业协会负责实施，经培训考试考核合格者取得"临床药师岗位培训证书"。

（5）临床药学服务主要内容　主要包括用药评估、参与临床药物治疗、药学门诊、药学查房、药物重整、会诊、药历书写及用药教育与用药指导等。

2. 重点　临床药师基本要求和主要职责及其药学服务主要内容。

3. 难点　临床药师如何开展用药评估、参与临床药物治疗、药学查房、会诊、药历书写及用药教育与用药指导等。

思 考 题

一、选择题

A 型题

1. 临床药师主要职责包括（ ）

   A. 日常药品管理
   B. 参与临床用药治疗
   C. 临床合理用药研究
   D. 开展药学教育
   E. 以上皆是

2. 临床药师对用药医嘱进行审核时，若有疑问或发现问题，下列做法不妥的是（ ）

   A. 立即报告医务部
   B. 与开具该医嘱的医师联系
   C. 就相关问题与医护人员讨论
   D. 先停止调配该处方
   E. 在全面综合考虑各因素后，针对不同情况采取不同干预的手段

3. 下列情况不属于临床药师针对医嘱不安全用药干预内容的是（ ）

   A. 药物禁忌
   B. 药物过量
   C. 过敏反应
   D. 疗程过短或过长
   E. 因患者个体差异导致无疗效

4. 下列不属于临床药师主要培训内容的是（ ）

   A. 综合素质培训
   B. 临床诊断技巧
   C. 药物知识培训
   D. 临床用药实践技能培训
   E. 沟通与交流技能培训

5. 临床药师的考核类别包括（ ）

   A. 公共科目考试
   B. 日常考核
   C. 轮转考核
   D. 结业考核
   E. 以上皆是

6. 参加临床药师师资培训条件不包括（ ）

   A. 医疗机构药师
   B. 具有中级职称
   C. 完成 6 个月基础培训
   D. 完成 6 个月专科培训
   E. 具有硕士学位

7. 临床药师对用药安全性评估项目包括（ ）

   A. 医师处方
   B. 护士给药
   C. 患者服药
   D. 诊断正确与否
   E. A + B + C

8. 临床药师用药评估项目包括（ ）

   A. 安全性
   B. 有效性
   C. 经济学
   D. 适宜性
   E. 以上皆是

9. 有关药历描述错误的是（ ）

   A. 是临床药师在临床药学实践中形成的患者药物治疗过程的记录
   B. 是患者的个人资料
   C. 对患者治疗或预防疾病进行药物治疗过程全面、客观的记录和评价
   D. 包括药师对患者进行的与医疗有关的教育与指导
   E. 有关患者病情、既往用药等内容可直接从病历复制粘贴

10. 临床药师对患者开展用药教育应注意事项包括（ ）

　　A. 既要热情，又要持有科学、严谨的态度

　　B. 关注细节，应注意对象

　　C. 应根据不同的患者人群、不同疾病和使用不同药品而有差异

　　D. 教育和指导要适宜、适度，有针对性，且应通俗易懂

　　E. 以上皆是

二、简答题

1. 简述何为临床药师岗位培训及师资培训？

2. 临床药师应具备的基本素质有哪些？

3. 临床药师开展药学监护项目主要是什么？

4. 临床药师用药评估包括哪些方面？

三、讨论题

1. 药历在临床药师工作开展中具有什么价值？

2. 临床药师可从哪些方面开展工作提高患者用药安全性？

（林翠鸿）

PPT

第十章

药品风险管理与用药风险防范

学习导引

知识要求

1. **掌握** 药品风险管理与用药风险防范的相关概念，包括药品不良反应、药物警戒、用药错误、高警示药品、药品质量缺损、麻醉药品、精神药品。

2. **熟悉** 药品风险管理重要监测技术。

3. **了解** 药品风险的组成、起因、影响因素。

能力要求

1. 了解相关药事管理法规。

2. 应用药品风险管理的一些重要监测技术、措施和方法，及时、有效防范用药风险。

微课

第一节 药品使用中的风险

药品是可用于预防、治疗、诊断疾病，但也能对人造成伤害甚至致命的特殊商品。药品是一把"双刃剑"，不仅能治病，也能致病，因此，任何药品的使用都可能存在风险。风险就是可能发生的危险，如遭受损失、伤害或不利的可能性。而风险管理就是研究风险发生规律和风险控制技术的一门管理科学。通过有效组合各种相关技术，有效防范并控制风险，妥善处理风险所致损失的后果，以最低成本，获得最大安全保障的管理方法。

药品风险指药品的整个生命周期内面临的质量、伤害或损失等不测事件的可能性。医疗机构作为药品使用的主要场所，在药品采购、贮存、调剂、临床使用过程中面临多种不确定因素，如药品质量问题、用药差错等都存在风险，如果不能及时识别、评价、处理这些风险，可能导致药品不良事件的发生，给患者健康和生命安全造成危害。因此，药品在使用过程中风险无处不在。近年来，一系列假药、劣药事件及严重药品不良反应导致患者致残、致死事件的发生，使用药安全受到社会各界广泛关注。

一、药品风险的类型

（一）药品的固有风险（天然风险）

即药品必然存在的风险，是药品本身属性带来的风险。科学意义上的药品不良反应，即是药品天然风险的具体体现。例：沙利度胺导致海豹胎事件；氨基糖苷类抗生素造成听力损害等。这种局限性是客观存在的，是不能逾越的选择。

（二）药品的人为风险

即除去药品天然风险的其他一切风险，这类风险与人的活动有关，故称之为人为风险。人为风险是由于个人的过失、疏忽、恶意等不当行为造成的对人体的药源性损害，是可以防范的，仅少数受现有科学技术条件所限而难以控制。医疗机构的药品人为风险包括药品质量风险及临床用药风险等。

1. 药品质量风险　医疗机构往往在药品的采购、储存、转运过程中出现质量风险，如未严格按照说明书规定的条件储存等。

2. 临床用药风险　药品是否正确、合理使用，是药品风险体现在患者身上的关键环节。其风险主要由人为因素引起，即医生、药师、护士等医疗人员或患者自身用药知识缺陷、疏忽大意等造成对人体的药源性损害。具体包括以下方面。

（1）医生处方风险　因医生根据自己的经验和习惯用药、对特殊人群用药原则不熟悉、药品知识更新不及时等而产生的，如无指征用药、重复用药、给药频次不当、用药途径/疗程不当、未注意特殊人群的药物调整等风险。

（2）药师调剂风险　因药师责任心不强或缺乏应具备的药学和医学专业知识、缺少风险意识、未严格审核处方、盲从医生的错误处方、错发药品、不愿与医护人员或患者交流等而产生的风险。

（3）护士给药风险　因护士缺乏相应的药学知识、对溶媒的选择、给药浓度及有特殊给药要求的药品不熟悉等而产生的风险。

（4）患者用药风险　因患者对用药风险的认知水平和对药品说明书的理解不准确等而造成的，如自行减少或加大药品剂量、错服、漏服、随意停服、服药期间仍保持不良生活习惯（吸烟、饮酒）等风险。

人为风险，应系统或个人操作问题，可减少或避免。

二、药品风险的影响因素

造成药物治疗风险的因素是指能够造成药物治疗风险的情况和状态。

1. 药物因素　不同的药物其用药风险是不同的。有些药物用药风险较大，如不良反应多或严重的、易发生药物相互作用的、或读音相似等。

2. 病情因素　病情也是造成药物治疗风险的因素，如病情危重、病情进展迅速、合并多个或严重并发症、伴有肝肾功能损害的等。

3. 患者因素　如老年人和婴幼儿药物代谢能力较弱，容易发生药物不良反应；孕妇用药可能影响胎儿发育风险（详见第十二章　特殊人群的药学服务）。特殊体质的患者易致用药风险，如过敏体质、药物慢代谢、耐药基因等；患者的文化水平、理解力和记忆力有限等，引起药物治疗的依从性低，不规范用药，就存在用药风险。

4. 用药因素　与用药有关的每一个环节从处方医嘱开具生成、到审方、调配执行都可能存在风险。有资质的医务人员若长期不接受继续教育，知识老化或遗忘，不熟悉新药品、新理念、新技术，在处理患者用药时不能辨别和预防存在的用药风险。

5. 药品管理因素　药品是需要严格管理的产品，药品管理的任何环节一旦发生问题就会造成风险，如新药或进口药物的审批，药品招标和采购，药品运输保存，药品的放置等。

三、药品风险的多源性

（1）药物的不良反应（已知的或非预期的）。

（2）假、劣药物应用所致伤害。

（3）药物治疗错误所致伤害。

（4）药物的急性、慢性中毒。

（5）药物滥用所致伤害。

（6）药物的不合理使用所致的药物不良事件。

四、药品风险的特点

1. 复杂性　一方面，药品风险存在于药品生命周期的各个环节，受多种因素影响，任何一个环节中出现问题，都会破坏整个药品安全链；另一方面，药品风险主体多样化，即风险的承担主体不只是患者，还包括药品生产者、经营者、医务者等。

2. 不可预见性　由于受限于当时的认识水平与人体免疫系统的个体差异，以及有些药品存在蓄积毒性的特点等，药品的风险往往难以预计。

3. 不可避免性　有于人类对药品认识的局限性，药品不良反应往往会伴随着治疗作用不可避免的发生，这也是人们必须要承担的药物负面作用。

五、药品风险的发现途径

（1）药品上市前非临床和临床试验研究。尤其是针对药品药理、毒理、临床安全等方面所设计的试验。

（2）"药理学分类效应"的安全风险推衍。不仅包括前期研究对具体药物作用机制的认识，也包括基于对同类或类同药物认识的推论。

（3）药品上市后大规模人群使用安全数据的监测。

六、风险控制和干预措施

根据《中华人民共和国药品管理法》第三条，药品管理应当以人民健康为中心，坚持风险管理、全程管控、社会共治的原则，建立科学、严格的监督管理制度，全面提升药品质量，保障药品的安全、有效、可及。对于不同的药品风险，应予不同的风险干预措施。

微课

第二节　药品不良反应监测与药物警戒

按照《中华人民共和国药品管理法》，国家建立药物警戒制度，对药品不良反应（Adverse Drug Reaction，ADR）及其他与用药有关的有害反应进行监测、识别、评估和控制。根据《药品不良反应报告和监测管理办法》，ADR 是指合格药品在正常用法用量下出现的与用药目的无关的有害反应，主要有副作用、过敏反应、毒性反应、后遗效应、成瘾性与依赖性、致畸作用、致癌作用等。药品不良反应是药品固有特性所引起的，任何药品都有可能引起不良反应。尤其，由于药品上市前临床研究存在局限性，包括观察对象样本量有限，研究时间短，试验对象年龄范围窄，病种单一，用药条件控制较严等，对于一些发生率低于1%的不良反应、需要较长时间应用才发现或迟发的 ADR 可能未被发现。因而，药品在真实用药条件下、大范围人群应用时，可能发现特异质人群的高风险以及许多未知的、不确定因素带来的影响，这就是实际的或潜在的药品风险。

ADR 报告和监测指 ADR 的发现、报告、评价和控制的过程，是药品再评价工作的一部分，主要是监测药品上市后的 ADR 事件，并及时做出评价和制定控制措施，保障公众用药的安全。

ADR 报告和监测是药物风险管理的基础，是早期获取安全信号的唯一途径，是上市后药品临床安全性评价的重要基础，当 ADR 报告率达到一定高度，报告质量基本反映所报病例的实际情况，ADR 报告制度才能发挥有效预警作用。因此，加强 ADR 报告和监测，可以防止严重药害事件的发生、蔓延和重演；弥补药品上市前研究的不足，为上市后再评价提供服务；促进临床合理用药；为遴选、整顿和淘汰药品提供依据；促进新药的研制开发。

ADR 报告和监测的整个过程，不仅是药品监管非常重要的组成部分，而且在实施的过程中，通过各种问题和潜在隐患的逐步呈现，进行反馈，促进药品研发、生产、流通、使用等环节的完善和加强。

一、ADR 监测的方法和程序

1. ADR 监测的方法　常见的 ADR 监测方法有：病例报告和病例系列、自愿呈报制度、安全趋势分析、病例对照研究、队列研究、Meta分析法。病例报告是单个患者暴露某种药物并产生某种ADR的报告。病例系列是对曾暴露相同药物的一批病人的临床结果（某种ADR）进行评价和描述形成的报告。病例报告和病例系列对于形成药物安全信号是非常有用的，但这两种方法通常均难以确定药物与ADR的因果关系，也不能对ADR的发生率进行定量评估。因此，通常需要通过比较严格的研究来证实或反驳病例报告或病例系列的结果。自愿呈报制度是指国家或地区通过设立专门的ADR登记处，成立有关ADR的专门委员会或监测中心，收集、整理及分析自愿呈报的ADR资料，并负责资料反馈。

2. ADR监测报告系统 ADR监测报告系统包括自愿呈报系统、集中监测系统、记录联结、记录应用等。其中，自愿呈报系统是我国ADR监测最常用的一种方法，是一种自愿而有组织的报告系统。医务人员在医疗实践中发现ADR后填表报告监测机构或通过医药学文献杂志进行报道，监测机构将报表加工整理后反馈，以提高临床合理用药水平。自愿呈报系统监测范围广、时间长，药物上市后就自然地被监测，没有时间限制，可以及早形成假说，使ADR得到早期警告。自愿呈报系统到目前为止仍然是各国药品管理部门监测药品不良反应的基本方法。集中监测系统是指在一定时间、一定范围内根据研究目的的不同，进行病源性和药源性的监测。

3. ADR监测的程序 药品生产、经营企业和医疗卫生机构必须指定专（兼）职人员负责本单位生产、经营、使用的药品的不良反应报告和监测工作，发现可能与用药有关的不良反应应详细记录、调查、分析、评价、处理，并应真实、完整、准确填写《药品不良反应/事件报告表》，通过国家ADR监测信息网络报告。

药品群体不良事件应当立即上报所在地的县级药品监管部门、卫生行政部门和ADR监测机构，必要时可以越级报告；同时填写《药品群体不良事件基本信息表》，对每一病例还应当及时填写《药品不良反应/事件报告表》并报告。

医疗机构应当对收集到的ADR报告和监测资料进行分析和评价，并采取有效措施减少和防止ADR的重复发生。省级ADR监测机构应当每季度对收到的ADR报告进行综合分析、评价，提出风险管理建议，及时报省级药品监管部门、卫生行政部门和国家ADR监测中心。国家ADR监测中心应当每季度对收到的严重ADR报告进行综合分析、评价，提出风险管理建议，及时报国家药品监管部门和国家卫生管理部门。

4. ADR报告范围 新药监测期内的国产药品和首次进口5年内的药品应当报告该药品的所有不良反应；其他的药品，报告新的和严重的不良反应。对于新的、严重的ADR应当在15日内报告，其中死亡病例须立即报告，其他ADR应当在30日内报告，有随访信息的，应当及时报告。个人发现新的或者严重的ADR，可以向经治医师报告，也可以向药品生产、经营企业或者当地的ADR监测机构报告，必要时提供相关的病历资料。

二、药品不良反应因果关系评定依据及评定方法

1. 药品不良反应因果关系评定依据 ADR因果关系评价是药物安全性监测管理中一项十分重要而复杂的步骤。报告ADR，应对不良反应发生的因果关系进行分析研究，以确定其发生是否由所用药品引起，或由疾病变化、药物使用不当等其他因素引起。因果分析主要依据以下五个方面：①时间相关性；②文献合理性；③撤药结果；④再次用药结果；⑤影响因素甄别。上述诸因素逐一确定后，可综合各种联系最后确定因果关系，完成报告。

2. 药品不良反应因果关系评定方法 ADR因果关系评价是ADR监测中最关键、也是最困难的问题，至今仍无统一的国际性的评价标准。大体上可分微观评价和宏观评价。微观评价是指具体的某一不良事件与药物之间的因果关系的判断，即个案因果关系判断；宏观评价是指通过运用流行病学的研究手段和方法来验证或驳斥某一不良事件与药物之间的因果关系的假说。

（1）微观评价方法 目前，Karch和Lasagna评定方法被各种评价方法引为基本准则，该法将因果关系的确实程度分为肯定、很可能、可能、条件和可疑五级。我国国家ADR监测中心所采用的方法即在此

法基础上发展而来，采用五级标准：

肯定：用药以来的时间顺序是合理的；该反应与已知的药品不良反应相符合；停药后反应停止；重新用药，反应再现。

很可能：时间顺序合理；该反应与已知的药品不良反应相符合；停药后反应停止；无法用病人疾病来合理的解释。

可能：时间顺序合理；与已知药品不良反应符合；患者疾病或其他治疗也可造成这样的结果。

条件：时间顺序合理；与已知药品不良反应相符合；不能合理地以患者疾病来解释。

可疑：不符合上述各项标准。

我国国家 ADR 监测中心推荐的评分法依据对以下 5 个问题的回答：①开始用药的时间和不良反应出现的时间有无合理的先后关系？②所怀疑的不良反应是否符合该药品已知不良反应的类型？③所怀疑的不良反应是否可为并用药的作用，患者的临床状态或其他疗法的影响来解释？④停药或减量后，反应是否减轻或消失？⑤再次接触可疑药品是否再次出现同样的反应？一般参照表 10 - 1 来进行综合判断。目前也使用计分推算法（Naranjo 法）来评定药品不良反应因果关系，按表 10 - 2 的问题回答记分。

表 10 - 1 我国国家 ADR 监测中心推荐的因果关系等级评分法

等级	1	2	3	4	5
肯 定	+	+	−	+	+
很可能	+	+	−	+	?
可 能	+	+	±	±	?
可 疑	−	−	±	±	?
不可能	−	−	+	−	−

注：＋表示肯定；－表示否定；±表示难以肯定或否定；? 表示情况不明

表 10 - 2 计分推算法（Naranjo 法）评定因果关系等级

项目	是	否	不知道
1. 该反应是否以前已有报告	+1	0	0
2. 不良反应是否在使用所疑药物后出现	+2	−1	0
3. 当所疑药物使用后，使用特异对抗剂后不良反应是否改善	+1	0	0
4. 再次使用所疑药物，不良反应是否再次出现	+2	−1	0
5. 是否有其他药物之外的原因引起反应	−1	+2	0
6. 给安慰剂后这种反应是否再次出现	−1	+1	0
7. 血中及其他体液中药物浓度是否为已知的中毒浓度	+1	0	0
8. 增大药物剂量反应是否加重；减少剂量反应是否减轻	+1	0	0
9. 病人曾用过相同或者类似的药物是否也有相同或相似的反应	+1	0	0
10. 该不良反应是否有客观检查预以确认	+1	0	0

注：总分≥9 分：肯定有关；总分 5 ~ 8 分：很可能有关；总分 1 ~ 4 分：可能有关；总分≤0 分：可疑。

（2）宏观评价 宏观评价又称数据集中后评价，即收到一批同类报表后，经系统研究和分析后统一评价，可产生药物警戒信号、采取措施等。一般分为三期：信号出现期：从不良反应潜伏到发现疑问；信号加强期：数据积累加速，对 ADR 监测有重要意义；信号评价期：即大量信号产生需对该产品采取相应措施的时期，即不良反应可被确认、解释与定量。

三、药物警戒

随着 ADR 监测工作的开展，人们发现有很多问题是其不能解决的，需要不断的加以深化和扩展，药物警戒承载了这一使命。世界卫生组织（World Health Organization，WHO）对药物警戒定义为：发现、评价、理解和预防不良反应或其他任何可能与药物有关问题的科学研究与活动。药物警戒贯穿药品整个生命周期，是对于药品相关所有问题的警戒，不仅局限于安全性，更包含有效性等其他与药品相关的所有活动和问题，体现了对药品问题的全方位管理。因此，药物警戒在诸多方面对 ADR 监测加以了拓展，而这些拓展符合了对于药品认识的客观规律，因而药物警戒是 ADR 监测发展的客观需要和必然趋势。

1. 药物警戒的主要工作内容　①早期发现未知药品的不良反应及其相互作用；②发现已知药品的不良反应的增长趋势；③分析药品不良反应的风险因素和可能的机制；④对风险/效益评价进行定量分析，发布相关信息，促进药品监督管理和指导临床用药。

2. 药物警戒的目的　①评估药物的效益、危害、有效及风险，以促进其安全、合理及有效性；②防范与用药相关的安全问题，提高患者在用药、治疗及辅助医疗方面的安全性；③教育、告知患者药物相关的安全问题，增进涉及用药的公众健康与安全。

四、药物警戒与 ADR 监测的异同

药物警戒与 ADR 监测具有很多的相似之处，它们的最终目的都是为了提高临床合理用药的水平，保障公众用药安全，改善公众身体健康状况，提高公众的生活质量。但药物警戒与 ADR 监测工作也有区别的。药物警戒涵括了药物从研发直到上市使用的整个过程；而 ADR 监测仅仅是指药品上市后的监测。药物警戒与 ADR 的主要区别在于以下方面。

（一）药物警戒不等于 ADR 监测

ADR 监测只是药物警戒中的一项主要的工作内容，药物警戒工作不仅涉及不良反应监测，还涉及与药物相关的其他问题。

1. 监测对象不尽相同　ADR 监测的对象是质量合格的药品，而药物警戒涉及除质量合格药品之外的其他药品，如与药物及食物的相互作用等。

2. 工作内容不尽相同　药物警戒工作包括 ADR 监测工作以及其他工作，如用药失误，急性与慢性中毒病例报告，药物相关死亡率的评价等。

（二）药物警戒与 ADR 监测的工作本质不同

ADR 监测工作集中在药物不良信息的收集、分析与监测等方面，是一种相对被动的手段。而药物警戒则是积极主动的开展药物安全性相关的各项评价工作。药物警戒是对 ADR 监测的进一步完善，也是药学监测更前沿的工作。药物警戒提出之前，ADR 监测起着药物警戒作用。药物警戒是人们开展不良反应监测之后，对药物安全性日益认识和重视，进而提出的比 ADR 监测更系统、更全面、更科学的定义。

第三节　用药错误的管理

用药错误（medication error，ME）是指药品在临床使用及管理全过程中出现的、任何可以防范的用药疏失，这些疏失可导致患者发生潜在的或直接的损害。用药安全是关乎人类健康和民生的重要问题，而 ME 管理正是用药安全的一个重要组成部分。ME 与医疗技术水平、科学管理水平息息相关，也涉及文

化、伦理、心理和法律等诸多学科领域，各国政府均高度重视 ME 的管理和防范。建立合理的 ME 处置和报告制度，加强对相关人员的培训，提高对 ME 的防范是避免 ME 发生的良策。

ME 是指医务人员、患者或消费者的控制下用药所造成的药物使用不当或危害患者的可预防事件，主要涉及药品处方、标签、包装、调剂、分发、配制、给药、遵嘱性教育、监测监管诸多相关环节。医疗机构中的 ME 种类较多，包括常见的如处方错误、调剂错误、不合理用药、超说明书用药等。

一、ME 与药品不良事件、ADR 事件间的关系

ME 与 ADR 应加以区分，虽同样会导致患者伤害，但 ADR 是药品的自然属性，而 ME 属于人为疏失，当事人常需承担相应的责任，两者皆是药物不良事件（adverse drug events，ADEs）的重要组成部分。

二、ME 的环节、类型和分级

ME 可发生于药品管理过程的任何阶段，包括处方的开具与转录；药品储存、调剂与分发；药品使用与监测；用药指导；信息技术等多个环节。其发生可能与专业医疗行为、医疗产品（药品、给药装置等）、工作流程与系统有关。ME 的环节和类型详见表 10－3。

表 10－3　用药错误的环节和类型

错误环节		错误类型	释义
技术环节	处方（医嘱）开具与传递	处方错误	药物选择不当：基于适应证、禁忌证、已知过敏反应、现有药物治疗情况、相互作用（包括中西药及食物药物相互作用）、重复给药及其他因素剂量、剂型、数量、疗程不当，给药途径、时间、频次、速率不当，溶媒、浓度不当，处方潦草导致辨认错误等
		处方传递错误	处方传递过程中出现的错误。例如：护士转抄错误；收费处转抄错误；医生口头医嘱未再次确认等
	药品调剂与分发	调剂错误	药物品种、规格、剂型、剂量、数量等与处方规定不符；审方疏漏，例如：皮试药物没有标注皮试结果；儿童、孕妇使用不宜使用的药物；处方中重复用药或配伍禁忌；用法用量错误等。
		药物配制错误	未能正确配制药物（包括分装、溶解、稀释、混合及研碎等）
		书写错误	在药袋、瓶签等包装上标注患者姓名、药品名称、规格及用法用量等时写错或书写不清
	给药与监测	患者身份识别错误	将患者甲的药物给了患者乙
		给药技术错误	给药时使用的程序或技术不当。例如：给药途径错误；给药途径正确，但位置错误；给药速度不适宜；溶媒不适宜等
		用药时间/时机错误	未按规定的给药时间间隔或特定的给药时机给药
		给药顺序错误	给药顺序不当导致错误
		遗漏错误	未能将医嘱药物提供给患者，或者患者漏服药物
		用药依从性错误	患者未按要求进行治疗，用药行为与医嘱不一致
		监测错误	监测缺失、监测方法不适宜、监测数据评估不适宜
	用药指导	用药指导错误	医生、药师、护士指导患者用药不正确或未指导
管理环节	药品管理	药品储存不当	药品没有按照标准储存条件储存，导致变质失效
		药品摆放错误	药品摆放不合理导致调配、给药错误
	信息技术	程序错误、系统错误	药品信息系统设计和维护错误

知识拓展

美国医院药师协会对用药错误的分类

由于用药错误涉及的项目过于复杂，因此目前世界上尚未有一个统一的用药错误分类标准。在美国医院药师协会制定的预防用药错误指南中，对"错误用药"有一个12项的分类，包括①处方差错；②遗漏给药；③错误的给药时间；④未被授权给药；⑤剂量不当；⑥剂型错误；⑦药物调配错误；⑧给药技术错误；⑨使用过期或变质药品；⑩监测错误；⑪依从性错误；⑫其他。

根据用药错误造成后果的严重程度，参考国际标准，可将用药错误分为9级，4个层级。

A级为第一层级：错误未发生。

A级：客观环境或条件可能引发错误（错误隐患）。

B、C、D级为第二层级。

B级：发生错误但未发给患者，或已发给患者但患者未使用。

C级：患者已使用，但未造成伤害。

D级：患者已使用，需要监测错误对患者造成的后果，并根据后果判断是否需要采取措施预防和减少伤害；发生错误，但未造成患者伤害。

E、F、G、H级为第三层级：发生错误，且造成患者伤害。

E级：错误造成患者暂时性伤害，需要采取处置措施。

F级：错误对患者的伤害导致患者住院或延长患者住院时间。

G级：错误导致患者永久性伤害。

H级：错误导致患者生命垂危，需采取维持生命的措施（如心肺复苏、除颤、插管等）。

I级为第四层级：错误导致患者死亡。

I级：发生错误，造成患者死亡。

三、ME 的风险因素

造成 ME 的风险因素有很多，包括管理因素、流程因素、环境因素、设备因素、人员因素和药品因素等。

1. 管理因素　包括国家相关法规或医疗机构管理制度落实不够；管理部门监管不到位；监测网不统一；未建立健康的安全用药文化等。

2. 流程因素　有医疗机构内部的诸多用药环节衔接不畅，如换班及口头医嘱实施等环节，也包括从处方到用药整个过程中的信息系统错误。

3. 环境因素　包括工作环境欠佳，如光线不适、噪音过强、工作被频繁打断等；药品或给药装置摆放混乱等。

4. 设备因素　包括信息系统落后，不能发挥基本的 ME 识别和防范功能；新型设备应用不成熟，程序配置错误，医务人员未能及时识别并采取相应措施等。

5. 人员因素　包括知识技能不足；未遵守规章制度或标准操作规程；培训缺失或培训内容欠妥、陈旧甚至错误等。

6. 药品因素　包括药品名称、标签、包装等外观或读音相近；特定剂型、特殊用法；给药剂量计算复杂；药品储存条件特殊等。

四、ME 的处置和报告

1. ME 的处置　ME 一旦发生，医务人员应积极实施处置措施。E级及以上的错误，医务人员应迅速展开临床救治，将错误对患者造成的伤害降至最低，同时积极报告并采取整改措施。A～D级 ME 虽未对患者造成伤害，但亦应引起医务人员及医疗机构管理者的重视，除积极报告外，应及时总结分析错误原因，采取防范措施，减少同类错误发生的可能性。

医疗机构应建立 ME 紧急处理预案以及院内的紧急报告制度。对于涉及群体和多发的 ME 事件，应建立有效的紧急响应流程。

2. ME 的报告 发生 ME，鼓励自愿报告。国家卫生健康委员会（原国家卫生计划委员会）于 2012 年成立 INRUD 中国中心组临床安全用药组，并建立全国临床安全用药监测网，接收各级医疗机构的 ME 报告。ME 采取网络实时报告，监测网具备数据统计和分析功能。用药错误报告内容详见表 10 - 4。

表 10 - 4 INRUD 中国中心组临床安全用药组用药错误报告表

填表时间：20 年 月 日

错误发生时间	20___年___月___日___时___分		发现错误时间	20___年___月___日___时___分		
错误内容	1. 品种 □适应证 □品种		□禁忌证 □剂型			
	2. 用法 □给药途径 □给药顺序		□漏给药 □给药技术 □重复给药			
	3. 用量 □数量 □规格		□用量 □给药频次 □给药时间 □疗程			
	4. 相互作用 □溶媒 □配伍		□相互作用			
	5. 患者身份 □					
	6. 其他_____					
错误是否发给患者	□是 □否 □不详		患者是否使用了错误药品	□是 □否 □不详		
错误分级	第一层级：无错误					
	□A 级：客观环境或条件可能引发错误（错误隐患）					
	第二层级：有错误无伤害					
	□B 级：发生错误但未发给患者，或已发给患者但患者未使用					
	□C 级：患者已使用，但未造成伤害					
	□D 级：患者已使用，需要监测错误对患者造成的后果，并根据后果判断是否需要采取措施预防和减少伤害					
	第三层级：有错误有伤害					
	□E 级：错误造成患者暂时性伤害，需要采取预防措施					
	□F 级：错误对患者的伤害可导致住院或延长住院时间					
	□G 级：错误导致患者永久性伤害					
	□H 级：错误导致患者生命垂危，需采取维持生命的措施（如心肺复苏、除颤、插管等）					
	第四层级：有错误致死亡					
	□I 级：错误导致患者死亡					
患者伤害情况	□死亡 直接死因： 死亡时间： 20___年___月___日					
	□抢救 措施：					
	□残疾 部位、程度：					
	□暂时伤害 部位、程度：					
	恢复过程：□住院治疗 □门诊随访治疗 □自行恢复 □其他					
	□无明显害					
引发错误的因素	1. 处方因素 □处方辨认不清 □缩写 □抄方 □口头医嘱					
	2. 药品因素 □药名相似 □外观相似 □分装 □稀释 □标签					
	3. 环境因素 □环境欠佳 □货位相邻 □多科室就诊 □拼音相似 □设备故障					
	4. 人员因素 □疲劳 □知识欠缺 □培训不足 □技术不熟练					
	5. 其他_____					
发生错误的场所	诊室（□门诊 □病房） □药房 □护士站 □社区卫生站 □患者家中 □静脉配制室 □其他					

引起错误的人员	医师	□住院医师	□主治医师	□副（正）主任医师	□实行医师	□进修医师
	药师	□初级药师	□主管药师	□副（正）主任药师	□实习药师	□进修药师
	护士	□初级护士（师）	□主管护师	□副（正）主任护师	□实习护士	□进修护士
	患者及家属□					
	其他_____					
其他与错误相关的人员	□医师	□药师	□护士	□患者及家属	□其他_____	
发现错误的人员	□医师	□药师	□护士	□患者及家属	□其他_____	
患者信息	性别	□男	□女	年龄	岁/月	体重	
	诊断						
错误相关药品	通用名			商品名		剂型	
	规格			生产厂家			
有无药品标签、处方复印件等资料		□有		□无			

简述事件发生、发现的经过，导致的后果及防范措施：

报告人		科室	
联系电话		E – mail	

3. ME 的监测 ME 的监测方法有多种，包括自愿报告、病历审查、计算机监测和直接观察等方法。根据 2014 版《中国用药错误管理专家共识》推荐医疗机构采用自愿报告法进行日常医疗安全工作的监管。应用自愿报告法获得的数据虽不能完全反映 ME 的实际发生率，但对于识别错误来源，如特定药物、剂量、剂型和给药途径等具有重要价值，且容易实施。在条件具备时，病历审查法、计算机监测法及直接观察法也可用于 ME 的实践和研究。

4. ME 的信息利用 医疗机构应建立 ME 信息分析、评价、分享、反馈及教育培训的长效机制。充分利用 ME 报告数据，及时发布预警信息；采用简报、培训等途径对医务人员进行培训教育，提高他们的辨识和防范能力；挖掘 ME 数据资源，改善医疗机构信息系统，有效提升防范水平。医疗机构应通过适当途径向卫生和药品行政管理部门提出政策建议，促使药品生产及流通企业优化系统和流程，减少因药品包装、标签等原因引起的 ME。

在 ME 报告和监测过程中获取的患者和报告者信息、个人隐私和商业信息应予保密。ME 报告的内容和统计资料是保障用药安全的依据，不应作为医疗事故、医疗诉讼和处理药品质量事故的依据。

五、ME 的防范

（一）ME 的危害

ME 不仅会导致患者损伤甚至死亡，还会浪费诸多财力，因此 ME 的代价无疑是昂贵的，并且 ME 是可以被预防的，对于潜在的 ME，更应予以高度的重视，避免发生。

（二）ME 防范的技术策略

ME 防范的技术策略按其有效性由强到弱分为 4 个等级。

第 1 级，实施强制和约束策略。如执行国家对于医疗机构药品一品两规的规定；医疗机构药品品种数量限定，抗菌药物、抗肿瘤药物的分级使用限制等。

第 2 级，实施自动化和信息化。包括单剂量自动分包机、整包装发药系统、条形码技术运用等。

第 3 级，制定标准化的标识和流程。包括高警示药品标识，音似形似药品标识，标准操作流程制定等。

第4级，审核项目清单和复核系统。包括处方审核，对警示药品和细胞毒药物配置加强核对，使用两种不同方法确认患者身份和药品等。

（三）ME防范的管理策略

（1）建立用药安全相关法规及管理组织　《中华人民共和国药品管理法》规定医疗机构应当坚持安全有效、经济合理的用药原则，遵循药品临床应用指导原则、临床诊疗指南和药品说明书等合理用药，对医师处方、用药医嘱的适宜性进行审核。《医疗机构药事管理规定》要求医疗机构对临床用药全过程进行有效的组织实施与管理，促进临床科学、合理用药的药学技术服务和相关的药品管理工作。《关于加强药事管理转变药学服务模式的通知》提出加强处方审核调剂，要建立完善的处方审核制度．药师审核发现问题，要与医师沟通进行干预和纠正，药师调剂处方时须做到"四查十对"，保障患者用药安全；做好用药监测和报告，要建立完善临床用药监测、评价和超常预警制度，对药物临床使用安全性、有效性和经济性进行监测、分析、评估；建立ADR、ME和药品损害事件监测报告制度等。因此，在医疗机构在药事管理与药物治疗学委员会领导下，成立医疗、护理和药学等部门共同参加的各种管理工作小组，建立健全用药安全相关制度和技术操作规范，不断完善本医疗机构ME监测与报告管理体系，防范用药风险，推进用药的安全合理。

（2）倡导健康的用药安全文化　医疗机构应倡导非惩罚性用药安全文化，应让每一位医务人员都认识到ME监测与报告是一项保障患者用药安全、提高医疗质量、降低执业风险的积极而有意义的工作。鼓励医生、护士和药师等人员主动参与ME的监测报告。医疗机构应制定有效措施保障落实，保护当事人、报告人和患者的信息。

（3）配备充足的人力资源　医疗机构应配备充足的人力资源，减少或避免医务人员因工作负担过重引发疲倦、注意力不集中等人为因素造成的ME。

（4）加强基于岗位胜任力的专业技能培训　医疗机构应加强医务人员基于岗位胜任力的专业技能培训，将ME的识别和防范作为培训内容之一。做好各岗位培训，加强专业技能考核，实现理论到实践的转变，减少因专业知识及技能欠缺而引起的ME，并及时分享ME案例，防患于未然。

（5）提供必要的工作空间和自动化/信息化设备　医疗机构应改善医务人员的工作环境，尽可能提供足够的工作空间和适宜的工作环境；配备自动化设备，加强信息化建设，减少不必要的人工操作。

（6）建立合理、简明、顺畅、严谨的工作流程　医疗机构的用药过程是一个涉及内部多个部门、多个岗位，多个环节相互协调共同完成的过程。建立科学、简明且可追溯的流程，清晰、严谨且可操作的岗位职责，有利于提高质量，提高效率，保证患者安全。

六、药师在ME管理中需发挥的作用

《处方管理办法》中第36条规定"药师发现严重不合理用药或者ME，应当拒绝调剂，并按照有关规定报告。"因此，药师对于促进合理用药、维护用药安全具有不可推卸的责任。药师应在药物治疗的整个过程中有效利用自身的专业特长，同时加强与医师、护士和患者之间的沟通，努力减少ME的发生，使药物治疗达到预期的效果。

1. 面向医师的药学服务　药师应按照"四查十对"原则严格审方，对处方中不符合治疗原则、未按药品说明书用药的问题，在调配药品之前与处方医师沟通和确认，对严重ME可拒绝调配。药师应该参与药物治疗和评估，为医师提供必要的药物数据和信息，如给药滴速、配伍禁忌等，以保证医师开具正确的处方和医嘱，帮助患者安全、有效、合理使用药物。药师应对医院信息系统中易导致医师错误开具处方的问题，及时收集并协助相关人员进行系统防范和调整。

2. 面向药师的ME防范　药师应做好药品的保管和有效期检查工作，以保证药品质量。对易混药品应分开摆放，对高警示药品应悬挂明显标识，建立相应的风险防范措施，减少调配错误的发生。药师在工作时应集中精力，确保执行双人核对，保证药品的正确配发。调剂药师应尽可能为每位患者做好用药交待包括重点交待，如胰岛素的贮存方法、喷雾或吸入剂的使用方法等特殊提示。药师应定期进行药品专业知识和技能的学习和培训，掌握最新的药品政策法规、临床诊疗指南、药品安全信息等，更好地开展药学服务。

3. 面向护士的用药服务 药师应指导护士做好病区药品管理工作，包括药品储存、效期和特殊药品管理；对于未建立静脉药物集中调配的医院，应指导护士进行正确的静脉药物配制操作，确保静脉用药安全；应协助护士，保证科学执行治疗方案，获得药物最佳疗效；应向护士介绍合理用药知识，结合护理需求，有针对性地开展药品知识培训。

4. 面向患者的用药服务 药师可通过向患者或其家属了解既往用药史、过敏史，做好药物重整服务；对于存在重复用药或交叉过敏的潜在风险，要进行有针对性的用药教育，指导正确用药避免发生ME；向公众开展药品知识的普及，发放用药教育手册，帮助人们正确认识药品、了解药品保管常识，同时介绍自行调整用药的风险等，提高患者用药安全意识；应为患者提供用药咨询服务，解答患者的用药问题，尽可能做到发现问题及时纠正。

ME是在用药过程中普遍存在的、影响和威胁患者安全的重要问题。尽管发生率高、不易察觉，但也可以通过有效的管理得以预防。总之，医务人员应查找错误发生的原因，建立完善的规章制度和合理工作流程，改善工作环境，合理配置专业技术人员及其培训，加强药事管理信息化和药房智能化建设等，最大限度地减少ME的发生，提升临床用药安全。

案例解析

【案例】诊断：阑尾炎，处方：甲磺酸左氧氟沙星注射液0.6g，ivgtt，bid。

【解析】左氧氟沙星属三代氟喹诺酮类抗菌药物，对葡萄球菌、链球菌、肺炎链球菌、淋球菌等革兰阴性菌有较好的作用。临床上主要用于上述细菌所致的呼吸道、咽喉、扁桃体炎、胆囊及胆管、肠道等部位的急、慢性感染等疾病，静脉滴注用量为每日200～600mg，分1～2次用药。大剂量或长期使用可能会导致严重肝肾功能及中枢神经系统等的毒性增加，可引起肝酶升高、肾功能障碍、白细胞计数和血小板计数减少、胃肠功能障碍，也可见过敏反应和中枢神经症状。因此，每日1.2g的用量明显超过常规需求剂量，会造成患者的机体伤害和经济负担。建议医师根据患者病情需求酌量使用

第四节　高警示药品管理

高警示药品的概念最早由美国安全用药协会（Institute for Safe Medication Practices，ISMP）提出，将一些如果使用不当会对患者造成严重伤害或导致死亡的药物称为"高警示药品"。高警示药品在我国曾被称为高危药品、高危药物或高警讯药物。中国药学会医院药学专业委员会在2015年的中国药学会医院药学专业委员会学术会议上，将"high-alert medications"定名为高警示药品，并指一旦使用不当发生ME，会对患者造成严重伤害，甚至会危及生命的药品。其特点是此类药品引起的错误并不常见，但一旦发生会产生严重后果，造成患者严重伤害甚至死亡。此定义也适用于中药制剂。并于2017年7月发布了《中国高警示药品临床使用与管理专家共识（2017）》。

一、高警示药品目录的国内外发展历史

高警示药品由ISMP在美国国内首先提出，在1995～1996年间，ISMP对最可能给病人带来伤害的药

物进行了一项调查，结果表明，大多数致死或致严重伤害的药品差错是由少数特定药物引起的。ISMP 将这些若使用不当会对病人造成严重伤害或死亡的药物称为"高警示药品"。2001 年，ISMP 明确高警示药品的概念，确定的前 5 位高警示药物分别是：胰岛素、安眠药及麻醉剂、注射用浓氯化钾或磷酸钾、静脉用抗凝药（肝素）、高浓度氯化钠注射液（＞0.9%）。2003 年，ISMP 第一次公布了包含 19 类及 14 项特定药物的高警示药物目录，而后进行过更新，于 2012 年更新的目录中包括 22 类高警示药品和 10 种特别强调的高警示药品。

我国对高警示药品的认识历时不长。2012 年 3 月，中国药学会医院药学专业委员会参照美国 ISMP 2008 年公布的高警示药品目录，结合我国医疗机构实际情况，制定了符合我国国情的高警示药品目录和管理办法，并推荐了高警示药品的专用标识和"金字塔式"分级管理模式。2015 年，在美国 ISMP 高警示药品目录的基础上建立了《中国高警示药品推荐目录》，增加了 2 类、4 个我国特有的药品品种。2019 年更新了目录，删除了腹膜和血液透析液、心脏停搏液和依前列醇，加注了硫酸阿托品注射液的规格，并将加压素骨内注射的给药途径规范为骨髓腔内注射。

二、高警示药品分级管理策略

为了切实加强高警示药品管理，同时结合我国医疗机构用药实际情况，中国药学会医院药学专业委员会用药安全项目组还推荐了高警示药品的专用标识和高警示药品分级管理策略。根据高警示药品临床使用中可能造成的不良后果严重程度，将高警示药品分为 A、B、C 共 3 个等级。并要求各医疗机构可参照此推荐内容目录只能扩充不能减少，管理级别只能升高不能降低。

高警示药品专用标示用于医疗机构高警示药品管理。可制成标签粘贴在高警示药品储存处，也可嵌入电子处方系统、处方调配系统，以提示医务人员正确处置高警示药品。高警示药品的管理可以采用"金字塔式"的分级管理模式。

（一）高警示药品分级管理中各级别的特点

A 级：高警示药品管理的最高级别，是指一旦发生 ME 可导致患者死亡即风险等级最高的药品，医疗机构必须重点管理和监护。

B 级：指一旦发生 ME，会给患者造成严重伤害，但伤害的风险等级较 A 级低的药品。

C 级：指一旦发生 ME，会给患者造成伤害，但伤害的风险等级较 B 级低的药品。

（二）高警示药品管理

1. 高警示药品的管理体系

（1）管理组织 建立高警示药品质量管理组织，包括医学、药学、护理学专家及医疗管理人员，履行目录遴选、管理、监督、培训等职责。

（2）管理制度 建立高警示药品目录，制定高警示药品管理制度，规范高警示药品的储存、调配、使用等环节。

（3）技术规范 建立标准操作规程，确定管理要点和风险点等。

2. 高警示药品的管理环节

（1）标识管理 根据高警示药品分级建立专用标识、药品标签及警示语。

（2）储存管理 根据高警示药品分级，对于风险程度较高的药品专区存放，专人管理，制定适合的存储量，保证储存的环境要求。

（3）流通管理 准确执行出入库程序，严格核对品名、剂型、规格、数量、批号、效期等信息，做到药品流通数据可追溯。

（4）账目管理 专人负责账目管理，严格履行清点、交接规程，保证账物相符。

（5）高警示药品的信息化管理 逐步实现网络信息系统的规范化与数据共享，充分利用信息化管理手段对高警示药品进行标识、风险提示、实时监控、数据分析和信息交流。

（6）高警示药品管理的硬件设施配置 药品存储空间布局科学合理，转运设施满足条件要求，配置智能微量输液泵、自动摆药装置、体液药物浓度检测及基因检测设备等。

（7）监督检查　高警示药品质量管理组织负责高警示药品全面管理的监督工作，定期检查、抽查制度和规程的落实情况，进行绩效考评。

三、高警示药品的使用

1. 相关岗位及其职责

（1）医师　处方高警示药品须严格按照规定的适应证、人群及用法用量开具。医院信息系统（HIS）内应安装合理用药筛查系统，对处方错误进行实时筛查。若有条件，应进一步建立基于 HIS 的临床决策支持系统。

（2）药师　加强处方审核，认真履行"四查十对"原则实施高警示药品的调配/配制，应关注高警示药品的临床应用，落实高警示药品的专项处方点评，重视个体化给药等。

（3）护理及静脉药物配置人员　严格核对药品和患者信息，执行"三查七对"，遵医嘱调配、发放药品，交代用药细节。对于静脉用药应双人核对，规范遵守静脉用药配置制度等。

2. 用药教育　医疗、药学、护理多学科合作，为患者提供高警示药品用药教育与咨询服务，让患者及其家属了解用药后可能出现的不良反应和正确的处置方法，以及药品正确的保管储存方法，必要时应书面告知，避免患者滥用、误用而发生意外。

3. 观察与随访　建立高警示药品用药患者观察与随访制度。根据患者个体、疾病和用药实际情况，评估随访必要性，通过随访保证用药安全合理。

四、高警示药品的风险防范

目前已有中国药学会医院药学专业委员会用药安全专家组推出的《高警示药品推荐目录（2019 年）》和《中国高警示药品临床使用与管理专家共识（2017）》。各医疗机构要加强高警示药品管理，并加以防范，建立高警示药品相关不良事件处置技术方案或临床路径，纳入专业培训和考核，通过提升专业技能减少危害的发生。具体防范措施包括：

（1）严格按"7R 原则"用药，即正确的患者、正确的药物、正确的剂量、正确的给药途径、正确的药物信息、正确的文档记录、正确的用药时间。

（2）所有与高警示药品相关的操作过程实行标准化。

（3）提高与高警示药品相关技术人员的专业能力。

（4）完善与保障有效的监测和检测手段。

（5）提高民众用药安全意识，倡导健康安全文化。

五、高警示药品管理的发展

1. 国家应尽快出台高警示药品目录及强制性的管理制度，统一管理和监督。

2. 应规范药品生产企业在高警示药品的包装、标签、说明书上做警示标识。

3. 药品经营企业对高警示药品的储存、配送、销售凭证和单据等也应有特殊要求。

4. 医疗机构探索高警示药品的验收、领用、保管、使用等环节有效措施，不断完善高警示药品管理。

第五节　药品质量缺陷的处理

药品质量是指药品的物理、化学、生物药剂学、安全性、有效性、稳定性、均一性等指标符合规定标准的程度。我国《药品管理法》规定国务院药品监督管理部门颁布的《中华人民共和国药典》和药品标准为国家药品标准，药品应当符合国家药品标准。药品质量缺陷指药品的质量不符合国家药品标准，包括假药和劣药。药品质量缺陷导致的严重药品损害事件将对患者的健康造成严重威胁，医疗机构作为药品流通和使用的的最后一环，加强质量缺陷问题防范和处理。

一、药品质量缺陷问题的分类

药品在生产、流通和使用的各个环节均可能有各类质量缺陷问题的发生，按问题产生的环节分类如下。

（一）药品在生产过程中产生的质量缺陷

1. 药品包装质量问题　包括标签脱落、瓶盖松动、气雾剂或喷雾剂等特殊剂型装置、不能正常使用；注射剂的胶塞掉屑问题等。

2. 不合格药品的混入　如产生异物、结晶等。

3. 其他问题　如不同批次药品的色差问题等。

（二）药品在流通、使用过程中产生的质量缺陷

1. 药品破损　在运输过程中的操作不当易造成玻璃包装碎裂等。

2. 药品变质

（1）因储存条件不当等因素造成的药品变质　如受潮膨胀、粘连、软胶囊熔化、结晶析出等。

（2）易变质药品管理不当导致的药品变质　如拆零药品管理不当致变质失效等。

（3）因配制操作不当造成的混浊、变色等。

二、药品质量缺陷问题的防范

医疗机构是药品流通和使用的最后一环，必须加强药品质量缺陷问题的防范，强化药品监督管理以保障患者用药安全。《医疗机构药事管理规定》明确医疗机构应当制订本机构药品采购工作流程；严格执行药品购入检查、验收制度。制订和执行药品保管制度，定期对库存药品进行养护与质量检查。药品库的仓储条件和管理应当符合药品采购供应质量管理规范的有关规定。

1. 药品运输　不规范运输、搬运等易造成药品破损、污染等质量问题，必须规范操作保证药品质量。对于存在问题的，必须反馈给生产企业和经营企业，要求采取措施，改善包装材料或生产工艺等以加强质量控制，从而避免此类质量缺陷问题的出现。

2. 药品的储存和养护　必须严格按照药品说明书上的储存要求，使用符合要求的设施设备运输和储存药品。应严格加强入库验收核对工作，入库时应做到双人核对确认并责任到人，制订和执行药品保管制度，满足各类药品的储存条件，定期对库存药品进行养护与质量检查。

3. 严格执行药品核对　药师在发放药品时，必须认真检查药品外观、包装质量，严格按照"四查十对"的要求，保证发出去的药品是合格药品。

4. 落实执行药品召回制度　协助药品生产企业、经营企业履行召回义务，按照召回计划的要求及时传达、反馈药品召回信息，控制和收回存在安全隐患的药品。

5. 加强质量监管和合理使用　从药品采购、储存、处方开具、调剂、用药医嘱执行、使用、观察等各个环节加强药品的质量监管和合理使用，确保患者安全有效用药。

6. 跟踪药品质量信息　建立并实施跟踪国家和省市卫生、药监部门发布的药品质量信息，及时发现本单位问题药品并采取应对措施。

三、药品质量缺陷的处理

国家药品监督管理部门制定的《医疗机构药品监督管理办法（试行）》，明确要求医疗机构应当加强对使用药品的质量监测。发现假药、劣药的，应当立即停止使用、就地封存并妥善保管，及时向所在地药品监督管理部门报告。在药品监督管理部门作出决定之前，医疗机构不得擅自处理。医疗机构发现存

在安全隐患的药品，应当立即停止使用，并通知药品生产企业或者供货商，及时向所在地药品监督管理部门报告。需要召回的，医疗机构应当协助履行药品召回义务。

（一）药品质量问题追踪流程

医疗机构验收、保管、养护、发放、临床使用等过程中发现的疑似药品质量问题，应及时上报药品质量管理小组，由质量管理小组进行问题追踪。

1. 质量管理小组人员在第一时间对疑似有安全隐患药品进行评估，发现存在安全隐患的，应当立即停止使用，详细记录疑似药品的相关信息，与当事人双方共同封存，并对同批同种药品就地封存。

2. 质量管理小组及时通知药库确认供货方提供的合法资质、相关检验报告的证明材料，联系相关企业通报质量问题，协助问题调查。

3. 对于不能排除质量问题时，由质量管理小组与当事人双方共同指定的、具有依法检验资格的检验机构进行检验（双方无法共同指定时，由卫生行政部门指定）。

4. 对药品检验机构检查证明确有质量问题的药品，质量管理小组通知相关部门启动召回程序，将药品召回。

5. 药品质量问题事件处理后应由质量管理小组填写药品质量问题评估报告。认真分析问题产生的原因及存在的安全隐患，提出改进措施和意见，向药品生产企业或供货商、药品质量管理组进行反馈和报告。

（二）药品召回

国家药品监督管理部门 2007 年 12 月 10 日公布并实施了《药品召回管理办法》（局令第 29 号）。药品召回是指药品生产企业（包括进口药品的境外制药厂商）按照规定程序收回已上市销售的存在安全隐患的药品。安全隐患是指由于研发、生产等原因可能使药品具有的危及人体健康和生命安全的不合理危险。

根据药品安全隐患的严重程度，药品召回分为三级：①一级召回：使用该药品可能引起严重健康危害的；②二级召回：使用该药品可能引起暂时的或者可逆的健康危害的；③三级召回：使用该药品一般不会引起健康危害，但由于其他原因需要收回的。

药品生产企业在作出药品召回决定后，应当制定召回计划并组织实施，一级召回在 24 小时内，二级召回在 48 小时内，三级召回在 72 小时内，通知有关药品经营企业、使用单位停止销售和使用，同时向所在地省、自治区、直辖市药品监督管理部门报告。

药品召回分为主动召回和责令召回。其中，责令召回是指药品监管部门经过调查评估，认为存在安全隐患，药品生产企业应当召回药品而未主动召回的，应当责令药品生产企业召回药品。必要时，药品监督管理部门可以要求药品生产企业、经营企业和使用单位立即停止销售和使用该药品。

医疗机构药品召回是指按照规定的程序收回已在临床科室或者患者处的存在安全隐患的药品，并退回药品经营企业的行为。医疗机构应协助药品生产企业履行召回义务，按照召回计划的要求及时传达、反馈药品召回信息，控制和收回存在安全隐患的药品。

医疗机构的药品召回应由药品质量管理小组进行安全隐患评估后，决定是否启动召回程序。

（1）药品质量管理小组决定召回药品的名称、规格、生产企业、召回范围、召回级别、主要执行人员等。质量管理小组人员布置实施召回方案，负责药品召回工作的组织、协调、检查和监督。

（2）药剂科各部门及临床科室应积极配合，按照召回的要求及时传达、反馈药品召回信息，负责将召回药品收回，统一退回药库。

（3）药库应立即将召回药品回收隔离在规定的贮放区（不合格区），将退库药品视同进货药品验收，验收后保管员办理入库手续，对召回药品批号、数量等相关信息进行确认后填报药品召回记录（包括名称、批号、实施召回的原因等基本信息）备案。

（4）由药库通知药品经营企业，按召回程序退回药品。

（5）召回结束后，由药剂科将《药品召回记录》上报药品质量管理小组审批后，签署意见。

四、药品质量缺陷处理的意义

（1）降低药品质量缺陷所导致的风险，保障患者用药安全　药品从生产到使用，需经过多个环节，任何一个环节的不良管理或措施，均会影响药品质量和使用的安全。医疗机构处在药品流通和使用的的最后一环，对药品质量缺陷处理的效率与成效将直接有效降低缺陷所导致的风险，保障患者用药安全。

（2）加强质量监管和合理使用，提升药品质量安全管理水平　从药品采购、储存、处方开具、调剂、用药医嘱执行、使用、观察等各个环节，加强药品的质量监管和合理使用，确保患者安全有效用药；落实药品质量缺陷的规范化处理，及时控制和妥善处置。按照《医疗机构药事管理规定》，建立 ADR、ME 和药品损害事件监测报告制度。医疗机构临床科室发现 ADR、ME 和药品损害事件后，应当积极救治患者，立即向药学部门报告，并做好观察与记录。医疗机构应当按照国家有关规定向相关部门报告 ADR，ME 和药品损害事件。

（3）实施药品质量评估制度，及时发现和消除药品质量安全隐患。

第六节　特殊药品的管理

《中华人民共和国药品管理法》指出"国务院对麻醉药品、精神药品、医疗用毒性药品、放射性药品、药品类易制毒化学品等有其他特殊管理规定的，依照其规定。"其中，麻醉药品指连续使用后易产生身体依耐性、能成瘾癖的药品；精神药品指直接作用于中枢神经系统，并能使之兴奋或抑制，连续使用能产生依耐性的药物；医疗用毒性药品（毒性药品）指毒性剧烈、治疗剂量与中毒剂量相近，使用不当会致人中毒或死亡的药品；放射性药品：指用于临床诊断或者治疗的放射性核素制剂或者其标记药物。

当特殊管理的药品作为药品时，与一般药品一样，具有医疗价值，在诊断、治疗和预防疾病等过程中必不可少。但是，由于这类药品具有特殊的生理、药理作用，若管理或使用不当，则会引发诸如公共卫生、社会治安和经济等方面的严重问题。因此，世界各国对这类药品都采取了与其他一般药品相比更为严格的管理模式。

国际上还专门组建了管制机构，制定了一系列国际公约，负责对麻醉药品、精神药品的研制、生产、流通、使用等全过程，进行严格的监督管理，并制定了严厉的处罚措施，以保证满足医疗、教学、科研正常需要的同时，防止这些药品滥用或流入非法渠道。

我国政府与世界其他国家一样，对这类特殊药品实行特殊的监督管理。《麻醉药品与精神药品管理条例》《医疗用毒性药品管理办法》《放射性药品管理办法》《药品类易制毒化学品管理办法》等，对这些药品的研制、生产、流通、使用等各个环节制定了严格的监督管理制度，以确保合法、安全、合理使用，防止这些药品滥用或流入非法渠道。

一、麻醉药品与精神药品的目录和管理

（一）麻醉药品与精神药品的目录

《麻醉药品与精神药品管理条例》所称的麻醉药品和精神药品（以下简称麻精药品）是指列入麻醉药品目录、精神药品目录的药品和其他物质。目录由国务院药品监督管理部门会同国务院公安部门、国务院卫生主管部门制定、调整并公布。麻醉药品包括：阿片类、可卡因类、大麻类、合成麻醉药类及原卫生部制定的药品、药用原植物及制剂，我国 2013 年版《麻醉药品品种目录》共收录了 121 种，其中 25 种为我国生产使用的品种。

根据精神药品使人产生的依耐性与对人体健康的危害程度，将精神药品可分为第一类与第二类精神药品。我国 2013 年版《精神药品品种目录》共收录一类精神药品 68 种，二类精神药品 81 种。

（二）医疗机构麻精药品的管理

1. 管理机构的设立 医疗机构为了加强对麻精药品的管理，应当建立由分管院长负责，行政、医学、药学、护理、保卫科等部门共同参与的麻精药品管理小组。对于麻醉科、手术室等麻精药品使用量大、使用管理环节较多的科室，要重点加强管理，成立以科室负责人为第一责任人的专门工作小组，强化麻醉药品和第一类精神药品日常管理。

麻精药品的日常管理工作由药学部门承担。麻醉药品和一类精神药品（以下简称麻精一药品）实行严格的五专管理（专人管理、专柜加锁、专用账册、专用处方、专册登记）和三级管理（药库、药房、病区）

2. 麻精药品的培训与考核 只有经过严格的麻精药品培训，考试合格的医师才能获得麻精药品处方资格，并可在本医疗机构内开具麻精药品处方（但不得为自己开具该类处方）；考试合格的药师获得麻精药品的调剂资格，可以调剂麻精药品。

3. 麻精药品的的采购 医疗机构需凭经当地卫生行政管理部门批准而获得的麻精一药品购用印鉴卡，向定点企业购买麻精一药品，印鉴卡的有效期限为3年。药品由批发企业送至医疗机构，医疗机构不得自行提货。

4. 麻精药品的入库验收 麻精一药品入库时，采用双人验收制，需货到即检，双人开箱验收，清点至最小包装，验收记录双人签字。采用专用账册登记，并保存至药品有效期满之日起不少于5年。

5. 麻精药品的储存管理 实行双锁、并设置有效的防盗、防火和监控设施，有与公安机关联网的报警系统。各药房、各病区、手术室、内镜室等配备麻精一药品实行基数管理，均应储存于保险柜中，要采用双人双锁保险柜或麻精一药品智能调配柜储存，储存区域设有防盗设施和安全监控系统。加强手术室药品安全防范，安装视频监控装置，以监控取及回收药品等行为。相关监控视频保存期限原则上不少于180天。鼓励将药师逐步纳入病房、手术室等重点部门的麻精药品管理团队中。领用实行双人双签，建立登记药物进出的专用账册，实行每日盘点，必须做到账、物、批号相符。建立交接班制度并有交接班记录。专用账册保管至药品有效期满之日起不少于2年。

6. 麻精药品的专用处方 麻精药品的开具必须使用专用处方。麻精一药品处方的印刷用纸为淡红色，处方右上角分别标注"麻""精一"；第二类精神药品处方的印刷用纸为白色，处方右上角标注"精二"。

医师应当按照有关规定和国家卫生管理部门制定的麻精药品临床应用指导原则、《麻醉药品、精神药品处方管理规定》开具麻精药品处方。麻精一药品注射剂处方为1次用量；其他剂型处方不得超过3日用量；控缓释制剂处方不得超过7日用量。第二类精神药品处方一般不得超过7日用量；对于某些特殊情况，处方用量可适当延长，但医师应当注明理由。为癌痛、慢性中、重度非癌痛患者开具的麻精一药品注射剂处方不得超过3日用量；控缓释制剂，每张处方不得超过15日常用量；其他剂型处方不得超过7日用量。对于需要特别加强管制的麻醉药品，盐酸二氢埃托啡处方为1次用量，药品仅限于二级以上医院内使用；盐酸哌替啶处方为1次用量，药品仅限于医疗机构内使用。麻精一药品的处方开具、使用和管理不得由同一人实施。麻醉医师原则上不参与麻精药品管理工作。药师需开展麻精药品处方医嘱审核，双人双核对双签章后方可发出，对不符合规定的应拒绝发药。参与双人双签的人员应当避免长期由固定人员担任，应当制定双人双签人员轮换管理办法，明确轮换周期。实施麻精药品处方专项点评，并根据点评结果及时有效干预。加强麻精药品使用情况监测，对于使用量异常增高的，要立即报告本机构的麻精药品管理机构，分析原因并提出管理建议。

医疗机构采购的麻醉精一药品只限于本机构内患者凭专用处方领用，其中麻醉药品注射剂仅限于在医疗机构内使用或由医务人员出诊至患者家中使用。各药房对麻醉精一药品处方，按年月日逐日编制序列号。麻精一药品处方至少保存3年，第二类精神药品处方至少保存2年。各药房对麻醉精一药品处方按品种、规格进行专册登记，专册登记至少保存3年。

7. 麻精一药品的回收与销毁 使用麻精一药品注射剂或贴剂的患者，需再次调配使用时，应当将原批号的空安瓿或使用过的贴剂交回药房，并登记。病区及手术室等调配使用麻精一药品注射剂时，应回收空安瓿，登记、核对数量、批号。对于未使用完的注射液和镇痛泵中的剩余药液，由医师、药师或护士在视频监控下双人进行倾泻入下水道等处置，并逐条记录。各药房收回的空安瓿、贴剂应有专人记数、专人监督进行销毁，并做好相关记录。

患者由于各种原因不再使用麻精一药品，剩余药品应无偿交回医疗机构，由医疗机构按规定销毁。医疗机构对麻精一药品进行销毁时，应向当地卫生行政部门申请，卫生行政部门到场监督医疗机构进行销毁，登记销毁的情况并签字。

医疗机构要加大麻精药品管理软硬件的投入力度，依托现代化院内物流系统和信息化平台，加强麻精药品全流程管理，实现来源可查、去向可追、责任可究的全程闭环式可追溯管理。

二、医疗用毒性药品的管理

（一）医疗用毒性药品目录

为了加强对毒性药品的管理，既保证医疗需要，又严防乱产、乱销、滥用，防止中毒死亡事故的发生，我国也将其作为特殊药品纳入法制化管理的轨道，这与国际公约的要求也是相一致的。

我国毒性药品可分为中药与西药两大类。

中药 27 种，包括砒石（红砒、白砒）、砒霜、水银、生马钱子、生川乌、生草乌、生白附子、生半夏、生南星、生巴豆、斑蝥、青娘虫、红娘子、生甘遂、生狼毒、生藤黄、生千金子、生天仙子、闹羊花、雪上一支蒿、白降丹、蟾酥、洋金花、红粉、轻粉、雄黄。值得注意的是，以上的品种指的是原药材和饮片，不含药物制剂。

西药 13 种，包括去乙酰毛花苷、洋地黄毒苷、阿托品、氢溴酸后马托品、三氧化二砷、毛果芸香碱、升汞、水杨酸毒扁豆碱、亚砷酸钾、氢溴酸东莨菪碱、士的宁、亚砷酸注射液、A 型肉毒毒素及其制剂。除了亚砷酸注射液与 A 型肉毒毒素为制剂外，其他西药品种均指原料药。此外，士的宁、阿托品、毛果芸香碱等还包括其盐类化合物。

（二）医疗机构毒性药品的管理

《医疗用毒性药品管理办法》及《关于切实加强医疗用毒性药品监管的通知》等相关文件，对医疗用毒性药品的生产、经营、储存、运输、使用、法律责任等均做了明确规定。毒性药品的采购、储存管理基本与麻精药的管理要求相同，供应和调配毒性药品，凭医生签名的正式处方，每次处方剂量不得超过二日极量。药师调剂毒性处方时，必须按医嘱注明要求准确计量，双人双核对双签章后方可发出，对不符合规定的应拒绝发药。对处方未注明"生用"的毒性中药，应当付炮制品。如发现处方有疑问时，须经原处方医生重新审定后再行调配。处方一次有效。毒性药品处方至少保存 2 年。

三、放射性药品的管理

（一）放射性药品目录

目前我国临床使用的放射性药物可分为两类：一类为主要成分为放射性核素的药物，如 ^{131}I、^{125}I；另一类为利用放射性核素标记的药物，如 ^{131}I – 邻碘马尿酸钠。

（二）医疗机构放射性药品的采购和使用管理

《放射性药品管理办法》规定，只有取得《放射性药品使用许可证》的医疗机构才能采购和使用放射性药品。放射性药品的采购由使用科室至少提前一周提出领药计划，药剂科采购人员复核后交药剂科主任、分管院长审批后，定点采购。医疗机构必须从放射性药品生产企业直接采购，不得经过任何中介单位和个人。《放射性药品使用许可证》有效期为 5 年，期满前 6 个月，医疗机构要向原发证的行政部门重新提出申请，经审核批准后，换发新证。

放射性药品的使用部门——核医学科，必须具备与其医疗任务相适应的并经核医学技术培训的技术人员。非核医学专业技术人员未经培训，不得从事放射性药品使用工作。放射性药品应存放于指定的活性实验室内，并有安全防护措施。放射性药品的质量检查验收，不良反应收集由核医学科负责。放射性药品使用后的废物（包括患者排出物）应分类处理，并按国家环保和辐射防护的有关规定妥善处置。

四、疫苗的管理

（一）疫苗定义和分类

疫苗是指为预防、控制疾病的发生、流行，用于人体免疫接种的预防性生物制品，包括免疫规划疫苗和非免疫规划疫苗。其中，免疫规划疫苗是指居民应当按照政府的规定接种的疫苗，非免疫规划疫苗是指由居民自愿接种的其他疫苗。疫苗的主要作用是预防与控制传染性疾病的发生与蔓延。疫苗主要是由微生物、毒素、蛋白酶、血清、细胞等制备成针对某一种疾病预防、控制，以及治疗的一种生物制剂。因此，疫苗具有特殊性，体现在3个方面：涉及公共安全和国家安全；是预防和控制传染病非常有效的公共卫生手段；是生物制品；这就意味着疫苗生产、流通及使用要做到安全、有效、可控。

（二）疫苗的储存、运输和处置

国家对疫苗实施电子追溯平台，实行疫苗批签发制度。疫苗在储存、运输全过程中应当符合规定，保证疫苗质量。疾病预防控制机构、接种单位接收或者购进疫苗时，应当索取本次运输、储存全过程温度监测记录，并保存至疫苗有效期满后不少于 5 年；应当建立疫苗定期检查制度，对问题疫苗，采取隔离存放、设置警示标志等措施，并按照有关规定处置和如实记录，处置记录应当保存至疫苗有效期满后不少于 5 年备查。

（三）疫苗的预防接种

疫苗接种是预防感染性疾病的重要手段，一些重要传染性疾病由于广泛的特异性免疫接种而得到成功控制。

国家实行免疫规划制度。国务院卫生健康主管部门制定国家免疫规划。接种单位应当加强内部管理，遵守预防接种工作规范、免疫程序、疫苗使用指导原则和接种方案开展预防接种工作。做好相关记录，并保存至疫苗有效期满后不少于五年备查。。

医疗卫生人员在实施接种疫苗前，应询问受种者的健康状况以及是否有接种禁忌等情况，应检查受种者的姓名、年龄和健康状况，核查接种禁忌，查对预防接种证，检查疫苗的品名、规格、剂量、外观、批号、有效期、接种部位和接种途径，核查注射器的批号和有效期等，做到受种者、预防接种证和疫苗信息相一致，确认无误后，对符合接种条件的受种者实施接种。实施接种时，应当告知受种者或者其监护人所接种疫苗的品种、作用、禁忌、不良反应以及现场留观等注意事项等，并应当按照规定，真实、准确、完整记录疫苗的品种、上市许可持有人、最小包装单位的识别信息、有效期、接种时间、实施接种的医疗卫生人员、受种者等接种信息和询问情况，确保接种信息可追溯、可查询。接种记录应当保存至疫苗有效期满后不少于五年备查。受种者在现场留观期间出现不良反应的，医疗卫生人员应当按照预防接种工作规范的要求，及时采取救治等措施。

（四）预防接种疫苗的异常反应监测和处理

预防接种异常反应（adverse events following immunization，AEFI）是指合格的疫苗在实施规范接种过程中或者实施规范接种后造成受种者机体组织器官、功能损害，相关各方均无过错的 ADR。按照发生原因分为 5 类：不良反应（包括一般反应和异常反应）、疫苗质量事故、预防接种事故、偶合症、心因性反应。

接种单位、医疗机构等发现疑似预防接种异常反应的，应按照规定向疾病预防控制机构报告。

（五）预防接种疫苗的风险防范

疫苗的使用是为了保护绝大多数公众的健康，但是，包括疫苗接种在内的几乎所有的有益干预都伴随某些风险，关键问题是确保受益风险比最大化。

1. 疫苗上市许可持有人应加强疫苗全生命周期质量管理体系建设。

2. 国务院药品监管部门可以根据疾病预防、控制需要和疫苗行业发展实际情况，组织开展对疫苗品种上市后评价。

3. 加强疾病预防控制机构、医疗机构、疫苗接种单位的人员进行相关接种的培训，了解 AEFI 监测、报告、调查、诊断和治疗的原则及其对异常反应的调查和处理，规范管理，增强对预防接种异常反应的应急处置能力，提高疫苗管理水平，促进疫苗接种的安全和有效。

第七节 用药风险的防范

微课

在医疗过程中如何用科学方法或技术来预防、降低和控制医疗机构用药风险，是当今全社会所关注的重要问题。为了使药品风险最小化、保障公众用药安全，实行药品风险管理成为当前医疗工作的重要举措。

药品风险管理是尽最大可能及早发现并预防已知或潜在的风险，在最短时间内将药品风险发生率和损害程度降到最低，目的是保障患者安全、合理使用药品。

一、国内外药物风险管理现状

近几年来，发达国家如美国、欧盟等在药品监管中引入风险管理的概念，并逐步建立了相关的制度体系。2005 年 3 月，美国食品药品监督管理局（FDA）发表了关于药品风险管理的指导原则（药物警戒规范和药物流行病学研究指导原则，药品风险最小化计划制定和应用指导原则，药品上市前风险评估指导原则）。2005 年 11 月，欧洲药品管理局发表了"欧盟人用药品风险管理制度的指导原则"。目前，我国也不断加强药品管理安全问题，《中华人民共和国药品管理法》要求医疗机构应制定保证药品质量的各项管理制度，建立药品购进、验收、入库、储存、出库、调配等重要环节的操作规程，并明确各环节中工作人员的岗位责任等。医疗机构药品风险管理已成为医疗机构日常工作的重要部分。

二、风险管理内容

1. 预先评估风险的性质、危害的程度、发生的条件、发展的趋势，从而制定管理的机制制度。

2. 对已经发生的风险事件进行评估，确认性质、程度、条件、趋势，从而采取针对性的管控措施，防止蔓延和重复发生。

3. 不断地检讨已有的机制与制度，分析其存在的漏洞，及时予以弥补。

三、药品风险管理的模式

国际上，已逐步形成了一套独具特色的医疗机构药品风险管理程序并逐渐引入到我国医院药事管理系统，构建完善的风险识别、风险评估、风险控制、风险干预、风险交流和风险管理活动评价组成的药品使用全程的风险管理与预警机制，提高医院药品风险的可控性。

（一）风险识别

风险识别是对已知风险与潜在风险加以判断、归类和鉴定。是医疗机构实施用药风险管理的第一步，是非常重要的环节，是医务人员根据自身药学知识，对以各种渠道搜集的信息进行甄别和筛选，从而找出明显的用药风险或潜在用药风险，并确定其类型的过程。

（二）风险评估

风险评估是分析风险的性质、特点、频度和严重程度，确认在一定的社会经济背景下人们可接受的风险水平。是医疗机构用药风险管理的第二个环节，就是对风险识别后所确认的风险类型作进一步的分析和度量，以判断风险可接受程度，评估结果将作为风险防范控制措施的重要依据。

风险评估通常以风险强度和发生概率的高低进行排序，划分成四个区域，如图 10 - 1 所示。一般而言，强度较高的风险，造成的损失较大；发生概率较高的风险是指预期风险带来的损失次数较多，可以根据以往记录来进行评估。对所确认的风险进行评估，并纳入相应的区域内，就是医务人员实施风险评估的主要内容。

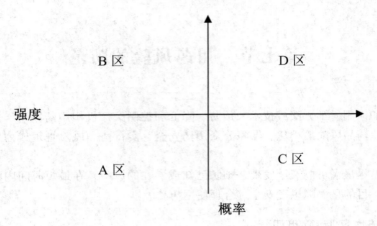

图 10 - 1　药品风险评估图

1. A 区　是低强度、低概率的用药风险，属于低风险类型。如患者忘记服药或服药量不对等用药风险引起的一般较小损失。

2. B 区　是低强度、高概率的用药风险，属于中低风险型。如不合理用药，一般不会引起重大医疗事故，通常只需及时采取相应措施就能控制风险或减小损失。

3. C 区　是高强度、低概率的用药风险，属于较高风险型。如出现明显的配伍禁忌、混淆药物、混淆患者以及严重的 ADR，由于医务人员的因素可能引起用药风险，带来的损失往往较大，属于重大医疗事故。

4. D 区　是高强度、高概率的用药风险，属于高风险型，如高浓度电解质、肌肉松弛剂与细胞毒化疗药品等高风险药品的不当使用而致。

评估风险级别通常将药品风险分为广泛可接受区、合理可行降低区、不容许区 3 种级别。对广泛可接受区风险，不需要主动采取风险控制措施；对合理可行降低区风险，可采取风险控制，使风险降低到合理可行的低水平上，即可使效益超过风险、达到靠近可接受水平；对不容许区风险，一定要采取风险控制。临床用药过程中，不规范处方可视为合理可行降低区风险，而药品质量风险、超常处方、调剂差错、护理给药差错等均为不容许区风险，必须采取风险控制措施。

（三）风险控制

风险控制的方法包括风险回避、避免损失和降低损失的程度等。经过风险识别和评估之后，风险的类型、强度以及发生概率得到定性和定量的分析，因此针对不同性质的风险，医务人员应当选择不同的风险控制方法加以控制管理。

1. 风险回避　对于高概率的用药风险，医疗机构应当制定相应的防范措施避免此类风险的发生。如对高风险药品的使用，医疗机构应当制定相应的培训计划，定期培训考核和警示、标记等，以加强医务人员的用药风险防范意识。

2. 避免损失　对于高强度的用药风险，医疗机构应当加强管理从而降低损失至可接受水平。如严重 ADR 的风险，医疗机构应当完善 ADR 监测和报告制度。

3. 降低损失的程度　与其他风险控制方法不同，降低损失的程度是在已经引起损失之后才施行的策略。如 ME 可能引起患者病情加重，医疗机构应当以患者生命健康为重，快速制定抢救措施，尽可能缓解患者的病情；并主动与患者及其家属沟通，给予赔偿等。

（四）风险干预

风险干预即对产生的风险因素进行有效控制，如采取一些减轻风险、预防风险、回避风险和转移风险等。医疗机构的药品销售占全国市场份额的85%以上，成为药品风险管理的前沿阵地，应把握好在药品风险管理中的主导地位，积极采取一些措施或方法，如制定药物使用细则、限制品种使用范围、发布预警信息等，努力实现"患者用药效益最大化、风险最小化"。

1. 要有法可依、有章可循 努力贯彻和实施《中华人民共和国药品管理法》《处方管理办法》等法律法规以及指导文件，为实施风险干预提供范本。

2. 注重规章制度建设 应建立健全相关组织机构和规章制度。在组织结构上，组建由管理学、医药学、护理学等多学科专家构成的医疗机构药品风险管理领导小组，分别承担医院药品风险识别、评估、干预、交流和评价等管理职责。在全院所有相关科室指定药品风险管理员，构建覆盖全院的药品风险监测、管理网络。同时不断完善药品准入与退出制度、风险管理制度、特殊药品管理制度、高警示药品管理制度等，从预先控制、同步控制、反馈控制三方面行使管理职能。

3. 采取有效的风险控制策略

（1）药品采购 建立药品经营企业资质档案并定期核查，把好购进合格的药品第一关；建立药品首营企业和首营品种资质及质量审核制度及药事管理与药物治疗学委员会新药遴选管理规定；严格执行药品入库验收制度，建立验收档案、动态评价药品质量等；定期对新进药品和拟被淘汰药品进行评审、遴选，严把药品质量关，促进临床安全、合理用药。

（2）药品贮存 完善药品储存、质量报告制度及相关档案，配备符合药品储存要求的场所、设备、设施，严格按照药品说明书的储存条件存放，对于特殊药品、高警示药品等按特殊贮存和/或管理要求存放，实施"色标管理""效期管理"等。建立药品养护制度和规范化工作程序，按照生产批号或"先进先出、近期先出、易变先出"的原则出库。

（3）药品调剂 积极采取有效措施，如药品按剂型、药理作用、管制要求等实行分区摆放、专柜管理，对于相似易混药品，设置相应标识，分开陈列；设置高警示药品专柜等。完善继续教育再培训机制，定期组织药学专业人员培训学习。审方药师按相关要求严格审查超剂量用药、配伍禁忌、诊断与用药不符等处方风险。调剂药师严格执行"四查十对"制度，严防调剂差错，实行发药、审核双人制，最大程度地降低药品调剂差错率。

（4）临床用药 应最大程度地规避药品使用风险。

①遵循合理用药的生物医学标准和5R原则 WHO/MSH（美国卫生科学管理中心）1997年提出的"合理用药的生物医学标准"，包括：药物选择正确无误；用药指征适宜；疗效、安全性、使用、价格对患者适宜；用药对象适宜，无禁忌证，不良反应小；调配无误（包括信息提供）：剂量、用法、疗程妥当；患者依从性好。合理用药的"5R"原则指正确的用药适应证、选择正确的药品、正确的用药剂量、正确的给药途径、正确的给药时机。并应成为临床用药准则和不合理用药的评判标准。

②将风险管理概念纳入药事管理 药事管理和药物治疗学委员会负责建立药品风险管理的长效、持续改进机制，制定并发布合理用药规范及风险预警信息，对药品使用、管理提出意见或建议，处理用药差错，按照临床价值遴选品种等。合理用药专家组动态评价医院内的药品使用、不良反应情况，评估药品使用的安全性，提出改进建议和监督后续改进情况。

③关注药品未注册用法 药品未注册用法即未在药品说明书中载明的用法，又称超说明书用药。由于特殊人群药物临床试验的局限性、药品说明书修订的复杂性等，药品说明书往往滞后于临床，导致超说明书用药现象。因此，在三级综合医院评审标准实施细则中要求有超说明书用药管理规定与程序，只有在同时满足"无可替代药品、用药目的不是试验研究、患者充分知情同意、有充分的循证医学证据"下，并提请医学伦理委员会审查方可考虑采用药品未注册用法。

④开展药学服务 药学服务内容应包括遴选安全有效经济的治疗药物、结合临床路径制定用药规范、重视ADR收集与上报、开展药物临床试验以完善新药上市后再评价、提供药学专业服务等。依托信息技术，启动合理用药监测、预警及事前干预系统，以提高处方、医嘱的用药安全性，将风险尽可能阻挡在

未萌状态。

⑤加强风险认知教育 多样化的风险认知教育如系统化培训、药物警戒、严重 ADR 通报、用药差错案例分析等，可强化医务人员的社会责任感和危机感，提高对药品使用不当的危害性认识以及 ADR 监测等积极性，从而减少临床用药人为失误，有助于纠正临床诊疗中的不当行为。

（五）风险信息交流

风险信息交流就是将风险管理的信息带到其他医务人员以及收集来自医疗机构内部各科室有关风险管理资讯的过程。其目的在于通过增加医务人员对风险管理的认识和了解，从而促使风险管理能融入医疗机构的日常运作，包括医务人员之间以及医患之间的风险沟通。

1. 保持医务人员之间信息沟通的通畅是保障用药风险管理的重要措施 医疗机构应当加强对医务人员的用药风险认知教育，提高医务人员对风险信息的警觉。医疗机构还可通过上报 ADR 实现对卫生行政部门、国家药品监管部门的药品风险信息交流，发布药物警戒、合理用药信息、ADR 信息汇总及开展合理用药培训等实现医院内医护人员的药品风险信息交流。

2. 药师应为临床提供更多的药学服务 参与药物治疗监控包括治疗和药物使用的正确性评价，给医生和护士提供有关药物治疗状况和正确使用药物的信息及建议，开展药物使用评估工作，明确药师的审方责任，确保药物使用的安全、有效、合理。同时，建立药物不良事件的报告中心及差错防范报告制度，尽可能降低风险事件的发生。

3. 药师为患者提供药学服务 药师应提供用药咨询、处方用药交代、患者用药教育等，实现对患者的用药风险信息交流。在临床用药环节，临床药师作为医疗团队的一员，参与处方/医嘱审核、查房、疑难病例讨论、药学培训、药物咨询等日常工作，成为风险交流的有效媒介。

（六）风险管理活动评价

在药品管理过程中引入风险管理概念，可促进药品管理全过程的规范化与标准化，使药品使用效益最大化、风险最小化，保障公众用药安全。医院药品风险管理是一个覆盖面宽，专业性强，存在多学科交叉的系统工程，需要医院管理人员、各专业技术人员共同努力，患者及家属通力合作，结合各医院的实际情况、风险因素，借鉴国内外先进风险管理理念、方法，建立、健全医院药品风险管理，预防和控制药品风险，使药品发挥最大化作用，患者获益最大化。

本章小结

1. 主要内容 本章主要介绍药品风险管理的一些基本概念和药品风险的影响因素。为了有效降低药品风险，保障患者用药安全和有效，必须加强用药风险防范的意识，认真贯彻实施相关的药事管理法规，积极采取用药风险防范的措施和方法。

2. 重点 药品风险管理与用药风险防范的相关概念

3. 难点 药品风险管理实践

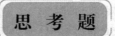

思 考 题

题库

一、选择题

A 型题

1. 我国《药品不良反应报告和监测管理办法》要求（   ）

A. 对新药监测期内的药品，每年汇总报告一次

B. 对新药监测期已满的药品，每年汇总报告一次

C. 进口药品自首次获准进口之日起 5 年内，每年汇总报告一次

D. 进口药品自首次获准进口之日起满 5 年的，每 5 年汇总报告一次

2. （　　）不是药品不良反应因果分析的主要依据

    A. 时间相关性　　B. 文献合理性　　　　C. 专家评判　　　　　　D. 撤药结果

3. 药物警戒与药品不良反应的区别主要在于（　　）

    A. 监测对象不尽相同

    B. 药品不良反应监测工作是一种相对被动的手段

    C. 工作内容不尽相同

    D. 药物警戒是一种相对被动的手段

4. 以下（　　）不是用药错误的技术环节

    A. 处方开具与传递　　　　　　　　B. 药品管理

    C. 药品调剂与分发　　　　　　　　D. 给药与监测

    E. 用药指导

5. （　　）的用药错误，医务人员应迅速展开临床救治，将错误对患者的伤害降至最低，同时积极报告并采取整改措施

    A. D 级及以上　　B. E 级及以上　　　　C. D 级及以下　　　　　D. E 级及以下

    E. F 级及以上

6. 不属于 B 级高警示药品管理措施的有（　　）

    A. 药库、药房和病区小药柜等药品储存处有明显专用标识

    B. 病区药房发放 B 级高警示药品不需使用高危药品专用袋，药品核发人、领用人须在专用领单上签字

    C. 护理人员执行 B 级高警示药品医嘱时应注明高危，双人核对后给药

    D. B 级高警示药品应严格按照法定给药途径和标准给药浓度给药。超出标准给药浓度的医嘱医生须加签字

    E. 医生、护士和药师工作站在处置 B 级高警示药品时应有明显的警示信息

7. 药师在发放药品时，必须认真检查药品外观、包装质量，严格按照（　　）的要求，保证发出去的药品是合格药品

    A. 四查十对　　　B. 审方核对　　　　C. 发药核对　　　　D. 双人核对

8. 医疗机构应当加强对使用药品的质量监测。发现假药、劣药的，应当立即停止使用、就地封存并妥善保管，及时向所在地（　　）部门报告

    A. 卫生行政部门　　　　　　　　　B. 药品不良反应监测中心

    C. 质监局　　　　　　　　　　　　D. 药品监督管理部门

9. 《中华人民共和国疫苗管理法》将疫苗分为两大类，包括（　　）

    A. 第一类疫苗和第二类疫苗　　　　B. 免疫规划疫苗和非免疫规划疫苗

    C. 免费疫苗和自费疫苗　　　　　　D. 国产疫苗和进口疫苗

二、问答题

1. 简述药品风险的影响因素？

2. 简述用药错误与药品不良反应的区别？

3. 简述高警示药品分级管理的特点？

4. 简述特殊药品的概念？

（杨婉花　黄菁菁　阮晓芳　杨　莉）

第十一章

应急状态的药学服务

应急状态（emergency circumstance）是指突发性的现实危机或者预期可能发生的危机，在较大空间范围或者较长时间内威胁到公民生命、健康、财产安全，影响国家政权机关正常行使权利，必须立即采取特殊的应急措施才能恢复正常秩序的特殊状态，如自然灾害、事故灾难、公共卫生事件和社会安全事件等发生时的状态。该状态下导致短时间内出现大量人员伤亡、医疗压力增大，会造成突然急需大量专一品种的药品，药学服务在应急状态下贯穿始终，要切实符合临床实际需求，高效管理，随时注意伤病员的动态，调整药品的品种与数量，保证供给同时避免浪费，药学人员应充分认识到自己在应急状态下的责任，提高药学应急能力，充分做好药学服务。

第一节　突发公共卫生事件中的药学服务

一、常见突发公共卫生事件

（一）突发公共卫生事件的概念与分类

对于突发公共卫生事件（public health emergencies）的定义，虽然各国在表述上略有不同，但其所涉及的内容和性质基本相同。在国外，一般把突发公共卫生事件分为人为事件和自然灾害。美国突发公共卫生事件的定义是"一个疾病或一个卫生状况的发生或即将发生，这种疾病或卫生状况由生物恐怖主义、传染病、新致命传染因子或生物毒素造成，构成重大威胁，致重大人员死亡或永久、长期的伤残。这种疾病或卫生状况可能导致国家的灾难，也可能超出国家范围"。2003 年 5 月 9 日国务院颁布，2011 年 5 月 11 日修订的《突发公共卫生事件应急条例》对突发公共卫生事件定义为：是指突然发生，造成或者可能造成社会公众健康严重损害的重大传染病疫情、群体性不明原因疾病、重大食物和职业中毒以及其他严重影响公众健康的事件。从广义上说，突发公共卫生事件主要包括：重大急性传染病爆发流行，医源性感染的暴发，群体不明原因疾病、新发传染病，预防接种群体性反应和群体药物反应，重大食物中毒，重大环境污染，急性职业中毒，放射污染和辐照事故，生物、化学、核辐射恐怖袭击，重大动物疫情，以及由于自然灾害、事故灾难或社会治安等突发公共卫生事件引发的严重影响公众健康的卫生事件。

按事件造成或可能造成的社会危害大小、涉及范围，突发公共卫生事件可分为：一般突发公共卫生事件，是指发生在局部地区，尚未发生大范围扩散或传播，或者不可能发生大范围扩散或传播，原因清楚且未发生死亡的突发公共卫生事件。较大突发公共卫生事件，是指发生在较大区域内，已经发生较大范围扩散或传播，或者有可能发生较大范围扩散或传播，原因不清或原因虽然清楚但影响人数较多，甚至发生少数死亡的突发公共卫生事件。重大突发公共卫生事件，是指发生在较大区域内，已经发生大范围扩散或传播，或者可能发生大范围扩散或传播，原因不清或原因虽然清楚但影响人数很多，甚至发生较多死亡的突发公共卫生事件。特大突发公共卫生事件，是指发生在很大的区域内，已经发生很大范围的扩散或传播，或者可能发生大范围扩散或传播，原因不清或原因虽然清楚但影响人数巨大且已影响社会稳定，甚至发生大量死亡的突发公共卫生事件。其中，如肺鼠疫、肺炭疽、传染性非典型肺炎、人感染高致病性禽流感等发生并有扩散趋势的为特别重大突发公共卫生事件。

（二）突发公共卫生事件的基本特征

1. 突发性　即事件的高度不确定性，突发公共卫生事件是一种小概率的危害事件，但对其发生时间、地点、方式、程度都是不易预测的。在事件发生之前，不可能完全充分准备所需的技术手段、设备、药品和经费。并且，目前已有的检测手段也不能保证迅速查明所有类型突发公共卫生事件的原因，从而可能使有些突发公共卫生事件难以及时有效地得到处置。如人们很难预料 2019 年 12 月我国会发生因新型冠状病毒感染导致的新型冠状病毒肺炎（Coronavirus Disease – 2019，COVID – 19）（简称新冠肺炎疫情）疫情，也不会预测 2002 年 9 月南京汤山发生"毒鼠强"投毒案，造成 395 人中毒，42 人死亡的重大食物中毒等突发公共卫生事件。

2. 群体性　突发公共卫生事件是一种公共事件，在事件发生区域内或影响范围内的所有人，都有可能受到事件的威胁和损害。伴随着经济全球化发展的今天，还很容易引起强烈的跨地区、跨国界影响。一些重大传染病或引起突发公共卫生事件的原因或媒介具有一定普遍性（如食品、疫苗或药物），可能通过交通、旅游、运输等各种渠道向国外进行远距离传播。如非典在我国暴发的同时，我国周边地区和国家也发生了非典疫情；禽流感疫情在周边国家发生后，我国也发生了禽流感。

3. 危害的严重性　由于突发公共卫生事件涉及范围广，影响范围大，具有公共危险性。一方面，可在短时间内造成人群的发病和死亡，甚至冲击医疗卫生体系本身、威胁医务人员自身健康、破坏医疗基础设施，对人们的心理产生负面冲击；另一方面，一些突发公共卫生事件涉及社会不同利益群体，可对经济、贸易、金融等产生严重影响，甚至引起一定程度的经济衰退以及对社会稳定和国家安全造成威胁。2005 年四川省发生猪链球菌病疫情，累计发病 204 例，死亡 38 例，病死率 18.6%。病例分布于四川省12 个地（市）、37 个县（区）、131 个乡（镇）、195 个村（居委会），不仅极大损害人民群众健康，而且引发当地群众恐慌，谈猪色变，不敢吃猪肉，影响了当地生猪养殖、宰杀等产业的经济发展。

4. 复杂性　突发公共卫生事件种类繁多，原因复杂。有一因多果、一果多因的特点，随着事件的进展，事件的主因、环境及人群机体相互作用，会表现出不一样的特点，故处理难度大。如引起传染病暴发的微生物有细菌、病毒等 8 大类，引起中毒事件的物质仅理化类，全球已登记的化学物种类超 4,000万种，对其毒性认识较深刻的仅数千种；同样的毒物不同接触途径、剂量和个体差异，都会带来表现形式的差异。有的事件直接造成人体或财物损害，有的只是潜在的威胁、但可能持续较长时间。有的事件本身还可能是范围更大的突发公共卫生事件的一部分。同类事件的表现形式千差万别，处理也难用同样的模式来框定，很难预测其蔓延范围、发展速度、趋势和结局。

5. 处理的综合性 由于突发公共卫生事件对公众健康威胁严重，使公共卫生和医疗体系面临巨大的压力，致使医疗力量相对短缺、抢救物资相对不足等，造成的社会负面影响大，从现场抢救、疫情控制到运转救治，从原因调查到善后处理，需要多系统、多部门的密切配合，协调解决。2008 年 9 月 10 日，因长期服食某品牌奶粉，导致多名婴儿出现肾结石症状，甘肃最早出现死亡病例，引起了民众的极度关注。各相关部委通力合作，迅速反应，积极应对处置"三聚氰胺"奶粉事件，最短的时间内查明原因，立即采取对问题婴儿免费筛查和救治等一系列措施，避免事态进一步发展，降低对人民群众的健康损害和社会影响。

二、突发公共卫生事件中的应急药学服务

在应对突发公共卫生事件期间需要一系列的掌握专门知识的专业人员相互配合，从事件监测到预防和减缓，再到救助和恢复，每个行动都需要不同的技能。药师既是医疗服务的执行者和保障者，又是药品供应的监督者。药师应该运用所掌握的药理学、药剂学、药效学、药动学、药物治疗学等专业知识和技能参与到临床救治工作中，做好防治药品的保障及调配、药品质量控制、药品储备的管理、用药方案的拟定、新疾病的合理用药、用药安全监控等过程中提供重要的药学服务，发挥联系病人和临床医师的桥梁作用，确保患者获得最好的治疗效果。

（一）建立药品保障应急体系

突发公共卫生事件具有不可预知性和突发性，且形势变化迅猛，短时间的破坏性极大。早在 20 世纪 70 年代，我国就建立了国家医药储备制度，且在 1997 年建立了中央与地方两级医药储备制度，实行动态储备有偿调用的体制。中央医药储备主要负责储备重大疫情、灾情及重大突发事故和战略储备所需的特种、专项药品及医疗器械；地方医药储备主要负责储备地区性或一般疫情、灾情及突发事故和地方常见病、多发病防治所需的药品和医疗器械。此次的新冠肺炎疫情，是新中国成立以来在我国发生的传播速度最快、感染范围最广、防控难度最大的一次重大突发公共卫生事件。这次危机也对我国的医疗物资储备带来了严峻的挑战，暴露出我国在突发公共卫生事件应急管理体系方面存在的短板。在出现重大突发公共卫生事件时，药品、医疗用品的筹措、调拨、运送、使用等环节极易出现问题，从而严重影响政府、军队和医疗卫生机构的医疗救治工作。药学部门应根据不同的事件类型，制定应急药品目录、强化应急药品库存管理、建立应急药品补充渠道、提高捐赠药品的利用率，提供药品保障信息从而保证药品储备。

1. 提供药品保障供应

（1）制定应急药品目录 突发公共卫生事件特点各不相同，对医疗队及后方应急储备的药品品种和基数要求也不同，应在国家已制定的药品应急保障预案基础上，根据不同突发公共卫生事件类型制定不同的应急药品目录。药师及时掌握药品供应信息和治疗信息，为制定目录提供依据，同时收集整理突发公共卫生事件的动态信息和处置情况，对收集到的情报进行科学分析，及时掌握临床用药信息，根据分析结果不断补充修订应急预案、调整药品储备、采购数量、品种。

制定目录应考虑以下问题：目录中应明确同种药品的不同剂型、规格、包装，拟详细一些以供不同需要；目录中要有注射剂、片剂、胶囊剂，但口服制剂应多一些；软包装大输液方便携带和使用，尽量不配备玻璃瓶包装的输液；目录中要有心脏病、高血压、哮喘等常见病、慢性病用药，保证灾区慢性病患者用药；灾难造成人体的应激反应增强，消化系统和神经系统疾病会激增，因此镇静安神类药品、消化性溃疡及心理障碍治疗药物也应列入目录。同时防疫消毒药剂、灭蝇蚊的药品也要被考虑进入目录；目录中也包括药品生产商、供应商及其联系方式（电话、e-mail、地址等）。如"5.12 汶川地震"破坏强度大，造成的人员伤亡数量多，前期以外伤为主，包括骨折、颅脑损伤、开放性伤、挤压伤。药品保障应以促凝血药、利尿药、抗休克用血管活性药、手术麻醉用药、抗破伤风药物、血浆及代用品、抗微生物药物为主。外伤得到基本救治后，呼吸系统、消化系统等内科疾病和皮肤疾病逐渐增多，配备相应

的药品。

（2）强化应急药品库存管理 药品储备是保障药品应急管理的关键之一。要坚持"效果明确，性质稳定，使用方便，经济适用"的原则，根据其应急作用，按四定"（定种类、定位放置、定量保管、定期消毒）、"三无"（无过期、无变质、无失效）、"二及时"（及时检查、及时补充）、"一专"（专人管理）。三分（携行、运行、移交留守），四定（定量、定位、定人、定车）的要求进行库存管理、与常规药品相对分开，设置特殊的标牌指示，以便在紧急情况下随时取用。

药品仓储条件、管理状况、冷链衔接及信息通畅均为应急药品保障的重要环节，管理不佳及仓储条件不合理都将直接或间接危害生命健康。因此，应急药品要妥善存放保管，需要专用储备库房，专库存放。应急药品库房的设备和条件要求应符合《药品经营质量管理规范》的相关规定，实行专人管理，人员相对固定，责任明确；专册登记药品，定期检查，对消耗和损坏的药品应及时加以更新补充；特殊管理药品如麻醉药品，应要求药房和医疗队专人管理并逐日清点和登记。具体保管人员应熟悉应急药品数量、质量、摆放位置情况和管理方法，严格应急药品的管理手续，独立建账，做到账物相符，收支有据，验收入账；定期对日常使用频率较低的品种进行轮换更新，及时登记统计，建立效期卡。药学人员还要担负起应急药品的购入责任，一是与实力雄厚的医药公司签订重大突发公共卫生事件应急药品保障供应合同；二是当有药品短缺，由药库或医院采购中心向临近市的医药公司采购或向本地其他医院借调；三是通过媒体积极呼吁社会捐赠急需药品，由此获得药品市场信息，扩大药品供应渠道，保障应急药品的储备及供应。例如：发生爆炸时出现患者大面积烧伤，药库就可以通过医药公司或官方网站紧急采购磺胺嘧啶银。

案例解析

【案例】2003年8月4日在齐齐哈尔"8·4"日军遗留毒剂泄漏事件中，有36名中毒者被解放军203医院及时抢救，但由于病人数量激增，造成用于抢救的抗生素和抗免疫的药品奇缺。

【解析】8月11日晚，一得知当地医院急需特效药物的情况后，对此事件进行连续报道的上海媒体就连夜联系上海有关医院和医药企业。上海一医院领导得知后马上紧急批示，连夜调动药房库存，准备了200支抗菌药物"注射用亚胺培南西司他丁钠"。在此案例中，医院药房通过媒体的帮助，及时获得了所需急救药品。

（3）建立药品补充渠道 突发公共卫生事件发生后，医疗队随行携带的药品品种数量有限，仅能保证灾后初期的使用，后续补充药品相对滞后，不能及时到位，以致从后方医院派车运送或空运是医疗队补充药品的主要方式。在政府卫生主管部门及药学人员的统一协调下，医疗队凭当地卫生局批条，可以在军队兵站或当地医院领药，或者是在药品供应站领药，从而保障医疗队的应急药品补充。

（4）提高捐赠药品的利用效率 面对突发公共卫生事件的应急救援，捐赠药品是医疗救治的重要资源。从国内外现有的资料看来，许多捐赠药品并未起到应有的帮助作用，反而带来许多问题。不合适的捐赠药品会产生额外的工作负担，如用于捐赠药品的分类、储存和分发等会占用受赠方特定条件下珍贵的人力、物力和财力成本，甚至库存未用药品的处理成本要比捐赠药品本身的价值高。目前，已有许多不合适的药品捐赠报道，如捐赠药品到位明显滞后于临床抢救、治疗，错过伤员的救治高峰；捐赠药品并非治疗必需或为具有较高安全性风险的辅助用药，人为地增加了治疗的复杂性和治疗风险；捐赠药品适应证与突发公共卫生事件的伤病员特点不符，造成浪费等，如用于真菌感染的外用药；剩余药品的处理成为医院管理的难题之一。因此必须规范药品捐赠管理，坚持安全可靠，质量第一的原则。医院应结合突发公共卫生事件的特点制定捐赠药品基本目录，按照目录中发布的药品捐赠或接受捐赠，明确捐赠与接受捐赠药品的流程与管理，加强对捐赠药品品种、质量与数量的把关与控制，实现"五专管理"，即专人负责、专设库房、专用账册、专门统计、专受审计。通过这些措施和办法，有序地做好捐赠与接受捐赠药品的工作，并向临床提供相关药品信息，减少不必要、不合理的使用。

（5）采取静脉用药集中调配工作模式　在突发公共卫生事件中，护理人员面临工作负荷和感染风险的双重压力，采用静脉用药集中调配工作模式可减少环境污染对静脉用药安全的影响，提高医务人员的职业防护；也可避免护理人员因穿戴厚重的防护用具，导致行动受限而影响静脉用药的加药混合调配操作；药学专业技术人员承担的静脉用药集中调配工作模式，提高了临床用药医嘱水平、确保成品输液质量、促进合理用药、保障了患者用药安全。

2. 提供药品保障信息服务

（1）药品政策信息服务　突发公共卫生事件中的药品政策信息主要来源于国家药品监督管理局（NMPA）、卫生行政部门、国外 CDC 及 WHO、相关专家组、各种媒体，其内容包括一些正常条件下已经完善、突发公共卫生事件中具体涉及的政策信息，也包括一些针对性比较强的、与突发公共卫生事件相关的专门制定的政策信息。如药品捐赠政策，专利强制许可和药品价格信息。如针对禽流感暴发生产的磷酸奥司他韦，针对炭疽的威胁而生产的环丙沙星，这些都曾经险些被专利强制许可。专利的强制许可是一把双刃剑，从长远看会从根本上伤害研究者及投资者的积极性，所以需要进行权衡。

（2）药品研发信息服务　药品研发信息服务主要指科研人员为研制应急药品所需要的技术信息服务，而国家主要关注各研发机构的药品研发现状和方向以及该机构的应急科研技术能力。有必要全面了解我国药品的应急性科研开发能力，进而建立药品应急保障机制的科研平台。如抗击"非典"过程中，某军区总医院研发解毒利肺口服液、复方金莲颗粒剂、复方鱼腥草吸入剂等药品，获得较好的临床效果。

（3）药品储备信息服务　药品储备信息包含药品分布信息储备和药品储备信息活动两个方面的内容。药品分布信息储备是将药品在各地的库存分布情况进行汇总，它是优化应急体系资源配置的最佳途径，可以在一定程度上缓解基层单位药品库存不足。以群体中毒抢救为例，依靠医院大量储备解毒药是不现实的，解毒药会过期失效，可能导致宝贵医药资源的浪费，但不储备又会耽误抢救时机。因此，通过药品储备分布信息，并依靠网络建立国家级的突发公共卫生事件应急调剂中心和分布全国的网点，可以最大限度地进行资源整合。药品储备信息活动是一个复杂而具体的系列，包括储备药品品种遴选、储备药品基数的确定、生产和储备体系的布点选择，以及储备点的配送能力分析四个环节。

（4）药品生产信息服务　药品生产信息服务，是指针对生产工艺已经成熟的罕见药、低利润廉价药、军用等特殊用药以及普通药品中需求量大、工艺复杂、原料受制约等品种，进行信息汇总，对相关药品定点厂家的生产能力进行分析，为决策者提供参考。在这一前提下，采取相应措施，一旦市场上缺货或缺少相应的应急药物剂型，药品生产企业能够迅速组织生产，满足临床治疗；此外，医院也应具备根据临床需求配制相应制剂的能力，从而保证药品供应的可持续性。

（5）药品配送信息服务　药品配送直接关系到药品供应的准确性、及时性、充分性和经济性。药品配送方式复杂多样，按药品流向，有纵向、横向，也有逆向或交叉。药品随着信息流动，信息流有序，则药品配送有序。如一些军队医院赴汶川医疗队的药品配送主要采用自带、医院后续补充、军队供应点补充以及当地补充等方式。

（6）提供药品调剂信息　突发公共卫生事件情况紧急且复杂多变，药品需求信息传递不通畅及制药企业生产品种的局限性，造成支援灾区的药品短缺和药品积压两种现象并存，导致药品调剂不畅，抢救人员对新增加的药品供应不清楚。药师应根据掌握的临床用药信息通过书面报告、电话咨询、制成宣传页或网页等多种形式，向医护人员及时提供较全面的药物供应信息。

（7）提供药品质量安全信息　突发公共卫生事件具有偶然暴发的特征，而医院库存药品很难计划，不可预知，当出现药品短缺时，医护人员治病心切，对药品质量安全有可能放松警惕。一些所谓的偏方、秘方制剂、没有进口批文的进口药品和刚刚进入临床试验的药品，很容易乘虚而入，导致发生药品质量安全问题。药师要利用目前较完整的信息查询管理系统，包括 NMPA、卫生主管部门等发布的消息，通过多种途径收集药品相关信息，严格把关药品质量。

（8）"零接触"信息化药学服务　国务院应对新冠肺炎疫情联防联控机制综合组印发《关于开展线上服务进一步加强湖北疫情防控工作的通知》，鼓励充分发挥信息化在辅助疫情研判、创新诊疗模式、提升服务效率等方面的支撑作用。药学人员充分利用"互联网＋医疗"的优势，将"零接触"信息化技术应用于门急诊、隔离病房、方舱医院、居家慢病等不同类型患者提供优质的信息化药学服务及药品配送服务，及时回应和满足当地群众基本就医需求。湖北某院在原有线上问诊平台基础上增加线上处方和药品邮寄模块，初步构建了门诊药学服务线上线下相结合（online to offline，O2O）模式，及时缓解湖北地区慢性病患者就医，购药困难。

（二）建立合理用药的应急体系

突发公共卫生事件中，涉及群体性、紧急性，一些平时很少接触的药品成为主角，使用范围很小的药品突然成为或有可能成为大规模群众性用药，治疗方案不断更新。药师，尤其是临床药师在各类事件时向包括医护人员、护士以及伤员提供用药方案的拟定、用药观察和药物防治方案的调整、用药安全监控、新疾病的合理用药等重要的药学服务，以促进合理用药，改善药物治疗效果，主要有以下几个方面。

1. 正确选择药物　在突发公共卫生事件中出现的新疾病，药品选择至关重要，如果药品选择上发生错误，会极大地干扰整个治疗体系的运行。例如，2003 年发生的传染性非典型肺炎（SARS）流行初期有"衣原体说"，导致阿奇霉素、罗红霉素、解热镇痛药成为主力药品。随着之后"冠状病毒说"的出现，治疗方案也随之改变，进行了抗病毒药和免疫调节剂，如板蓝根冲剂、抗病毒口服液、利巴韦林的各种剂型、丙种球蛋白、胸腺肽等的储备工作。药师要对疾病相关医学研究进展及时学习，针对疾病变化制定用药指南并修订，同时针对一线医疗人员的用药进行培训，才能使药物的选择更加合理。

2. 用药方案拟定及评价　用药方案合理性应该在实践中进行再评估，并及时进行总结。在实践中，临床药师需要对用药指南运行情况进行分析和反馈，全面评估患者情况，综合考虑所有一切影响药物治疗效果的因素，确定用药目的，拟定适合患者的详细用药方案，同时可向临床提出建议。例如消毒剂的过度使用问题和感染 SARS 时激素疗法所致的股骨头坏死等，又如新冠肺炎诊疗方案中常用药物 α 干扰素，动物实验证明有生殖毒性，雾化吸入给药可吸收入血影响胎儿，停药 4 周亦不能从体内完全清除，妊娠期妇女应禁用；早产儿由于丙二醇代谢能力弱，产后年龄小于 14 天的儿童不建议使用含丙二醇的抗病毒口服液；洛匹那韦/利托那韦主要经肝脏代谢，可导致转氨酶活性升高，但轻中度肝功能不全患者无需调整剂量，重度肝功能不全患者不建议使用。这些都不仅仅是一个简单的技术问题，还涉及短期风险和长期风险的评估。

3. 用药信息宣传　参与突发公共卫生事件处理的药师应及时将用于预防及治疗药物的名称、剂型、规格、用法用量、疗程、主要不良反应、注意事项、特殊说明（禁忌证、配伍）等信息汇总归类，通过各种形式向相关人员宣传，尤其要关注最新药品的相关信息；同时针对捐赠药品新品种及替代药品编辑使用说明，编辑处方集，为临床救治提供最及时、公正、实用的药物信息。如新冠疫情期间中医药被多个防治《方案》推荐用于新型冠状病毒肺炎，临床中药师的药学服务也成为疫情防控的一道新防线，开展 OTC 中成药正确使用相关科普，通过网络、电话等途径指导患者按医嘱或说明书用药，避免抢购和药物的误用，避免不必要的人员接触；同时加强服药期间的用药禁忌宣教，嘱咐患者忌烟、酒及辛辣、油腻、鱼虾、海鲜类食物；清热解毒类药物服用期间不宜与补益类的药物同时服用。

4. 用药安全监控　突发公共卫生事件中，出现一些危重患者，这类患者由于吞咽困难，存在明显或潜在的吸收障碍且需要紧急治疗，给药途径多为静脉给药。虽然注射制剂具有给药快、疗效快的优势，但其风险性也大。静脉输液由于直接输入静脉，分布很快，30 秒内即可遍布全身。输入静脉的物质对人体来说均属异物，常会引起一些反应。一般包括静脉输液固有性质、劣质输液剂、输液技术操作及管理不当三个方面。如大量输入葡萄糖液引起低钾血症及高血糖；5% NaHCO$_3$ 液引起严重心律失常。

5. 抗感染治疗　在突发公共卫生事件的群发伤员治疗中，预防性抗感染治疗依然是伤员救治的必要方法之一。临床药师通过参加联合查房，了解病程进展和药物治疗情况，不仅应该对预防用药提出合理化建议，还应该综合考虑伤员的预后情况，根据药物抗菌谱、药动学特点、药物不良反应的发生风险等，结合伤员的脏器功能对重症患者的药物治疗提出建议，通过控制抗菌药物的合理用药和强调控制病房环境，不仅可以达到预期的治疗效果，而且不易出现流行的细菌传播或难控制的细菌耐药问题。

6. 不良反应的监测分析　急救过程中，在救治人员有限的情况下，医生用药首先考虑的是药物的治疗作用，不可能有过多时间和精力去琢磨药品的不良反应和药物相互作用等问题。临床药师正好可以弥补这一不足，监测药物可能发生的不良反应，并进行整合分析，找出解决方法，并通过药讯、快讯、报告等方式提供给临床一线医护人员，协助医生护士安全用药，并做好药品不良反应的上报工作。如挤压伤患者，有效的保守治疗比外科的手术治疗（如筋膜切开术）更能减少后期的发病率和死亡率，现场急救及早期处理包括解除挤压外力、妥善固定伤肢、抗休克、抗感染、碱化尿液、促进有害物质排泄等处置；在恢复肾功治疗的同时，要选择最少的药物达到最大的治疗目的，临床药师提供的药学监护可以给患者带来更多的利益。

7. 患者用药指导　在突发公共卫生事件发生后，合理用药还包括对于患者后续的用药服务。患者出现的应激性症状增多，更渴望与医务人员沟通；同样，医师在制订了给药方案以后，具体的实施成功与否还需要患者的配合。因此在用药过程中，需由临床药师对所有的患者专门查房，了解病区内患者的病情变化，对患者服用药品进行指导，告知患者如何正确使用药物（如质子泵抑制剂、胰岛素、止痛药等）及药物特殊剂型（如缓控释片、吸入剂等），包括使用方式、服药时间、服药剂量、服药顺序、注意事项、潜在的药物相互作用、可能发生的不良反应的预防等信息，提高患者的依从性，使每位患者得到最适宜的药物治疗。例如：对于一些长期用药的慢性病患者，如癫痫、糖尿病或高血压患者，在地震中药品遗失后如何提供有效的药品或者及时有效地更换治疗方案，以及更换治疗方案后患者的依从性都是我们应充分考虑并关注的。对更换治疗方案的患者给予良好的用药教育，可以正确判断其疾病的控制情况以及分析更换后的治疗方案的有效性。

（三）建立技术能力储备应急体系

2001 年 10 月，美国"炭疽邮件"使我们得到一个宝贵的教训，即药品不能在"真空"的状态下分发和使用。临床药师的技术能力储备是应对突发事件的核心，同时，临床药师是医疗服务的执行者和保障者，担负着平时或突发公共卫生事件时的药学服务，应该熟练掌握以下几个方面的技能：具备调整治疗方案的能力；熟悉新药的信息；做好药品替代选择；发挥联系病人和临床的桥梁作用；对环境和食品卫生提出建议，控制病菌的传播；具备临床生理、生物、化学等多方面知识。

1. 伤亡人数众多情况下临床药师的作用　面对众多的伤者，突发公共卫生事件医疗救援中如何充分发挥医师、护士、临床药师职能是非常关键的问题。如果合理分配有限的医务人员，优化诊治流程，可以大大提高医护人员处理患者的效率。在医师明确诊断后，医药双方迅速制订出治疗方案，再由临床药师及护士共同实施其方案。对于目前很多医院的专科临床药师，患者的常见病如腹泻、上呼吸道感染、软组织或表皮感染等一旦由医师确诊，临床药师也有能力单独制订治疗方案并实施。

2. 简单疾病处理中临床药师的作用　在日常呼吸及消化道疾病治疗方面，临床药师能够判断医师用药的合理性，也具有独立采取药物治疗的能力。地震中，感染性疾病是最常见疾病之一，在抗感染治疗方面，临床药师能发挥举足轻重的作用。目前，很多医院都是以临床药师为主体，与临床医师共同编制了抗菌药物合理应用实施细则。所以，地震所致的外伤患者处理完毕后，临床药师们能独立处理部分内科性质的疾病。

3. 伤情重而复杂时临床药师的作用　突发公共卫生事件医疗救援时，全部使用全科医师或者采取多学科会诊的方式不现实。临床药师作为以药学背景立足于临床的人员，有着综合性的药学知识，在多学科治疗的需求下发挥作用，对伤情重并复杂的患者建立药历，药历中对干预后的效果（如：有效性、安全性、经济性和患者依从性）有所体现，即通过干预后能否增加疗效或规避药品不良反应的发生、降低治疗费用等。药历记录贯穿患者药物治疗的始终；而回顾性药历应有完整的药物治疗记录和较详尽的分析，对问题应分析到位，作为学习和吸取教训的借鉴。

4. 突发公共卫生事件发生时临床药师的评估能力　突发公共卫生事件评估是突发公共卫生事件预防、处理的反馈和总结，贯穿于突发公共卫生事件应对工作的各个阶段。临床药师要对突发公共卫生事件应对各阶段所采取的措施进行评估，汲取经验教训，从而不断提高其应对突发公共卫生事件的能力。

案例解析

【案例】患者，女性，65 岁，因"地震伤左下肢疼痛 3 天"，以"左侧股骨粗隆骨折"收入某院急诊 ICU。入院前 3 天，因"5.12"汶川大地震致左下肢受伤疼痛；伴有咳嗽、咳痰、气紧、胸闷；既往 10 多年慢性支气管炎、肺气肿病史。临床诊断：①地震伤，左侧股骨粗隆骨折；②慢性支气管炎伴双肺肺炎；③阻塞性肺气肿；④呼吸衰竭。入院后，立即给予氧疗、抗感染、解痉、祛痰、补液等对症支持治疗，并积极完善相关检查。在先后使用头孢哌酮钠/舒巴坦钠、左氧氟沙星、庆大霉素、氟康唑、亚胺培南/西司他丁、头孢吡肟、氨茶碱、盐酸氨溴索、琥珀酸氢化可的松等药物治疗 16 天中，患者血常规出现进行性恶化，两周后，血常规检查：PLT $3.2 \times 10^9 \cdot L^{-1}$（参考值范围：85 ~ 300 $\times 10^9 \cdot L^{-1}$），WBC $1.7 \times 10^9 \cdot L^{-1}$（参考值范围：$3.59 \sim 9.64 \times 10^9 \cdot L^{-1}$）。

【解析】WBC 和 PLT 减少最常见原因是药物因素。结合患者病程演变及用药情况，患者入院时血象中 WBC 为 $7.5 \times 10^9 \cdot L^{-1}$（NEU - R：0.82），PLT 为 $53 \times 10^9 \cdot L^{-1}$；用药 16d 后 WBC 急剧下降为 $1.7 \times 10^9 \cdot L^{-1}$，PLT 下降为 $3.2 \times 10^9 \cdot L^{-1}$，与临床用药有密切的时间先后关系，同时，有文献报道，患者所用的头孢吡肟、头孢哌酮钠/舒巴坦钠、庆大霉素、左氧氟沙星、氟康唑都有导致 WBC 下降和/或 PLT 减少的不良反应。故临床药师认为该患者 WBC 和 PLT 减少的原因很可能为药物所致。

临床药师参与会诊，并提出处理意见：①停用氟康唑、左氧氟沙星、亚胺培南/西司他丁等影响血象的药物；②根据细菌培养及药敏试验结果，建议给予哌拉西林/他唑巴坦抗感染、白介素 - 11 治疗血小板减少症、重组人粒细胞集落刺激因子注射液治疗中性粒细胞减少症、胸腺五肽提高机体免疫力等；③密切监测 PLT、WBC 等生理生化指标，必要时给予输注血小板；④注意观察白介素 - 11、重组人粒细胞集落刺激因子等药物的过敏反应及其他不良反应；PLT $\geq 100 \times 10^9 \cdot L^{-1}$ 时，停用白介素 - 11；WBC 恢复至正常水平可停用重组人粒细胞集落刺激因子。治疗 15 天后，血常规检查：WBC $4.6 \times 10^9 \cdot L^{-1}$，PLT $64 \times 10^9 \cdot L^{-1}$，患者血象中 PLT 和 WBC 恢复良好，感染等症状得到控制，患者全身情况明显好转，经进一步巩固治疗后转入康复中心康复治疗。

（四）其他药学服务

1. 用药心理辅导　临床药师对灾后患者用药指导，已经不能只停留在用药方法的指导上。面对重大的突发公共卫生事件，患者往往会伴发严重的心理问题，如焦虑、惊恐、抑郁、紧张、烦躁等消极的情绪，导致对药物治疗的依从性非常差，甚至放弃治疗。从药物疗效的角度来看，心理因素会在很大程度上影响药物疗效。因此，临床药师凭借其知识结构的优势，可帮助患者从突发的重大打击中解脱出来，增加用药的依从性，从而提高药物治疗的效果。

2. 控制感染　为避免和减少交叉感染的发生，临床药师可协助医院感染控制部门，通过非药物手段控制病房环境、加强院内环境管理，降低感染发生率特别是耐药菌的感染发生率。

3. 普及卫生防疫知识　突发公共卫生事件后，只要做好消毒、污染物清理及隔离工作，传染病的流行是可防、可控的。因此，不需要因过分担忧而造成防疫药品的紧张。临床药师在完成本职工作的基础上，可协助防疫人员进行卫生保健科普教育（如饮用水卫生安全、食品卫生安全、环境卫生治理、四害防治等）。

第二节　急性中毒的药学服务

一、中毒的类型

中毒（Poisoning）是指进入人体的化学物质达到中毒量产生组织和器官损害引起的全身性疾病。临床上根据起病的急缓、病程的长短以及临床表现不同可将中毒分为急性中毒、亚急性中毒和慢性中毒三类。

1. 急性中毒（acute intoxication）　大量毒物短时间内进入机体，很快出现中毒症状甚至死亡。通常是在 1 次或 1 个工作日内接触大量毒物而发病。其特点是：①发病快，病情变化迅速。②病程短，很难明确划分出潜伏期、前驱期、发作期和恢复期的界限。③经及时救治，一般预后良好。

2. 亚急性中毒（subacute intoxication）　常介于急、慢性中毒之间，如误食桐油可出现急性呕吐、腹泻、躁动、呼吸困难为急性中毒。若在食油中混有桐油，持续食用后，胃肠道症状较轻，4～30 天后才出现全身症状，则属于亚急性中毒。

3. 慢性中毒（chronic intoxication）　小剂量毒物长期或反复进入机体，在体内积累到一定量后才出现中毒症状者，称慢性中毒。由于是长期受毒物的毒害所致，所以多见于职业中毒，如经常接触超过最高允许浓度的铅、锰、汞、苯等毒物，经数月，甚至数年才逐渐出现中毒症状。慢性中毒患者若能早期诊断，早期治疗，容易恢复。但慢性中毒早期的症状多不明显，常常被忽视，应引起医务人员的高度重视。

此外，当毒物进入机体后，引起机体生物化学或生物物理方面的一定变化，如接触有机磷后，血液胆碱酯酶活性下降至正常值的 90%～70%，但此时尚无中毒的临床表现，称为潜在性中毒。

二、急性中毒的一般救治措施

中毒的严重程度与后果往往取决于毒物的剂量、作用的时间以及诊断和救治是否准确、及时等。对于急性中毒者，必须迅速做出准确判断，及时果断地采取有效的救治措施，以挽救生命、减轻损害程度、避免后遗症。对未知毒物中毒不能判定时应送当地毒物分析中心进行毒物分析。

毒物种类很多，中毒方式各异，尽管有的中毒尚无特效解毒药，但救治原则基本相同。急性中毒救治的步骤是：①快速确定诊断，估计中毒程度；②尽快排出尚未吸收的毒物，以降低中毒程度；③对已吸收的毒物采取排毒和解毒措施；④对症与支持治疗。

（一）清除未吸收的毒物

1. 吸入性中毒　如氯气、一氧化碳，应尽快使患者脱离中毒现场，呼吸新鲜空气，必要时给予氧气吸入、进行人工呼吸，保持呼吸道通畅。

2. 经皮肤和黏膜吸收中毒

（1）除去污染的衣物，清除皮肤黏膜上的毒物，用大量温水清洗被污染的皮肤与黏膜，特别注意毛发和直接接触的部位；对不溶于水的毒物可用适当溶剂清洗，如用 10% 酒精或植物油冲洗酚类中毒，也可用适当的解毒剂加入水中冲洗；皮肤接触腐蚀性毒物者，冲洗时间要求达 15～30 分钟，并用适当的中和液或解毒液冲洗。

（2）对由伤口进入或其他原因进入局部的毒物，要用止血带结扎，尽量减少毒物吸收，必要时进行局部引流排毒。

（3）眼内污染毒物时，必须立即用清水冲洗至少 5 分钟，并滴入相应的中和剂；对固体的腐蚀性毒物颗粒，要用眼科器械取出异物。

3. 经消化道吸收中毒　绝大多数中毒为口服摄入，其排毒的最好方法为催吐及洗胃。

（1）胃肠道尚未被吸收毒物的清除　如果毒物属强酸、强碱类腐蚀性毒物，则不宜催吐洗胃。强酸中毒者以服用氢氧化铝凝胶或镁乳等弱碱性药物中和毒物，但忌用碳酸氢钠，因为这类溶液遇酸，产生二氧化碳，使患者胃内胀气。强碱中毒以服用食醋或5%醋酸等弱酸性药物中和毒物，但碳酸盐类中毒忌用醋酸类。无论是强酸或强碱类中毒，均可服用加水鸡蛋清、牛奶或植物油200ml左右，既可稀释毒物又可保护胃肠道黏膜。如为非腐蚀性毒物经消化道进入人体者应立即采用催吐、导泻等方法以排除毒物。

（2）催吐　清醒患者用压舌板等刺激咽弓和咽后壁催吐，因食物黏稠不易吐出时，可让患者先喝适量温清水或盐水再促使呕吐，反复进行，直到吐出液体变清为止。其他催吐的方法主要有药物催吐，药物催吐首选吐根糖浆15～20ml加水100～200ml口服，一般在15～30分钟可呕吐，必要时可重复一次。其次为阿扑吗啡（不适用麻醉药物中毒），皮下注射，成人剂量为0.1mg/Kg，同时口服温开水，约3～5分钟即可出现呕吐，但副作用较多见，注射后要注意观察血压、呼吸等。

对于催吐患者应当注意：①禁用于昏迷及休克状态者；②中毒引起抽搐、惊厥未被控制之前不宜催吐；③患有食道静脉曲张、主动脉瘤、胃溃疡出血、严重心脏病等患者不宜催吐；④孕妇慎用；⑤当呕吐时，患者头部应放低或转向一侧，以防呕吐物吸入气管发生窒息或引起肺炎。

（3）洗胃　目的主要是清除胃内毒物，阻止毒物吸收和毒物吸附，对水溶性药物中毒，洗胃比较适用。方法：清醒患者饮洗胃液200～400ml后，用压舌板刺激咽部，促使呕吐，并反复进行，直到呕吐出清水而无特殊气味为止。也可采用胃管插入进行洗胃，对急性中毒患者尽量将胃内容物抽出后再进行洗胃，洗胃时每次用液体300ml，洗胃应多次反复冲洗，直到洗出液与注入的液体一样清澈为止。

知识链接

表 11 - 1　常用洗胃液的作用及注意事项

洗胃液	作用与用途	注意事项
1：5000～1：10000高锰酸钾溶液	为氧化剂，可破坏生物碱及有机物，常用于巴比妥类、阿片类、士的宁、烟碱、奎宁、毒扁豆碱及砷化物、氰化物、无机磷等药物中毒	①有很强的刺激性，未溶解的颗粒不得与胃黏膜或其他组织接触②1605等硫代类中毒时禁用
活性炭混悬液（0.2%～0.5%）	为强力吸附剂，可阻止毒物吸收，适用于有机及无机毒物中毒	对氰化物无效
牛奶与水等量混合	可缓和硫酸铜、氯酸盐等化学物质的刺激作用	
鸡蛋清	可吸附砷，沉淀汞，可用于砷、汞等中毒；腐蚀性毒物、硫酸铜或铬酸盐	
淀粉溶液（米汤、面粉、1%～10%淀粉）	对中和碘有效，用于碘中毒洗胃，直至洗出液清晰，不显现蓝色为止。	
1%～2%氯化钠溶液或生理盐水	常用于中毒药物不明的急性中毒，可用于砷化物、硝酸银等药物中毒，形成腐蚀性较小的氯化物	应避免使用热溶液以防血管扩张，促进中毒药物吸收
3%～5%鞣酸溶液	可使大部分有机及无机化合物沉淀，如阿扑吗啡、士的宁、生物碱、洋地黄及铅、铝等重金属	可用浓茶代替，不宜在胃内滞留

一般在服毒物后4～6小时内洗胃最为有效，超过4～6小时，毒物大多吸收。但如果服毒量很大，或所服毒物存在胃－血－胃循环，尽管服毒超过6小时，仍然有需要洗胃的指征。但以下情况为洗胃的禁忌证：①深度昏迷，洗胃后可引起吸入性肺炎，严重者可导致呼吸心跳骤停；②中毒引起的惊厥未被控制之前禁止洗胃，操作过程中如发生惊厥或呼吸停止应立即停止洗胃并对症治疗；③每次灌入洗胃液

为 200 ~ 400ml，最多不超过 500ml，过多则易将毒物驱入肠中；④强腐蚀剂中毒患者禁止洗胃，有可能引起食道及胃穿孔；⑤洗胃时要注意减少注入液体压力，防止胃穿孔；⑥挥发性烃类化合物（如汽油）口服中毒患者不宜洗胃，因胃反流吸入后可引起类脂质性肺炎；⑦休克患者血压尚未纠正者；⑧应将胃内容物抽出做毒物分析鉴定。上述禁忌证并不是绝对的，应根据具体情况而定。

（二）加速毒物排泄，减少吸收

多数毒物经小肠及大肠吸收后引起肠道刺激症状，因此欲清除经口进入的毒物，除用催吐及洗胃外，尚需导泻及洗肠，使进入肠道的毒物尽可能迅速排出，以减少毒物在肠道的吸收。对已经吸收的毒物，采用利尿、血液净化促进排泄。

1. 导泻 一般用硫酸钠或硫酸镁 15 ~ 30g 溶解于 200ml 水中内服导泻，以硫酸钠较为常用。不宜用油类泻剂，因为油类可增强斑蝥、酚类、磷和碘等溶解度，促进毒物吸收。当毒物已引起严重腹泻时，则不能用导泻法。镇静药与催眠药中毒时，避免使用硫酸镁导泻。

2. 灌肠 适用于毒物已服用数小时，而导泻尚未发生作用者。对抑制肠蠕动的毒物（如巴比妥类、吗啡类）及重金属中毒，灌肠尤为重要。灌肠一般用 1% 微温盐水、1% 温肥皂水或清水作高位连续清洗。使用药用炭加入灌肠液中，可使毒物吸附后排出。对腐蚀性毒物或患者极度虚弱时，导泻及灌肠应列为禁忌。

3. 利尿 大多数毒物进入机体后可由肾脏排泄，因此强化利尿是加速毒物排泄的重要措施之一。通常采用的方法为静脉补液后，给予静脉注射呋塞米 20 ~ 40mg，也可选用其他利尿剂。由于利尿剂作用较强，对电解质平衡影响较大，所以必须在密切观察下使用，以免发生电解质紊乱，同时还应考虑心脏负荷等情况。经补液利尿后，一些水溶性的，与蛋白结合疏松的化合物，很容易从体内排出。如有肾功能衰竭，则不宜采用强化利尿。

4. 血液净化 对于轻、中度中毒采用催吐、洗胃、导泻、灌肠以排除消化道内毒物，输液、利尿促使进入血液循环的毒物尽快排泄，以及应用解毒剂和拮抗剂等措施即可奏效。但对于重度中毒患者，毒性强烈或大量毒物突然进入体内后，在短时间内可导致中毒患者心、肾等脏器功能受损，一般抢救治疗措施往往难以奏效。血液净化疗法可以迅速清除体内毒物，使重症中毒患者的预后大为改观。血液净化的方法有腹膜透析、血液透析、血液灌流、血浆置换、全血置换等。

（三）中毒后药物的拮抗

某些毒物有特效的拮抗剂或解毒剂，因此在进行排毒的同时，应积极使用特效拮抗剂或解毒剂。

1. 物理性拮抗剂 通过吸附、沉淀等物理作业减少毒物的作用。如药用炭等可吸附中毒物质，蛋白、牛乳可沉淀重金属，并对黏膜起保护润滑作用。

2. 化学性拮抗剂 通过化学反应，形成另外的化合物，使其毒性减小。如弱酸中和强碱，弱碱中和强酸，二巯丙醇夺取已与组织中酶系统结合的金属物等。

3. 生理性拮抗剂 通过拮抗毒物对机体生理功能的扰乱作用减轻或消除毒物的毒性作用，例如阿托品拮抗有机磷中毒、毛果芸香碱拮抗颠茄碱类中毒。

4. 特殊解毒剂 仅对某一种或某类毒物具有特异解毒作用的药物称为特殊解毒剂。此类解毒剂针对性强，解毒效果好，常用的特殊解毒剂有以下几类：

（1）金属中毒解毒剂 ①二巯丙醇：用于砷、汞、金、铋及酒石酸锑钾中毒。②二巯丁二酸钠（二巯琥珀酸钠）：用于锑、铅、汞、砷的中毒，并预防镉、钴、镍的中毒、③依地酸钙钠（解铅乐、EDTA Na-Ca）：用于铅、锰、铜、镉等中毒，尤以铅中毒疗效好，也可用于镭、钚、铀、钍中毒。④青霉胺（D-盐酸青霉胺）：用于铜、汞、铅中毒的解毒，治疗肝豆状核变性病。

（2）高铁血红蛋白血症解毒剂 亚甲蓝（美蓝）小剂量可用于治疗苯胺、硝基苯、硝酸银、亚硝酸钠等中毒引起的高铁血红蛋白血症。

（3）氰化物中毒解毒剂 氰化物中毒一般采用亚硝酸盐-硫代硫酸钠疗法。其用药的顺序及剂量为：亚硝酸异戊酯吸入，3% 亚硝酸钠溶液 10ml 缓慢静脉注射，随即用 25% 硫代硫酸钠 50ml 缓慢静脉注射。

（4）有机磷农药解毒剂 ①碘解磷定（解磷定）；②氯磷定；③双复磷：用途同氯磷定。其特点是能通过血脑屏障；④双解磷：用途同双复磷。但其不能通过血脑屏障；⑤盐酸戊乙奎醚：用于有机磷农药中毒和中毒后期或胆碱酯酶（cholinesterase 无英文全称，ChE）老化后维持阿托品化。

（5）有机氟农药解毒剂 乙酰胺（解氟灵）用于有机氟杀虫农药中毒。

（6）其他特效解毒剂 ①盐酸烯丙吗啡：用于吗啡、哌替啶急性中毒；②谷胱甘肽：用于丙烯腈、氟化物、一氧化碳、重金属等中毒；③乙酰半胱氨酸：用于对乙酰氨基酚过量所致的中毒；④纳洛酮：用于急性阿片类中毒（表现为中枢和呼吸抑制）及急性乙醇中毒；⑤氟马西尼：用于苯二氮䓬类药物过量或中毒。

（四）支持与对症治疗

支持与对症治疗的目的在于保护及恢复重要器官的功能，维持机体的正常代谢状态，帮助中毒患者恢复。

1. 卧床休息、保暖、密切观察生命体征。

2. 输液和鼻饲以维持营养和水、电解质平衡。

3. 昏迷患者注意保持呼吸道通畅，定时翻身以预防肺炎和压疮。

4. 中毒性高热必须物理降温，如无禁忌证可考虑同时使用氯丙嗪降温。

5. 对中毒性肾衰竭者尽早进行血液透析或腹膜透析。

三、常见的急性中毒及其解救

（一）农药中毒

农药（pesticide）是指用来杀灭害虫、啮齿动物、真菌和莠草等为防治农业病虫害的药品。农药常用的包括杀虫剂（有机磷类、氨基甲酸酯类、拟除虫酯类和甲脒类等）、灭鼠药（rodenticide）和除草剂（herbicide）等。

1. 急性有机磷杀虫药中毒

（1）中毒机制 急性有机磷杀虫药中毒（acute organophosphorus insecticides poisoning，AOPIP）是指有机磷杀虫药（organic phosphorus insecticides，OPI）进入体内抑制乙酰胆碱酯酶（acetylcholinesterase，AChE）活性，引起体内生理效应部位乙酰胆碱（acetylcholine，Ach）大量蓄积，出现毒蕈碱样、烟碱样和中枢神经系统等中毒症状和体征。严重者常死于呼吸衰竭。

（2）中毒解救

①脱离中毒环境，脱去被污染衣服，用肥皂水或1%～5%碳酸氢钠溶液反复清洗被污染的皮肤和头皮。

②洗胃，用2%碳酸氢钠（敌百虫中毒者忌用）、清水或1∶5000高锰酸钾溶液（硫磷中毒者忌用）反复洗胃，然后给予硫酸镁导泻。

③应用解毒剂，用药原则：早期、适量、反复给药，快速达到"阿托品化"（瞳孔扩大、颜面潮红、皮肤无汗、口干、心率加速）。轻度中毒：每次1～2mg，皮下或肌内注射，每4～6小时1次，达"阿托品化"后改为口服0.3～0.6mg，每日2～3次。中度中毒：首次2～5mg，静脉注射。重度中毒首次10～20mg，静脉注射，如毒蕈碱样症状未好转或未达"阿托品化"，则5～10分钟后重复半量或全量；也可用静脉滴注维持药量，随时调整剂量，达"阿托品化"，直至毒蕈碱样症状明显好转，改用维持量。如症状、体征基本消退，可减量观察12小时，如病情无反复，可停药。重症患者清醒后要维持用药至症状、体征基本消失，至少24小时后方能停药观察。

轻度中毒可单独应用阿托品，中度及重度中毒时合并应用阿托品及胆碱酯酶复活药。合并用药有协同作用，剂量应适当减少。

少量农药溅入眼内引起瞳孔缩小，无全身中毒症状者，不必同阿托品作全身治疗，应用0.5%～1%阿托品滴眼即可。

用复活药时应注意副作用，防止过量中毒，一般副作用有短暂的眩晕、视力模糊或复视、血压升高。复活药过量时反能抑制胆碱酯酶。解磷定剂量过大时，可有口苦、咽痛、恶心，注射速度过快可致暂时性呼吸抑制。

④危重患者可输血或换血，以补充胆碱酯酶。

⑤对症治疗，维护呼吸功能，防治脑水肿、心搏骤停及感染。中毒症状缓解后要继续观察 3~5 天，以防复发。

2. 急性百草枯中毒

（1）中毒机制　百草枯进入体内后，中毒机制尚不完全清楚，可能作用于细胞氧化还原反应，形成大量活性氧自由基及过氧化物离子，引起组织细胞膜脂质过氧化，导致多器官（如肺、肝、肾、心肌、胃肠道和脑等）系统死亡。中毒者 4~15 天渐进性出现不可逆性肺纤维化和呼吸衰竭，最终死于顽固性低氧血症，称为百草枯肺。

（2）中毒解救　百草枯中毒无特效解毒药。

复苏：①保持气道通畅；②低血压，常为血容量不足，快速静脉补液恢复有效血容量；③脏器功能支持。

减少毒物吸收：①清除毒物污染；②催吐和洗胃，服毒 1 小时内用白陶土 60g 或活性炭 30g 吸附；③导泻。

增加毒物排除：①强化利尿；②血液净化。

其他治疗：①免疫抑制剂：如甲泼尼龙、地塞米松或（和）环磷酰胺；②抗氧化剂：如大剂量维生素 C 或 E、过氧化物歧化酶、乙酰半胱氨酸、还原型谷胱甘肽、乌司他丁或依达拉奉等；③抗纤维化药：如吡啡尼酮；④百草枯竞争剂：如普萘洛尔；⑤中药治疗。

（二）镇静催眠药中毒

镇静催眠药是中枢神经系统抑制药，具有镇静、催眠作用，过大剂量可麻醉全身，包括延髓。

1. 中毒机制　苯二氮䓬类（benzodiazepines，BZD）、巴比妥类（barbiturates）、非巴比妥非苯二氮䓬类（nonbenzodiazepines and nonbarbiturates，NBNB）中枢神经抑制作用与增强 GABA 能神经的功能有关。吩噻嗪类药作用是药物抑制中枢神经系统多巴胺受体，减少邻苯二酚氨生成所致。

2. 中毒解救

（1）急性中毒的治疗　①应立即催吐、洗胃、硫酸钠导泻，以排除药物；②血压下降时，选用升压药如去甲肾上腺素、间羟胺等；③特效解毒疗法　氟马西尼是苯二氮䓬类拮抗剂；④呼吸抑制时给氧，必要时做人工呼吸，酌用呼吸中枢兴奋药如尼可刹米等；⑤一般情况下对症支持治疗是足够的，需注意的是血液透析和血液灌流疗法不能清除血液中的本类药品。

（2）慢性中毒的治疗原则　①逐步缓慢减少药量，最终停用镇静催眠药；②心理治疗。

（3）戒断综合征　治疗原则是用足量镇静催眠药控制戒断症状，稳定后，逐渐减少药量以至停药。

（三）毒品中毒

毒品是指国家规定管制的能使人成瘾的麻醉（镇痛）药和精神药。具有药物依赖性、危害性和非法性。

1. 中毒机制

（1）麻醉药　①阿片类药是通过激活中枢神经系统内阿片受体起作用。②可卡因是很强的中枢兴奋剂。通过使脑内 5 - 羟色胺和多巴胺转运体失去活性产生作用。

（2）精神药　①苯丙胺类：主要作用机制是促进脑内儿茶酚胺递质释放，减少抑制性神经递质 5 - 羟色胺的含量，产生神经兴奋和欣快感。②氯胺酮：为新的非巴比妥类静脉麻醉药，为中枢兴奋性氨基酸递质甲基 - 天门冬氨酸（N - methyl - D - aspartate，NMDA）受体特异性阻断药，具有镇痛作用；对脑干和边缘系统有兴奋作用，能使意识与感觉分离；对交感神经有兴奋作用，快速大剂量给予时抑制呼吸。

2. 中毒解救

（1）复苏支持治疗。

（2）清除毒物　①催吐：禁用阿扑吗啡催吐。②洗胃：0.02%～0.05%高锰酸钾溶液洗胃，后用50%硫酸镁导泻。③活性炭吸附。

（3）解毒药　①纳洛酮；②纳美芬：治疗吗啡中毒优于纳洛酮；③烯丙吗啡：对吗啡有直接拮抗作用，用于吗啡及其衍生物或其他镇痛药急性中毒的治疗；④左洛啡烷：能逆转阿片中毒引起的呼吸抑制；⑤纳曲酮：能完全阻断外源性阿片物质与阿片受体结合，适用于阿片类药中毒的解毒和预防复吸。

（四）急性乙醇中毒

一次饮入过量酒精或酒类饮料引起兴奋继而抑制的状态称为急性乙醇中毒。

1. 中毒机制

（1）急性毒害作用　①中枢神经系统抑制作用：小剂量出现兴奋作用，随着剂量的增加，对中枢神经系统产生抑制作用，作用于小脑，引起共济失调，作用于网状结构，引起昏睡和昏迷。极高浓度乙醇抑制延髓中枢引起呼吸或循环衰竭。②代谢异常：乳酸增高、酮体蓄积导致代谢性酸中毒及糖异生受阻所致低血糖。

（2）耐受性、依赖性和戒断综合征　①耐受性：需要增加饮酒量才能达到原有的轻松、兴奋的欣快感。②依赖性：精神依赖、生理依赖性。③戒断综合征：长期饮酒后已形成身体依赖，一旦停止饮酒或减少饮酒量，可出现与酒精中毒相反的症状。机制可能是戒酒使酒精抑制 GABA 的作用明显减弱，同时血浆中去甲肾上腺素浓度升高，出现交感神经兴奋症状如多汗、战栗等。

（3）长期酗酒的危害　①营养缺乏：长期大量饮酒时进食减少，可造成明显的营养缺乏，可导致维生素 B_1、叶酸缺乏。②毒性作用：乙醇对黏膜和腺体分泌有刺激作用，可引起食管炎、胃炎、胰腺炎。乙醇在体内代谢过程中产生自由基，可引起细胞膜脂质过氧化，造成肝细胞坏死，肝功能异常。

2. 中毒解救

（1）急性中毒　①轻症患者无须治疗，兴奋躁动的患者必要时加以约束。②共济失调者应休息，避免活动以免发生外伤。③昏迷患者应注意是否同时服用其他药物。④严重急性中毒时可用血液透析促使体内乙醇排出。⑤低血糖是急性乙醇中毒最严重并发症之一，急性意识障碍者可考虑静脉注射 50% 葡萄糖溶液 100ml。

（2）戒断综合征　患者应安静休息，保证睡眠。加强营养，给予维生素 B_1、维生素 B_6。有低血糖时静脉注射葡萄糖。重症患者宜选用短效镇静药控制症状，而不致嗜睡和共济失调。

（五）急性一氧化碳中毒

在生产和生活环境中，含碳物质不完全燃烧可产生一氧化碳（carbon monoxide，CO）。CO 是无色、无臭和无味气体。吸入过量 CO 引起的中毒称急性一氧化碳中毒（acute carbon monoxide poisoning）。

1. 中毒机制　CO 中毒主要引起组织缺氧：CO 与血红蛋白的亲和力比氧与血红蛋白的亲和力大 240 倍，碳氧血红蛋白是氧合血红蛋白解离速度的 1/3600。碳氧血红蛋白还能使氧解离曲线左移，血氧不易释放给组织。CO 与还原型细胞色素氧化酶二价铁结合，抑制细胞色素氧化酶活性，阻碍氧的利用。

体内血管吻合支少且代谢旺盛的器官如大脑和心脏最易遭受损害。缺氧时，脑细胞内水肿，脑细胞间质水肿。脑血液循环障碍可致脑血栓形成。少数患者发生迟发性脑病。

2. 中毒解救

（1）终止 CO 吸入　迅速将患者转移到空气新鲜处，保持呼吸道畅通。

（2）氧疗　包括吸氧治疗和高压氧舱治疗。

（3）生命脏器功能支持。

（4）防治脑水肿　在积极纠正缺氧同时给予脱水治疗。如有频繁抽搐者，首选地西泮。

（5）防治并发症和后遗症　防治压疮和肺炎等并发症。

（六）毒蛇咬伤中毒

1. 中毒机制　金银蛇、银环蛇、海蛇毒液以神经毒为主，五步蛇、竹叶青、烙铁头等毒蛇毒液以血循毒为主，眼镜蛇、眼镜王蛇及蝮蛇毒液兼有神经毒和血循毒（混合毒）。此外，海蛇和眼镜蛇还有非常强烈的肌肉毒。

2. 中毒解救　被咬伤者要保持安静，不要惊慌奔走，以免加速毒液吸收和扩散。

（1）局部处理　①绑扎：伤口肿胀部位上方近心端肢体用绷带压迫，阻断淋巴回流，并限制肢体活动可延迟蛇毒扩散。②伤口清创：为减少蛇毒吸收，将肢体放在低位。局部伤口消毒，留在组织中的残牙用刀尖或针细心剔除。③局部封闭：糜、胰蛋白酶局部注射。

（2）抗蛇毒血清　抗蛇毒血清是中和蛇毒的特效解毒药，应尽早使用。

（3）中医中药治疗。

（4）并发症治疗　呼吸衰竭、休克、心力衰竭、急性肾衰竭及弥散性血管内凝血等的治疗。

（5）辅助治疗　①糖皮质激素。②山莨菪碱和地塞米松合用有防治弥散性血管内凝血（disseminated intravascular coagulation，DIC）及多器官功能障碍综合征（multiple organ dysfunction syndrome，MODS）的作用。③应给予抗生素和破伤风抗毒素。

四、药师在急性中毒处置中的作用

急性中毒是临床常见的急症，其病情急骤，变化迅速，诊断难度大，技术要求高，且多数毒物中毒目前尚无特效解毒剂，稍有延误或措施不慎即可危及病人生命。据美国疾病预防控制中心的发病与死亡周报（morbidity and mortality weekly report，MMWR）数据显示，2004 年，中毒为仅次于交通事故导致死亡的第二大原因，且有上升的趋势。多数中毒死亡均涉及药物，大部分的药物中毒均为处方药和非法药物的滥用。

1. 急性中毒时保障药品供应　发生急性中毒时，患者病情危重、变化快，随时有生命危险，需要配备的急救药品，医院药库要能及时购买，药师按急救用途摆放，治疗同种疾病的系列急救药品摆放在一起，不能随意调换。例如：心三联（利多卡因、阿托品、肾上腺素）、呼三联（洛贝林、尼可刹米、多沙普仑）、止血三联（维生素 K_1、酚磺乙胺、氨甲苯酸），便于急救快速取药。同时医院药库要积极保障供应及采购患者所需的特殊的国家储备应急基本药物，如金属中毒解毒药：依地酸钙钠、二巯丙醇等；有机磷中毒解救药：阿托品、解磷定；氰化物中毒解救药：硫代硫酸钠注射液、亚硝酸钠注射液；蛇药类：季德胜蛇药片、抗蛇毒血清注射液。

2. 急性中毒时全程药学监护　发生急性中毒时，药师应以自己的药学专业特长全力以赴协同临床医师进行救治，通过了解患者病史，查阅文献，协助制订用药方案，同时对患者进行药学监护，保证用药安全。即使尚未明确为何种毒物引起，均应立即按一般治疗原则组织抢救。总体治疗原则是维持生命体征及避免毒物继续作用于机体。因此必须把维持机体各系统的功能放在首位，并积极分析中毒原因，确定中毒物质，以利于选择特殊解毒剂和采取针对措施加速毒物的排除。药师还利用专业知识对临床毒物分析，即对人体内的毒物或其代谢物进行定量和定性分析，这对于急性中毒病人的诊断救治和预防控制中毒具有重要意义，是医院急救医学的重要手段。临床毒物分析还可为法医鉴定提供证据，减少药物的误用，当中毒可能严重时，提供早期的处理办法。

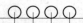

案例解析

【案例】患者，男性，48 岁，于晨起后出现胸部以下疼痛，伴麻木感，活动时出现，休息时缓解，患者活动未受限，余无异常。患者既往有食管癌病史，手术后恢复较好，无其他特殊病史。

起病后 1 周内，患者疼痛部位逐渐累及胸部及四肢，且疼痛程度逐渐加重，无法下床活动，但无明显乏力感。初步诊断为铊中毒。

【解析】临床药师通过了解患者病史，查阅文献，协助制订用药方案，对患者进行药学监护，保证用药安全。药物治疗以清除体内毒物，保护受损神经和支持治疗为主。（1）药品的采购　普鲁士蓝（钾铁六氰高铁酸盐，Radiogardase）是铊中毒的解毒药物，未见国内有制药公司生产，是国家储备应急基本药物，须先联系中国疾病中心，启动应急程序，方能采购该药。明确诊断后，临床药师积极联系，第 2 天就购得了普鲁士蓝胶囊（规格：0.33 克×45 粒/瓶，产地：军事医学科学院放射与辐射医学研究所），为患者争取了有效的治疗时间。（2）药学监护过程　①毒物清除治疗方案与监护。由于铊有较长的生理半衰期，如果不及时清除，会在体内存在数天甚至数个月，造成神经功能不可逆转的损伤。因此，临床药师查阅文献（药品说明书、FDA 说明书、国内外病例报道），供临床医师参考。经与临床药师讨论，经治医师确定普鲁士蓝初始剂量为 3g/d，分 3 次服用。嘱患者大量饮水，以促进铊的排泄，并注意观察患者消化道症状、外周神经功能的改善，监测患者肝肾功能、电解质。普鲁士蓝可与其他元素如钾结合，导致电解质紊乱，参考《职业性铊中毒诊断标准》，在使用普鲁士蓝期间，使血钾浓度维持在 3.5～5.5mmol/L，以利于铊的排泄。因此，给予氯化钾缓释片 3g/d，并监测血钾，3d 后复查血钾 3.9mmol/L。用药后患者出现腹部不适，3 天后自行消失。考虑到患者对普鲁士蓝的耐受性较好，临床药师建议增加普鲁士蓝剂量，并重新测定血和尿中铊的水平。患者体重 60kg，按照 250mg/(kg·d)，可以给到 5g、tid。医师考虑到患者的耐受性，最终确定 2.64g（0.33g×8 片）、qid，密切观察病情变化。由于食物可以促进胆汁的分泌和肠肝循环，使更多的铊分布到胃肠道中与普鲁士蓝结合，因此药师建议患者进食时服用普鲁士蓝。②营养神经等支持治疗。除解毒药物外，辅以大量补液、补钾、利尿、营养神经等支持疗法。

本章小结

1. 主要内容　本章主要包括突发公共卫生事件的分类、特征，突发公共卫生事件的药学服务，急性中毒的药学服务。

2. 重点　突发公共卫生事件中：建立药品保障的应急体系，包括药品保障储备服务与提供药学保障信息服务；建立合理用药应急体系，包括用药选择，用药方案评价，用药信息宣传，药品质量控制等。急性中毒的一般救治措施，特殊的解毒剂。

3. 难点　突发公共卫生事件中，临床药师的应急技术能力，协助医生在应急状态下用药的合理性；常见的急性中毒的中毒机制及中毒解救。

思 考 题

题库

一、选择题

A 型题

1. 下列选项不属于突发公共卫生事件特征的是（　　　）

A. 形式的复杂性　　　　　　　　　　B. 发生的突发性

C. 危害的严重性　　　　　　　　　　D. 处理的综合性

E. 范围的广泛性

2. 有机磷杀虫药中毒的原理（　　）

    A. 胆碱酯酶失活
                    B. 磷酰化胆碱酯酶减少

    C. 胆碱酯酶活性增强
             D. 交感神经兴奋

    E. 肝功能受损

3. 急性有机磷农药中毒最主要的死因（　　）

    A. 中毒性休克
                B. 急性肾功能衰竭

    C. 呼吸衰竭
                 D. 中毒性心肌炎

    E. 脑水肿

4. 男性，20 岁，误服有机磷农药，瞳孔缩小、面肌颤动、呼吸有大蒜味，最好选用哪种溶液来洗胃（　　）

    A. 1∶5000 高锰酸钾液
        B. 硫酸酮溶液

    C. $NaHCO_3$ 水
            D. 生理盐水

    E. 清水

5. 确诊 CO 中毒最主要的依据是（　　）

    A. 空气中 CO 的浓度
       B. 与 CO 接触的时间

    C. 血液中碳氧血红蛋白的有无
    D. 昏迷的深度

    E. 缺氧的程度

X 型题

6.《突发公共卫生事件应急条例》规定，对传染病病人和疑似传染病病人，应当采取什么措施（　　）

    A. 就地隔离
    B. 就地观察
       C. 就地治疗
           D. 尽快转诊

7. 药品储备中保障药品应急管理的原则是（　　）

    A. 效果明确
    B. 性质稳定
       C. 使用方便
         D. 经济适用

8. 突发公共卫生事件中医疗机构如何加强对捐赠药品品种、质量与数量的把关与控制（　　）

    A. 专人负责
                  B. 专设库房

    C. 专用账册
               D. 专门统计、专受审计。

二、问答题

1. 请搜集"瘦肉精"中毒事件的有关资料，阐述主要中毒机制及救治措施。

2. 作为药师，在突发公共卫生事件下提供的药学服务有哪些？

3. 作为临床药师，应该掌握哪些技能应急能力在突发公共卫生事件中提供药学服务？

（冯碧敏）

第十二章

PPT

特殊人群的药学服务

学习导引

知识要求

1. **掌握** 面向特殊患者人群药学服务的要点。
2. **熟悉** 特殊人群中常见的用药问题，明确对特殊患者实施针对性药学服务的意义。
3. **了解** 特殊患者人群与用药有关的生理、病理、心理、药效学和药动学特点。

能力要求

1. 熟练掌握针对不同患者群体特点开展药学服务的方式方法和技术要点。
2. 学会综合应用有关专业知识解决特殊患者各类用药相关问题。

药学服务中涉及到的特殊人群是指处于特殊时期的人群，如老年、儿童、妊娠与哺乳期妇女、肝肾功能不全患者、理解能力受限、具有潜在医患矛盾、重症以及从事特殊职业的患者。这些患者在生理学、病理学、心理学等方面不同于普通患者，药动学、药效学方面可能存在更为明显的个体差异，故在其用药选择、治疗方案设计、用药后对药物反应等方面也常常有别于普通患者，且各具特点。因而，药师进行药学服务时要充分掌握这些对象的特殊性，针对用药时易出现问题的环节，通过及时、有效的药学服务，提高用药依从性，保证治疗效果，减少不良反应，促进合理用药，使特殊人群真正得到安全、有效、经济的药物治疗。针对特殊人群的药学服务是拓展药学服务范围、开展上门的居家药学服务的重点人群，对提高医疗质量、节约医药费用、促进健康中国战略的实施、满足人民群众日益增长的医疗卫生健康需求具有重要的意义。本章重点讨论老年患者、儿童患者、妊娠与哺乳患者、具有潜在医患矛盾患者、理解能力受限患者、特殊职业人群的药学服务问题。

课堂互动

1. 老年人、儿童能够与普通成人一样用药吗？
2. 妊娠期妇女患病时要不要用药？

第一节 老年患者的药学服务

微课

人口老龄化是人口发展的自然趋势，联合国教科文组织规定，发达国家的老年人界定为≥65岁，发展中国家的老年人界定为≥60岁；在一个国家或地区人口的年龄构成中，60岁以上者占10%或65岁以上者占7%，则成为人口老龄化的国家或地区。我国国家统计局数据显示，截至2019年末，我国60岁及以上人口约有 2.54 亿（未包括香港、澳门特别行政区和台湾省以及海外华侨人数）。随着年龄的增长，老年人的生理功能、药物代谢动力学、药物效应动力学发生改变，且老年性疾病发病率增加，老年患者对药物产生不良反应的可能性亦随之增加。因此，老年患者是就医群体的主要部分，他们的合理用药是老龄化社会重要的社会和民生问题。老年患者通常患多种疾病，用药复杂且依从性差等问题突出，是药师进行药学服务的主要对象之一，亦是未来开展上门的居家药学服务的重点人群之一。

一、老年患者与用药有关的特点

（一）老年患者的生理特点

随着年龄增加，老年人的各组织器官发生退行性变化，机体内环境改变，肝肾功能下降，药物在体内的吸收、分布、代谢、排泄过程及药效发挥均会受到影响。老年人的生理特点主要为细胞数量减少，再生能力降低，具体生理特征变化可结合下文中"老年患者的药动学特点"进行深入探讨。

（二）老年患者的病理特点

老年人容易罹患多种慢性疾病，其种类及临床表现都明显不同于中、青年人。

1. 多种疾病同时存在　许多老年人往往是多种疾病共存，50% 以上的老年人患有 3 种或以上的慢性疾病。疾病之间相互影响，使得其诊治更加复杂，尤其在某些情况下药物治疗中存在难以避免的治疗矛盾，需要权衡利弊后制定治疗方案，这都对药学服务提出了更高的要求。

2. 起病隐匿、表现不典型　老年人对各种致病因素的抵抗力和对环境的适应能力均减弱，因而容易发病。由于老年人反应性下降，自觉症状常较轻微，临床表现往往不典型。如老年人甲状腺功能亢进未必有多动、怕热、出汗、眼球突出和甲状腺肿大等全部典型症状；急性心肌梗死可无典型疼痛。

3. 病情进展快　老年人器官功能减退，机体内稳态脆弱，机体适应能力下降，发病时病情常迅速恶化，多有器官功能衰竭甚至死亡发生。

（三）老年患者的心理特点

老年患者的心理特征不同于中青年，具体表现为：

（1）心理压力大。

（2）认知功能下降和智力减退，感知觉是个体心理发展过程中最早出现的心理机能，也是衰退最早的心理机能。

（3）孤独、失落感强烈。

（4）恐病心理和精神紧张。

（5）记忆的变化，表现为记忆力下降，无论是识记、还是再认、重现能力均不如中青年；近期记忆差，远期记忆较好，理解记忆尚佳。

（四）老年患者的药效学特点

老年人由于药动学的变化和自稳态调节功能的减弱，对大多数药物的敏感性增高，因而常用剂量下药物作用增强、不良反应也易于发生；对少数药物如 β 受体激动剂及阻断剂的敏感性可降低；这些变化对心血管和（或）中枢神经系统药物的影响尤其值得注意。可能机制包括在受体处药物的浓度改变、受体数量的变化、与受体亲和力的变化、与受体结合后的改变和与年龄相关的体内平衡机制的损害。另外，老年人可由于用药依从性差而导致药效降低、病情不能控制或不良反应增加。

1. 对中枢神经系统抑制药的反应性　对中枢神经系统抑制药的敏感性增加，对有耳毒性的药物更敏感。

2. 对心血管系统药物的反应性　心脏传导减慢或阻滞，β 受体阻滞剂等对心脏有传导抑制作用的药物应减量；动脉血管硬化，脉压增大，易出现体位性低血压；低钾，低蛋白血症以及心肌损害，易出现地高辛中毒。

3. 对糖皮质激素的反应性　对胰岛素的耐受力降低，易致低血糖昏迷；对皮质激素敏感，易致骨质疏松、骨折。

4. 药物耐受情况的变化　老年人对药物的耐受性普遍降低，尤其老年女性，多药并用时耐受性差，药物相互作用的发生率较30～40岁的人群高一倍，与合并用药数量有关；呼吸、循环系统储备能力差，对易引起缺氧的药物耐受性降低；肾功能低下，老年人对排泄慢的药物间隔时间较长。

预测与药物有关的药效变化程度是很困难的。由于老年人对药物药理作用的敏感性，每次患者使用新药时都应该谨慎使用。

（五）老年患者的药动学特点

1. 吸收　老年人胃肠道功能降低，胃黏膜萎缩，胃酸分泌减少，胃肠血流下降，消化道血流量减少，胃肠道吸收表面积因细胞减少而下降，排空速度减慢，都会影响药物的吸收。而合用药物较多也有可能在吸收环节发生相互作用而导致吸收变化。

2. 分布　老年人体内脂肪量随年龄增加而增加，对脂溶性的药物影响较大，对水溶性药物相对影响较小，总体液逐渐减少、血浆白蛋白减少，会影响药物在体内的分布。值得注意的是，部分药物若按正常剂量给药，游离药物血浓度可非正常增大，易出现中毒。

3. 代谢　老年人肝脏血流量减少，功能性肝细胞数目减少，肝血流量下降，肝微粒体酶系活性下降，对药物的代谢能力下降，药物血浆消除半衰期常延长。受肝首过作用影响的药物在常规剂量下可能引起急性中毒。蛋白合成功能降低，总血浆蛋白减少不显著，但白蛋白与凝血因子的生成减少。

4. 排泄　老年人肾功能减退，肾有效血流量每年减少约1%，肾小球细胞数减少，肾小管上皮细胞数减少，肾小球滤过率下降。经肾排泄的药物较一般成年人缓慢，半衰期延长，血浓度增加，易引起中毒。

二、老年患者药学服务的主要内容

（一）老年患者的合理用药原则

1. 明确诊断，对症用药　在明确诊断的基础上，按药理药效选用药物，有针对性地选择疗效好、不良反应少、适应病症的药物。因此，治疗前应对患者做反复认真的检查。

2. 从近期和远期疗效综合考虑选药　尤其是慢性病和长期用药，需要特别考虑远期效果。

3. 减少用药种类，注意药品不良反应　既考虑药物的治疗作用，也考虑药物的不良反应和依从性，使用适当的剂量、简单的方案、较为安全的药物。老年人一般合用药物不宜超过4种。

4. 简化用药方法，避免多重用药　治疗方案尽量简单，选择适合老年人的剂型，可用可不用的药物坚决不用。无特殊情况应严格遵守治疗方案，并做好用药记录。

（二）老年患者的治疗方案设计

1. 药用剂量个体化　老年人用药应根据年龄、性别、病史、体重、药物特性、脏器功能情况等选择药物和剂量，一般采用成年人的1/2～2/3或3/4的剂量。老年人对药物的反应存在较大的个体差异，应酌情选择剂量，对治疗指数较小的药物最好进行血药浓度监测，以达到剂量个体化。

2. 合并用药要适当　许多老年人患有多种疾病，普遍存在多种药物联合应用的现象。药物联合应用有产生配伍禁忌、增加不良反应等问题。因此，老年患者应尽量减少用药品种，避免同时给予太多的药物，可以视病情轻重缓急实行先后用药治疗。药师对老年患者的用药应特别注意把关和审核，并给予详细的用药指导。

3. 重视生物节律　如降压药物的使用，需注意到每日6时～10时和16时～20时的血压高峰；他汀类药物应睡前服用等。

（三）老年患者的药品不良反应和用药禁忌

鉴于老年患者的特点，在使用新药方面尤其要慎重，药师应多留心观察患者服药情况及服药后的反应。在实际临床用药中若已知某些药物可导致某方面的不良反应，但病情需要采用，药师就要进行综合评价、权衡利弊，仅在明确有利时使用此类药物。医生对那些长期使用且耐受性好的药物也不能放松警惕，要进行临床及生物学方面的监测。对于药典须知、治疗指南和药品说明书规定的禁忌证则应严格避免选用该药物。对于治疗范围狭窄的药物应随时保持警惕。

（四）老年患者的用药指导和教育

1. 加强用药指导 对老年人安全用药的指导应积极对老年人进行宣传教育，介绍所用药品的名称、作用和用药时的注意事项，使其了解用药的目的和不良反应情况。药师需特别注意使老年患者记住用药方案，通常应用字体较大的标签标明服药剂量及服药时间，便于老年人记忆，也可将服药与老年人生活中某些必做的事相联系以避免遗忘用药，如将服药与用餐、睡觉相联系。此外尚需提醒老年人尽量不自行用药，以保证用药安全。通过出版药讯、药物科普知识专刊、板报，开展讲座、座谈等多种形式进行用药知识宣传，提高老年人安全用药意识，规范老年人安全用药行为。

2. 加强家属的用药知识教育 可提醒老年患者的家庭成员对药物的进行妥善保管并指导老年人正确用药。必要时可将每天的口服药物按次数包装，写清服药时间，保证老年人安全用药。如家庭经济条件允许可为老年人配置体温计、血压计、血糖仪等以便随时监测机体各项指标变化情况，及时发现病情变化。指导家属注意观察老年人服药后的反应，及时督促和耐心协助老年人按时按量服药，可采用服药卡片、时间表、定时器等方法提醒他们，帮助老人树立正确的健康观，以提高老人的自我管理能力和用药依从性。

案例解析

【案例】 患者，女，91岁。数日前突发咳嗽，咳白痰，曾在家庭病床给予抗感染治疗未见好转，因咳嗽加重入院。患者既往原发性高血压史10年，慢性肾功能不全史4年。

入院查体：体温36.5℃，心率71次/分，呼吸19次/分，血压140/95mmHg；双肺呼吸音粗，可闻及干湿啰音；双下肢无水肿，扁桃体无肿大；胸片显示：双下肺可见斑片状阴影，提示支气管并发肺感染；超声显示：肾实质回声粗糙、增强，提示肾实质损伤；尿常规：尿蛋白（＋）。诊断：气管炎并发肺感染，合并高血压、肾功能不全。治疗：入院后给予氨溴索祛痰，二羟丙茶碱平喘，头孢呋辛＋奈替米星抗感染，硝苯地平控释片控制血压，银杏叶提取物（舒血宁）改善微循环。

药师干预结果：患者肺部感染，治疗开始时临床医师给予头孢呋辛（2g/次，2次/日）联用奈替米星（0.1g/次，2次/日）静滴。考虑患者年龄及肾功能不全病史，临床药师建议停用奈替米星和头孢呋辛，改为左氧氟沙星（0.2g/次，2次/日）静脉滴注。治疗开始由于临床医师未考虑患者的肾功能不全状况，选用了对肾副作用较大的氨基糖苷类药，并按照正常成人的剂量给药；治疗4日，患者白细胞（WBC）和血小板（PLT）均降低，WBC由5.8×10^9/L降至5.4×10^9/L，PLT由98×10^9/L降至57×10^9/L，咳嗽也未见明显好转。临床医师接受临床药师建议，更换为左氧氟沙星，治疗7日后，双肺闻及少许湿啰音，咳嗽症状减轻，病情好转出院。

【解析】 本例患者治疗开始时，由于临床医师未考虑患者的肾功能不全状况，选用了经肾排泄和有肾毒性的奈替米星，也未考虑到患者已91岁高龄，并按照正常成人的剂量给药，极易出现中毒。虽然由奈替米星引起的肾损害通常温和且可逆转，但在老年患者中的发生率高且较为严重，因此在剂量选择和联合用药上更需谨慎。

本例患者治疗开始时，临床医师还选用了头孢菌素类药物——头孢呋辛，而大多数头孢菌素类和其他β-内酰胺类药物主要由肾排出，老年人应按轻度肾功能减退情况减量给药，而本例患者却是按照正常成人剂量给药，显然不妥。另外，应尽量避免对肾功能减退患者联合应用氨基糖苷类和β-内酰胺类抗菌药物。

另外，治疗中还给予该例患者硝苯地平控释片和舒血宁，以控制血压和改善微循环。硝苯地平控释片属钙拮抗剂，可充分保护靶器官，特别适用于老年、单纯收缩期高血压并发心绞痛或外周血管疾病患者，24小时平稳降压，便于提高患者的用药依从性。

第二节　儿童患者的药学服务

儿童的生长发育是一个连续渐进的动态过程，不应被人为地割裂认识；但在这个过程中，随着年龄的增长，儿童的解剖、生理和心理等功能确实在不同的阶段表现出与年龄相关的规律性，因此，在儿科临床工作中常将儿童年龄分为7个时期：胎儿期（从受精卵形成到出生）、新生儿期（自胎儿娩出脐带结扎时开始至28天之前）、婴儿期（自出生至1周岁之前）、幼儿期（自1~3周岁之前）、学龄前期（自3周岁至6~7岁入小学前）、学龄期（自6~7岁入小学至青春期）、青春期（10~20岁）。目前，人类年龄段的划分并没有统一的标准，各个年龄段小儿的特点只是群体的平均情况，而非特定的个人。本节中的儿童患者，定义为年龄小于18岁。随着社会的进步和人民生活水平的不断改善以及社会大众医疗保健需求水平的不断提高，儿童这一特殊人群的健康状况备受社会各个方面关注。由于儿童处于不断生长发育阶段，具有独特的生理特点，对药物的反应不同于成人，亦不是小型化的成人，其临床用药相对更容易发生药物相关性问题。因此，儿童用药服务是医疗实践中一个重要的任务，亦是未来开展上门的居家药学服务的重点人群之一，药师需要明确儿童用药特点，做好针对性的药学服务。

一、儿童与用药有关的特点

（一）儿童患者的生理病理特点

儿童的脏器和身体功能处于不断生长、成熟和完善的过程中。不同年龄段儿童的身高、体重、器官功能差别很大，对药物的反应和药物在体内的吸收、分布、代谢、排泄有其特殊性。儿童有别于成人最大的特点是具有成长性，儿童各个发育阶段的差异主要表现在6个方面：①各种器官的功能；②对各种疾病的免疫能力；③对疾病的反应；④药物剂量及对药物的耐受程度；⑤心智发育及运动能力；⑥情绪反应的方式和类型。基于上述差异，儿童期疾病与成人也有很大差异，年龄越小，差别越大。一般来说，儿童因为生长发育的原因对营养物质需求相对较成人高，但消化力低下，极易发生消化不良，出现呕吐、腹泻，甚至脱水和酸中毒。此外，儿童免疫系统发育不完善，容易发生感染性疾病，且疾病发展迅速。

（二）儿童患者的心理特点

（1）情感控制能力低。

（2）患病后心理变化大。

（3）患病后依恋及依赖性增强。

（三）儿童患者的药效学特点

（1）儿童的神经系统尚处于发育之中，对作用于中枢神经系统药物反应敏感。长期应用中枢抑制药可影响智力发育。血脑屏障发育不健全，药物易透过血脑屏障作用于中枢神经系统而产生不良反应。

（2）儿童体液与体重、细胞外液与体重的比例大，对酸碱和水电解质平衡的调节能力差。

（3）儿童正处于生长发育期，许多激素和抗激素制剂可通过对内分泌的干扰而影响儿童成长。

（4）新生儿和婴幼儿红细胞内葡萄糖-6-磷酸脱氢酶和谷胱甘肽还原酶功能低下，红细胞内高铁血红蛋白还原酶及过氧化氢酶活性不足，致使对具有氧化作用的药物非常敏感，如氯霉素可引起非特异质新生儿灰婴综合征。

（5）四环素类可引起牙齿黄染、珐琅质剥脱和阻止牙齿及骨生长，而动物实验证明氟喹诺酮类药物可引起早产动物承重关节软骨永久性损伤和其他关节病症状。

（四）儿童患者的药动学特点

1. 吸收　儿童的胃肠蠕动差，胃排空时间长，可使某些药物吸收减少。小儿的消化液分泌少，胃酸及酶的浓度低，胃肠 pH 与成人不同（偏碱性），加之肠管相对较长，又使某些药物的吸收增加。新生儿与婴儿的骨骼肌与皮下脂肪较成人少，外周血管活动也极不稳定，稍受刺激就可引起血管收缩，使药物吸收减少，因此当心力衰竭或休克时，组织的血灌流量减少，肌内或皮下给药药物吸收更慢而不规则，通常需要静脉滴注给药。新生儿和婴幼儿的体表面积与体重之比较成人大，局部皮肤和黏膜用药可以充分吸收，特别当皮肤或黏膜有炎症或创伤时，吸收率增加，有导致吸收过量引起中毒的危险。

2. 分布 儿童与成人的药物分布存在明显的差异，尤其新生儿与成人差异更为显著。

（1）细胞外液药物浓度较成人低，而细胞内液浓度较高。

（2）分布容积相对比成人大，半衰期延长。

（3）新生儿或婴儿血脑屏障功能比成人差，有些药物如青霉素及溴化物在脑脊液中的浓度较成人高。

（4）新生儿体内游离型药物较成人高。

3. 代谢 新生儿出生 50 天后，肝脏开始有分解及消除药物的作用，但新生儿及婴儿体内的葡萄糖醛酸转移酶活性低，肝微粒酶活性也低，故对药物的代谢明显低于成年人，易使许多药物在体内蓄积引起中毒。

4. 排泄 新生儿和婴儿的肾有效血流量、肾小球滤过率、肾小管的重吸收和分泌能力均较成人低下，尿的浓缩功能与稀释功能差。大多数药物主要通过肾脏排泄，因此消除减慢，易蓄积中毒。

二、儿童患者药学服务的主要内容

（一）儿童患者部分治疗药物的合理用药原则

由于儿童的生理特点和对药物的特殊反应，儿童极易发生药品不良反应。随着药物种类的增多、联合用药和中西药合用等因素，儿童药物的不良反应发生率呈上升趋势。儿童用药的基本原则有三：一是要根据儿童的个体差异，严格掌握用药剂量；二是要根据儿童不同年龄段的生理特点选择给药方法；三是要密切观察患儿用药后的反应。此外，儿童一些重要器官，如肝、肾均未发育成熟，肝药酶的分泌不足或缺乏，肾清除功能较差，应避免使用毒性大的、不良反应较严重的药物。

1. 抗菌药物的选择 抗菌药物在儿童中的使用不同于成人，使用难度也较大，基本原则包括：严格掌握抗菌药物的适应证；尽早查明感染病原，根据病原体种类和细菌药敏试验结果选用抗菌药物；避免肌内注射给药。此外，一般的感冒发热不要随便使用抗生素，非用不可时，也应选择毒副反应小的药物，如青霉素类抗菌药物。禁止或避免使用毒性大的抗菌药物，如氨基糖苷类、万古霉素、去甲万古霉素等可引起肾及耳毒性。氯霉素可引起灰婴综合征，最好避免使用，如确有应用指征时，必须进行血药浓度监测，据此调整个体化给药方案，以确保治疗安全有效。四环素类可引起齿及骨骼发育不良，牙齿黄染，喹诺酮类可引起软骨损害，儿童患者禁用。磺胺类和呋喃类药物可导致脑性核黄疸及溶血性贫血，儿童应避免使用。

2. 泻药与止泻药的应用 儿童便秘应先调整饮食，仅在十分必要的时候才使用缓泻剂。儿童腹泻时也应该先调整饮食，控制感染，补充液体，一般不主张过早使用止泻药。

3. 激素类药物的应用 对儿童患者应用糖皮质激素应严格掌握适应证和妥当选用治疗方法。一般感染不宜使用糖皮质激素。较长期使用糖皮质激素应根据儿童年龄、体重（体表面积更佳）、疾病严重程度和患儿对治疗的反应确定糖皮质激素治疗方案。更应注意密切观察不良反应，以避免或降低糖皮质激素对患儿生长和发育的影响。停药时应逐渐减量，不宜骤停，以免发生肾上腺皮质功能不足症状。

（二）儿童患者的治疗方案设计

1. 给药途径的选择 虽然注射给药剂量准确、起效快、不受消化液影响，但除注射部位需消毒外，药物的质量、药物的刺激性、药物本身的毒性、输液中的微粒和热原等因素都可引起严重的不良反应甚至死亡。因而，提倡"能口服不肌注，能肌注不静脉"的给药途径选择原则。

2. 给药剂量要准确 儿童用药剂量的计算是治疗方案中重要的内容。各时期的儿童由于脏器发育及其功能不同，存在较大的个体差异，其对药物在体内处置也不同，故儿童用药剂量与成人相比较复杂，除了简单的剂量折算外，尚需结合临床经验适当增减。一般药物剂量选取的原则是：①急病、重病者，应用大剂量；②慢性病需长期用药者，宜用小剂量；③体质差、营养不良者，宜用小剂量；④用药时间短，药物疗效呈浓度依赖性，可用大剂量；⑤毒性小，安全范围大的药物，可用大剂量；⑥毒性大，安全范围小的药物，宜用小剂量。

儿童给药剂量常用的计算方法包括：按体重计算、按体表面积计算、按年龄（日龄、月龄和年龄）计算、按成人剂量折算等。常用的公式有：

儿童用药剂量＝成人剂量×儿童体重/50kg，此方法计算出的剂量一般偏小，故仅适用于说明书中未提供儿童剂量的药品

儿童每次（日）剂量＝儿童体重×每次（日）药量/kg，"每次（日）药量/kg"，部分药品说明书中有比较明确的说明

婴儿用药量＝月龄×成人剂量/150，用于小于 1 岁的婴儿

儿童剂量＝成人剂量×儿童体表面积/1.72，儿童体重 30kg 以下者，体表面积（m^2）＝0.035×体重（kg）+0.1；儿童体重 30kg 以上者，体表面积（m^2）＝0.02×[体重（kg）−30]+0.105

药物剂量的确定，除了上述关系以外，还涉及机体对药物的敏感性和耐受性的大小，小儿的年龄、性别、体重、代谢类型、解剖生理特点、病理状态和心理状态等因素，所以很难甚至是不可能找到一个通用的公式把成人的用药剂量准确地计算成等效的小儿剂量。在利用这些公式时，仍要根据药效学反应和药动学监测结果，对小儿用药剂量谨慎地进行调整。

3. 联合用药须注意的问题　药物种类不宜过多，可用可不用的药物尽量不用。不要联用可使毒性增加的药物。

4. 儿童不宜服用成人制剂　儿童用药要尽量选择儿童剂型的药物。通常不要使用成人规格的糖衣片、缓释片、控释片、胶囊等。

（三）儿童患者的药品不良反应和用药禁忌

用药后要密切观察，如果出现寒战、头晕、恶心、呕吐、皮疹等身体不适，应及时停药，进行相应处理。对门诊患者应当告知出现上述情况及其他怀疑与用药有关的不适要及时咨询或就医。此外，有些药物在新生儿和婴儿身上会出现特殊的药效学作用，在开展药学服务过程中需要特别注意，如药物的敏感性增加，高铁血红蛋白血症，神经系统毒性反应，灰婴综合征，生长发育障碍，牙色素沉着等。

（四）儿童患者的用药指导和教育

1. 用药指导和心理辅导　针对患儿及其家长，药师要注意其心理特点，做必要和有效的用药指导和心理辅导。药师对患儿家长交代药品用法用量及注意事项等时，必须力求准确、细致，对于不同患儿药师要有针对性地对患儿家长给予个性化指导。在调剂部门，药师应主动耐心地把每一种药品的使用方法、注意事项、特殊药品的保管知识等，逐一详细告知患儿家属，语言要亲切、清晰，以保证药品安全、正确、有效地使用。针对儿童用药方面比较常见的问题，可以印制《儿童用药指南》供患儿家长取阅。

2. 协助医师合理用药　药师应充实儿科临床药物治疗学和安全用药知识，做好有关药物应用的专业咨询和儿童安全用药的把关工作。

3. 建立患者回访制度，对需要长期服药的慢性病患儿建立药历　应建立有效机制，使出院患儿家长可通过电话、网络通信或复诊，对患儿用药的情况进行及时反馈，便于儿科药师能及时发现药物使用问题和进行针对性用药教育。同时对需长期服药的慢性病，如癫痫、慢性肾炎等患儿建立药历，长期跟踪，监督指导。

4. 信息技术的应用与药学服务　开通药物咨询电话或网络通道，面向全社会及时回答临床用药相关问题，普及用药知识，开展健康宣教。各类药学部门应充分利用信息技术给人类带来的便利，建立药学信息网络，加强对药品的药效、安全性、经济性的评价以及大样本应用药物的不良反应信息的收集，为儿童患者提供高质量的药学服务。

第三节　妊娠与哺乳期患者的药学服务

妊娠期、哺乳期妇女分别与胎儿、乳儿联系紧密，母体的用药必然或多或少地影响到胎儿或乳儿。积极、有效治疗母体疾病与保证胎儿和乳儿安全是对妊娠、哺乳期妇女进行药物治疗时必须同时考虑的目标，必须根据个体和药物的具体情况仔细权衡利弊，进行针对性的药学服务。

有的药品不仅对妊娠期妇女身体产生不良影响，而且可能对胎儿造成损害。药师必须掌握妊娠与哺乳期妇女用药的指征，更注重用药交代，并仔细说明用药剂量、用药禁忌等，适时开展安全用药知识的宣传教育，仔细、审慎地对妊娠与哺乳期妇女进行药学服务。

一、妊娠与哺乳期患者与用药有关的特点

（一）妊娠与哺乳期患者的生理病理特点

妊娠期妇女由于适应孕育胎儿和分娩的需求，会发生许多生理变化。妊娠期许多药物能转运进入胎儿体内影响胎儿生长发育。药物对胎儿生长发育的影响，与药物种类、剂量、疗程、胎儿遗传素质、药物靶器官发育和成熟程度相关，在妊娠不同阶段，药物的影响也不同。妊娠期妇女患病时，孕育的负担可能对原患疾病的病程和表现产生影响。而母体疾病进程也可能对胎儿产生影响。比如，妊娠期妇女易患上呼吸道感染，许多妊娠期妇女因害怕药物对胎儿的影响，不敢用药，最终引起高热或其他并发症，而母体高热、缺氧和休克等都可能严重影响胎儿，导致流产、早产、死胎或先天异常。

哺乳期妇女使用的许多药物可通过血浆－乳汁屏障转运至乳汁中，而乳儿每日可吸取乳汁800~1000ml，因此，哺乳期母体应用药物可能对乳儿产生不良影响。

（二）妊娠与哺乳期患者的心理特点

（1）忽视孕期保健，拒绝孕期治疗。

（2）优生优育愿望强烈。

（3）产后情感发生变化，情绪不稳定。

（4）过于担心或忽视母体用药对乳儿的影响，贻误哺乳期治疗。

（三）妊娠与哺乳期患者的药动学特点

1. 妊娠期妇女的药动学特点　由于胎儿生长发育的需要，妊娠期妇女体内各系统发生一系列适应性的生理变化以及胎儿胎盘的存在与激素的影响，可使其药物体内过程产生显著变化，可能与正常成年人相比有较大差异。

（1）药物的吸收　妊娠早期恶心、呕吐可减少药物的吸收；由于大量雌激素、孕激素的影响，胃酸和胃蛋白酶分泌量减少、胃蠕动减慢，使弱酸类药物如水杨酸钠吸收减少、肠蠕动减弱，增加药物与黏膜的接触机会，使弱碱类药物如镇痛、安眠类药物的吸收增多。妊娠晚期，由于肺潮气量和肺泡交换量的增加，吸气量增加，使吸入性药物吸收增加。由于多数药物是在肠道吸收，故上述变化对药物吸收的影响可能不大。

（2）药物的分布　正常妊娠期血浆容积约增加35%~50%，体重平均增长10~20kg，给药后血浆总药物浓度会降低。妊娠期血浆容积增加，使血浆白蛋白浓度减低，形成生理性的血浆蛋白低下。同时妊娠期很多蛋白结合部位被内泌素等物质所占据，使药物蛋白结合能力下降。游离药物增多，可使妊娠期妇女药效以及不良反应及对胎儿的影响增加。

（3）药物的代谢　在妊娠期，葡萄糖醛酸转移酶的活性降低，肝脏酶系统功能变化，使肝脏生物转化功能有所下降，易产生蓄积性中毒。此外，由于妊娠期母体肝药酶活性增加，对部分药物的代谢能力增强。

（4）药物的排泄　妊娠期肾血流量几乎增加1倍，肾小球滤过量增加2/3，可使某些药物排出量增多。哺乳期乳汁也是药物排泄的途径，由于乳汁pH比血浆略低，碱性药物可更多由乳汁排泄，从而对新生儿产生一定影响。值得注意的是，妊娠晚期孕妇体位变化对肾血流量有较大影响，一般仰卧位时肾血流减少，使药物肾排泄减少，体内作用延长；必要时，孕妇应采取侧卧位，以免影响药物的消除。

2. 药物在胎盘的转运　胎盘主要由叶状绒毛膜构成，这层膜由滋养层合体细胞、基底层、基质及胎儿毛细血管构成，即胎盘屏障，母体血液必须经过绒毛膜才能进入胎儿体内。随着妊娠的发展，叶状绒毛膜数目增多，直径变小，表面积增大，有利于母体与胎儿进行充分的物质交换。在整个妊娠期，母体－胎盘－胎儿形成一个生物学和药代动力学的系统，其中胎盘起着重要的传送作用，胎血和母血并不直接流通，而由胎盘绒毛膜板相隔，它不但具有代谢和内分泌功能，且具有生物膜特性，故相当多的药物可以主动转运或被动扩散形式通过胎盘屏障进入胎儿体内。影响药物通过胎盘的因素来自两个方面：一是药物因素。一般来说，脂溶性高，解离度小，分子量小于500 D$_a$，蛋白结合率低的药物容易通过胎盘。二是胎盘因素。首先是胎盘的血流量，正常情况下，胎盘血流量变化不大；但在胎盘循环障碍时，如妊娠后期子宫压迫腹部大血管或脐带时，可引起胎盘血流量改变，减少药物的转运。孕妇患感染性疾病，合并糖尿病时，常能破坏胎盘屏障，使胎盘通透性增大，正常情况下不能透过胎盘的药物变得容易通过。其次是胎盘绒毛膜厚度。在妊娠晚期，绒毛膜厚度变薄，胎盘面积增大，药物较容易通过胎盘。此外，胎盘还具有许多生物合成和降解的酶，这些酶具有羟化作用、N－去烷基作用、去甲基作用等。有些药物通过胎盘时经代谢活性降低，有些则活性增加。

3. 胎儿的药物动力学特点　许多药物可经胎盘进入胎儿体内，且有相当多的药物经过代谢可形成毒性代谢物，而致胚胎死亡或致畸形。

（1）胎儿的药物吸收　药物经胎盘屏障转运到胎儿体内，并经羊膜进入羊水中。而羊水内的蛋白含量仅为母体蛋白值的1/10～1/20，故药物以游离型形式为主。妊娠12周后，药物可被胎儿吞咽进入胃肠道，并被吸收入胎儿血循环，其代谢产物由胎尿中排出，排出的部分代谢物，又可被胎儿重吸收入胎儿血循环，形成羊水肠道循环。

（2）胎儿的药物分布　血循环量对胎儿体内的药物分布有较大影响，由于胎儿的肝、脑等器官在身体的比例相对较大，血流量多，药物经脐静脉约有60%～80%进入肝脏，故肝内药物浓度高。脐静脉经门脉与下腔静脉进入右心是主要通道。另有部分静脉血由静脉导管直接入下腔静脉到达右心房，减少了药物在肝内的代谢，增高了药物直接到达心脏和中枢神经系统的浓度，这一点在对母体快速静脉给药时应予足够重视。

（3）胎儿的药物代谢　虽然胎盘和肾上腺也承担某些药物的代谢任务，但大部分药物的代谢在肝脏中进行，而胎儿的肝药酶缺乏，对药物的代谢能力低，因而出现某些药物胎儿血浓度高于母体的现象，药物半衰期也比母体的半衰期长。

（4）胎儿的药物排泄　妊娠11～14周后，胎儿肾脏已有排泄功能，但胎儿肾小球滤过率低，药物及其代谢物排泄延缓，尤其代谢后形成极性和水溶性均较大的物质，较难通过胎盘屏障向母体转运，而在胎儿体内蓄积造成损害。

4. 新生儿药物动力学特点　多数药物可通过乳腺以被动扩散方式从乳汁中排出进入新生儿体内，可能会给新生儿带来危害。药物通过母乳进入新生儿体内的数量，主要取决于两个因素：一是药物分布到乳汁中的数量，几乎能进入乳母血循环的药物，均可进入乳汁，分子量小于200D$_a$、解离度小、脂溶性高的药物容易进入乳汁，但含量很少超过哺乳期妇女摄入药量的1%～2%；二是新生儿从母乳中摄入药物的量，又取决于药物被新生儿吸收的多少。新生儿的血浆蛋白含量少，与药物的结合能力也差，使得新生儿体内具有药理活性的游离型药物增多，约为成年人的1～2倍，加之新生儿肝功能尚未健全，葡萄糖醛酸转换酶活力不足，影响新生儿对多种药物的代谢；另外，新生儿肾滤过能力较差，药物消除能力低下，易造成药物在新生儿体内蓄积中毒。通过调整给药时间，如母亲在下次哺乳前3～4小时服药，就能保证有足够的时间清除血中药物，使乳汁中药物浓度处于低水平，从而减少药物对乳儿的影响。

二、妊娠与哺乳期患者药学服务的主要内容

（一）妊娠与哺乳期患者的合理用药原则

妊娠与哺乳期患者药物治疗过程中应权衡药物使用的利弊，降低患者对用药的担心，减少其带来的治疗障碍。如孕妇患有严重疾病，如哮喘、糖尿病、癫痫或特定传染性疾病，应进行治疗；非必需药物不应使用，如镇咳药、高剂量的维生素和矿物质等，因为药物的潜在风险大于其未经证实的益处。妊娠期合理用药应从可能怀孕的时期开始；当确定需要使用药物治疗时，妊娠与哺乳期患者应遵循下列原则。

（1）育龄期女性在给药前，必须要询问怀孕的可能，或是否计划怀孕。

（2）有急、慢性疾病的妇女应在孕前进行治疗，待治愈后或在医师指导监护下妊娠。

（3）有慢性病育龄期女性必须考虑在治疗期间怀孕的可能性。治疗应首选那些被证明是妊娠期安全的药物。如果必须使用有致畸潜力的药物，应与患者讨论和实施有效的避孕措施。

（4）必须用药时，应首先核实孕周，严格控制剂量和持续时间。应选择最小治疗剂量、最短持续时间，能用一种药物就应避免联合用药。

（5）根据孕周大小即胎儿所属发育时期考虑用药，怀孕早期应尽量避免使用药物（包括非处方药）。如怀孕3个月以内是胎儿器官发育重要时期，用药要特别慎重，可以推迟治疗的，应推迟治疗。

（6）根据药物可能对胎儿影响程度不同，从选择对胎儿影响最小的药物开始。

（7）能用疗效肯定的老药就避免使用尚难确定对胎儿有无不良影响的新药。

（8）选择药物类型时，可以遵循"先中药，后西药；能口服、不注射；复合制剂不首选"的原则。当然，中药并非意味着安全无毒；中药往往成分复杂，即便是作用温和的中药，也必须在医生和药师的指导下正确使用。

（9）尽量避免使用C级、D级药物。

（10）对可免疫预防的疾病，最好在孕前接种疫苗。使用活疫苗或减毒活疫苗后，应避免短期内妊娠。妊娠期应禁用活疫苗，除非孕妇暴露于该疾病的易感风险超过了免疫对母体和胎儿的危害。

（二）妊娠与哺乳期患者的治疗方案设计

1. 尽量避免用药　处于妊娠和哺乳期的患者应当尽可能避免使用不必要的药品以及保健食品。

2. 当患者病情需要使用可能对胎儿有损害的药物时，治疗方案设计应遵循的原则

（1）在妊娠早期，妊娠期妇女必须使用对胎儿肯定有害甚至可能致畸的药物，则应先终止妊娠，然后再用药。

（2）要权衡药物对母婴的利弊来决定是否用药。如，妊娠合并癫痫，考虑孕期癫痫频繁发作本身对母婴损害很大，故为控制癫痫发作而选择用药。

（3）要尽可能降低药物可能带来损害的程度。一般可从调节用药剂量着手，使用量调节至能控制病情发作的最小有效剂量。

（4）在尽可能短的时间内使用适当剂量的药物。

（三）妊娠与哺乳期患者的药品不良反应和用药禁忌

着床期（5~17日）药物对胎儿的干扰能导致流产。胚胎期（17~57日）胎儿分化形成主要器官，药物对此期的干扰可使形态不正常，如四肢不全、先天性心脏缺陷等。妊娠早期（即妊娠的头3个月）是胚胎器官和脏器的分化时期，最易受外来药物的影响引起胎儿畸形。除致畸外，妊娠期妇女用药还有可能导致胎儿神经中枢抑制和神经系统损害、溶血、出血、永久性耳聋及肾脏损害、骨生长障碍、智力障碍等不良反应，需在药学服务过程中重点关注。根据美国食品药品监督管理局（Food and Drug Administration，FDA）妊娠期的药物危险分级标准，表12-1列出常用的可能影响胎儿发育的药物归类，由于多数药物的作用特点尚不明确，分类不详，故妊娠期用药需谨慎。

表 12 - 1　可能影响胎儿发育的药物分类

A 级	B 级	C 级	D 级	X 级
维生素类（正常剂量范围内属于 A 级，大剂量则转变为 X 级，如维生素 A）	青霉素类、头孢菌素类、制霉菌素、抗过敏药、支气管扩张剂、可待因、吗啡、利多卡因、对乙酰氨基酚、布洛芬、苯巴比妥、胰岛素	肼屈嗪、左甲状腺素钠、异烟肼、β 受体拮抗剂、氯霉素、庆大霉素、卡托普利、新霉素、利福平、阿昔洛韦、维拉帕米、硝酸甘油、地高辛、拉贝洛尔	四环素类、卡那霉素、氯喹、三环类抗抑郁药、噻嗪类、糖皮质激素、地西泮、氯氮䓬、戊巴比妥、利血平、口服降糖药	抗代谢药、抗叶酸药、锂盐、碘化物、乙醇、香豆素类、雄激素、抗雄激素、孕激素、炔诺酮、乙烯雌酚、异维甲酸、青霉胺、抗甲状腺药、丙戊酸、喹诺酮类、利巴韦林

　　哺乳期用药的基本原则是尽可能减少药物对乳儿的影响，加强对禁用和慎用药物的关注。哺乳期可服用较安全的药物，并尽量待药物消除较多后再哺乳，如果母亲所用药物对乳儿影响较大，则应停止哺乳，暂时实行人工喂养。

知识链接

美国 FDA 妊娠期的药物危险分级标准

　　A 级（安全）：在有对照组的早期妊娠妇女中未显示对胎儿有危险（并在中、晚期妊娠中亦无危险的证据），可能对胎儿的伤害极小。

　　B 级（相对安全）：在动物生殖试验中并未显示对胎儿的危险，但无孕妇的对照组，或对动物生殖试验显示有副作用（较不育为轻），但在早孕妇女的对照组中并不能肯定有其副作用（并在中、晚期妊娠亦无危险的证据）。

　　C 级（相对危险）：在动物的研究中证实对胎儿有副作用（致畸或使胚胎致死或其他），但在妇女无对照组或在妇女和动物研究中无可以利用的资料。仅在权衡对胎儿的利大于弊时用药。

　　D 级（危险）：对人类胎儿的危险有肯定的证据，尽管有害，必要时对孕妇需肯定其有利，方予应用（如对生命垂危或疾病严重而无法应用较安全的药物或药物无效）。

　　X 级（绝对危险）：动物或人的研究中已证实可使胎儿异常，或基于人类的经验知其对胎儿有危险，对孕妇或对两者均有害，而且该药物对孕妇的应用，其危险明显地大于任何有益之处。该药禁用于已妊娠或将妊娠的妇女。

（四）妊娠与哺乳期患者的用药指导和教育

　　1. 适当的心理疏导是合理用药的前提　药师首先应该帮助妊娠期女性克服心理上的障碍。孕期不能乱服药，但如果一味地坚持孕期不用药就会使一些原本可以及早正确用药就可治愈的普通疾病失去治疗时机，并可能导致胎儿发育畸形及流产、早产等情况。对哺乳期女性也应当进行适时的心理疏导，助其克服恐药的心理障碍。

　　2. 利用药患沟通促进妊娠期与哺乳期合理用药　对妊娠适龄妇女，使用妊娠期用药分级 D、X 级的药物时，药师要询问患者的婚姻状况，是否妊娠。如果怀孕，要询问孕期多长，并对妊娠用药的合理性进行审核，为患者选择适当的药物。药师实施药学服务时只有充分了解妊娠期与哺乳期妇女的相关用药疑虑，帮助其增加对药物合理使用的认识，才能有效增加妊娠期与哺乳期妇女用药依从性，使药物发挥更大的治疗作用，减小甚至避免不良反应的发生。

　　3. 充分利用各种信息　根据药品说明书和各种工具书指导妊娠期与哺乳期妇女合理用药。

第四节　具有潜在医患矛盾患者的药学服务

医患双方不能有效充分沟通是产生医患矛盾的重要原因，如医患双方的利益在本质上是一致的，若缺乏沟通而过多地强调自己的权益，则容易产生医患矛盾。患者由于自身疾病难免会有些压抑与焦虑，如果服务不周则可导致其负性情绪扩大或爆发，产生严重的医患纠纷，影响疾病的治疗和患者的康复，药师应当重视对此类患者开展有针对性的药学服务。通过药患沟通，药师为患者提供专业的药学服务，指导患者合理用药，提高患者治疗依从性，从而提高治疗效果。药师良好的语言修养能够使患者保持良好的心理状态，增强战胜疾病的信心。

一、具有潜在医患矛盾患者与用药有关的特点

1. 患者对医疗服务的期望过高　患者对自己疾病的了解不足，就医时通常都怀着对医务人员很高的期望，认为只要花了钱，医院就应该治好所有疾病，解决所有的病痛；一旦出现难以防范或避免的不良后果或并发症，甚至发生了患者组织器官损伤、残疾、死亡时，患者或亲属对结果的发生原因不能正确理解或接受，医患矛盾随即发生。

2. 对医务人员缺乏足够信任　具有潜在医患纠纷的患者多存在对医务人员的不信任，医患双方互不信任通常以患者对医务人员的不信任为主，近年来关于医疗机构的负面报道也加剧了医患之间的信任危机。

3. 医药负担的压力　随着医疗技术的发展，许多疾病，特别是一些复杂的疾病，需要高昂的医疗费用；治疗费用高和经济状况较差之间的矛盾会导致患者及其家属精神压力增加。患者一方面担心没有足够的资金，另一方面担心疾病得不到有效治疗，容易与医务人员产生隔阂并产生逆反心理，不能有效配合治疗，甚至失去理智，引发医患矛盾。

4. 不了解法律及医疗常识　患者的医疗法律知识以及医疗常识薄弱，容易在发生一些很小的纠纷或者要求不被满足时采取过激行为，导致医患纠纷频发。

二、具有潜在医患矛盾患者药学服务的主要内容

1. 聆听并疏导患者　患者与医务人员产生医患矛盾时，情绪波动很大。对于此类患者，无论产生的纠纷与谁有关，药师都不应该推卸责任，而应以高度的责任心与患者沟通交流。首先，药师要耐心倾听患者的投诉与建议，准确了解患者的不满所在；其次，药师要妥善运用语言艺术加以疏导，达到沟通的目的；再次，积极化解纠纷，如果产生的是药患纠纷，药师应当负责任地利用相关专业知识为患者解决，如，准备药品说明书等权威资料对患者进行全面指导。对其他医患纠纷，药师亦可从一般专业角度加以疏导，防止矛盾激化。

2. 实施个体化用药指导和用药咨询　具有潜在医患纠纷的患者往往会排斥用药或者错误用药。患者因依从性差，导致治疗效果不佳或失败，或因临床医生不了解患者用药史、变态反应史盲目用药而出现药品不良反等，往往都是医务人员未重视与患者沟通交流的结果。临床药师与患者进行良好的沟通的主要目的就在于及时发现和处理所有与药物治疗相关的问题。

无论对于何种患者，药师都应该向患者及其家属详细耐心地介绍药品的用法、用量、适应证、注意事项、药物产生的不良反应和用药疗程等药物信息，可以使患者补充了解有关疾病的情况，要尽快地消除患者在用药方法上的疑惑，使患者以正确的态度对待自己的疾病，增加治疗的有效性，才能有效化解医患矛盾。

药师适时提供用药咨询服务，可以提高患者对医生药物治疗方案的信任度。用药咨询服务的方式包括：建立宣传栏、提供新药介绍、用药常识、药品价格等信息；针对各类不同患者的问题定期开展药物

知识讲座；针对住院患者，定期参与查房，了解患者的病情，为患者解决用药上的困惑，消除治疗中产生的不安情绪，对于门诊或者出院需长期服药的患者，可设立用药咨询电话、网站进行在线咨询、用药跟踪指导等服务，经过一系列服务，增加患者对医务人员的信任度，增加医患感情，进一步让患者意识到医务人员的关怀，减少医患矛盾的发生。

3. 药师与其他医务人员进行相互交流　临床药师是治疗团队的重要成员，因此临床药师之间、临床药师和其他医务人员之间，可以进行平等的沟通。医务人员之间具有相同或相似的专业背景，因此，彼此的交流中可以尽可能地采用专门的、准确的医学术语，保证沟通内容的准确性。首先，药师应向医生咨询此患者的详细情况，才能更好地疏导。其次，药师应结合患者的病情以及所用的药物，分析用药的合理性及药物的有效性，向医生提出合理的意见与建议；药物的使用关系到患者的健康，在医生用药不当或者用药有配伍禁忌时，给出自己的合理用药方案，若方案可行，可经商量后用于患者治疗。再次，药师应认真向医师学习有关临床知识，以便更好地为患者提供全方位的药学服务。

第五节　理解能力受限患者的药学服务

理解能力受限泛指某些疾病引起患者的认知力、听力等产生障碍，从而引起生理或心理上的缺损，造成患者的理解能力受到限制。这些疾病常见的有阿尔兹海默病、精神疾病、听力损伤、癫痫发作等。

理解能力受限患者在患病人群中具有特殊性，认知力、听力、视力障碍导致其在正确用药上存在困难，再加上疾病引起的情绪低落，服药时或许会产生抵触情绪，抑或是自行乱服药，抑或是对于特殊类型的药物不会使用等，因而更需要临床药师的指导。对此类患者开展药学服务是临床药师的特殊职责，在此类患者的疾病治疗中具有重要意义，可减少患者服错药或者乱服药造成的身体损伤或不必要的不良反应，同时有效避免医患矛盾的发生。

一、理解能力受限患者的特点

（一）理解能力受限患者的生理病理特点

理解能力受限的患者，涵盖的疾病广泛、多样。此类患者共同的特点是具有一种或数种生理缺陷，不能准确地理解别人说的话或做的动作，语言交流及其他沟通较困难。但是，对于不同的疾病，此类患者又有不同的表现。如，阿尔兹海默病患者，最大的特点是认知缺陷，记忆力障碍突出，思维能力下降，可有失语、失用、失认、失算等；晚期患者生活完全不能自理，智能记忆丧失，患病者多为老年人，生理状况较差，肝肾功能受损。再如，听力损伤者，此类患者或许在认知能力上没有障碍，但是由于失聪，听不到外界的声音，不能进行语言和声音上的沟通，所以药师在对其提供药学服务时，存在沟通困难的现象。

理解能力受限患者另一大特点就是生活自理能力、社交能力、推理能力、思考能力等下降，如，精神病患者由于在感觉、知觉、记忆、思维、情感等方面的障碍，言语怪癖，举止异常，接触交谈不合作。

理解能力受限的患者，有一类是由于疾病因素导致患者认知能力减退，常见的病症有：阿尔兹海默病、精神分裂症、心境障碍、某些癫痫或者脑血管病等。

（二）理解能力受限患者的心理特点

（1）患者病情导致生理或心理缺陷，严重影响患者的情绪。如，阿尔兹海默病患者会有抑郁心境，情感淡漠、焦虑不安、兴奋、欣快或失控，不合情理地改变意愿，持续忧虑、紧张，拒绝朋友来访，言行失控等情绪变化差异较大的现象。

（2）患者具有自卑低落的情感，当医务人员对其进行治疗和服务时可能会不配合，不接受。

（3）患者对医务人员尤其是药师的服务持有怀疑态度，表现为多疑、自闭、胆怯、智障或绝望等。

二、理解能力受限患者药学服务的主要内容

（一）理解能力受限患者的药物选择及治疗方案设计

对理解能力受限患者所患疾病的药物治疗，应针对疾病病因和患者的病程与病情合理地选择有效药物，并设计尽可能简单明了的治疗方案。

（二）理解能力受限患者的药品不良反应和用药禁忌

理解能力受限患者存在心理和生理方面的障碍，服药后即使出现某些不良反应，也许不会向普通患者一样主动向医务人员诉说。所以，药师应该主动询问患者或其监护人员，患者服药后有哪些不适或不良情况。

部分具有认知障碍和理解能力受限疾病的患者需要长期服药，以控制病情并维持患者良好的情绪，其中许多是作用于中枢神经系统的药物，这些药物大多具有很明显的不良反应。如，治疗老年痴呆症的药物治疗中，由于老年人免疫力及肝肾功能下降，容易引起并发症，对药物的吸收也有所变化，故应严格计算用药量并密切观察药物的不良反应。

理解能力障碍的患者对合理使用药物缺乏判断能力，在使用药物时临床药师需要更彻底地了解患者，特别是针对服用多种药物的患者，必须排除禁忌证用药及合用药物之间的配伍禁忌。

（三）理解能力受限患者的用药指导和教育

1. 了解患者的病情，帮助患者建立起对疾病的正确认识　理解能力受限的患者，常常不知自己所患何病，或不知道自己患病的程度，从而引起过度的焦虑，在面对外界人群时，因自己的疾病而感到自卑。药师在开展药学服务时，可先与患者进行沟通和交流，正确疏导患者的不良心理，经过对患者病情的了解和对其所用的药物进行分析，然后帮助患者解决疾病和用药上的困惑，为患者建立信心，达到使患者配合治疗的目的。

2. 对患者提供用药指导　对于理解能力较差的患者，药师需要更有耐心地亲自向患者或其家属实施用药交代。针对听力损伤但智力正常的患者，药师可以借助电子设备或相关的手册指导其合理用药，交代药物的用法用量、不良反应等。对于认知能力障碍的患者，药师和患者沟通，必须首先要获取患者的信任，让患者消除对药师的抵触和防御情绪。当患者开始接受药学服务时，要耐心地交代用药，特别是对服用药物较多的老年患者，必须用一些简便易记的方法进行用药指导。药师最好将药物用法用量详细的书写下来，交给患者或其家属。患者出院以后，药师要定期了解患者工作、学习、家庭生活及社会适应能力、病情恢复情况及用药情况，指导患者如何进行自我调节。

3. 对患者家属的指导和教育　理解能力受限的患者，生活自理能力较差，特别是老年人和精神病患者，会因为记忆和理解问题而出现用药错误，所以药师需要对其家属或监护人开展药学服务。根据患者及家属的年龄、文化程度和对疾病的理解能力的不同，药学服务的内容也不同。例如，患者初诊时大多缺乏自制力，出现吵闹、冲动行为，此时药学服务的内容是向陪同人员介绍疾病的相关知识，消除其疑虑、担忧和恐惧心理，取得其信任，增强患者及其家属对疾病治疗的信心。针对服药不合作的患者，药师应该明确告知家属督促患者服药，以保证药物治疗的延续性和有效性。针对病情的易复发性，药师应告知患者及家属坚持服药，以防疾病复发。患者出院时，要注重向患者及家属介绍出院后的注意事项，包括用药指导、预防保健知识、健康教育等。

指导患者和家属了解有关疾病和药物的知识，明确药物的作用、不良反应及服药中的注意事项，且要在医务人员的指导下服药，不能擅自减药或停药，使患者和家属能识别药物不良反应的表现，并能及时采取相应的措施。

此外，理解能力受限患者的心理容易受到外界的影响，如气候或者某种刺激。特别是精神病、老年痴呆症或者某些癫痫患者，这些因素会导致患者病情加重。所以，药师应该向患者家属交代，在服药期

间及停药后均应尽可能地避免气候、饮食、精神或其他刺激。

患者的疾病也容易给其家属带来压力及负担等不良情绪，药师也要鼓励家属正确地对待疾病，消除患者家属的不良心态，从而使家属更好地配合患者进行治疗。

第六节　特殊职业人群的药学服务

药学服务中的特殊职业人群是指用药后的药物效应或不良反应会危及其职业活动中人身安全或职业活动合法、公平、顺利进行的患者人群。对这些患者的药学服务主要考虑药物对有关职业行为的影响及法律法规对有关职业人群用药的规定和要求。本节介绍运动员、驾驶员（含机器操作人员、高空作业人员）的药学服务要点。

一、运动员的药学服务

运动员是指参加体育运动的个人，"运动员慎用"是针对体育运动过程中可能影响运动员的运动能力、违反兴奋剂管理规定、导致不良体育事件等含兴奋剂药品的安全警示。含兴奋剂的药品，对于普通患者，只要按说明书和医嘱服用是比较安全的，但针对运动员这种特殊职业的患者是存在风险的，即影响运动员的运动能力和损害身心健康以及违背公平竞争的体育精神。国际奥林匹克运动委员会规定：竞技运动员使用任何形式的药物和以非正常量或通过不正常途径摄入生理物质，企图以人为的或不正常的方式提高竞技能力即被认为使用兴奋剂。运动员使用违禁药物（兴奋剂）是体育管理部门和大众关注的焦点。对运动员的药学服务工作需要对就诊运动员的用药进行审核和把关，为运动员安全有效用药、公平参加比赛把好安全用药关，同时保障运动员的伤病得到及时安全的治疗，保护运动员的身心健康。

（一）兴奋剂的概念、分类及危害

兴奋剂是指兴奋剂目录中所列的运动员参赛时禁止使用的物质，兴奋剂目录由国务院体育主管部门会同国务院食品药品监督管理部门、国务院卫生主管部门、国务院商务主管部门和海关总署制定、调整并公布，包括麻醉药品、精神药品、医疗用毒性药品、易制毒化学品、蛋白同化制剂、肽类激素及其他兴奋剂等品种，能起到暂时增强或辅助增强自身体能或控制能力、提高体育比赛成绩的作用。目录所列物质包括其可能存在的盐及光学异构体，所列蛋白同化制剂品种包括其可能存在的盐、酯、醚及光学异构体。目录所列物质中属于药品的，还包括其原料药及单方制剂。我国每年调整和发布兴奋剂目录，2021 年的目录收载 358 种，包括如下类别。

1. 蛋白同化制剂品种　共 87 种，包括睾酮、齐帕特罗、克伦特罗、达那唑、去氧甲睾酮、孕三烯酮、前列他唑、羟甲烯龙等。如，甲睾酮、普拉睾酮、司坦唑醇等，男性长期应用，会导致阳痿、睾丸萎缩、精子生成减少甚至无精子从而影响生育；女性长期应用，可导致月经紊乱，甚而闭经和不孕，同时还会出现男性化症状如多毛、长胡须、声音变粗及脱发、性功能异常等症状，即使停药也不可逆转；更为严重的是不论男女均会诱发高血压、冠心病、心肌梗死、脑动脉硬化和脑血管破裂，以及肝癌、肾癌等疾患。

2. 肽类激素品种　共 65 种，包括可的瑞林、胰岛素类、促皮质素类、生长因子类、成纤维细胞生长因子类等。如，生长激素、促红素及其类似物、绒促性素等，人生长激素可致不正常发育；滥用红细胞生成素可导致肝功能和心脏功能衰竭，并可能引起糖尿病。

3. 麻醉药品品种　共 14 种，如吗啡、可卡因、可待因、哌替啶、芬太尼及其衍生物等，滥用麻醉药品可使伤口进一步恶化，导致呼吸困难和药物依赖。

4. 刺激剂（含精神药品）品种　共 75 种，如苯丙胺、安非拉酮、丁丙诺啡、卡西酮、肾上腺素、左去氧麻黄碱等。

5. 药品类易制毒化学品品种 共3种，包括麻黄碱、甲基麻黄碱和伪麻黄碱。如麻黄素用药后会有头痛、心慌、焦虑、失眠、耳鸣、颤抖等不良反应，严重中毒时，会因心力衰竭和呼吸衰竭而死亡。

6. 医疗用毒性药品品种 共1种，即士的宁。

7. 其他品种 共113种，包括阿替洛尔、倍他洛尔、比索洛尔、布地奈德、可的松、泼尼松、泼尼松龙、地塞米松、倍氯米松、阿福特罗、福莫特罗、沙美特罗等。如，普萘洛尔，有镇静效果，但滥用此类药物，会引起头晕、失眠、抑郁、幻觉、心动过缓、低血压，严重者可诱发支气管哮喘；若长期使用后突然停药，则会引发心跳过速，心肌梗死，乃至突然死亡。呋塞米、依他尼酸、螺内酯（安体舒通）等利尿药，可帮助人短时间内急速降低体重，易造成人体严重脱水、肾衰竭。

此外，2021版《世界反兴奋剂条例》的国际标准《禁用清单》中有九种禁用物质、三种禁用方法及一种特殊项目禁用物质。九种物质包括蛋白同化制剂，肽类激素、生长因子、相关物质和模拟物，β_2受体激动剂，激素及代谢调节剂，利尿剂和掩蔽剂，刺激剂，麻醉剂，大麻（酚）类，糖皮质激素；三种禁用方法为篡改血液和血液成分，化学和物理篡改，基因和细胞兴奋剂；一种特殊项目禁用物质为β受体阻断剂。

（二）运动员药学服务的要点

（1）药师应当提供准确可靠的药物信息和药物配方，参与运动员药学服务的药师还应特别对违禁药物或兴奋剂目录进行深入的学习，力求做到对禁用物质"牢记于心"；在服务期间，药师们对收到的每一张处方均应严格审核，严格进行患者身份确认和批件审核，确保没有运动员误用和故意使用含禁用物质的药品。

（2）对于残疾运动员，应针对运动员各自的特点有针对性地开展药学服务。如药师可让盲人运动员亲自触摸到其所用药品，并清楚交代每种药品的用法和用量；对于有听力障碍的运动员，药师需耐心地对有关药物用法用量的关键词做必要重复，并在标签上重点标注，以保证他们确实弄清楚药物的用法用量；药师可考虑为行动不便的残疾运动员提供上门药学服务。

（3）为医生提供准确的含禁用物质药物信息。可利用医院管理信息系统提醒医生谨慎使用含禁用物质药物，提醒医生确定患者是否是运动员，是否确实需要使用含禁用物质药物，并提示使用此药需要按规定申请用药豁免并告知运动员本人。

（4）做好治疗用药豁免有关工作。治疗用药豁免是指运动员因治疗目的确需使用兴奋剂目录中规定的禁用物质或禁用方法时，依照规定提出申请，获得批准后予以使用。药师应明确有关法规条文和管理流程，准确区分运动员用药的目的（是使用兴奋剂，还是出于治疗伤病的目的，确保运动员的伤病得到及时安全的治疗）。此外，药师应能及时解答运动员关于使用含禁用物质药物的申报流程的咨询。

二、驾驶员（含机械操作人员、高空作业人员）的药学服务

驾驶、高空作业和机械操作属于特殊工作，必须保持头脑清醒、注意力集中、视物清晰。近年来，因使用药物后驾驶而导致的交通事故频繁发生，原因为不少药物会对神经系统产生包括嗜睡、眩晕、耳鸣、视物模糊、肌张力障碍、辨色困难、定向障碍、多尿和平衡能力下降等不良影响。这些药物不良反应会使驾驶员、高空作业者及机械操作人员的注意力不集中、反应迟钝，可简称为药驾，很容易酿成事故。因此，针对驾驶员（包括驾驶飞机、车船，操作机械、农机具和高空作业人员）的药学服务不仅在于促进有关人群的安全合理用药，还在于通过药师的努力，有效避免或减少患者因上述药物不良反应引起的交通事故和安全事故的发生，具有重要的专业和社会价值。

（一）驾驶员应慎用的药物

1. 可引起驾驶员嗜睡的药物 包括抗感冒复方制剂（含有鼻黏膜减充血剂或抗过敏药者）、抗过敏药、镇静催眠药、抗偏头痛药及质子泵抑制剂等。其中抗感冒药是药物中最常见、最易引起驾驶意外的药物，在日常生活中最易接触到，应用也最广泛，如复方盐酸伪麻黄碱、复方氨酚烷胺、酚氨咖敏等，服用后可引起头晕、乏力、嗜睡等症状；还有一些治疗上呼吸道感染的中成药剂，如维C银翘片、感冒

灵等均含有抗组胺类成分，服药后可引起不同程度的不良反应，包括头昏眩晕、视物模糊、乏力、嗜睡、倦怠、注意力分散和反应迟钝等。

2. 可使驾驶员出现眩晕或幻觉的药物　包括镇咳药、解热镇痛药、抗菌药、抗病毒药、抗抑郁药、抗血小板药及降血糖药等，用药后可出现眩晕、倦怠等。

3. 可使驾驶员视物模糊或辨色困难的药物　包括部分解热镇痛药、解除胃肠痉挛药、扩张血管药、抗心绞痛药、抗癫痫药及抗精神病药等，用药后会出现视物不清、注意力下降等。

4. 可使驾驶员出现定向力障碍的药物　包括镇痛药、抗消化性溃疡药和避孕药等。

5. 可导致驾驶员多尿或多汗的药物　包括利尿药及部分抗高血压药。

（二）驾驶员药学服务要点

对驾驶员实施药学服务的目标是在保证驾驶或操作安全的基础上，有计划地对驾驶员患者进行药物治疗。一般镇静催眠药在使用过程中，临床医师在处方时、窗口药师在发药过程中，均会告知其药品不良反应以及注意事项，故此类药物影响驾驶员驾驶的现象就较少见，而其他类药物常因发药的药师未能仔细询问其职业，未做到个体化用药指导，从而造成驾驶员用药的误区，容易导致交通事故的发生。

1. 驾驶员的合理选药与治疗方案设计

（1）尽可能选择不含对驾驶机械操作和高空作业能力有影响成分的药物。如，为了避免日间嗜睡的不良反应，有些感冒药分为日片或夜片，可选用不含镇静药和抗过敏药的日片。

（2）可考虑改用替代药，如，过敏时尽量选用对中枢神经抑制作用小的抗过敏药如咪唑斯汀、氯雷他定、地氯雷他定等。

（3）驾车或从事机械作业前4小时内不用上述药物，或服后休息6小时再从事驾驶或机械操作作业。

（4）对易产生嗜睡的药物，应尽量安排在睡前半小时服用。

（5）鉴于驾车或操作机械人员的安全要求，在临床用药中若病情需要，必须采用已知可导致影响驾驶的不良反应的某些药物，药师就要明确建议患者暂停车船驾驶或机械操作作业。

2. 驾驶员的用药指导和健康教育

（1）加强药学信息工作，明确所有药品的通用名和商品名，并注意复方制剂中有无对驾驶能力有影响的成分。归纳有关信息，及时向同行医务人员发布和警示。

（2）药师依靠自己丰富的专业知识，要注意辨认对含有对驾驶能力有影响的单方或复方制剂，做好患者的用药交代，对有关药物的使用做出明确指导或提示。

（3）对于患糖尿病的驾驶或机械操作人员，药师应嘱其在注射胰岛素和服用降糖药后稍事休息再从事有关作业。如血糖过低或头晕、眼花、手颤，可进食少量食物或糖果。

（4）教育驾驶或机械操作人员不要饮酒或含乙醇饮料，对含乙醇的药物也应慎重使用。

本章小结

1. 主要内容　老年、儿童、妊娠与哺乳期妇女、理解能力受限、具有潜在医患矛盾、特殊职业等特殊患者在生理、病理、心理方面具有各自特点，用药后药动学、药效学方面可能存在着较普通患者更为明显的个体差异。这些特殊人群是药师进行药学服务的主要对象。根据特殊患者群体生理、病理、心理、药动学及药效学特点，针对用药时易出现问题的环节，药师应通过及时、有效的药学服务，做好合理选药、治疗方案设计、不良反应和用药禁忌监控、用药指导和教育工作，提高患者用药依从性，保证药物治疗效果，减少药物不良反应，促进合理用药。

2. 重点　老年患者、儿童患者、妊娠期妇女患者和重症患者的药学服务。

3. 难点　妊娠期妇女患者的药物选择与治疗方案设计及有关咨询。

题库

思 考 题

一、选择题

A 型题 （最佳选择题）

1. 以下有关"老年人药效学方面的改变"的叙述中，不正确的是（　　）
A. 个体差异很大
B. 药物的反应性增强
C. 药物的不良反应增多
D. 对中枢神经系统药物等敏感性增加
E. 对 β 受体激动剂等少数药物的反应性降低

2. 老年人服用水溶性药物地高辛等出现血药浓度高和毒性反应，属于（　　）
A. 胃酸分泌减少
B. 脂肪组织减少
C. 细胞内液减少
D. 细胞内液增加
E. 血浆蛋白含量降低

3. 新生儿用药后，可能出现软骨发育障碍的药物是（　　）
A. 吲哚美辛
B. 维生素 A
C. 维生素 D
D. 氟喹诺酮类
E. 大环内酯类

4. 给儿童用药的最适宜给药方式是（　　）
A. 口服给药
B. 经皮吸收
C. 静脉给药
D. 直肠给药
E. 肌内或皮下注射

5. 以下妊娠不同阶段中，用药不当容易造成胚胎畸形的是（　　）
A. 妊娠第 14 天到 1 个月
B. 妊娠 3 个月
C. 妊娠 14 周到 6 个月
D. 妊娠 6 个月到 9 个月
E. 产前

6. 以下所列"妊娠毒性 X 级毒物"中，不正确的是（　　）
A. 利巴韦林
B. 戈舍瑞林
C. 艾司唑仑
D. 吲达帕胺
E. 氟尿嘧啶

7. 以下抗菌药物中，对妊娠期妇女及胎儿比较安全的是（　　）
A. 酮康唑
B. 青霉素
C. 四环素类
D. 万古霉素
E. 氟喹诺酮类

8. 以下有关"哺乳期合理用药原则"的叙述中，不正确的是（　　）
A. 不采用药物治疗手段
B. 服药期间暂时不哺乳或少哺乳
C. 不用哺乳期禁用或慎用的药物
D. 选用乳汁排出少、相对比较安全的药物
E. 服药时间在哺乳后 30 分钟或下一次哺乳前 3～4 分钟

9. 重症患者为 MRSA 感染时，首选的抗菌药物为（　　）
A. 万古霉素
B. 庆大霉素
C. 利奈唑胺
D. 阿贝卡星
E. 替考拉林

10. 重症患者休克的治疗中，过敏性休克首选药和次选药分别是（　　）
A. 肾上腺素、多巴胺
B. 肾上腺素、糖皮质激素
C. 多巴胺、糖皮质激素
D. 糖皮质激素、多巴胺
E. 去甲肾上腺素、多巴胺

X 型题（多项选择题）

11. 药学服务中对具有潜在医患矛盾的患者应对措施正确的是（　　）

    A. 应尽可能在现场解决患者的问题　　　B. 应由当事人来接待患者

    C. 接待患者时，应保持严肃的态度　　　D. 应采用换位思考

    E. 工作中应注意保存证据以应对患者的困惑

12. 药学服务的效果体现在（　　）

    A. 改善病情或症状　　　　　　　　　　B. 减少和降低发病率、并发症、死亡率等

    C. 预防或减少药品不良反应发生　　　　D. 节约治疗费用

    E. 使医护人员完全不参与用药

13. 理解能力受限患者的特点是（　　）

    A. 认知力障碍　　　　　　　　　　　　B. 生活自理能力下降

    C. 语言沟通困难　　　　　　　　　　　D. 记忆力下降

    E. 情绪不稳定

14. 哪些疾病患者的认知能力和理解能力受到限制，需要开展药学服务（　　）

    A. 阿尔兹海默病　　　　　　　　　　　B. 精神分裂症

    C. 听力受损　　　　　　　　　　　　　D. 癫痫发作

    E. 脑血管疾病

15. 运动员禁用的药品是（　　）

    A. 右美沙芬　　　B. 甲睾酮　　　　　C. 非洛地平　　　　　　D. 非诺贝特

    E. 布洛芬

二、案例分析题

1. 案例：患者，女，51 岁，因"右小腿肌痛伴发热 24 小时，突发神志不清 10 小时"入院，诊断为昏迷待查，考虑病因可能为甲状腺危象、低血糖症、蛇毒咬伤或感染性休克。

入住重症监护病房 6 小时后患者突发快速室率房颤，心率 159 次/分，静脉推注去乙酰毛花苷 0.4mg，快速室率房颤未控制，随后静脉推注地尔硫䓬 10mg，并将地尔硫䓬 30mg 溶解于 50ml 生理盐水中，以每小时 10ml 的速度微量泵维持，心率控制在 120～130 次/分。患者因甲状腺危象入住重症监护病房时，长期医嘱为普萘洛尔 20mg，tid，当日鼻饲普萘洛尔 20mg 半小时后，患者心率缓慢下降，最低降至 50 次/分，立即停用地尔硫䓬，心率渐回升。

请分析引起患者心率缓慢下降的原因是？如果你是药师，你建议更换哪种药物？

提示：去乙酰毛花苷、地尔硫䓬与普萘洛尔通过不同作用机制对窦房结、房室结的自律性和传导性产生抑制作用，同时应用三者时其药理作用叠加可致房室传导阻滞，有发生严重心动过缓的风险。

2. 案例：患者，男性，81 岁，因癫痫反复发作 2 年余，伴发意识不清 3 天入院。初步诊断：癫痫持续状态、左侧颅顶部脑膜瘤伽马刀术后、呼吸循环衰竭、慢性阻塞性肺病急性加重期、血小板减少症。药物治疗措施：①丙戊酸钠注射剂、丙戊酸钠片、托吡酯片控制癫痫；②头孢他啶注射剂 2.0g，iv，q8h 预防感染；③单唾液酸四己糖神经节苷脂注射剂护脑，甘油果糖降颅压；④盐酸氨溴索注射剂化痰，多索茶碱注射剂平喘，果糖二磷酸钠注射剂营养心肌，多烯磷脂酰胆碱注射剂护肝，埃索美拉唑钠注射剂预防应急性溃疡，马来酸桂哌齐特注射剂扩管活血等。治疗后，患者血小板计数持续下降，最低至 7×10^9/L。

请分析引起患者血小板计数下降的原因，并对药物治疗方案提出可能的修改建议。

（宫　建）

PPT

第十三章

常见慢性病的药学服务

学习导引

知识要求

1. **掌握** 慢性病的定义、常见慢性病药学服务特点。
2. **熟悉** 常见慢性病管理的模式、常见慢性病的特点。
3. **了解** 常见慢性病管理的概况。

能力要求

1. 熟练掌握常见慢性病的药学服务技能。
2. 学会应用药学服务的技能解决常见慢性病患者的用药问题。

第一节 慢性病概述

微课

一、我国慢性病发展现状

慢性病又称慢性非传染性疾病（noninfectious chronic disease，NCD），是指长期的，不能自愈的，且几乎不能被治愈的一类疾病。在我国，最常见的慢性病有心脑血管疾病、糖尿病、慢性肾脏病、肿瘤、慢性呼吸系统疾病等。

随着我国经济社会发展和卫生健康服务水平的不断提高，居民人均预期寿命不断增长；以及慢性病患者生存期不断延长，加之人口老龄化、城镇化、工业化进程加快和行为危险因素流行对慢性病发病的影响，我国慢性病患者基数仍将不断扩大。我国首部《健康管理蓝皮书：中国健康管理与健康产业发展报告（2018）》指出，我国慢性病发病总人数已达 3 亿左右，其中 65 岁以上老年人群慢性病负担占50%。同时因慢性病死亡的比例也将持续增加，《中国居民营养与慢性病状况报告（2020）》有关数据统计，2019 年我国因慢性病导致的死亡占总死亡 88.5%，其中心脑血管病、癌症、慢性呼吸系统疾病死亡合计为 80.7%，我国慢性病防控形势依然严峻。

慢性病作为终身性疾患，其所导致的病痛、伤残以及昂贵的医疗费用不仅严重影响患者的生活质量，而且带来巨大的社会和经济负担，已成为重大公共卫生问题。据统计，我国心脑血管疾病、癌症、慢性呼吸系统疾病、糖尿病等慢性病导致的负担占总疾病负担的 70% 以上，如不实施有效的防控策略，未来 20 年人口快速老龄化将使我国慢性病负担增加 40% 左右，这将给社会带来更加沉重的压力。因此，充分利用有效资源，从根本上做好慢性病防治管理工作，是摆在眼前的首要问题。

二、慢性病管理的概念、意义及发展现状

（一）慢性病管理概念

慢性病管理（chronic disease management，CDM）是指组织慢性病专业医生、药师、护士和营养师、志愿者等作为一个医疗团队，为慢性病患者提供全面、连续、主动的管理，以达到促进健康、延缓疾病进程和降低伤残率，降低医药费用的一种科学管理模式。

（二）慢性病管理的意义

做好慢性病管理工作，既能使慢性病患者得到更好的治疗，延缓疾病进程，减少并发症的发生，降低医疗费用，还能提高患者的生活质量，有利于满足人民日益增长的健康需求，提高人民的健康素养水平。

（三）慢性病管理发展现状

1. 我国慢性病管理发展现状　目前，我国对于慢性病的管理主要是三级预防，根据病种特点，结合经验，借鉴国内外已有的模式或研究成果，实施以卫生行政机构为保证、公共卫生为主导、医疗服务机构为依托、社区卫生服务为平台、健康教育和健康促进为手段、一级预防为主、各级预防相结合为途径的策略；针对共同危险因素，在目标人群中开展慢性病综合防治。

我国政府非常重视慢性病防治工作，将实施慢性病综合防控纳入《"健康中国 2030"规划纲要》，这预示着慢性病综合防控升级为国家战略。并先后在《中国慢性病防治工作规划（2012－2015 年）》《中国防治慢性病中长期规划（2017－2025 年）》中，对慢性病防治提出了纲领性的要求。另外，国家相继出台了心脑血管病及肿瘤的防治规划；发布了高血压、肥胖、糖尿病等防治指南及一系列技术指导手册，为慢性病防治工作创造了良好的政策及支持环境。

（1）慢性病信息监测系统模式　1982 年我国建立了"综合疾病监测系统"，对慢性病发病、死亡模式进行了系统监测，1996 年建立了针对慢性病的"行为危险因素监测系统"，1997 年原卫生部建立了"社区慢性病综合防治示范点"，2010 年开始在全国范围内组织实施国家慢性病综合防控示范区建设工作，截止目前，全国 31 个省（自治区、直辖市）和新疆生产建设兵团共建成 488 个国家级慢性病综合防控示范区。

通过慢性病监测系统，初步掌握了主要慢性病的发病情况，建立了一批防治科研基地，同时为慢性病防治效果评价提供科学依据。

（2）社区慢性病临床路径管理模式　临床路径是缩短医疗服务疗程，降低医疗资源消耗，提高医疗质量，使患者获得最佳医疗照顾的管理模式。目前，我国已对高血压、2 型糖尿病、冠心病、脑卒中进行了社区临床路径、照顾路径和双向转诊路径的研制与应用评价。通过该模式，实施有计划的社区临床诊疗护理，既保证治疗效果，节约医疗费用，又可及时合理地进行双向转诊，有效地提高服务质量和患者满意度。

（3）慢性病自我管理模式　指在医疗专业人员的协助下，患者承担一定的预防性、治疗性保健和治疗任务。该模式注重以技能培训为主的健康教育，在管理中患者是积极的参与者，承担一定自我保健职责，包括自我监测病情等；专业医师、临床药师是患者的伙伴、顾问、老师，为患者提供建议。医疗专业人员和患者共同参与，互为支持。

（4）社区慢性病健康管理模式　是指组织慢性病专业医生、临床药师以社区为单位为慢性病患者建立个人健康档案，根据慢性病患者的健康信息，对患者进行健康评估和疾病风险评价，在此基础上帮助患者制定健康干预，矫正不良生活方式，控制危险因素，从而有效地控制疾病、改善自身健康的一种科学管理模式。

（5）互联网＋慢性病健康管理模式　是指基于互联网技术的慢性病健康管理服务新模式，如可穿戴设备、慢性病管理 APP、在线医疗等，相比传统慢性病管理方式，互联网＋慢性病管理模式为患者提供了更多便利，从而提高治疗效果、提升医疗资源利用效率。

此外，我国的慢性病健康管理还在尝试分级管理模式、全科团队管理模式、知己健康管理模式、综合慢性病管理模式等丰富的管理模式。

虽然我国慢性病管理工作进行了很多实践，也积累了很多成功的经验，但是我国慢性病管理工作还存在很多问题，如不同地区的经济发展水平不同，慢性病管理网络尚未健全；居民的健康管理理念落后，相应的健康知识与技能不足，而且大多数人生活方式不科学，饮食结构不合理；慢性病基层管理人员紧缺、体系机制尚不够完善；医疗水平差异、管理模式不同等原因，在借鉴国外管理模式时未充分与本国实际结合等，这些问题都阻碍了慢性病防治工作的顺利开展。

2. 国外慢性病管理现状　1998 年，美国学者 Wagner 提出了慢性病照护模式（chronic care model，CCM），即在正确的时间、正确的地点、为正确的患者提供正确的照护，该模式在患者、医务工作者和医疗政策共同干预的基础上提出了慢性病管理的组织模式，有利于医生、护士、药师等团队成员相互协作，制定慢性病管理计划，帮助患者发挥自我管理的作用，改善慢性病照护的水平。多年来，CCM 已成功应用于实践，在美国和德国进行的大调查结果明确指出，CCM 能够提供以病人为中心，高质量的糖尿病护理，可以降低患者合并患有心血管疾病的概率。它已是美国、德国等地区慢性病管理的主要形式。还有慢性病自我管理计划模型（chronic disease self – management program，CDSMP）和慢性病创新照护框架（innovative care for chronic conditions framework，ICCC），与 CCM 已构成国外慢性病管理的三种主要模式。

近年来，国外工作者还通过健康管理模型为指导设计了慢性病远程管理模式，重视医疗资源信息化构建，大数据技术不断更新。以家庭为单元的无线设备，从局部运用发展到区域共享，凸显了互联网健康管理优势，可以突破地域限制，完善慢性病患者档案，动态收集慢性病患者的各项数据，记录患者在家的用药、治疗情况及疾病改善状况，并逐步实现由被动监测向主动监测转变。

在美国、芬兰等欧美国家地区，慢性病防治已经成为社区卫生服务中的主要公共卫生职能，社区健康管理是慢性病控制的有效手段。其主要管理措施有：以社区诊断为依据，以建立健康档案和周期性随访为核心，动态地掌握社区居民的健康状况，控制危险因素，早诊早治。

除此之外，同伴支持管理模式、专业人员指导的团体交流管理模式、自我管理能力训练计划及慢性病管理系统均是国外对慢性病管理作出的成功尝试。

三、慢性病患者的药学服务

药师是慢性病管理中重要一员，在世界上许多国家，药师已经广泛参与到慢性病管理的药学服务中：在美国慢性病管理的团队中，临床药师的工作职责为负责药物治疗方案的起始、修改及审查、专利药和非专利药的调换；对患者进行疾病和用药教育；增加患者的用药依从性；开具实验室检查单及进行一定权限的体检工作，如检查患者生命体征。1995 年，美国联邦政府正式立法允许药师开展除麻醉药品以外的药物治疗管理。截止到 2015 年 12 月，加利福尼亚州、华盛顿州和俄勒冈州三个州已经立法承认药师的"卫生保健提供者地位"，这授予了药师在慢性病管理中的多项权利。

在英国等欧洲国家，通过基于药师的慢性病管理服务，包括药物咨询，特殊药物的用药指导，系统介绍药物治疗目标及正确合理使用，提高患者自我管理能力等，显著提高了患者及高危人员对疾病的认知水平和治疗依从性，促进了治疗指标的改善，提高了患者的生活质量。

借鉴国外发达国家的经验，结合我国国情，充分发挥药师在慢性病管理中的作用，对于完成《中国防治慢性病中长期规划（2017 – 2025 年）》任务具有重要意义。药师参与慢性病管理，既可以充分发挥自己的药学优势，利用自己所学的专业理论知识并结合实践，为慢性病患者提供必要的药学技术服务，同时由于药师的药学思维有别于医师的医学思维，两者可以在慢性病管理中互相补充、互相促进。药师参与慢性病管理的药学服务，包括细致的用药评估、专业的用药咨询答疑和定期的随访等，有利于提高慢性病患者对疾病的认知和治疗依从性，有利于改善疾病的预后，有利于提高慢性病患者的生活质量。同时，药师参与慢性病管理的药学服务具有经济和社会双重效益，既能体现和提升药师价值，有效地控制疾病的发展，减少患者的痛苦，又能大大降低医疗费用，降低医保和个人经济负担。

（一）医院慢性病患者药学服务

1. 慢性病住院患者

（1）采集患者用药史，实施药物重整　慢性病患者入院时，药师应准确采集患者完整的用药史，侧重于以下方面：既往用药史，包括药名、剂量、疗程及治疗效果；不良反应史，包括引起 ADR 的药物、处理及转归；过敏史，包括药物、食物及其他物品导致过敏的表现及处理；伴发疾病的药物治疗、自备药品的使用情况等。由于未建立集中的医疗信息数据库，各医疗机构之间的电子病历数据无法共享等多种因素，目前国内多通过药学问诊来实现上述信息的采集。根据患者慢性病的病情变化及新出现的病理生理状态，采集患者既往用药史，记录此次入院医嘱的药物信息，实施药物重整，包括继续服用、停止服用或调整药物等，建立一个慢性疾病患者的用药信息记录。

（2）药物治疗管理　审核患者住院期间药物治疗方案，评估所使用药品用法用量的适宜性，考察是否存在重复用药和不必要用药现象，考量药品的适应证、禁忌证、相互作用，详细记录发现的用药问题，向医师提供合理用药的建议。实施药学查房及药学监护，监护患者用药过程中出现的 ADR 及疗效变化，了解患者用药的依从性，发现潜在的 ADR 及依从性差的危险因素。药师对患者进行用药教育，讲解疾病的诊断、分期、治疗原则及预后，提高患者对慢性病的认识，详细介绍药物的功效、用法用量、药物相互作用、注意事项、可能出现的 ADR 等内容，指导患者正确长期服用药物，告知患者出现 ADR 时如何处置，鼓励患者积极进行自我管理。

（3）随访　根据慢性病患者药物治疗需求制定随访计划，包括随访时间、随访频率、随访内容；建立随访档案，记录患者的基本信息（姓名、年龄等）、诊断、治疗方案、随访记录表等，了解患者用药依从性、药物治疗疗效及用药的安全问题。近年来，移动健康技术应运而生，大大提高了慢性病药学服务的可及性和效率，尤其在患者随访环节发挥着重要作用，可贯穿应用于体征监测、风险评估、提高用药依从性、危险因素干预、健康知识推送、定位和预警等。

2. 慢性病门诊患者　开展针对慢性病药物治疗门诊服务，为患者建立用药档案，药师可利用药学专业知识及技能为患者提供用药咨询服务，进行个体化用药指导。目前国内医院开设的以药师为主导的慢病门诊有：高血压、糖尿病、哮喘、慢性阻塞性肺疾病、慢性肾病、抗凝等。

（二）社区慢性病患者的药学服务

在我国，随着医药卫生体制改革的不断深入，基层医疗机构逐步向社区卫生服务机构转轨，"大病进医院，小病进社区"的观念已逐渐被广大居民接受，在社区卫生服务机构推广药学服务以保障患者合理用药，具有重要意义。

社区药学服务包括以下几方面工作。

1. 加强知识宣教，开展用药咨询与指导，消除患者的用药误区　药师可以通过开展健康课堂、座谈、出版药讯、板报等多种形式进行用药知识宣传，尤其应加强老年人的安全用药知识教育与慢性病患者的个体化用药指导。药师对患者的宣教，更注重药物的药理毒理、适应证、药物相互作用、ADR 等方面。慢性病患者需长期使用多种药物，如何发挥药物的疗效，最大限度地减少 ADR 应成为药师的工作重点。当前慢性病患者用药过程中普遍存在着五大用药误区：①听信广告买药；②认为进口药、贵药就是好药；③认为中药没有副作用；④自己随便停药；⑤认为输液是疗效最快、最好的治疗方法。针对这些误区，药师可以通过用药教育，逐步消除患者的错误认识，树立合理的用药观念，这样既能优化配置有限医疗卫生资源，有效控制疾病的发展，提高慢性病患者的生命质量，又能提升药师在医院乃至全社会的地位和形象，为药师在慢性病管理中发挥作用奠定基础。

2. 为慢性病患者提供长期的、持续的药学服务　药师可以利用专业技能帮助患者解决用药中的一些实际问题，诸如不同厂家的药物有何区别，同一类的药物一般应避免同时服用，药物的用法用量及注意事项，适应证及不良反应，可根据患者的具体情况，包括患者的文化程度、工作性质、健康状况、患病后的治疗状况，用药史，用药依从性等对患者进行有针对性的用药指导，使慢性病患者既了解自己的疾病，又熟知所服用的药物，有利于提高服药的依从性。近年来，越来越多的药师参与到家庭医生签约服务中，通过借鉴社区家庭医生的服务模式，建立电子药历和慢性病患者用药档案，定期开展上门监测、提醒用药规范、清理家庭小药箱等入户药学服务；或借助互联网＋管理模式，如通过可穿戴设备数据实时监测评估慢性病患者用药疗效及安全，并积极配合医生主动进行用药干预，最终提高慢性病管理的质量和效率。

3. 开展 ADR 监测　对发生 ADR 的病例要进行追踪调查并做好记录，及时上报有关部门，对发生 ADR 的原因要进行分析总结，从中汲取经验教训。

在社区药学服务过程中，应以患者为中心，药师、医师与护士共同协作才能够达到更好的药物治疗效果。药师应与医师等其他医护人员之间建立良好的团队关系；社区药师应得到规范化培训，提高社区药师的服务能力；加强社区医院信息化系统的建设，充分发挥信息化系统在 ADR、抗菌药物规范化应用、传递合理用药信息等药学服务中的作用，并且可以通过网络在大医院与社区医院之间形成药学服务信息共享，加强医院之间的交流合作，促进药学服务的共同发展。

第二节　常见慢性病患者的药学服务

一、高血压患者的药学服务

微课

（一）概述

高血压（hypertension）是最常见的慢性病，也是心脑血管病最主要的危险因素，可引起心、脑、肾等重要脏器的损害，致残、致死率很高。在我国，每 5 个成人中就有 1 人患高血压，2019 年《中国心血管健康与疾病报告》推算，中国高血压患者有 2.45 亿。临床实践证明，高血压是可以预防和控制的疾病，降低高血压患者的血压水平，可明显减少脑卒中及心血管病事件，显著改善患者的生存质量，有效降低疾病负担。

1. 高血压诊断标准和分类　根据高血压基层诊疗指南（实践版·2019），高血压定义为：在未使用降压药物的情况下，非同日 3 次测量血压，收缩压≥140mmHg 和/或舒张压≥90mmHg。患者既往有高血压史，目前正在使用降压药物，血压虽然低于 140/90mmHg，也诊断为高血压。

根据血压升高水平，又将高血压分为 1 级、2 级和 3 级（表 13 - 1）。

表 13 - 1　血压水平的定义和分类

分类	收缩压（mmHg）	舒张压（mmHg）
正常血压	<120 和	<80
正常高值	120 ~ 139 和/或	80 ~ 89
高血压	≥140 和/或	≥90
1 级高血压（轻度）	140 ~ 159 和/或	90 ~ 99
2 级高血压（中度）	160 ~ 179 和/或	100 ~ 109
3 级高血压（重度）	≥180 和/或	≥110
单纯收缩期高血压	≥140 和	<90

注：当收缩压和舒张压分属于不同级别时，以较高的分级为准。

2. 高血压的危险分层　高血压患者的预后和治疗决策不仅要考虑血压水平，还要考虑到心血管疾病的危险因素、靶器官损害、有无临床并发症和糖尿病等，并根据这几项因素合并存在时对心血管事件绝对危险的影响，将高血压患者按心血管风险水平分为低危、中危、高危和很高危四个层次（表 13 - 2）。

表 13 - 2　高血压患者心血管风险水平分层

其他危险因素和病史	血压水平		
	1 级高血压	2 级高血压	3 级高血压
无	低危	中危	高危
1 ~ 2 个其他危险因素	中危	中危	很高危
≥3 个其他危险因素，或靶器官损害，或 CKD3 期，无并发症的糖尿病	高危	高危	很高危
临床并发症，或 CKD≥4 期，有并发症的糖尿病	很高危	很高危	很高危

注：①心血管危险因素：年龄男性 >55 岁，女性 >65 岁；吸烟；血脂异常；早发心血管病家族史；肥胖；②靶器官损害：左心室肥厚；颈动脉内中膜增厚、斑块；血清肌酐轻度升高；微量白蛋白尿；③临床并发症：脑血管疾病；心脏疾病；肾脏疾病；外周血管病；视网膜病变和糖尿病。

3. 高血压治疗目标　管理血压并处理其他确定的心血管危险因素，包括脂质异常、糖耐量受损或糖尿病、肥胖和吸烟等。《中国高血压健康管理规范（2019）》定义的目标血压：单纯高血压患者血压应降至 < 140/90mmHg，能耐受者可进一步降至 < 130/80mmHg。65 岁及以上老年人的降压目标值为 140/90mmHg；伴有慢性肾脏疾病、糖尿病，或病情稳定的冠心病或脑血管病的高血压患者治疗更宜个体化，一般可以将血压降至 130/80mmHg 以下。

4. 高血压治疗的基本原则

（1）高血压是一种以动脉血压持续升高为特征的进行性"心血管综合征"，常伴有其他危险因素、靶器官损害或临床疾患，需要进行综合干预。

（2）抗高血压治疗包括非药物和药物两种方法，大多数患者需长期、甚至终身坚持治疗。

（3）定期测量血压；规范治疗，改善治疗依从性，尽可能实现降压达标；坚持长期平稳有效地控制血压。

（二）常用的降压药物

常用的口服降压药物包括钙通道阻滞剂（CCB）、血管紧张素转换酶抑制剂（ACEI）、血管紧张素受体拮抗剂（ARB）、利尿剂和 β 受体阻断剂五类（表 13 - 3），以及由上述药物组成的固定配比复方制剂。此外，α - 受体阻断剂或其他种类降压药有时亦可应用于某些高血压人群。

CCB、ACEI、ARB、利尿剂和 β 受体阻断剂及其低剂量固定复方制剂，均可作为降压治疗的初始用药或长期维持用药，单药或联合治疗。应根据患者的危险因素、亚临床靶器官损害以及合并临床疾病情况，合理使用药物，优先选择某类降压药物。

表 13 - 3　常用的各类降压药及其代表药物

口服降压药物	每天剂量（mg）	分服次数	主要不良反应	注意事项
钙通道阻滞剂（CCB）				
二氢吡啶类（D - CCB）			踝部水肿，头痛，潮红	心动过速与心力衰竭患者应慎用
氨氯地平	2.5 ~ 10	1		
硝苯地平	10 ~ 30	2 ~ 3		急性冠状动脉综合征患者一般不推荐使用
硝苯地平控释片	30 ~ 60	1		应整片吞服，不能掰开或嚼碎
非洛地平缓释片	2.5 ~ 10	1		
尼群地平	20 ~ 60	2 ~ 3		
非二氢吡啶类				
地尔硫草缓释片	90 ~ 360	1 ~ 2	房室传导阻滞，心功能抑制	本品一般不宜与 β 受体阻滞剂合用
利尿药				

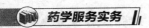
续表

口服降压药物	每天剂量（mg）	分服次数	主要不良反应	注意事项
噻嗪类利尿药				
氢氯噻嗪	6.25～25	1	血钾、钠减低，血尿酸升高	不良反应与剂量相关，长期应用应定期监测血钾
袢利尿药				
呋噻米	20～80	2	血钾减低	从最小有效剂量开始，然后根据利尿反应调整剂量
醛固酮拮抗剂				
螺内酯	20～60	1～3	血钾增高，男性乳房发育	应于进食时或餐后服药，以减少胃肠道反应
β受体阻断剂				
美托洛尔	50～100	2	支气管痉挛，心功能抑制	哮喘，二、三度房室传导阻滞患者禁用
美托洛尔缓释片	47.5～95	1		
α，β受体阻断剂				
卡维地洛	12.5～50	2	体位性低血压，支气管痉挛	可诱发心动过缓，如心率小于55次/分，须减量
血管紧张素转换酶抑制剂（ACEI）				
卡托普利	25～150	2～3	咳嗽，血钾升高，血管性水肿	长期应用有可能导致血钾升高，应定期监测血钾和血肌酐水平。双侧肾动脉狭窄、高钾血症及妊娠妇女禁用
依那普利	2.5～40	2		
培哚普利	4～8	1		
血管紧张素Ⅱ受体拮抗剂（ARB）				
氯沙坦	25～100	1	血钾升高，血管性水肿（罕见）	长期应用可升高血钾，应注意监测血钾及肌酐水平变化。双侧肾动脉狭窄、妊娠妇女、高钾血症者禁用
缬沙坦	80～160	1		
α受体阻断剂				
哌唑嗪	1～10	2～3	体位性低血压	首剂给药应在入睡前，避免体位性低血压发生
中枢作用药物				
利血平	0.05～0.25	1	鼻充血，抑郁，心动过缓，消化性溃疡	慎用于体弱和老年患者、肾功能不全、帕金森病、癫痫、心律失常和心肌梗死
甲基多巴	250～1000	2～3	肝功能损害，免疫失调	肾功能不全者慎用

（三）药学服务要点

高血压是一种慢性疾病，一旦发生，就需要终身管理。我国高血压患者在逐年增加，但总体的知晓率、治疗率和控制率明显偏低。因此，需要药师在进行药学服务时，运用药学专业知识和技能，对患者进行用药教育，以提高患者用药的安全性、有效性和依从性。

1. 安全性　由于高血压患者需要长期服用降压药，在服药过程中，患者可能会出现药品不良反应。因此，药师在进行药学服务的过程中，应及时准确地告知患者所服药物的常见不良反应，以及出现了不良反应应如何处理。目前常用降压药物的不良反应有：①面红头痛：地平类的钙通道阻滞剂由于扩张血管作用常常会引起患者面红头痛的症状，有些患者服用这种药物一段时间后，症状会减轻或消失，而有些患者可能症状严重则需停药；②踝部水肿：有些扩张血管的降压药物容易引起患者脚踝水肿的症状，通常卧床休息后会消失，或可联合小剂量的利尿剂消肿；③干咳：服用卡托普利等ACEI类药物，有的患者可能会出现咽痒干咳，有些症状轻微的会随着用药时间增加而消失，但有些患者无法耐受则要停药，或改用ARB类药物；④心率缓慢：有些患者服用β受体阻断剂后可能会出现心率缓慢的症状，此时不能突然停药，因为停药后会出现心率明显增快的"反跳"现象，患者会出现心慌。如果既往有冠心病，停药后会加重冠心病心绞痛，因此要缓慢、逐渐减少药物的剂量而停药；⑤低血钾：服用噻嗪类利尿药患者易出现血钾排泄过多，随着剂量的增大，低钾加重，患者会出现乏力，腹胀，心慌等，因此应从小剂量开始，如氢氯噻嗪每天 6.25～12.5mg，不超过 25mg，必要时可适当补充钾剂，还可多进食香蕉、柑橘、绿叶蔬菜等含钾较丰富的食物；⑥体位性低血压：服用 α 受体阻断剂时，易出现直立性体位低血压，尤其在老年高血压患者中，表现为突然站立会出现头昏或晕厥，提醒患者在服药时应格外小心，一旦发生应立即平卧。一般建议首剂服用减半，且在临睡前服后卧床。

服用降压药物的过程当中，除了出现上述常见的不良反应之外，有些降压药还会出现口干、便秘、性功能减退、皮疹等症状，有些降压药还会引起体内糖、血脂代谢紊乱，这些不良反应没有明显的症状，要靠实验室检查才能发现。因此，高血压患者建议定期进行相关项目的体检。高血压患者应坚持服药治疗，发现服药后有任何不良反应须及时与医生或药师沟通，分析原因，以便医生或药师帮助调整剂量或选择适合的抗高血压药物。

2. 有效性 高血压患者实施降压药物治疗，能有效预防或延迟脑卒中、心肌梗死、心力衰竭、肾功能不全等并发症的发生；能有效控制高血压的疾病进程，预防高血压急症、亚急症等重症高血压的发生。将血压降低到目标水平，可以显著降低心脑血管并发症的风险。

药师在进行药学服务时，首先应告知患者非药物治疗（生活方式干预）的重要性。改变不健康的生活方式和服用降压药物是治疗高血压的主要方法，二者缺一不可。其中改善生活方式是治疗高血压的基础。原发性高血压是一种"生活方式疾病"，很多日常行为习惯是高血压发生的危险因素。在我国，高血压发生的主要危险因素包括：高盐低钾饮食、超重/肥胖、吸烟、过量饮酒、长期精神紧张、缺少体育锻炼等危险因素。而通过生活方式干预，即去除不利于身体和心理健康的行为和习惯，不仅可以预防或延迟高血压的发生，还可以降低血压，提高降压药物的疗效，进而降低心血管风险。因此，应对高血压患者进行健康教育，倡导健康的生活方式：科学合理饮食，多吃新鲜水果蔬菜，减少钠盐摄入，控制体重，戒烟，限制饮酒，增加体育运动，减轻精神压力，保持心理平衡等。

其次，合理应用降压药是血压达标的关键。药师要充分了解各类降压药的作用特点，根据患者的年龄、血压的水平、合并的临床疾病等来为患者或医生提供用药咨询或用药参考。CCB 对老年患者降压疗效较好，且预防脑卒中的效果较好，可用于合并糖尿病、冠心病或外周血管病的患者。ACEI 和 ARB 类药物可以降低心肌梗死后患者死亡率，有益于降低慢性心力衰竭死亡率及病死率，减少蛋白尿、延缓肾脏疾病进展，对糖脂代谢无不良影响，尤其适用于伴慢性心力衰竭、心肌梗死后伴心功能不全、心房颤动预防、慢性肾脏病、代谢综合征的患者。对高血压合并有心绞痛，心肌梗死后快速性心律失常等可选择 β 受体阻断剂。α 受体阻断剂不作为一般高血压患者的首选药，适用于高血压伴前列腺增生患者，也用于难治性高血压患者的治疗。

知识链接

降压药物的联合应用

降压药物的联合已公认为较好且合理的治疗方案。联合用药可减少单药剂量，增加降压效果又不增加不良反应，提高患者的耐受性和依从性。我国临床主要推荐应用的优化联合治疗方案是：D - CCB + ACEI 或 ARB；噻嗪类利尿剂 + D - CCB；噻嗪类利尿剂 + ACEI 或 ARB；D - CCB + β 受体阻滞剂。

联合用药的适应证：2 级高血压、高于目标血压 20/10mmHg 和（或）伴有多种危险因素、靶器官损害或临床疾患的高危人群，往往初始治疗即需要应用 2 种小剂量降压药物，如仍不能达到目标血压，可在原药基础上加量或可能需要 3 种，甚至 4 种以上降压药物。

降压药物的使用应遵循以下四个基本原则：①小剂量开始，②优先选择长效制剂，平稳控制血压；③联合应用降压药，增加降压效果，减少不良反应，④个体化用药。在改善生活方式的基础上，血压仍

≥140/90mmHg 和（或）高于目标血压的患者应启动药物治疗；中危且血压≥160/100mmHg 应立即启动药物治疗。降压治疗应缓慢、平稳进行，一般 4～12 周降至目标血压。血压下降过快、过低，易发生缺血性事件，甚至并发脑梗死等严重后果，增加危险，尤其是老年人。大多数患者需要一种以上的降压药物来控制血压；一般来说，增加药物剂量或添加新药物应间隔 2～3 周左右，可根据具体情况由医生进行相应的调整；通常，初始剂量应为药物最大剂量的一半及以上。

药师还应根据患者血压的变化规律，帮助患者选择合适的药物制剂及合理的给药时间，从而达到有效控制血压。高血压患者可通过自测血压，或借助 24 小时动态血压监测仪进行监测，了解自己血压的波动规律，确定最佳服药时间。一般应在血压高峰之前 1～2 小时服药，当药物的血药浓度达最高值时，恰是血压高峰时，此时降压最有效。人的血压变化存在昼夜节律性，上午 6～8 时和下午 4～6 时出现两个高峰，尔后缓慢下降，夜间入睡时血压水平最低，血压下降 10%～20%，血压波动曲线呈"双峰一谷"长柄勺形周期性变化。若夜间血压下降幅度小于日间的 10%，称为"非勺型血压"；夜间血压下降幅度过大（超过 20%）或夜间血压高于白天血压，为深勺型和反勺型血压。大部分患者属于勺型高血压，此类患者最好在清晨起床后服用降压药。若使用长效降压药，应在清晨 7 时左右服药，这样既可控制上午升高的血压，预防心脑血管事件的发生，又不至于引起夜间血压过低。若服用中短效的降压药，要注意最后一次服药时间不能太迟，应在下午 4～6 时左右服药。非勺型高血压患者服药时间应根据病人的具体情况，宜在睡前服药或夜间给药，可使血压晨峰现象缓解，夜间血压下降率明显增加，异常血压昼夜节律明显改善甚至恢复正常，有利于心、脑、肾等器官的保护。反勺型高血压应选择长效降压药物。深勺型高血压患者应尽量避免晚上服用降压药。

最后，药师还应指导患者正确的服用药物，以达到最佳的降压效果。比如，在服用非洛地平缓释片、硝苯地平控释片等缓控释制剂应整片吞服，不能掰开或嚼碎，因缓控释制剂的每片剂量往往是常释制剂的 1.5～3 倍。若掰开或嚼碎，大量药物成分顷刻释放，毒副作用增加，可能会造成突然低血压，甚至危及生命；服用硝苯地平时应避免食用葡萄柚/葡萄柚汁，因葡萄柚汁可抑制细胞色素 P450 酶，如与硝苯地平合用由于首过效应降低或清除率降低，可使硝苯地平的血药浓度升高并延长硝苯地平的作用时间，从而增强降压的作用。在服用某些 ACEI 类制剂时，如卡托普利、培哚普利等，需要空腹服用，避免食物影响其吸收，以提高生物利用度。

3. 依从性　依从性是指患者求医后其行为与临床医嘱的符合程度，包括按时、按剂量、按频率服用药物和药物的使用疗程，定期门诊复查等。而依从性差表现为不按时服药、增减药物剂量、改变服药频率、自主停药、漏服药物、未及时就诊等。

药师在进行药学服务时，应告知患者高血压的危害，坚持服用降压药的必要性，以提高患者用药的依从性。持续的血压升高会造成心、脑、肾、全身血管的损害，轻则致残，严重的可引起脑卒中、心肌梗死、心力衰竭、主动脉夹层等危及生命的并发症。而坚持服用降压药，可控制或延缓高血压的疾病进程，降低心、脑血管事件的发生率。因此"降压是硬道理"，早降压早获益，长期降压长期获益，降压达标最大获益，应按照医生的医嘱坚持长期服药，平稳降压。对于老年高血压患者，常合并有其他疾病，需要同时服用好几种药物，可尽量选择长效降压药，一天只需服用一次，减少服药次数，提高患者的服药依从性。切不可凭着感觉降压，随意增减药物的剂量或停药，比如有的患者头晕时吃药，头不晕停药，这样血压反复波动，更容易加重脏器的损害。更不要听信广告，频繁更换降压药，或用保健品代替降压药。研究表明，不遵医嘱服药是高血压患者血压控制不佳的首要因素，有些患者由于服药依从性不好更导致了高血压急症或亚急症的发生。

降压药物的不良反应也是影响降压治疗依从性的另一个重要因素。有些高血压患者担心药物的副作用不愿意服药，看药品说明书有副作用就不敢服药，出现了不良反应后就自行停药、换药等。药师在进行用药指导时，应告知患者任何一种降压药都可能有个别人不能耐受，也并不是每个患者都会发生不适。降压药物的不良反应大都是可逆的，停止用药后不良反应可逐渐消失，有些降压药的不良反应还可以通过联合用药来抵消。一些比较严重的不良反应仅在特定的条件下才会发生，如 β 受体阻断剂只有对哮喘体质的患者才可能会诱发哮喘的发作，一般患者不会出现。因此，只要在医生或药师的指导下合理用药，一般都是安全的，可长期应用。

药师应鼓励患者进行自我血压监测管理，指导患者正确使用血压计并记录血压值。家庭血压监测便于患者及时准确地了解血压情况，从而了解病情，提高降压治疗依从性，提升降压治疗质量及达标率，减少患者就诊次数。同时实时血压监测，有助于预测心血管疾病风险。对于老年高血压患者，可鼓励患者家属参与到血压管理中来，以提高患者治疗的依从性。如果采用上臂式血压计，测量血压的一般条件和在诊室测量血压时大致相似。首先要在有靠背椅上坐位休息至少 5 分钟后，才开始测量血压。每日早、晚各测量 2 ~ 3 个数，间隔 1 分钟，取平均值；初诊或治疗早期应在就诊前连续测量 5 ~ 7 天，血压控制良好时可每周选 1 天进行测量。

4. 经济性　高血压患者往往需要接受终身治疗，高血压在严重影响患者健康状况和生活质量的同时，也给患者及其家庭带来了沉重的经济负担。因此，药师应和医生一起为患者选择适合的降压药物，尽量减轻患者的经济负担。但也不是选择越便宜的药越好，因为药物的费用仅是高血压治疗成本的一部分，治疗成本中还包括不良反应的处理及费用，降低高危人群的并发症及随访与监测费用。因此，应根据患者的具体情况，优先选择价格较便宜，能有效控制血压、保护靶器官并能改善预后的降压药物。

二、糖尿病患者的药学服务

微课

（一）疾病概述

糖尿病（diabetes mellitus，DM）是一组由多病因引起的代谢疾病，由胰岛素分泌和（或）作用缺陷所引起，以慢性高血糖为特征，典型症状为多尿、多饮、多食，体重减少的"三多一少"，部分患者可无典型临床症状，或以其中一种症状为主。糖尿病发病机制极为复杂，可能与遗传、环境、肥胖等因素有关。临床上将糖尿病分为 1 型糖尿病（type 1 diabetes mellitus，T1DM）、2 型糖尿病（type 2 diabetes mellitus，T2DM）、妊娠期糖尿病（gestational diabetes mellitus，GDM）和特殊类型糖尿病，以 2 型糖尿病最为常见。T1DM 为胰岛 B 细胞破坏，导致胰岛素绝对缺乏，多发生于幼年或青少年，起病急，血糖波动大，易发生酮症酸中毒，一般需依赖胰岛素的治疗；T2DM 从以胰岛素抵抗为主伴胰岛素进行性分泌不足，随着病程进展，渐至以胰岛素进行性分泌不足为主伴胰岛素抵抗，多发生于成年人，大多数患者体型肥胖，起病缓，血糖波动较小，症状相对较轻，饮食控制和口服降血糖药有一定效果，一段时间内可不依赖胰岛素治疗。长期糖、蛋白质、脂肪等代谢紊乱，可引起多脏器损害，导致眼、肾、神经、心脏、血管等组织器官的慢性进行性病变、功能减退及衰竭，病情严重时可发生急性严重代谢紊乱，如糖尿病酮症酸中毒（diabetic ketoacidosis，DKA）、高血糖高渗状态等。

我国糖尿病的防治形势不容乐观，2020 年发表的《中国糖尿病患病率研究》指出，从 2007 ~ 2017 年，中国成年人的糖尿病患病率由 9.7% 增长到了 11.2%，总人数已居全球首位，已成为重要的公共卫生问题，需要持续不断的监测和提供有效的控制措施，以减轻糖尿病的负担。目前糖尿病的问题正引发社会多个方面的具体政策和行动，为糖尿病患者提供更好的药学服务是药师的职责所在。

（二）糖尿病常用治疗药物

良好的血糖控制可延缓糖尿病患者微血管病变，减轻大血管损害，保护尚存的 β 细胞功能以及改善胰岛素敏感性。控制 T2DM 的危险因素可降低大血管和微血管病变的发生风险和死亡风险，糖尿病管理须遵循早期治疗、长期治疗、综合治疗及个体化治疗等原则。糖尿病是慢性进展性疾病，多数患者需要药物治疗，且随着病情进展需及时调整治疗药物与剂量。糖尿病治疗药物种类多，可大致分为口服降血糖药、胰岛素、胰高血糖素样肽－1（GLP－1）受体激动剂。

1. 口服降血糖药　口服降血糖药主要有磺酰脲类、格列奈类、双胍类、噻唑烷二酮类、α 葡萄糖苷酶抑制剂、二肽基肽酶－4 抑制剂（DPP－4 抑制剂），主要用于胰岛功能尚存的 2 型糖尿病患者，常用口服降血糖药介绍如下（表 13－4）。

表13-4 常用降血糖药（不包括胰岛素）

分类	代表药物	剂量范围（mg/d）	不良反应及注意事项
磺酰脲类	格列本脲	2.5~20	轻中度肾功能不全可选用格列喹酮 常见不良反应为低血糖，减少剂量常可缓解，还可导致胃肠道不适、头痛等；小剂量开始，超过最大剂量不能增加降糖作用且加重药品不良反应 进餐不影响吸收，一般在餐前半小时内服用，格列美脲或控缓释制剂推荐早餐前一次给药
	格列吡嗪	2.5~30 控释片5~20	
	格列齐特	80~320 缓释片30~120	
	格列喹酮	30~180	
	格列美脲	1~8	
格列奈类	瑞格列奈	1~16	肝功能损伤患者慎用；虚弱或营养不良的患者应谨慎使用。轻中度肾功能不全无须调整剂量 低血糖反应较磺酰脲类轻微，碳水化合物易纠正，偶有胃肠道不适、体重增加、皮肤瘙痒等 餐前15分钟或进餐时服用
	那格列奈	120~360	
双胍类	二甲双胍	500~2000	中重度肾功能不全、缺氧以及酗酒、维生素 B_{12} 缺乏未纠正等患者禁用，肝功能受损应避免使用；血管内注射碘化造影剂者应暂时停用 恶心、腹泻等胃肠道不适治疗早期常见，患者多可耐受。长期服用可引起维生素 B_{12} 水平的下降；肾功能损害时可能增加乳酸酸中毒风险。二甲双胍单药一般不引起低血糖
α葡萄糖苷酶抑制剂	阿卡波糖	100~300	慢性胃肠功能紊乱、肠胀气可能恶化疾患（如严重疝气、肠梗阻、肠溃疡等），严重肾功能不全患者禁用 不良反应如胃肠胀气、肠鸣、腹泻等。初始用药6~12个月注意监测肝酶。单用不增加低血糖风险 餐前即刻整片吞服或与第一口食物一起咀嚼服用
	伏格列波糖	0.2~0.9	
	米格列醇	100~300	
噻唑烷二酮类	罗格列酮	4~8	禁用于心力衰竭、肝功能不全患者 不良反应如水肿、贫血等，可能加重心功能不全；用药期间监测肝功能；单用不增加低血糖风险 空腹或进餐时服用均可
	吡格列酮	15~45	
二肽基肽酶-4（DPP-4）抑制剂	西格列汀	100	有胰腺炎病史患者不推荐使用；肾功能不全患者需减少用量，肝、肾功能不全患者使用利格列汀不用调整剂量；报道的主要不良反应有鼻咽炎、头痛等；单用不增加低血糖风险；每日一次给药，与或不与食物同服
	维格列汀	100	
	利格列汀	5	
	沙格列汀	5	
	阿格列汀	25	
钠-葡萄糖共转运蛋白2（SGLT2）抑制剂	达格列净	10	重度肾功能不全禁用，中度肾功能不全可减量使用。常见不良反应为生殖泌尿道感染，罕见的不良反应包括酮症酸中毒、急性肾损伤、骨折风险；单用不增加低血糖发生风险，每日一次给药，服药不受进餐时间影响
	恩格列净	10~25	
	卡格列净	100~300	
胰高血糖素样肽-1（GLP-1）受体激动剂	艾塞那肽	0.01~0.02	不适用于1型糖尿病患者，艾塞那肽不推荐用于严重肾功能不全（肌酐清除率<30ml/min）的患者，不推荐用于严重胃肠道疾病患者，不用于甲状腺髓样癌既往史或家族史患者以及2型多发性内分泌肿瘤综合征患者。主要不良反应为恶心、呕吐、腹泻、消化不良、食欲下降、低血糖等，罕见胰腺炎、皮疹等；餐前60分钟内皮下注射
	利拉鲁肽	0.6~1.8	

2. 胰岛素 胰岛素是分子质量为5.8kD的酸性蛋白质，由两条多肽链（A链、B链）通过两个二硫键共价相连，共含有51个氨基酸。以往药用胰岛素多由猪、牛胰腺提取，目前多通过重组 DNA 技术获得高纯度的人胰岛素。胰岛素类似物是对人胰岛素作了结构修饰，改变其吸收利用，更好模拟人体胰岛素分泌，达到速效或长效目的，目前上市的速效类似物如赖脯胰岛素、门冬胰岛素、谷赖胰岛素，长效类似物如甘精胰岛素、地特胰岛素、德谷胰岛素等。

胰岛素在血液中的代谢非常快，约5分钟即被清除或失去活性。胰岛素皮下或肌肉注射后，不断的持续吸收进入血液中，因此持续起效。胰岛素的不同制剂，吸收入血的速度不同，导致起效、持续时间各异，可分为短效、中效、长效以及预混胰岛素。胰岛素主要用于1型糖尿病患者，2型糖尿病患者在发生感染、外伤、手术等急性应激或出现严重并发症，也主要使用胰岛素治疗。常用胰岛素见表 13 – 5。

表 13 – 5 常用胰岛素的作用特点

名称	品种	起效时间/h	药效高峰/h	维持时间/h	给药时间 min
速效	门冬胰岛素	0.15 ~ 0.25	1 ~ 2	4 ~ 6	餐前 5 ~ 15
	赖脯胰岛素	0.15 ~ 0.25	1 ~ 1.5	4 ~ 5	餐前 5 ~ 15
	谷赖胰岛素	0.15 ~ 0.25	1 ~ 2	4 ~ 6	餐前 5 ~ 15
短效	中性胰岛素	0.5 ~ 1	2 ~ 5	6 ~ 8	餐前 20 ~ 40
中效	低精蛋白锌胰岛素	2 ~ 3	4 ~ 12	13 ~ 24	餐前 30 ~ 60
	精蛋白锌胰岛素	3 ~ 4	8 ~ 20	24 ~ 36	早餐或晚餐前
长效	甘精胰岛素	2 ~ 3	无峰	长达 30	可睡前 1 次
	地特胰岛素	3 ~ 4	3 ~ 14	长达 24	可睡前 1 次
	德谷胰岛素	1	无峰	长达 42	每日 1 次
预混*	双相低精蛋白锌胰岛素	0.3 ~ 1	2 ~ 8	最多 24	每天 1 ~ 2 次 餐前 15 ~ 30

* 按混合比例的不同，主要有 30% 短效与 70% 中效预混（30R）以及短、中效各占 50% 的预混（50R）；预混有预混人胰岛素、预混门冬胰岛素、预混赖脯胰岛素等。

3. 胰高血糖素样肽 – 1 受体激动剂 胰高血糖素样肽 – 1 受体激动剂（GLP – 1 受体激动剂），通过激动 GLP – 1 受体发挥降血糖作用，代表药物艾塞那肽 2005 年开始上市，目前国内上市的有艾塞那肽、利拉鲁肽等，均为皮下注射给药，前者每日两次，每次 5 ~ 10μg，后者每日 1 次即可，每次 0.6 ~ 1.8mg。对于 2 型糖尿病患者本类药物能有效控制血糖，降低糖化血红蛋白（HbA1c），不良反应以胃肠道反应如恶心、呕吐、纳差常见，以及眩晕、头痛等轻微不良反应为主，低血糖风险低，且有降低体重作用，尤其适用于肥胖、胰岛素抵抗明显者。禁用于 T1DM 或糖尿病酮症酸中毒患者。艾塞那肽禁用于肾小球滤过率（GFR）＜30ml/min 的患者，一些罕见不良事件如胰腺炎、甲状腺癌等与药物的相关性需要进行监控，长期安全性有待进一步观察。GLP – 1 受体激动剂延缓胃排空作用可能影响其他药物的吸收。

（三）药学服务

糖尿病的治疗目标是使血糖达到或接近正常水平，纠正代谢紊乱，减轻症状，防治或延缓并发症，降低死亡率。因此需要使患者血糖控制平稳，并使血压、血脂等得到达标控制，即实现综合控制目标（表 13 – 6）。糖尿病的综合管理主要包括糖尿病教育、医学营养治疗、运动治疗、血糖监测和药物治疗五个方面，又称"五驾马车"。患者的治疗方案，应综合考虑其经济、文化水平，评估对治疗的依从性等因素。做好糖尿病患者的药学服务，药师必须对疾病、药物以及患者情况有充分的认识。

表 13 – 6 糖尿病综合控制目标*

检测指标	目标值
血糖（mmol/L）	
空腹	4.4 ~ 7.0
非空腹	＜10.0
糖化血红蛋白（%）	＜7.0
血压（mmHg）	＜130/80
总胆固醇（mmol/L）	＜4.5
高密度脂蛋白胆固醇（mmol/L）	
男性	＞1.0
女性	＞1.3

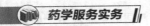

续表

检测指标	目标值
甘油三酯（mmol/L）	<1.7
低密度脂蛋白胆固醇（mmol/L）	
未合并冠心病	<2.6
合并冠心病	<1.8
体重指数（kg/m²）	<24.0

备注：＊数据来源于《中国2型糖尿病防治指南（2017年版）》。

1. 安全性　保障糖尿病患者的用药安全，需要严格掌握药物使用的适应证与禁忌证。糖尿病合并感染、大手术围手术期、出现糖尿病急性并发症等应激状态，或出现严重慢性并发症时，容易促使代谢紊乱恶化，禁用口服降血糖药，应改用胰岛素治疗；严重的肝肾功能不全、孕妇、哺乳期女性、儿童等特殊人群不可使用口服降血糖药，目前仅二甲双胍批准用于10岁以上儿童。保障糖尿病患者的用药安全，还需注意以下方面。

（1）低血糖反应　低血糖反应是患者使用降血糖药物的主要风险，可导致患者不适甚至生命危险，也是血糖达标的主要障碍。主要表现为交感神经兴奋（如心悸、焦虑、出汗、饥饿感等）和中枢神经症状（如神志改变、认知障碍、抽搐和昏迷）。老年患者发生低血糖时，可能表现为行为异常等非典型症状。夜间低血糖常因难以发现而得不到及时处理。频发低血糖后，有些患者可表现为无先兆症状的低血糖昏迷。胰岛素、磺酰脲类和格列奈类胰岛素促泌剂引起低血糖的风险相对较高，应从小剂量开始，逐渐增加剂量。患者未进食或量偏少、运动量增加、饮酒等可能诱发低血糖，患者出现低血糖应积极寻找原因，严重低血糖或反复发生低血糖，应调整治疗方案。患者应常规随身备用碳水化合物类食品，一旦发生低血糖，立即食用。二甲双胍、α－糖苷酶抑制剂、DPP－4抑制剂和GLP－1受体激动剂、SGLT2等单用一般不导致低血糖，但联合使用其他降血糖药物可能增加低血糖风险，需要注意联合阿卡波糖治疗出现低血糖时，口服普通食物包括蔗糖等无效，需要补充葡萄糖纠正低血糖。

（2）胃肠道反应　胃肠道反应是口服降血糖药的常见不良反应，主要有恶心、呕吐、纳差、腹泻等，一般症状较轻，患者多能耐受，常在用药早期出现，随治疗时间延长可能逐渐减轻。从小剂量开始逐渐加量是减少类似不良反应的有效方法，一些药物与食物同服或使用肠溶制剂可能减轻胃肠道反应；若不良反应频繁出现或较严重，应调整用药方案。

（3）乳酸酸中毒　主要为双胍类药物的罕见严重不良反应。肝肾功能正常患者长期应用二甲双胍不增加乳酸酸中毒风险，有肾功能损害时易发生乳酸在体内蓄积，可能增加乳酸酸中毒风险，因此二甲双胍的使用需关注患者的血肌酐水平。二甲双胍常见不良反应如恶心、呕吐等消化道不适，多发生在用药初期，若患者在坚持某一剂量治疗一段时间后出现胃肠道不适，应警惕乳酸酸中毒可能。

（4）药物相互作用　药物相互作用影响用药安全。一些药物影响降血糖药物在体内的吸收、分布、代谢与排泄过程，导致药效增强出现低血糖反应。非甾体抗炎药、磺胺类抗生素等高血浆蛋白结合率药物，可能导致磺酰脲类游离血药浓度增高；氟康唑、克拉霉素等CYP450酶抑制剂以及酒精等可能抑制磺酰脲类、格列奈类、噻唑烷二酮类等药物的代谢，导致血药浓度升高，药物作用时间延长；地高辛、吗啡、氨苯蝶啶、万古霉素等经肾小管排泌的药物，可能与二甲双胍竞争肾小管转运系统，导致二甲双胍血药浓度升高。一些非选择性β受体阻断剂普萘洛尔、单胺氧化酶抑制剂苄丝肼等因与降血糖药物发生协同作用，导致低血糖，其中普萘洛尔还会掩盖低血糖反应，应避免联合使用。同时，一些降血糖药也可能影响其他药物的治疗安全，如二甲双胍、格列齐特等可能增强华法林抗凝作用，增加出血风险。

（5）其他注意事项　一些药物可能产生过敏反应，磺酰脲类药物与磺胺类如磺胺甲恶唑有交叉过敏，故磺胺类过敏患者禁用磺酰脲类；α－糖苷酶抑制剂可引起胃肠胀气不适；部分患者使用胰岛素可能出现脂肪增生、过敏反应、产生胰岛素抗体、注射部位脂肪萎缩等，正确进行胰岛素注射有助于减少注射部位不适。

2. 有效性　有效的药物治疗对于实现糖尿病综合控制有着重要作用。个体化的用药方案以及必要的用药指导，使者明确用药时间、用药方法，在用药与饮食、运动的配合等方面加深认识。

（1）用药时间选择　由于药物作用机制和起效时间的区别，药物使用时间存在着餐前半小时、餐前即刻、餐中、餐后等明显差异，磺酰脲类、格列奈类以及一些胰岛素使用后，如果不及时进餐，容易产生低血糖危险；阿卡波糖若不能在餐前或随餐服用，则无治疗作用；而一些每日服用一次的药物，如早晨漏服，可能需要在中餐前补服。

（2）注意用药方法　正确的用药方法对于胰岛素的使用尤为重要，包括遵医嘱的用法用量、胰岛素注射器或注射笔的使用、合适的注射部位等。正确的服用方法对口服降血糖药同样重要，如阿卡波糖需要嚼服，而一些，而一些肠溶片、控缓释制剂需要整片服用，不可掰开或粉碎。

（3）药物相互作用　糖尿病患者的治疗方案需结合患者的病情程度、合并疾病等，其中药师应重点关注患者的联合用药，一些药物如利福平、苯妥英钠、苯巴比妥等肝脏 CYP450 酶诱导剂可能促进磺酰脲类、格列奈类等药物代谢，降低其血药浓度；噻嗪类利尿剂、糖皮质激素、口服避孕药等药物可能导致血糖升高，降低降血糖药物的疗效，应避免使用或调整降血糖药物剂量。

（4）其他注意事项　减少诱发血糖波动的因素，保持规律饮食，避免出现暴饮暴食、剧烈情绪变化等可能导致的血糖升高；做好饮食控制，药物治疗不能代替饮食控制在糖尿病治疗中的"基石"作用。

3. 依从性　糖尿病患者可能需要长期甚至终身使用药物治疗，良好的用药依从性对于实现达标治疗有着重要意义，需要注意以下方面。

（1）告知血糖控制的重要性　对于初诊初治的患者，需要提醒患者须足够重视血糖值，尤其对于一些早期患者，饮食控制不佳、运动量不足或对疾病重视程度不够的患者，应告知糖尿病这种"甜蜜的杀手"的危害。血糖过高可能导致高渗状态、糖尿病酮症酸中毒等急性并发症并诱发昏迷等严重后果，而长期血糖控制不佳出现糖尿病肾病、糖尿病性视网膜病变、动脉粥样硬化、神经病变、糖尿病足等慢性并发症，将面临沉重医疗负担且严重影响生活质量。一些糖尿病患者由于长期用药，在血糖控制平稳或自我感觉良好时，容易滋生麻痹思想，或考虑经济因素，擅自停药。药师应使患者充分意识到停药将使病情加重，会造成更大的经济损失，且糖尿病造成的慢性并发症一旦出现，往往不可逆转。良好的血糖控制有助于避免或延缓糖尿病并发症的发生，在保障生活质量的同时，也将极大的减少医疗支出。

（2）协助树立治疗信心　首先消除患者对疾病的悲观认识，告知患者积极配合，坚持规范治疗，糖尿病完全可以控制，不影响生活质量。树立疾病治疗信心对经济条件一般，或已经出现糖尿病并发症的患者尤为重要。其次患者对药品不良反应的恐惧或误解，也是导致治疗信心不足的重要因素，甚至出现擅自停药或盲目减量，影响用药依从性。需要指导患者认识所用药品的常见不良反应与严重不良反应，重点指导患者正确识别心慌、头晕、冷汗等低血糖症状，学会正确预防与初步处理，常用药品的不良反应大都可防可控。另外，指导患者进行血糖自我监测，依血糖水平学会初步的用药调整，科学的认识与有效的治疗是增强治疗信心的重要保障。

（3）制定个体化的治疗方案　治疗方案在考虑病情需要的同时，还应结合患者的文化水平以及职业特点。对于一些饮食难以规律的患者，应尽量选择用药时间容易控制的降血糖药物，如格列奈类或速效胰岛素等，可在就餐时用药，或选择二甲双胍、西格列汀等不易诱发低血糖的药物，还可选择用药时间灵活的药物如噻唑烷二酮类，降低低血糖风险；一些长期酗酒的患者在确保饮酒习惯改变前，应避免使用二甲双胍。还应让患者了解自己药品的花费，以及可选择的备选药物治疗方案，充分考虑患者的因素，确保治疗的持续性。

三、支气管哮喘患者的药学服务

（一）疾病概述

支气管哮喘（bronchial asthma）简称哮喘，哮喘是由多种细胞以及细胞组分参与的慢性气道炎症性疾病，临床表现为反复发作的喘息、气急，伴或不伴胸闷或咳嗽等症状，同时伴有气道高反应性和可变的气流受限，随着病程延长可导致气道结构改变，即气道重塑。哮喘是一种异质性疾病。

2015 年全球疾病负担研究显示：全球哮喘患者达 3.58 亿，较 1990 年增加了 12.6%。各国患病率不等，每年全球因哮喘死亡的人数高达 25 万。2019 年中国肺健康研究显示：20 岁以上哮喘患者 4570 万，

微课

患病率为 4.2%。

（二）哮喘常见治疗药物

目前哮喘尚无特效的治疗方法，但长期规范化治疗可使哮喘症状得到控制，减少复发乃至不发作。

1. 药物分类和作用特点　哮喘的治疗主要集中在解痉、平喘、抗炎、抗过敏等环节。根据用药目的和作用效果，可以分为控制药物和缓解药物。①控制药物：是指需要长期使用的药物，主要通过抗炎抗过敏等作用维持哮喘的临床控制，包括：吸入型糖皮质激素（ICS）、白三烯调节剂、长效 β_2 受体激动剂（LABA，不单独使用）、缓释茶碱、色甘酸钠、抗 IgE 抗体、联合药物（如 ICS/LABA）等。②缓解药物：又称急救药物，在有症状时按需使用，主要通过迅速解除气道痉挛从而缓解哮喘症状，包括：短效 β_2 受体激动剂（SABA）、短效吸入型抗胆碱药物（SAMA）、短效茶碱、全身用糖皮质激素。因此，控制药物不应用作哮喘发作时的应急药物。③重度哮喘的附加治疗药物：主要为生物靶向药物，如抗 IgE 单克隆抗体、抗 IL-5 单克隆抗体、IL-5 受体单克隆抗体、加 IL-4 受体单克隆抗体等，其他还有大环内酯类药物等。各类药物介绍见表 13-7。

2. 急性发作期的治疗　急性发作期的治疗目标是尽快缓解气道痉挛，纠正低氧血症，恢复肺功能，预防进一步恶化或再次发作，防治并发症。

（1）轻度　经定量气雾剂（MDI）吸入 SABA，在第 1 小时内每 20 分钟吸入 1~2 喷。随后轻度急性发作可调整为每 3~4 小时吸入 1~2 喷。效果不佳时可加缓释茶碱片，或加用短效抗胆碱药气雾剂吸入。

（2）中度　吸入 SABA（常用雾化吸入），第 1 小时内可持续雾化吸入。联合应用雾化吸入短效抗胆碱药、激素混悬液。也可联合静脉注射茶碱类。如果治疗效果欠佳，尤其是在控制性药物治疗的基础上发生的急性发作，应尽早口服激素，同时吸氧。

表 13-7　支气管哮喘相关药物

分类	代表药物	用法用量	不良反应及注意事项
短效 β_2 受体激动剂（SABA）	沙丁胺醇	口服：成人，每次 2~4mg，一日 3 次。 气雾剂吸入：每次 0.1~0.2mg，必要时每 4 小时重复 1 次，但 24 小时内不宜超过 8 次。 粉雾吸入：成人每次吸入 0.4mg，一日 3~4次。 注射给药：一次 0.4mg，必要时 4 小时可重复给药	缓释片不能咀嚼，应整片吞服 心血管功能不全、高血压、糖尿病、甲状腺功能亢进患者及妊娠期妇女慎用 偶见恶心、头痛、头晕、心悸、手指震颤等不良反应。剂量过大时，可见心动过速和血压波动。一般减量可恢复，严重时应停药，罕见肌肉痉挛
	特布他林	口服：成人，每次 2.5~5mg，一日 3 次，一日中总量不超过 15mg。 静脉注射：一次 0.25mg，如 15~30 分钟无明显临床改善，可重复注射一次，但 4 小时内总量不能超过 0.5mg。 气雾吸入：成人每次 0.25~5mg，一日 3 次	高血压病、冠心病、糖尿病、甲状腺功能亢进、癫痫患者及妊娠期妇女慎用 少见头痛、头晕、失眠、心悸、手指震颤及胃肠道障碍等不良反应。偶见血糖及血乳酸升高
长效 β_2 受体激动剂	福莫特罗	口服：成人每次 40~80μg，一日 2 次。 气雾吸入：成人每次 4.5~9μg，一日 2 次	高血压、心脏病、糖尿病、甲状腺功能亢进、妊娠期及哺乳妇女慎用 药物相互作用：与肾上腺素与异丙肾上腺素类等儿茶酚胺类合用时可诱发心律失常，甚至心搏停止，应避免应用 不良反应：偶见心动过速、室性早搏、面部潮红、胸部压迫感、头痛、头晕、发热、嗜睡、盗汗、震颤、腹痛、皮疹等
	沙美特罗	粉雾及气雾吸入：成人，每次 50μg，一日 2 次；儿童，每次 25μg，一日 2 次	主动脉狭窄、严重甲状腺功能亢进、重症及重症倾向哮喘禁用 不适用于急性哮喘发作患者，此时应选用短效 β_2 受体激动剂。吸入本品时如产生异常的支气管痉挛，哮喘加重，此时应立即停用，并使用有效的 β_2 受体激动剂 不良反应：偶见恶心、呕吐、震颤、心悸、头痛及咽部刺激症状等

续表

分类	代表药物	用法用量	不良反应及注意事项
短效吸入型抗胆碱药物（SAMA）	异丙托溴铵	气雾吸入：成人，一次口服：成人每次 40～80μg，一日 3～4 次	幽门梗阻者禁用；青光眼、前列腺增生慎用。不良反应：常见口干、头痛、鼻黏膜干燥、咳嗽、震颤等，偶见心悸、支气管痉挛、眼干、眼调节障碍、尿潴留。极少见过敏反应
短效茶碱	氨茶碱	口服：成人，常用量，每次 0.1～0.2g，一日 0.3～0.6g 肌内注射或静脉注射：成人每次 0.25～0.5g，一日 0.5～1g 栓剂或保留灌肠：每次 0.3～0.5g，一日 1～2次	严重心律失常、活动性消化溃疡、急性心肌梗死伴有血压显著降低者禁用；肝肾功能不全、甲状腺功能亢进、妊娠期及哺乳期妇女慎用 给药说明：静脉滴注过快或浓度过高可强烈兴奋心脏、血压剧降，严重者可导致惊厥。不可露置空气中，以免变黄失效 不良反应：常见有恶心、呕吐、胃部不适、食欲减退、头痛、烦躁、易激动、失眠等不良反应。少数患者出现皮肤过敏
缓释茶碱	多索茶碱	口服：每次 0.1～0.2g，一日 3 次； 直肠给药：每次 0.25～0.5g 急症可先注射 100mg，然后每 6 小时静脉注射 1 次，也可一日静滴 300mg	不良反应：少数人用药后可见头痛、食欲不振、恶心、呕吐、上腹部不适或疼痛、高血糖及尿蛋白
色甘酸钠	色甘酸钠	粉雾吸入：每次 20mg，一日 4 次；症状减轻后，一日 40～60mg；维持量，一日 20mg 气雾吸入：每次 3.5～7mg，一日 3～4 次	肝肾功能不全和妊娠期妇女慎用 如需停药，应逐步减量后再停，不能突然停用，以防哮喘复发；用药过程中如哮喘急性发作，应立即改用其他常规治疗如吸入 β 肾上腺受体激动剂 不良反应：少数患者因吸入的干粉刺激，出现口干、咽喉痒、呛咳、胸部紧迫感，甚至诱发哮喘，预防吸入 β 肾上腺受体激动剂可避免其发生
吸入型糖皮质激素（ICS）	布地奈德	气雾吸入：成人，开始剂量每次 200～800μg，一日 2 次，维持量因人而异，通常为每次 100～200μg，一日 2 次，维持量应个体化	活动性肺结核及呼吸道真菌、病毒感染者慎用 不良反应：少数患者可出现咳嗽、声音嘶哑和口腔咽喉部念珠菌感染，每次用药后漱口可减少发生率；偶有过敏反应，表现为皮疹、荨麻疹、血管神经性水肿等
	氟替卡松	气雾吸入：成人和 16 岁以上青少年的起始剂量：①轻度持续，一日 200～500μg，分 2 次给予②中度持续，一日 500～1000μg，分 2 次给予③中度持续：一日 1～2mg，分 2 次给予 16 岁以下儿童起始剂量，一日 100～400μg；维持量应个体化	
联合药物（如 ICS/LABA）	沙美特罗氟替卡松	粉雾吸入法：每次 1 吸（50μg/250μg），一日 2 次	乳糖及牛奶过敏者禁用。运动员慎用
	布地奈德福莫特罗	粉雾吸入：每次 1 吸～2 吸（160μg/4.5μg），一日 2 次	吸入乳糖过敏者禁用。福莫特罗每日最大剂量不超过 72μg
白三烯调节剂	扎鲁司特	口服：成人及 12 岁以上儿童，每次 20mg，一日 2 次，餐前 1 小时或餐后 2 小时服用，用于预防哮喘时，应持续用药	肝肾功能不全和妊娠期妇女慎用
	孟鲁司特钠	口服：成人 10mg，一日 1 次，每晚睡前服；6～14 岁儿童 5mg，每日 1 次；2～6 岁儿童，4mg，一日 1 次 儿童剂型可嚼服	妊娠期、哺乳期妇女及幼儿慎用。患者应被告知可能承担的神经精神不良反应风险
抗 IgE 单克隆抗体	奥马珠单抗（omalizumab）	每次皮下注射 75～600mg，每 2～4 周给药一次	常见不良反应为发热、头痛、注射部位局部反应，但也有个别报道注射后出现严重过敏反应
抗 IL-5 单克隆抗体治疗	美泊利单抗（mepolizumab）	100mg 皮下给药每四周 1 次	头痛，注射部位反应，背痛，和疲乏等。不要使用治疗急性支气管痉挛或哮喘状态。在用美泊利单抗开始治疗时不要突然终止全身或吸入皮质激素。如适当逐渐减低皮质激素

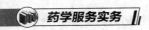

续表

分类	代表药物	用法用量	不良反应及注意事项
抗 IL-5 受体（IL-5R）的单克隆抗体	贝那利单抗（benralizumab）	30mg 皮下注射，前 3 次每 4 周一次，然后每 8 周一次	最常见的副作用是头痛和喉咙痛。可能会引起严重的过敏反应
抗 IL-4R 单克隆抗体	度普利尤单抗（dupilumab）	成人第一天皮下注射 600mg，接着以 300mg 隔周注射一次	严重的副作用，包括过敏反应和眼部发炎。最常见的副作用是注射部位反应，眼睛和眼睑发炎，口唇疱疹

（3）重度至危重度 持续雾化吸入 SABA，联合 SAMA、激素混悬液以及静脉茶碱类药物，吸氧，尽早静脉应用激素，待病情得到控制和缓解后改为口服给药。注意维持水电解质和酸碱平衡，当 pH < 7.20 且合并代谢性酸中毒时，应适当补碱。经过上述治疗，临床症状和肺功能无改善甚至继续恶化者，应及时给予机械通气。

对所有急性发作的患者都要制订个体化的长期治疗方案。

3. 慢性持续期的治疗 慢性持续期的治疗应在评估和监测患者哮喘控制水平的基础上，定期根据长期治疗分级方案做出调整，以维持患者的控制水平。哮喘长期治疗方案共分为 5 级，详见表 13-8。

对大多数未经治疗的持续性哮喘患者，初始治疗应从第 2 级方案开始，如果初始评估提示哮喘处于严重未控制，治疗应从第 3 级方案开始。而在每一级中缓解药物都应按需使用，以迅速缓解哮喘症状。

表 13-8 哮喘患者长期（阶梯式）治疗方案

药物	第 1 级	第 2 级	第 3 级	第 4 级	第 5 级
推荐选择控制药物	按需 ICS + 福莫特罗	低剂量 ICS 或按需 ICS + 福莫特罗	低剂量 ICS + LABA	中剂量 ICS + LABA	参考临床表型加抗 IgE 单克隆抗体或加抗 IL-5、或加抗 IL-5R、或加抗 IL-4R 单克隆抗体
其他选择控制药物	按需使用 SABA 时即联合低剂量 ICS	LTRA 低剂量茶碱	中剂量 ICS 或低剂量 ICS + LTRA 或加茶碱	高剂量 ICS 加 LAMA 或加 LTRA 或加茶碱	高剂量 ICS + LABA 加其他治疗，如 LAMA，或加茶碱或加低剂量口服激素（注意不良反应）
首选缓解药物	按需使用低剂量 ICS + 福莫特罗，处方维持和缓解治疗的患者按需按需使用低剂量 ICS + 福莫特罗				
其他可选缓解药物	按需使用 SABA				

注：ICS：吸入性糖皮质激素；LABA：长效 β_2 受体激动剂；SABA：短效 β_2 受体激动剂；LAMA：长效抗胆碱能药物；LTRA：白三烯受体拮抗剂。来源：支气管哮喘防治指南（2020 年版）。

知识链接

成人和青少年（12 岁以上）临床上常用 ICS 每日低、中、高剂量

药物	每日剂量		
	低剂量	中剂量	高剂量
二丙酸倍氯米松（pMDI，标准颗粒，HFA）	200~500	500~1000	>1000
二丙酸倍氯米松（pMDI，超细颗粒，HFA）	100~200	200~400	>400
布地奈德（DPI）	200~400	400~800	>800
环索奈德（pMDI，超细颗粒，HFA）	80~160	160~320	>320
丙酸氟替卡松（DPI）	100~250	250~500	>500
丙酸氟替卡松（pMDI，标准颗粒，HFA）	100~250	250~500	>500
糠酸莫米松（DPI）	200		400
糠酸莫米松（pMDI，标准颗粒，HFA）	200~400		>400
糠酸氟替卡松（DPI）	100		200

（三）药学服务

推行哮喘患者的药学服务，药师必须有充足的知识储备，必须做到"三知"，即知疾病、知药物、知患者，对这些知识的储备是做好患者药学服务的基础。药师通过开展哮喘相关性药学服务，可使患者尽快达到哮喘管理的目标：①尽可能控制、消除有关症状，包括夜间症状；②预防、控制哮喘发作，使去医院就诊的次数达到最低限度；③使肺功能尽可能接近正常水平；④保证患者能参加正常活动，包括体育锻炼，将因病误工、误学时间减少到最低限度；⑤β_2受体激动剂用量最少，乃至不用也能控制病情；⑥所有药物的不良反应减至最少（或无）；⑦预防发展为不可逆性气道阻塞；⑧预防患者发生猝死。

1. 安全性

（1）减少药物不良反应　哮喘患者需要长期使用激素类药物，相对口服或静脉用药而言，激素的吸入疗法，通常吸入的剂量较小，主要在肺部发挥局部作用，全身不良反应小。但需嘱患者吸入激素后用清水漱口，减少口腔真菌感染等不良反应的发生。重度持续的哮喘吸入大剂量激素治疗无效时应口服糖质皮激素。严重急性哮喘发作时应静脉应用较大糖皮质激素短期（3～5天）冲击治疗。肺结核、感染、青光眼、糖尿病、骨质疏松、消化道溃疡、孕妇、哺乳期患者全身激素宜慎用或忌用。

吸入 SABA 通常在数分钟内起效，是缓解轻、中度急性哮喘症状的首选药物，长期应用可引起 β_2 受体功能下调和气道反应性增加，不宜长期应用。LABA 适用于哮喘预防和持续期治疗。β_2 受体激动剂可出现心悸、肌肉震颤等症状，高血压、心脏病患者慎用。美国 FDA 已于 2020 年 3 月对孟鲁司特钠进行了黑框警告，提醒警惕其引起的包括自杀在内的严重神经精神不良反应，在开具孟鲁司特钠处方时，专业医务人员应综合考虑其带来的风险和获益，患者应被告知可能承担的神经精神不良反应风险。

茶碱与 β_2 受体激动剂联用易出现心律失常，应慎用或减量。

（2）避免使用易诱发哮喘的药物　①具有抗原性的药物，包括：用于检测过敏引起的变态反应的含有蛋白或类似物的皮试药物、脱敏治疗花粉症的脱敏剂、细胞色素 C、疫苗、抗病毒血清、部分抗生素（如青霉素、头孢菌素、链霉素、红霉素）等。②直接释放介质的药物，包括：支气管激发试验中常用的组胺；硫喷妥钠、普鲁卡因、可卡因等静脉麻醉剂；琥珀胆碱、氯化筒箭毒碱等肌肉松弛药；含碘、含甲基葡胺的造影剂等。③改变介质合成的药物，主要为解热镇痛药，代表药物为阿司匹林、去痛片、安乃近、复方扑尔敏、保泰松、消炎痛、布洛芬、萘普生等。约有 2.3%～20% 的哮喘患者是因服用阿司匹林等非甾体抗炎药物而诱发的，称为阿司匹林哮喘（ASA）。以上药物应避免使用。④影响神经递质的药物，包括：肾上腺素、异丙肾上腺素等拟交感神经药物；乙酰胆碱、新斯的明、加兰他敏等胆碱药物；普萘洛尔、心得宁、马来酸噻吗洛尔等 β_2 受体阻断剂。

2. 有效性　药物的有效性是临床用药考虑的重要因素之一。通过有效的药学监护措施，包括指导患者正确使用吸入剂等特殊剂型、合理选择使用缓解及控制药物等，均可以提高药物的有效性。

目前，哮喘患者常使用的控制药物多为吸入剂型，而吸入剂的正确使用直接影响到药物的疗效。在临床实际使用中发现，很多患者在初次使用这些吸入剂时，患者因为不能掌握吸入剂的正确使用方法，使得药物没有被吸入或没能吸入设定剂量的药物，最终造成患者误认为药品无效。

针对临床上患者用药的种种误区，药师应该将吸入剂的正确使用方法介绍给患者（参见第十四章）。

3. 依从性　哮喘的治疗原则是长期、规范、持续和个体化。哮喘需要长期抗炎治疗，以控制发展，降低气道高反应性。接受哮喘控制药物治疗后，大多数患者在数天内症状改善，但需要 3～4 个月后才能达到充分疗效，重度哮喘患者可能需要更长时间，因此药师需要告诉患者，不能因为症状得到控制就急于减少用药。应每 3 个月对哮喘控制情况进行评估，然后决定是否降级治疗，如果低剂量吸入糖皮质激素单药维持哮喘控制 1 年以上，无任何症状及复发迹象，方可考虑停用哮喘控制药物。

4. 经济性　在经济性方面，药师应让患者了解自己药品的花费，以及备选药物治疗方案。在哮喘患者的治疗中，定量吸入剂的药品费用较昂贵，往往又需要患者长期规律使用，药师需及时有效地与患者沟通，使患者了解过早停药造成病情反复的危害，经济负担反而加重。另外，告知患者只要坚持规范治疗，哮喘症状可以完全控制，一般经过两年左右的规范治疗，定期复诊，药物甚至可能最终停用。

5. 药学教育　药学教育是提高哮喘患者药物治疗疗效，减少急性发作、住院率及病死率，提高其生活质量的重要措施。药师应根据患者的具体情况，采用适当的、灵活多样的药学教育，其内容如下。

（1）了解患者哮喘的促（诱）发因素，如呼吸道感染、非特异性刺激物、气候变化、药物、饮食情况等，结合具体情况，找出促（诱）发因素以及避免诱发的方法。

（2）哮喘常识教育。内容包括：哮喘的发病机制、基本治疗原则、缓解药物与控制药物的差别、潜在的药物不良反应、急性发作的症状及预防、如何认识哮喘加重、应采取何种措施、何时/如何寻求医疗服务、治疗并发症。通过建立伙伴关系、传授内容和方式适应患者对健康知识的认知程度、充分讨论患者关心的问题、形成共同目标，有助于提高哮喘常识传授的效果。

（3）让患者理解所用平喘药物的作用、正确用量、用法及不良反应，指导患者正确使用吸入装置。推荐在吸入装置技巧培训时引入视频教育模式，提高吸入装置的正确使用率。

（4）指导峰流速仪的正确使用，发放哮喘日记本让患者能在家中进行病情自我监测与管理。

（5）让患者掌握哮喘发作先兆表现及相应处理办法。胸闷、喉头发紧时可能是哮喘发作的前兆，应全身放松、安静休息，并按哮喘急性发作时的家庭治疗流程处理：①保持镇定。②取半卧位或坐位。③立即吸入 β_2 受体激动剂（沙丁胺醇气雾剂、特布他林气雾剂）2~4 喷/次，若 20 分钟后无缓解，应及时到医院就诊。用药不能超过 3 次，以免延误治疗危及生命。④如出现以下情况之一，提示可能出现哮喘加重，要及时就医：新出现任何哮喘症状（呼吸困难、喘息、咳嗽、胸痛等）；原有症状程度加重或频率增加；出现"感冒"或过敏症状（流鼻涕、打喷嚏等）；疲劳、睡眠障碍、运动耐力下降、情绪异常等。

（6）哮喘患者应适当锻炼。哮喘患者应适当进行体育锻炼，如散步，以增强抵抗力，但应避免进行高强度、剧烈的运动。换季时需注意气温变化，注意保暖，防止受凉感冒，若遇鼻塞流涕，或呼吸道症状加重应及时就医。

在此基础上，采取一切必要措施对患者进行长期系统管理，包括：①鼓励哮喘患者与医护人员建立伙伴关系；②通过规律的肺功能监测（PEF）客观评价哮喘发作程度；③避免和控制哮喘促（诱）发因素，减少复发；④制定哮喘长期管理的用药计划；⑤制定发作期处理预案；⑥长期定期随访保健。

6. 药学随访　随访患者，询问其用药情况和治疗结果，及时发现和解决潜在或存在的用药问题，提高患者用药依从性和哮喘控制水平。为患者建立药历，参与药物治疗方案的设计和调整，记录患者用药过程和每次调整治疗方案的依据，提高患者依从性和哮喘的控制水平。随着现代科技的发展，我国各地通过物联网、人工智能等技术管理哮喘患者收到了很好的效果，如开展远程视频、网络、APP 等多种形式的教育，家用智能肺功能测定、智能用药监测设备等，帮助哮喘患者进行自我病情监测和用药管理，显著改善了患者的症状控制水平和预后。

四、癫痫患者的药学服务

（一）疾病概述

微课

癫痫（epilepsy）是一种由多种病因引起的慢性脑部疾病，以脑神经元过度放电导致反复、发作性和短暂性的中枢神经系统功能失常为特征。癫痫在任何年龄、地区和种族的人群中都有发病，其患者数量约占全球总人口的 1%。国内流行病学资料显示，我国约有 1000 万癫痫患者，每年新增约 40 万例。

癫痫发作给患者造成巨大的生理和心理上的痛苦，严重影响患者及其家庭的生活质量。长期服用抗癫痫药物及相关诊疗费用给患者家庭带来沉重的经济负担。同时，癫痫患者的保健、教育、就业、婚姻生育等问题，也是患者及其亲属和社会多部门关注的问题。因此，癫痫不仅仅是医疗问题，也是重要的公共卫生和社会问题。WHO 已将癫痫列为重点防治的神经、精神疾病之一。

（二）常用的抗癫痫药物

目前癫痫的治疗仍然以药物为主，药物治疗的目标是在无明显不良反应的情况下，完全控制临床发作，使患者保持或恢复其原有的生理、心理状态和生活工作能力（表 13-9）。

表 13-9 常用抗癫痫药物

药物	用法用量	临床应用	不良反应及注意事项	安全范围
丙戊酸	一般剂量为每日 20~30mg/kg。	广谱抗癫痫药物,对各型癫痫发作均有效,尤其对原发全面性发作、全身强直-阵挛发作、失神发作、肌阵挛发作有效	肝毒性及致畸性,还有神经和精神行为异常、胃肠道反应、内分泌异常、凝血象改变等。有严重肝炎病史或家族史者,特别是与用药相关的肝卟啉症患者禁用;患有尿素循环障碍疾病的患者禁用孕妇应用可致畸胎,忌用。FDA 妊娠分级:D	50~100μg/ml
卡马西平	维持剂量:400~1200mg/d。儿童:每天 10~20mg/kg 体重	结构类似于三环类抗抑郁药丙咪嗪,是治疗部分性癫痫发作的首选药物	神经毒性作用及皮肤损害,如幻觉、不自主运动、复视、语言障碍、皮肌炎、Stevens-Johnson 综合征等;血液系统损害如粒细胞缺乏、血小板减少、再生障碍性贫血等;呼吸循环系统损害如间质性肺炎、心律失常、心力衰竭等。能透过胎盘屏障,可能导致神经管畸形。FDA 妊娠分级:D	4~12μg/ml
苯妥英钠	成人常用量:每日 250~300mg,极量一次 300mg,一日 500mg	为二苯乙内酰脲的钠盐,止惊效果确切,但因其严重不良反应,目前已退出一线抗癫痫药物行列	粒细胞缺乏、再生障碍性贫血、肝损害、急性小脑共济失调等。常见齿龈增生,儿童发生率高,应加强口腔卫生和按摩齿龈。对乙内酰脲类药有过敏史或阿斯综合征、二~三度房室阻滞、窦房结阻滞、窦性心动过缓等心功能损害者禁用。能通过胎盘,可能致畸。FDA 妊娠分级:D	10~20μg/ml
苯巴比妥	维持剂量:每日 90~180mg;极量一次 250mg,一日 500mg	苯巴比妥是最古老的抗癫痫药物。能有效控制多种类型的癫痫发作	疲劳、嗜睡、抑郁、注意力涣散、多动、易激惹(见于儿童)、攻击行为、记忆力下降。严重肺功能不全、肝硬化、血卟啉病史、贫血、哮喘史、未控制的糖尿病、过敏等禁用。能透过胎盘屏障,可发生新生儿出血。FDA 妊娠分级:D	15~40μg/ml
氯硝西泮	维持剂量:4~8mg/d。成人最大量20mg/d	广谱抗癫痫药,目前仍广泛用于多种癫痫发作的辅助治疗及癫痫持续状态治疗	常见:镇静(成人比儿童更常见)、共济失调。氯硝西泮的疗程应不超过 3 个月~6 个月。不可骤停,连服半年可产生耐受性。孕妇、妊娠期妇女、新生儿禁用。FDA 妊娠分级:D	
奥卡西平	每日维持剂量范围在 600~2400mg 之间	奥卡西平为卡马西平 10-酮衍化物,故具有相似的抗痫机制及抗痫谱	恶心、呕吐、眩晕、疲乏、复视、嗜睡、头痛等。低钠血症是奥卡西平的重要不良反应,但在停药后血钠水平多可恢复至正常范围。房室传导阻滞者禁用。妊娠期给予奥卡西平可能造成严重的出生缺陷(如:腭裂)。FDA 妊娠分级:C	
左乙拉西坦	目标剂量:60mg/(kg·d)	为吡拉西坦的类似物,适用于部分性发作、肌阵挛发作及原发性全身强直-阵挛发作的添加或单药治疗	嗜睡、血小板计数减少、头晕、乏力、头痛、腹泻和恶心、呕吐。目前没有孕妇服用资料,动物试验证明该药有一定的生殖毒性。FDA 妊娠分级:C	

续表

药物	用法用量	临床应用	不良反应及注意事项	安全范围
托吡酯	目标剂量：4~9mg/（kg·d）	广泛应用于部分性发作、全面性强直-阵挛发作及 Len-nox-Gastaut 综合征的治疗	厌食、注意力、语言、记忆障碍、感觉异常、无汗。妊娠期使用托吡酯与先天畸形（例如：颅面缺损，如唇裂/腭裂、尿道下裂、身体各系统异常）可能有相关性。FDA 妊娠分级：C	
拉莫三嗪	维持剂量为 100~200mg/d，每日一次或分两次给药	作为一种叶酸拮抗药，主要作用于钠离子通道，类似苯妥英，用于部分性癫病和难治性癫病的添加治疗	头痛、头晕、嗜睡、视物模糊、恶心、呕吐、皮疹等。其中，皮疹是常见且较为严重的不良反应。妊娠期不应使用拉莫三嗪，或权衡利弊。FDA 妊娠分级：C	3~14μg/ml
加巴喷丁	维持剂量：900~1800mg/d	主要作为抗癫病药物的添加治疗	嗜睡、疲劳、眩晕、头痛、恶心、呕吐、体重增加、紧张、失眠、共济失调、眼球震颤、感觉异常及厌食。急性胰腺炎的患者禁用。目前尚无孕妇女使用的经验，只有在充分评估利益/风险后，才可以使用。FDA 妊娠分级：C	
唑尼沙胺	维持剂量：200~400mg/d，分 1~3 次服。一日最大剂量为 600mg	适用于治疗癫病大发作、小发作、局限性发作、精神运动性发作及癫病持续状态	困倦、食欲不振、乏力、运动失调、白细胞降低，AST、ALT 等值升高。连续用药中不可急剧减量或突然停药。服药过程中应定期检查肝、肾功能及血象。对磺酰胺类药物或唑尼沙胺过敏者禁用。可引起注意力及反射运动能力降低，故司机、操作机器者慎用。孕妇禁用，哺乳期妇女慎用	

（三）药学服务要点

药物治疗是癫病治疗的重要方法之一。药师在参与癫病治疗的临床实践中，需要关注癫病治疗各环节的药物治疗。另外，癫病是神经系统常见的慢性病，由于癫病发作具有突发性、刻板性、反复性，癫病的治疗需要医师、护士、药师、患者及家属共同努力，才能使患者走出阴影，回归社会。

癫病治疗的目的是帮助患者控制或减少癫病发作，因此药师与患者的交流与沟通良好，最大程度地取得患者配合极为重要。它包括：①了解患者用药史及用药后癫病发作情况，对其进行用药依从性教育，避免自行调药和停药；②讲解癫病药物用药相关知识（用法、用量、ADR 预防、自我治疗、生活中注意事项、药物与饮食的关系）。

药师参与癫病治疗，应覆盖癫病治疗的全过程要注意与医师和护士的配合，成为癫病治疗团队的一员。

1. 安全性

（1）不良反应　癫病患者需要长期服用抗癫病药物，不良反应大多由长期用药、剂量过大引起。这些不良反应与剂量相关，从小剂量开始缓慢增加剂量，在增加剂量的过程中一方面观察疗效，一方面监测不良反应，可减少此类不良反应的发生。抗癫病药物长时间使用后，停药后易发生停药综合征，切忌骤然停药，可逐步小剂量减药，直至停药。

有些特殊不良反应与剂量无关，一般出现在治疗开始的前几周。部分不良反应虽然罕见但有可能危及生命，需引起足够重视。几乎所有的抗癫病药物都有特殊不良反应的报道，主要表现为皮肤损害、严重的肝毒性、血液系统损害。丙戊酸钠可引起肝毒性（尤其在 2 岁以下的儿童）、血小板减少、急性胰腺炎（罕见）、丙戊酸钠脑病；苯巴比妥可引起皮疹、中毒性表皮溶解症、肝炎；苯妥英钠可引起皮疹、周围神经病、Stevens-Johnson 综合征、肝毒性；氯硝西泮偶见白细胞减少；拉莫三嗪可导致皮疹、Stevens-

Johnson 综合征、中毒性表皮溶解症、肝衰竭、再生障碍性贫血；奥卡西平可引起皮疹。唑尼沙胺可能会引起血和尿中的肌球蛋白水平升高和急性肾脏疾病。卡马西平可激发过敏反应，包括多器官过敏反应，可能影响到皮肤、肝脏、造血器官和淋巴系统或其他器官，可单独存在或与其他一系列全身反应并存。轻度的皮肤反应，如孤立的斑点或斑丘疹，大多为一过性的，无危险性，通常可在数天或数周之内消失，也可在持续的治疗过程中或减低剂量时消失，服用过程中应密切观察患者情况。严重的皮肤反应症状或体征，如 Stevens - Johnson 综合征、Lyell 综合征发生时，应立刻停止服药，严重者可予糖皮质激素、抗组胺药、丙种球蛋白、酌情使用抗菌药物及对症支持治疗。近年有研究表明人类白细胞抗原等位基因（HLA - B*1502）是卡马西平引起 Stevens - Johnson 综合征的重要标志，即患者是否携带该基因，将提示服用卡马西平后能否发生严重皮疹。美国食品药品监督管理局（FDA）告诫"HLA - B*1502 等位基因阳性者服用卡马西平可能发生严重和潜在致命的皮肤反应"，有条件的医院可以在患者开始使用卡马西平前进行相关基因筛查。

（2）减少药物不良反应诱发因素　抗癫痫药物长期使用不仅需要监测药物疗效，还需监测其不良反应，并定期监测肝肾功能，血常规等。同时还需尽量减少药物不良反应诱发因素。首先，定期监测抗癫痫药物的血药浓度。根据血药浓度调整剂量，避免血药浓度过高引起的不良反应。其次，注意联合用药时的药物相互作用。如苯妥英钠为肝酶诱导剂，与皮质激素、洋地黄类（包括地高辛）、口服避孕药、环孢素、雌激素、左旋多巴、奎尼丁、土霉素或三环抗抑郁药合用时，可降低这些药物的效应；与降糖药或胰岛素合用时，可使血糖升高，需调整后两者用量；与利多卡因或普萘洛尔合用时可能加强心脏的抑制作用。而长期饮酒可降低苯妥英钠的浓度和疗效；与氯霉素、异烟肼、保泰松、磺胺类合用可能降低代谢使血药浓度增加；与含镁、铝或碳酸钙等合用时可能降低苯妥英钠的生物利用度，两者应相隔 2~3 小时服用。

2. 有效性　癫痫患者的疗效外观上表现为癫痫发作次数与发作持续时间减少；在实验室检查则表现为脑电图痫性放电减少。抗癫痫治疗原则包括：①单药治疗：尽量采用单一药物治疗，从小剂量开始，逐渐增量。当使用至最大剂量或血药浓度已达高值时疗效仍不佳者应考虑换药。换药时应在使用新药的同时逐步减少原药使用直至被完全替换，切不可突然停药。②联合用药：当多种药物单用无效时，或为了减少原用药品的剂量时考虑联合用药。应避免选用作用机制或不良反应相似的两种药物，注意避免药物之间相互作用。③长期用药：抗癫痫药物治疗是预防性用药，为保证血药浓度稳定，患者应长期规律服药。④慎重停药：在决定是否停药之前，应有专科医师评估再次发作的可能性，患者不可自行随意减药或停药。停药过程应该缓慢进行，病程越长，用药剂量越大，用药时间越长，则减量应越慢。联合治疗的患者，每次只能减掉一种药物，如仍无发作，再撤掉第二种药物。如果在撤药过程中出现发作，应停止撤药，并将药物剂量恢复到发作前的剂量。青少年最好在青春期后停药。

抗癫痫药物的疗效和副作用存在着显著的个体差异。患者诊断相同，同一药物治疗，血药浓度与疗效却相差甚远。有的患者用到最大耐受剂量时，仍不能控制发作；而有的患者用常规剂量，就出现严重的药物副作用。所以，监测抗癫痫药物血药浓度尤为重要。在血药浓度监测下，对抗癫痫药物进行适当的剂量调整，既可有效控制癫痫，又减少或避免不良反应的发生。

目前国内大多医院均能够开展常见的抗癫痫药物，如丙戊酸钠、卡马西平、苯巴比妥和苯妥英钠的血药浓度监测。抗癫痫药物剂量调整：①每次调整丙戊酸钠、卡马西平、苯巴比妥和苯妥英钠剂量 5 个半衰期后，应监测血药浓度（早晨服药前抽血）；另外，所有抗癫痫药调整剂量后应每 1~3 个月检查血象、肝肾功能、凝血功能等。②调整抗癫痫药物总原则。根据癫痫诊疗指南，抗癫痫药应单一用药，如果一种抗癫痫药控制欠佳，可选择另一种抗癫痫药，待达治疗浓度时，逐渐停用前一种抗癫痫药物；若两种抗癫痫药单用效果不佳时，可考虑选择联合用药。③抗癫痫药物剂量不足的调整。在规范单一用药情况下，发作时间多在服药前后，或控制不佳且血药浓度监测低于有效血药浓度范围时，可适当增加抗癫痫药物用量。如果在规范服药情况下，发作时间多在某次服药前发作，可适当调整前一次服药剂量。但要注意抗癫痫药增加剂量应遵循小剂量逐渐加量的原则。在规范服用多种抗癫痫药时，观察发作与何种药物关系密切，监测血药浓度，找到与发作密切相关的药，适当增加剂量，并在 5 个半衰期后重新监测血药浓度。④抗癫痫药物达中毒剂量。当抗癫痫药血药浓度监测达中毒剂量或应用抗癫痫药出现中毒症状时，可逐渐减少抗癫痫药剂量或立即停药，并注意预防癫痫发作，必要时可临时给予静脉用药，控制癫痫发作，可以不考虑先将替换用抗癫痫药加至足量后再停药。但应注意在减少剂量5个半衰期后再次监测血药浓度。⑤抗癫痫药出现严重药物不良反应的处理。服用抗癫痫药时，如果出现的药物不良反应可以耐受，可不调整抗癫痫药剂量。如果出现的药物不良反应不可以耐受，应该在对药物不良反应进行对症治疗的同时，立即停用抗癫痫药，换用其他抗癫痫药，调整过程中要注意癫痫发作，提前对患者给予保护，必要时也可临时给予静脉用药，但应注意在停药2~3个半衰期后再次监测血药浓度。⑥癫痫持续状态药物调整。癫痫持续状态的治疗目的是控制癫痫发作，为此可选择注射给药，以迅速达到稳态血药浓度，控制发作，并立即加用口服抗癫痫药，待口服抗癫痫药达有效治疗浓度后，逐渐减小注射用抗癫痫药剂量，直至停药。

3. 依从性 患者依从性差，导致治疗效果不佳的原因有：①患者或家属对癫痫缺乏必要的科学知识，常认为癫痫是治不好的病，对治疗缺乏信心；②过于担心抗癫痫药物的副作用；③患者用药依从性差，随意停药、减量或换药。针对这些患者，药师应明确告诉患者癫痫属于慢性病，需要长期甚至终身用药，在治疗过程中应规律用药，同时告知患者无规律用药的危害，提高患者对癫痫治疗原则的认识；告知患者在用药过程中可能出现的不良反应和监控措施，提高患者对不良反应的认识，减少患者对不良反应的恐惧心理；指导患者保持良好的依从性，保证患者安全用药，并鼓励患者遵照医嘱积极治疗，提高治疗效果。

为了提高患者的依从性，保证患者合理用药，药师应定期对所监护的患者进行随访，制定规范的随访制度。

药师对患者的随访应有详细记录，随访的内容有是否按医嘱服药、服用药物及服药时间、有无发作、发作形式与发作时间有无记录、具体的发作形式、服药后有无不适、是否监测血药浓度、检测值是多少、是否监测肝肾功能及血象、结果有无异常等。

4. 经济性 癫痫为慢性发作性疾病，需长期坚持药物治疗，故经济因素也常常影响患者对抗癫痫药的选择。在保证疗效的前提下，应尽可能为患者节省费用。为了达到这一目的，对癫痫患者需做到个体化给药，药师对药物及其剂量的选择必须考虑一系列情况，比如：患者年龄、体重、是否有并发症、器官功能、药物之间相互作用、生活习惯、文化和种族等。通过利用血药浓度监测来为患者调整用药，对制定抗癫痫药个体化用药方案具有重要意义。在充分进行药物经济学考量后，药师可以致力于向患者推荐尽快选用安全、强效、经济的抗癫痫药物，以使对癫痫的药物治疗更趋于合理。

5. 健康教育 癫痫治疗一般需要经过一个长期用药过程，为此药师应对患者进行全面教育，以保证患者具有良好的用药依从性及合理用药意识。

癫痫的患者教育方式以本着使患者可接受的方式进行，既可通过癫痫病友会等方式组织活动对患者进行集体教育，也可以由药师根据患者的具体情况对患者进行个别教育。由于许多癫痫患者长期发作会影响其智力发展，所以对患者的教育在举一反三讲解的同时还可以发放宣传资料，以辅助其记忆。集中教育最好与医护人员共同进行，以便当患者出现癫痫发作时可以及时救治。

癫痫患者用药教育的内容包括癫痫的基本概念、癫痫的药物治疗原则、坚持服药的必要性、服药期间是否需要监测血药浓度及如何监测、服药时间、所服药物可能出现的ADR与预防、服药期间自我治疗的注意事项，服药时饮食生活中的注意事项，癫痫患者生育时的注意事项和捕捉发作时用药注意事项。药师在对患者进行用药教育时注意观察患者的心理变化，做好用药教育。

五、原发性肾病综合征患者的药学服务

微课

（一）疾病概述

肾病综合征（nephrotic syndrome，NS）是由多种病因引起的肾小球疾病中的一组临床综合征，以大量蛋白尿（>3.5g/d）、低白蛋白血症（人血浆白蛋白<30g/L）以及不同程度的水肿、伴或不伴高脂血

症为主要特征。根据病因不同，肾病综合征分为原发性和继发性。继发性肾病综合征，顾名思义，是继发于其他系统疾病（如系统性红斑狼疮、糖尿病、过敏性紫癜等），约占肾病综合征的 25%。原发性肾病综合征的病因不明，其诊断须排除继发因素。

中国成人原发性肾病综合征中常见的病理类型包括：微小病变性肾病，局灶节段性肾小球硬化、非 IgA 型系膜增生性肾小球肾炎、IgA 肾病、膜性肾病和膜增生性肾小球肾炎等。原发性肾病综合征占肾病综合征的 75%。本节仅讨论原发性肾病综合征。

（二）主要治疗药物

肾病综合征是肾小球疾病中常见的一种类型，不同病理改变引起，其治疗效果不一，部分病理类型易发展为肾功能不全，因此强调早期病因和病理类型诊断。常见的病理类型有微小病变型肾病、膜性肾病、系膜增生性肾小球肾炎、局灶节段硬化性肾小球硬化、系膜毛细血管性肾小球肾炎。目前原发性肾病综合征的治疗主要包括三个方面：蛋白尿的治疗，主要药物为糖皮质激素及免疫抑制药；对症支持治疗，利尿消肿、降压治疗；并发症的治疗，包括抗凝和抗血小板聚集治疗、调脂治疗。本章节主要强调肾病综合征的蛋白尿治疗。主要治疗药物见表 13 - 10。

表 13 - 10　肾病综合征主要治疗药物

分类	典型药物	注意事项	肾功能不全时剂量调整
糖皮质激素	泼尼松	起始剂量为 1.0mg/(kg·d)，8～12 周，足量治疗后每 2～3 周减原量的 10%，长期维持最小有效剂量为 10mg/d。采取全日量顿服	无需调整
	泼尼松龙	起始剂量为 1.0mg/(kg·d)，8～12 周，足量治疗后每 2～3 周减原量的 10%，长期维持最小有效剂量为 10mg/d。采取全日量顿服	无需调整
	甲泼尼龙	起始剂量 0.8mg/(kg·d)，冲击治疗时，剂量 0.5～1.0mg/d，连续 3 天	无需调整
钙调磷酸酶抑制剂	环孢素	常用剂量为 3～5mg/(kg·d)，分两次空腹口服，血药浓度谷值为 100～200ng/ml，起效后逐渐减量，维持剂量≥6 个月	无需调整
	他克莫司	起始剂量为 0.05mg/(kg·d)，血药浓度保持在 5ng/ml～8ng/ml，疗程为半年至 1 年。	无需调整
抗增殖/抗代谢药物	环磷酰胺	常用量为 2mg/(kg·d)，分 1～2 次口服；或 200mg，隔日静脉注射。累积量达 6～8g 后停药	GFR >50ml/(min·1.73m²) 者不需调整剂量；GFR：10～50ml/(min·1.73m²) 调整为正常剂量的 75%；GFR <10ml/(min·1.73m²) 者剂量减半
	硫唑嘌呤	起始剂量 1mg/(kg·d)，分 2 次口服，然后每 4 周增加 0.5mg/(kg·d)，理想的有效剂量为 2.5mg/(kg·d)	GFR >50ml/(min·1.73m²) 者不需调整剂量；GFR：10～50ml/(min·1.73m²) 调整为正常剂量的 75%；GFR <10ml/(min·1.73m²) 者剂量减半
	雷帕霉素	初始剂量为 16～24mg/(d·m²)，随后减量 8～12mg/(d·m²)，血药浓度稳定在 30ng/ml，2 个月后调整雷帕霉素用量直至血药浓度稳定在 15ng/ml	尚无相关数据
	麦考酚吗乙酯	常用量为 1.5～2g/d，分 2 次口服，共用月 3～6 个月，减量维持 6 个月	肾功能减退，可根据血药浓度调整药物剂量
二氢叶酸还原酶抑制剂	甲氨蝶呤	起始剂量为 7.5mg/w，每周逐渐加量，最高增加至 30mg/w。如存在胃肠道反应，可分 2 次口服，间隔 12～36 小时	GFR：10～50ml/(min·1.73m²) 调整为正常剂量的 50%
新型免疫抑制药	来氟米特	负荷剂量为 50～100mg/d，连续 3 天，维持剂量为 20～30mg/d。如副作用不能耐受者，可降为 10mg/d	无需调整剂量
中药有效成分	雷公藤总苷	常用量为 20～30mg/d，分 3 次口服	尚无相关数据

糖皮质激素的分类及特点

糖皮质激素根据半衰期不同分成短效、中效和长效 3 种。

短效：生物半衰期 6～12 小时，如可的松、氢化可的松。

中效，生物半衰期 12～36 小时，如泼尼松、泼尼松龙、甲泼尼龙。

长效，生物半衰期 48～72 小时，地塞米松、倍他米松。

短效激素生物半衰期比较短，要达到相同的作用效果其使用频率必然要增大，必然会导致期副作用发生率增加，其在通过抗炎作用降低血管通透性而减轻水肿，同时也会由于水钠潴留作用而增加水肿的发生，且临床上需多次给药，不适合维持期治疗的患者。长效激素虽然作用时间长，但同时副作用也增加。因此在肾病综合征的临床治疗上最为常用的是中效糖皮质激素制剂。

（三）药学服务

肾病综合征病理类型的不同，其治疗方法也不相同。肾病综合征的治疗一方面是对症治疗如消肿、降脂、降压、抗凝、预防和控制感染，另一方面是针对蛋白尿的治疗，其中糖皮质激素和免疫抑制剂是降低尿蛋白的主要药物。但糖皮质激素和免疫抑制药物的作用具有非特异性，既抑制病理条件下的免疫反应，也抑制正常免疫反应，导致免疫抑制患者感染风险大大增加，感染类型更加复杂。治疗窗窄、不良反应比较多也是大部分免疫抑制药物的共同缺陷。为保证肾病综合征患者药物应用的合理、安全、有效，需要临床药师有针对性的药学服务。

1. 安全性

（1）治疗药物的不良反应 长期服用糖皮质激素和免疫抑制剂不良反应众多，如医源性肾上腺皮质功能亢进，诱发或加重感染，心血管系统、消化系统、血液系统并发症，骨质疏松等。因此，当患者出现活动性消化性溃疡、肝硬化和门脉高压引起的消化道大出血、新近接受胃肠吻合术时，药师需提醒尽量避免使用糖皮质激素。患者在糖皮质激素和免疫制剂服用前，药师需给予用药指导，尽量做到提前预防药物不良反应。如嘱咐患者在糖皮质激素服用疗程时每日补充钙剂可预防骨质疏松。服用甲氨蝶呤，告知患者须补充适量的叶酸。

妊娠期肾病综合征患者糖皮质激素的应用

对于妊娠期肾病综合征患者：糖皮质激素为脂溶性药物，可以通过胎盘，但胎儿体内的糖皮质激素水平远低于母体水平。这是由于胎盘上表达丰富的 11β - 羟化类固醇脱氢酶，该酶可以灭活可的松活性，降低胎儿血中糖皮质激素的水平。11β - 羟化类固醇脱氢酶对泼尼松龙的灭活程度高于地塞米松。对于妊娠妇女，治疗剂量的泼尼松不是致畸的主要危险因素。应用糖皮质激素的妊娠妇女，胎儿致畸率约为 3.5%，与正常的妊娠妇女一致。

此外，在糖皮质激素和免疫抑制剂使用过程中，可进行相应的处理来降低其不良反应。如环磷酰胺是临床应用最多的烷化剂，严重不良反应包括骨髓抑制、膀胱毒性、性腺毒性、致癌性，较轻的有脱发、恶心呕吐，应用环磷酰胺前首先需确认患者无感染灶、白细胞正常、无严重肝功能损害；用药当天嘱患者多饮水，保证较高的尿量，防止环磷酰胺的代谢产物丙烯醛对膀胱的刺激导致出血性膀胱炎。麦考酚吗乙酯代谢过程中存在肝肠循环，空腹用药可以提高药物利用度。但部分患者空腹服用可出现腹泻、腹胀、恶心、呕吐、便秘等。药师需提前告知患者，如出现上述症状，暂时减量，待症状好转后，逐渐加至原剂量。

（2）避免使用或慎用具有肾毒性的药物　肾脏是机体血流量较大的器官，血液中的毒物可迅速到达肾脏；肾脏对尿液的浓缩功能又进一步提高肾脏细胞和肾小管腔内毒物的浓度，多数药物吸收后主要经肾小球滤过、近曲小管分泌、远曲小管重吸收和肾小管上皮细胞降解等代谢过程排出体外，在这一过程中均可累及肾脏而发生结构和功能改变，导致肾病综合征患者的肾脏损伤。常见的具有肾毒性的药物包括非甾体抗炎药物，氨基糖苷类，糖肽类，磺胺类抗生素，环孢素、他克莫司等免疫抑制药物，含碘造影剂等。此外，还包括一些传统的部分中药及其制剂，如关木通、雷公藤、斑蝥、鱼胆等，这些药物应尽量避免使用。

（3）药物相互作用　肾病综合征患者需长期服用的药物如糖皮质激素、雷帕霉素、环孢素、他克莫司等经肝脏 P450 酶系代谢，可与经此酶系代谢的多种药物发生相互作用。通常免疫抑制药物治疗窗窄、副作用多，如与其他药物发生相互作用，导致不良反应增多，严重时甚至引起患者死亡。因此，药师需熟知相关的药物相互作用，尽量避免有相互作用的药物联用，或者对给药剂量等进行适当调整。如糖皮质激素、环孢素与酶诱导剂或酶抑制药联用时会发生相互作用，许多诱导肝微粒体酶的药物如苯妥英钠、利福平、巴比妥和卡马西平等能够快速诱导肝微粒体的药物代谢能力，使环孢素的清除率增加。当与这些药物联用时加强监测环孢素的血药浓度，必要时对药物剂量做适当调整。相反，西咪替丁、大环内酯抗生素、酮康唑、环孢素 A 等是肝微粒体酶的抑制剂，对泼尼松龙的代谢有抑制作用，应尽量避免此类药物联用。

2. 有效性　肾病综合征患者应定期监测尿蛋白、血白蛋白水平以及肾功能，以观察疗效。若疗效不佳，既要考虑病理因素，也需从药物方面寻找原因。从药物方面考虑：激素治疗原则是"起始量足、减量缓慢、维持要长"，剂量和疗程是否足够对疗效影响大，不规则使用激素易导致疾病不能完全缓解或复发。如环孢素和他克莫司口服吸收不规则、不完全，个体差异较大；同一个体在不同的病程其药代动力学也会有变化，与血浆蛋白浓度、肾功能变化和联合用药均有关。因药物治疗窗较窄，因此应用时，临床药师需监测患者血药浓度，及时调整药物剂量。雷帕霉素口服生物利用度低（约为15%），半衰期长（约为62小时）特点。药物吸收入血后，95%分布于红细胞内，血浆中含量只占3%，游离状态存在的药物极少。因此临床药师需以全血标本来监测雷帕霉素的血药浓度。糖皮质激素泼尼松没有活性，进入体内后需经 11β - 羟化类固醇脱氢酶转化为泼尼松龙后才发挥药理活性，该酶主要存在于肝脏，肾病综合征患者合并有明显肝脏疾病时，避免选用需肝脏转化的激素，不宜选用泼尼松，可选择甲泼尼龙。

3. 依从性　肾病综合征在临床上易缓解，但难治愈，且易复发，加之用药疗程长和药物不良反应发生率高，导致患者治疗依从性差。药师需通过对长期使用糖皮质激素和免疫抑制药物的肾病综合征患者进行用药教育，包括药物的常见不良反应预防及应对措施，自我监护的指标，疾病规范治疗的预后效果以及不按医嘱服用的后果等，使患者对疾病和治疗方案有基本的认知，更积极主动地配合医生的治疗，通过电话和微信等方式随访，树立治疗信心，增加患者的用药依从性。

4. 经济性　肾病综合征患者需长期服用药物，特别是免疫抑制药物，价格昂贵，病人在肾病综合征缓解后，考虑经济因素，擅自减量或停药，造成病情反复甚至是进一步发展，反而会增加经济负担。药师应告知患者遵医嘱服药的重要性，擅自停药导致病情加重会进一步增加治疗的难度和经济成本。应坚持规范治疗，逐步使病情稳定、缓解和治愈。

案例解析

【**案例**】患者，女，21 岁。患者 1 个月前无明显诱因下出现乏力，1 周前无明显诱因下出现双下肢浮肿，后渐蔓延至颜面部，伴有泡沫尿，肝功能：总蛋白 36.4g/L，白蛋白 13.43g/L，白/球比例 0.58，天门冬氨酸氨基转移酶（AST）49U/L，谷氨酸 - 丙酮酸转氨酶（ATL）49U/L；肾功能：24 小时尿蛋白：5.42g；尿常规：蛋白（＋＋＋），隐血（＋＋＋）。

入院诊断：肾病综合征。

【解析】药学服务：该患者为年轻女性，首次入院诊断为肾病综合征。

1. 针对首次入院的患者，药师告知病情的同时，需详细询问患者的用药史，了解患者是否服用具有肾脏毒性的药物，嘱患者在医师和药师的指导下服用药物，避免服用具有肾毒性的药物。

2. 针对肾病综合征的治疗，在无患者肾脏病理报告的情况下，根据临床表现，可选择中效的糖皮质激素，如泼尼松、甲泼尼龙。但该患者有肝功能损害，而泼尼松本身无活性，需经肝脏 11β - 羟化类固醇脱氢酶转化为泼尼松龙后才发挥药理活性，因此该患者不宜选用泼尼松。提供建议可选择甲泼尼龙或泼尼松龙。

3. 针对患者出院用药和健康教育：患者此次出院带的主要药物是甲泼尼龙片 40mg 口服，qd；牡蛎碳酸钙 300mg，口服，qd；骨化三醇 0.25μg，口服，qd。告知患者针对肾病综合征，主要的治疗药物是甲泼尼龙片，并强调该药物为糖皮质激素类药物，需每日早晨一次服用，该药物切不可自行减量或者停药。甲泼尼龙在长期服用过程中，可能会出现骨质疏松，给予补充钙制剂和骨化三醇，可降低骨质疏松发生的风险。所以加服牡蛎碳酸钙（300mg，口服，qd）和骨化三醇（0.25μg，口服，qd）。嘱患者服用药物后，定期门诊随访，监测肝肾功能。长期大剂量服用糖皮质激素，增加感染的风险，日常生活需注意避免感冒、感染。糖皮质激素服用后，可能会出现面部、背部等向心性肥胖，告知患者不必过分担心，停药后，通过适当控制饮食和运动，可恢复到服药前的体重。最后，嘱患者日常生活不宜劳累，多休养。

六、肿瘤患者的药学服务

微课

（一）肿瘤概述

肿瘤是机体在各种致瘤因素作用下，局部组织的细胞在基因水平上失掉了对其生长的正常调控，导致细胞的异常增生而形成的新生物。肿瘤可分为良性肿瘤和恶性肿瘤，而癌症即为恶性肿瘤的总称。良性肿瘤生长能力有一定限度，生长速度比较缓慢，可以压迫邻近组织器官，但不向远处转移，因此危害性较小。恶性肿瘤则增长迅速，且有侵袭性及转移性，如未经有效治疗，常导致死亡。

肿瘤作为全球较大的公共卫生问题之一，极大地危害人类的健康。目前，我国恶性肿瘤死亡占居民全部死因的 23.91%，相当于每死亡 5 人中，有 1 人死于癌症。肿瘤不仅严重影响人民的健康，而且成为医疗费用上涨的重要因素。

（二）肿瘤的治疗

随着医学技术的发展，治疗肿瘤的手段越来越多。常用的肿瘤治疗方法包括：手术治疗、放射治疗、化学药物治疗、生物治疗、热疗等其他疗法。前 3 种方法是公认疗效肯定的肿瘤三大治疗手段。每一种治疗手段都可能从不同的作用机制达到一定的抗癌作用。

1. 手术治疗 手术是一种可根治某些肿瘤的有效方法，它可以最大限度地清除局部肿瘤。约 60% 的肿瘤病人以手术治疗为主，约 90% 的肿瘤病人应用手术作为肿瘤诊断或分期的手段。对于某些局限性的早期肿瘤，单行手术即可治愈。因此，外科治疗是许多实体瘤局部病灶根治的决定性治疗手段。但是，手术治疗对于癌症远处转移的治疗方面存在较大的局限性。

2. 放射治疗 放射治疗有百年历史，大约有 60%～70% 的肿瘤病人在病程的不同时期因不同的目的需要接受放射治疗。对于放射较敏感的肿瘤，放射治疗也能用做局部清除的决定性治疗手段。放射治疗可以根治多种肿瘤（如宫颈癌、鼻咽癌、喉癌、皮肤癌），还可作为手术治疗的补充。放射治疗与手术治疗各有所长，但都属于局部或区域性治疗手段。放射治疗的重点也是控制局部肿瘤，而且还可能控制癌肿在局部区域扩散转移病灶。

3. 化学药物治疗 用化学合成药物来治疗恶性肿瘤（简称化疗）已有半个世纪。化学药物治疗对某些肿瘤已取得了较好的疗效（如恶性滋养细胞肿瘤），化疗已经从一般的姑息性治疗逐步向根治性治疗的方向迈进。化疗在控制手术或放疗区域隐匿转移癌灶，控制全身远处微小转移癌灶具有特殊的优势。化疗的主要缺陷在于对肿瘤细胞的选择性抑制作用不强，全身毒性反应较大，而且对大多数实体肿瘤难以达到根治的目的。

随着分子生物学技术的提高和对肿瘤发生发展分子机制认识的提高，肿瘤分子靶向治疗迅速崛起。分子靶向治疗是主要针对细胞受体、关键基因和调控分子为靶点的治疗，在肿瘤内科治疗中发挥着越来越重要的作用。分子靶向治疗具有选择性高、来源广阔、疗效独特和毒性相对较小的特点，因而越来越广泛的应用于临床。近年，随着肿瘤学与免疫学的不断发展和交叉渗透，肿瘤免疫治疗突飞猛进。肿瘤免疫治疗是通过主动或被动的方法，调动机体的免疫系统，增强抗肿瘤免疫力，从而抑制和杀伤肿瘤细胞。肿瘤的免疫治疗将会成为一个进展更加迅速的研究领域，成为肿瘤治疗的重要综合措施之一。现阶段肿瘤治疗的发展趋向是采取多学科综合治疗，即根据肿瘤的病理类型、侵犯部位和范围、临床分期，结合患者的全身状况，科学、合理、有计划地采用现有的手术、放疗、化疗、生物治疗和中医中药等治疗手段，以期最大幅度地提高肿瘤患者的治愈率，改善患者的生活质量。

（三）常用抗肿瘤药物

传统分类将抗肿瘤药物分为烷化剂、抗代谢药、抗肿瘤抗生素、植物类、激素类和其他类。这种分类不能完全概括目前抗肿瘤药物的发展，如靶向药物、生物反应调节剂和免疫治疗药物只能归在其他类中。现结合抗肿瘤药物的传统分类和研究进展，将抗肿瘤药物分为细胞毒药物、影响激素平衡的药物、新型分子靶向药物、免疫治疗药物和生物反应调节剂。常用代表药物见表 13 - 11。

表 13 - 11　常用抗肿瘤药物

分类	代表药物	特点及不良反应
烷化剂	氮芥、环磷酰胺、异环磷酰胺、噻替哌、司莫司汀、卡莫司汀、达卡巴嗪	细胞周期非特异性药物，作用强；氮芥类泌尿系统毒性较大，需同时使用美司钠；亚硝基脲类能通过血－脑脊液屏障，进入中枢神经系统
抗代谢类	甲氨蝶呤、氟尿嘧啶、卡培他滨、替吉奥、阿糖胞苷	细胞周期特异性药物，主要作用于 S 期；可致黏膜炎、胃肠道反应；甲氨蝶呤对肾脏及骨髓毒性大，必要时使用亚叶酸钙解救
抗生素类	多柔比星、表柔比星、博来霉素、丝裂霉素	细胞周期非特异性药物；蒽环类具有心脏毒性，应进行心脏功能监测；博来霉素可致肺纤维化和骨髓抑制
植物碱类	长春新碱、长春瑞滨、紫杉醇、多西他赛、伊立替康、依托泊苷	细胞周期特异性药物；长春碱类的剂量限制毒性为周围神经毒性；紫杉类常见过敏反应，使用前应做预处理；伊立替康可致严重腹泻
金属铂类	顺铂、卡铂、奥沙利铂、洛铂	细胞周期非特异性药物；可致胃肠道反应和肾脏毒性；奥沙利铂神经毒性较大，使用期间应避免冷接触
激素类	强的松、地塞米松、他莫昔芬、来曲唑、阿那曲唑、氟他胺	敏感性取决于肿瘤对激素的依赖性，起效慢，毒性较小；乳腺癌内分泌治疗应根据绝经状况选择抗雌激素药或芳香化酶抑制剂
靶向药物	吉非替尼、厄洛替尼、利妥昔单抗、曲妥珠单抗、贝伐珠单抗	小分子化合物皮肤毒性明显；单抗类应注意观察是否发生过敏反应
免疫药物	纳武利尤单抗、帕博利珠单抗、卡瑞利珠单抗、阿替利珠单抗	通过恢复体内免疫细胞功能来对抗肿瘤细胞；常见免疫相关不良反应如皮疹、肠炎、甲状腺功能异常、肝毒性等
生物反应调节剂	干扰素、白介素、肿瘤坏死因子	通过机体免疫功能抑制肿瘤；常见感冒样症状，如乏力、发热、寒战、肌痛等

（四）药学服务要点

肿瘤治疗仍是医学界一个重大难题，如何提高治疗效果，尽可能地减轻不良反应，成为肿瘤专业人员不断探索的重要问题。肿瘤专科药师的主要服务对象是肿瘤患者，并依据所掌握的药学知识和信息为患者提供药物选择、药物使用、药物不良反应等方面的信息和指导，以帮助患者提高药物治疗的安全性、有效性、依从性和经济性，最终达到改善和提高肿瘤患者生活质量的目的。

1. 心理干预　肿瘤患者是一类特殊的群体，患病后其躯体症状与心理症状都会发生很大的变化，如乏力、消瘦、疼痛、恐惧、焦虑、抑郁等，因此肿瘤患者需要全社会，尤其是医务工作者的关心与帮助。肿瘤患者不管是对肿瘤本身还是肿瘤的治疗都存在各种心理问题，常表现出对肿瘤治疗的恐惧和抵抗，常因为药物治疗所带来的严重不良反应无法耐受而拒绝治疗，从而影响患者的治疗效果和生存时间。

肿瘤专科药师应对肿瘤患者进行心理干预和知识教育，通过为患者提供疾病相关的信息、告知治疗的重要性、药物不良反应的预防方法以及出现不良反应如何处理等知识，使患者对疾病和治疗有一个全面和客观的认识，大大促进患者和医务人员的配合，从而减轻患者焦虑和恐惧，提高患者的治疗效果和生活质量。

2. 安全性　抗肿瘤药物绝大多数为细胞毒类药物，毒、副作用较多。同时，抗肿瘤治疗常采用多种药物联合治疗，抗肿瘤药物之间、抗肿瘤药物与其他辅助药物之间都可能产生相互作用。因此，肿瘤专科药师应对患者所用药品的适应证、用法用量、禁忌、注意事项、不良反应、药物相互作用、药物过量、药理毒理等性能均有全面的了解，以保障患者用药的安全。

（1）不良反应　由于化疗引起的不良反应是中断化疗进程的重要原因之一，因此不良反应的预防与治疗显得尤为重要。抗肿瘤药物所致的不良反应涉及多个系统，常见的主要有消化系统毒性、血液系统毒性、肝毒性、肾毒性、神经系统毒性、心脏毒性、皮肤毒性等。在不良反应的防治中，首先应提前预防（如提前使用止吐药物、抗过敏药物等），对特殊化疗药物进行预处理（如为了减少毒性反应，培美曲赛二钠治疗前需使用叶酸和维生素 B_{12}），并在用药期间密切监测患者情况，尽量避免和减少药品不良反应对患者的损害。

另外，一些抗肿瘤药物在使用过程中需进行相应的处理来降低其不良反应，如使用顺铂时采用水化、利尿，降低顺铂在肾小管中的浓度，避免肾毒性的发生；使用环磷酰胺和异环磷酰胺化疗时加用美司钠可防止泌尿系统毒性的发生；在使用大剂量甲氨蝶呤后，使用亚叶酸钙能明显减轻甲氨蝶呤的毒性，起到保护正常细胞的作用。

知识链接

大剂量甲氨蝶呤与亚叶酸钙解救疗法

一次使用甲氨蝶呤静脉给药超过 1g 或 20mg/kg 即为大剂量甲氨蝶呤治疗。大剂量甲氨蝶呤的应用可使病人血液中甲氨蝶呤达到较高浓度，使之易于扩散到实体瘤中，也易通过一些生理屏障如血脑屏障，从而获得比一般常规剂量为高的疗效。但大剂量甲氨蝶呤的应用可产生严重甚至致命的毒性作用，主要是肾功能衰竭、骨髓抑制、肝功能损害等，必须采取亚叶酸钙解救，才能减轻其毒副作用，使患者脱离险境。一般推荐在甲氨蝶呤静滴结束后 6~12 小时，给予亚叶酸钙，推荐剂量为 6~15mg/m²，每 6 小时 1 次，直至血清甲氨蝶呤浓度低于 10^{-7}mol/L。

同时，药师在患者用药期间，应每日询问患者情况，密切关注患者体征及辅助检查指标，当患者出现不良反应时要积极的处理与治疗。例如，当出现血液毒性时，需相应给予输血、应用集落细胞刺激因子、白介素-11 等药物治疗。伊立替康引起的患者持续腹泻，需要根据发生腹泻的时间，选择不同的药物（阿托品或洛哌丁胺）治疗。

（2）药物相互作用　抗肿瘤治疗多采用 2~4 种化疗药物联合，或是化疗药物与靶向/免疫药物联合。另外，肿瘤患者常病情复杂，在抗肿瘤治疗以外，往往同时需要治疗并发症及合并症，如使用止吐、镇痛、保肝、降压、控制血糖、抗凝等药物，用药繁多。这些特点导致了肿瘤患者较易发生药物间的相互作用。药师在药学查房过程中，应仔细询问患者既往病史及用药情况，对患者自行服用的药物作详细记录，分析药物之间的潜在相互作用，及时与医师协商调整给药方案或给药剂量。

例如，紫杉醇联合顺铂化疗，若先使用顺铂，可导致紫杉醇清除率大约降低 30%，骨髓毒性较为严重，因此两者合用需先给予紫杉醇，再使用顺铂。布洛芬可使培美曲塞二钠的清除率降低 20%，增加毒副作用可能，应避免同时使用。依托泊苷、氟尿嘧啶、卡铂、吉西他滨等药物与华法林合用时，因抑制其代谢，从而提高华法林在体内的血药浓度，INR 值会因此升高，增加患者出血的可能性。胃内 pH > 5，会影响吉非替尼的吸收，合用抗酸药时要谨慎。

3. 有效性 肿瘤患者的药物治疗效果需经过多周期化疗后通过患者自身症状的改善情况及影像学检查结果进行判定。作为临床药师，应对疗效评价有全面的了解，如肿瘤累及的范围、临床分期、既往接受药物治疗及治疗后各项指标的变化等情况，才能协助医生制定和优化治疗方案，以达到最佳治疗效果。

肿瘤患者常伴有不同程度的疼痛，疼痛治疗效果密切关系患者的生活质量。肿瘤科药师应对患者的疼痛情况进行评估，根据治疗效果不断调整镇痛方案，并注意不良反应的预防和治疗，提高治疗效果，尽量达到无痛。

另外，临床药师还应提醒护士关注抗肿瘤药物配制与用药细节，协助护士做好药物的溶解、配制、储存和输注，保证抗肿瘤药物的正确、合理使用，以确保药物的治疗效果。例如奥沙利铂需加入 5% 葡萄糖注射液中输注，氯化钠注射液可与其发生反应，降低疗效。曲妥珠单抗需使用 0.9% 氯化钠注射液溶解，不能使用 5% 葡萄糖注射液溶解，因后者可导致蛋白聚集。

4. 依从性 恶性肿瘤疾病本身所带来的各种症状及患者的心理情况，常会影响到患者的治疗效果。这决定了医疗机构药师，尤其是临床药师，要对肿瘤患者给予更多的关注与用药指导。药师与肿瘤患者的交流与沟通有助于增强患者的依从性，改善患者的生活质量。

药物不良反应是影响患者用药依从性的主要原因之一，很多患者会因为无法耐受不良反应而最终停止用药。肿瘤化疗所带来的药物不良反应，本身就是所有领域药物治疗中最为严重的，因此药师在化疗前应对患者讲解用药注意事项及可能发生的不良反应，提示患者进行相应的预防措施，从而避免或减轻药物不良反应。如对结肠癌接受 FOLFOX 方案（奥沙利铂 + 氟尿嘧啶 + 亚叶酸钙）治疗的患者行用药教育，告知患者奥沙利铂有神经毒性，且遇冷会诱发或加重，治疗期间应注意保暖，避免冷水漱口及冷食，不可接触冰冷的物体，以降低周围神经毒性的发生率；氟尿嘧啶静脉滴注时间较长，对血管有一定的刺激性，最好使用中心静脉给药；氟尿嘧啶会造成患者色素沉着，色素沉着处忌用化妆品，忌局部刺激，注意防晒等。

对于出院患者要针对出院带药的用法用量、注意事项、可能出现的不良反应及处理方法等进行教育，提醒患者按要求复查血常规及肝肾功能，定期返院治疗。对重点患者应加强随访，跟踪用药教育的效果。这些药学服务都有助于提高治疗的效果及患者规范化治疗的依从性。

5. 经济性 由于抗肿瘤药物大多价格昂贵、抗肿瘤治疗疗程相对较长、辅助用药较多等特点导致肿瘤患者医疗费用很大。因此，肿瘤专业临床药师更应具备高度的责任心，在关注药物治疗效果的同时也关注药物治疗的成本，考虑成本 - 效果的证据，使患者得到最佳的治疗效果和最小的经济负担。

例如，肺癌患者首次化疗选择含洛铂方案，药师建议更改为顺铂或卡铂，后二者价格均较洛铂便宜，且为肺癌的一线用药。结肠癌患者单用卡培他滨化疗时，使用多药联合止吐（甲氧氯普胺 + 地塞米松 + 托烷司琼），药师建议仅使用甲氧氯普胺即可。薄芝糖肽与香菇多糖均为增强免疫力药物，应避免联合使用。

案例解析

【案例】 患者，男性，67 岁，咳嗽、痰中带血 2 月余，行胸腔镜下左肺上叶切除 + 纵隔淋巴结清扫术 1 月余。术后病理：（左上肺）浸润性鳞癌，肿块大小 3.5cm×3.0cm×2.5cm，检出淋巴结 14 枚，转移 1 枚。入院行术后辅助化疗，住院期间见病房病人出现呕吐症状，患者较为焦虑。经积极心理干预后，给予紫杉醇联合顺铂方案化疗，过程顺利。

【解析】药学服务：患者为肺鳞癌术后首次入院化疗。

（1）心理干预　该患者通过观察后发现，化疗会产生严重的呕吐反应，心生焦虑，对化疗产生恐惧。药师需对患者进行心理辅导，告知患者化疗前会给予预防止吐处理，发生严重呕吐的概率很低，解除患者心理障碍，提高患者对治疗的信心。

（2）安全性　患者使用紫杉醇联合顺铂方案，其中紫杉醇使用前需要使用地塞米松、西咪替丁、苯海拉明预防过敏反应，顺铂使用过程需水化、利尿以减轻对肾脏的毒性。给药前还需给予托烷司琼、地塞米松等减轻恶心、呕吐反应。另外，顺铂可使紫杉醇的清除率降低约1/3，故应告知护士应先给予紫杉醇，再给予顺铂治疗。

（3）依从性　患者已行手术切除肿瘤，术后辅助治疗的目的为延缓肿瘤复发和延长总生存期。药师需告诉患者术后辅助治疗的必要性，以提高患者的依从性。

本章小结

1. 主要内容　慢性病又称慢性非传染性疾病，是指长期的，不能自愈的，且几乎不能被治愈的一类疾病，本章介绍的常见慢性病包括高血压、糖尿病、哮喘、癫痫、慢性肾病、肿瘤等，这些疾病患者往往要长期用药，甚至终生用药。

本章从提高病人用药的安全性、有效性、经济性、依从性等方面重点阐述了常见慢性疾病的药学服务要点。

2. 重点　常见慢性病患者药学服务要点。

3. 难点　开展药学服务，提高慢性病患者用药依从性、提高其疗效、减少不良反应、减少并发症的发生。

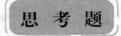 思 考 题

题库

一、选择题

A 型题（最佳选择题）

1. 以下哪点是慢性病的特点（　　）
   A. 绝大多数都可以治愈　　　　　　　　B. 绝大多数都不可以预防
   C. 绝大多数都可以治疗，也可以治愈　　D. 绝大多数都可以治疗，但不可以治愈
   E. 绝大多数都可以预防

2. 患者，男，45岁，平时血压最高可达165/98mmHg，规律服用盐酸贝那普利片（10mg，qd）后，血压可控制在140/92mmHg左右，该患者的血压水平分级为（　　）
   A. 1级高血压　　B. 2级高血压　　　　C. 3级高血压　　　　　　D. 临界高血压
   E. 正常血压

3. 医生想为一名高血压患者开具依那普利，他想知道该药物的最大剂量，假设该患者没有其他症状且未合用其他治疗药物，最佳答案为（　　）
   A. 5mg　　　　B. 10mg　　　　　　C. 15mg　　　　　　　　D. 20mg
   E. 40mg

4. 患者，女，因顽固性干咳于门诊就诊，医生认为这是由于其服用的降压药物依那普利引起，医生

决定为其换药，下列哪种药物最为适用（ ）

A. 阿替洛尔　　　B. 氯噻酮　　　　　C. 卡托普利　　　　　D. 厄贝沙坦

E. 普萘洛尔

5. 以下降血脂药物中，抑制羟甲基戊二酸单酰辅酶 A（HMG – CoA）还原酶的是（ ）

A. 洛伐他汀　　　B. 普罗布考　　　　C. 氯贝丁酯　　　　　D. 吉非贝齐

E. 烟酸

6. 脂蛋白中以下哪种有抗动脉粥样硬化的作用（ ）

A. TG　　　　　　B. TC　　　　　　C. HDL　　　　　　D. LDL

E. VLDL

7. 对于因血脂异常造成高心肌梗死危险的病人，应选择下列哪一种药物作为一线治疗药物（ ）

A. 考来烯胺　　　B. 烟酸　　　　　　C. 普罗布考　　　　　D. 洛伐他汀

E. 以上都不是

8. 患者，男，44 岁，诊断为骨肉瘤，拟单用甲氨蝶呤 8g 化疗，给药后 12 小时应选择下列哪种药物解救（ ）

A. 美司钠　　　　B. 右丙亚胺　　　　C. 亚叶酸钙　　　　　D. 还原型谷胱甘肽

9. 患者，男，47 岁，确诊为肺癌，病理示：中分化鳞癌，选择紫杉醇 + 顺铂方案化疗，用药顺序正确的是（ ）

A. 先紫杉醇，后顺铂　　　　　　　　B. 先顺铂，后紫杉醇

C. 紫杉醇、顺铂同时使用　　　　　　D. 先后顺序不影响

B 型题（配伍选择题）

[10～13]

A. 氢氯噻嗪　　　B. 普萘洛尔　　　　C. 哌唑嗪　　　　　　D. 卡托普利

E. 可乐定

10. 可导致高度房室传导阻滞的是（ ）

11. 可导致高尿酸血症、高血糖、高脂血症的是（ ）

12. 长期服药后频繁干咳（ ）

13. 首剂现象明显，可致严重的直立性低血压（ ）

[14～15]

A. 考来烯胺　　　B. 辛伐他汀　　　　C. 两者均是　　　　　D. 两者均不是

14. 与 HMG – CoA 还原酶抑制剂合用调脂作用增强的药物是（ ）

15. 兼具有抗氧化作用的调血脂药是（ ）

[16～19]

A. 肾上腺皮质激素　　　　　　　　　B. 异丙托溴铵

C. 异丙基肾上腺素　　　　　　　　　D. 氨茶碱

E. 沙丁胺醇

16. 预防和抑制炎症反应的是（ ）

17. 选择性 β_2 受体激动剂的是（ ）

18. 属于茶碱类的是（ ）

19. 属于抗胆碱能类的是（ ）

[20～23]

A. 奥沙利铂　　　B. 司莫司汀　　　　C. 吉非替尼　　　　　D. 紫杉醇

E. 多柔比星

20. 能通过血 – 脑脊液屏障，进入中枢神经系统的是（ ）

21. 具有心脏毒性，使用过程中应进行心脏功能监测的是（ ）

22. 神经毒性较大，使用期间应避免冷接触的是（　　　）

23. 皮肤毒性明显，可发生痤疮样皮疹的是（　　　）

C 型题（综合分析选择题）

[24 ~ 26]

患者，女，45 岁，近两年来经常头痛、头晕、耳鸣，心悸，记忆力减退，手脚麻木，近一年来于清晨睡醒时经常出现心前区疼痛并向右肩部放散。就诊时，血压 170/105mmHg，心电图表现为弓背向下型 S－T 段抬高。

24. 此患者最可能的诊断是（　　　）

    A. 重度高血压   B. 重度高血压伴心功能不全

    C. 中重度高血压伴心绞痛   D. 轻度高血压伴心肌炎

    E. 轻度高血压伴扩张性心肌病

25. 此患者最宜使用的降压药物是（　　　）

    A. 中枢性降压药   B. 利尿药

    C. 血管紧张素转换酶抑制剂   D. 钙通道阻滞剂

    E. 钾通道开放剂

26. 若患者因担心病情而出现焦虑、恐慌和紧张情绪，坐卧不宁，心烦意乱，伴有头痛、入睡困难、易惊醒等表现，则可合并使用的降压药物是（　　　）

    A. AT1 受体拮抗剂   B. 利尿药

    C. 钙通道阻滞剂   D. β 受体阻断剂

    E. 血管紧张素转换酶抑制剂

[27 ~ 28]

患者，男，49 岁，近期常感心悸、头晕、胸闷、失眠，前往医院检查，体检：BP：160/90mmHg，HR：92 次/分，血脂：LDL－C 4.1mmol/L，TG：2.0mmol/L，TC：6.03mmol/L，HDL－C 1.16mmol/L。

27. 诊断考虑为（　　　）

    A. 高血压   B. 血脂异常   C. 糖尿病   D. 甲亢

    E. 心衰

28. 可选用的治疗药物为（　　　）

    A. 阿托伐他汀   B. 格列齐特   C. 阿司匹林   D. 甲硫氧嘧啶

    E. 硝苯地平

[29 ~ 30]

患者，女，21 岁，两年来反复喘息发作，近一年来发作频繁，夜间重，双肺散在呼气性哮鸣音，心音正常。心率 110 次/分，呼吸频率 32 次/分，胸片双肺纹理增强，WBC 11×10^9/L，嗜酸粒细胞 7%。

29. 该患者诊断支气管哮喘的主要根据是（　　　）

    A. 反复发作的喘息史   B. 喘息发作以夜间为主

    C. 胸片肺纹理增强   D. 喘息发作时双肺呼气性哮鸣音

    E. 白细胞增加，嗜酸粒细胞增加

30. 该病人在喘息症状得到控制后，为预防喘息发作，应使用下列哪项治疗方法（　　　）

    A. 长期口服 β_2 受体激动剂   B. 长期应用 β_2 受体激动剂气雾吸入

    C. 长期使用抗胆碱能药物   D. 口服茶碱类药物

    E. 激素气雾剂长期吸入

[31]

患者，女性，38 岁。尿少，因周身水肿 1 周、近 2 日来出现呼吸困难入院。检查：BP：180/130mmHg，全身中重度水肿，并伴有胸腔及腹腔积液，考虑为肾病综合征。

31. 该患者治疗药物应首选（　　　）

A. 双氯芬酸　　　B. 呋塞米　　　　　C. 头孢哌酮　　　　D. 泼尼松

E. 双嘧达莫

[32～34]

女性，52岁，右侧乳腺外上象限有一大小约1.5cm×2cm肿物，伴有乳头溢液、凹陷，无疼痛，同侧腋窝下触及2个淋巴结肿大。行右乳腺癌改良根治术，术后病理示：右乳浸润性导管癌Ⅱ级，同侧腋下淋巴结1/18（＋）。免疫组化示：ER（－），PR（－），Her2（＋＋）。血常规、肝肾功能正常，拟行TAC（紫杉醇＋多柔比星＋环磷酰胺）方案化疗。

32. 该患诊断乳腺癌的主要依据是（　　　）

A. 右侧乳腺外上象限肿块　　　　　　B. 腋窝下肿大淋巴结

C. 病理：右乳浸润性导管癌Ⅱ级　　　D. 免疫组化：ER（－），PR（－），Her2（＋＋）

E. 乳头溢液、凹陷

33. 行TAC方案化疗前，药师对患者进行用药教育不包括（　　　）

A. 化疗期间饮食清淡

B. 紫杉醇必须使用生理盐水配置

C. 化疗期间若出现小便变红，为药物引起，无需担心，可自行消失

D. 注射部位出现疼痛、肿胀，应及时告知医师或药师

E. 注意卫生，避免感染

34. 患者化疗结束后1小时，出现过敏反应，考虑最有可能的药物是（　　　）

A. 紫杉醇　　　B. 多柔比星　　　　C. 环磷酰胺　　　　D. 三者均有可能

E. 其他辅助药物

X型题（多项选择题）

35. 以下哪些是慢性病的特点（　　　）

A. 起病缓慢隐匿，潜伏期长　　　　　B. 病程迁延，持续时间长

C. 难以治愈，容易出现并发症　　　　D. 可变性和阶段性

E. 需要长期的医疗护理指导

36. 慢性病的危险因素包括（　　　）

A. 吸烟　　　B. 酗酒　　　　　　C. 不合理膳食　　　　D. 缺乏运动

E. 精神压力

37. 常见慢性病有（　　　）

A. 心脑血管病　　B. 恶性肿瘤　　　C. 糖尿病　　　　　D. COPD

E. 精神心理性疾病

38. 患者，男，58岁，高血压病病史7年，血压最高可达190/110mmHg，间断应用苯磺酸氨氯地平片，血压一般控制在160/100mmHg左右，既往吸烟40年，则针对该患者的诊疗中说法正确的是（　　　）

A. 应劝其戒烟　　　　　　　　　　　B. 可加用一种降压药以使其血压达标

C. 嘱其规律用药，以实现血压平稳达标　D. 血压控制满意后仍需长期用药

E. 其降压目标应为<130/80mmHg

39. 他汀类药物所致的肝损伤出现时，初期哪些种实验室检验指标有诊断价值（　　　）

A. 丙氨酸氨基转移酶（ALT）　　　　B. 天冬氨酸氨基转移酶（AST）

C. 血清肌酸激酶（CK）　　　　　　　D. 总胆红素（TBil）

E. 总胆汁酸

40. 服用降脂药会出现的不良反应是（　　　）

A. 头痛、失眠、恶心　　　　　　　　B. 恶心、腹胀、腹泻、嗜睡

C. 皮肤红斑、瘙痒、热感　　　　　　D. 食欲减退、腹泻、胃肠痉挛

E. 浮肿、前列腺肿大

41. 一个高血脂病人除了服药，还应该如何来控制血脂（　　　）

    A. 按医嘱服药　　　　　　　　　　B. 按医生的建议调整方案

    C. 保持情绪稳定　　　　　　　　　　D. 做适宜运动

    E. 控制体重

42. 男性，56 岁，诊断为结肠癌术后，入院行术后辅助化疗，过程顺利，未见明显不良反应，予以出院。出院带药：卡培他滨。药师对该患者进行出院指导，正确的是（　　　）

    A. 饮食有规律，避免过度劳累　　　　B. 加强体育锻炼，增强体质

    C. 注意卫生，预防感冒　　　　　　　D. 卡培他滨的用法用量、使用疗程及注意事项

    E. 定期查血常规、肝肾功能

二、问答题

1. 目前我国慢性病管理现有模式有哪些？

2. 如何提高高血压患者用药依从性？

3. 患者，男，58 岁，诊断为结肠癌伴肝转移，此次入院行 FOLFOX4 方案（奥沙利铂 + 氟尿嘧啶 + 亚叶酸钙）化疗。药师应对患者做哪些用药教育？

（许杜娟　朱冬春　杨春兰　赵亚子）

第十四章

社区药学服务

学习导引

知识要求

1. **掌握** 基本药物及基本药物制度的概念，基本药物使用的管理规定；用药依从性的概念及依从性教育的工作模式；常用药物及剂型的正确用法；家庭小药箱的药物配置原则、管理方法及注意事项。

2. **熟悉** 国家基本药物目录的管理规定、基本药物采购及质量监督；家庭安全用药常识。

3. **了解** 基本药物的报销及补偿；家庭药箱常备药品的组成。

能力要求

1. 熟练掌握合理用药教育的技能。

2. 学会应用合理用药教育的方法，提高社区患者的用药依从性。

随着我国新一轮医疗改革的不断深入和社区卫生服务的加快发展，"小病进社区，大病进医院"的观念将被越来越多的社区居民所接受。绝大多数患者与社区卫生服务机构的接触更加频繁，社区药房、药店就成了广大社区患者购药、用药的主要场所。

社区药学服务对象主要是慢性病、常见病、多发病、"小伤小病"以及康复保健等用药群体。现如今公众的健康意识普遍增强，对医疗保健的需求日益提高，不再满足于以往社区药房单纯的药品调配服务，而是希望得到更多的安全、经济、有效的用药信息。社区药学专业技术人员应以病人为中心，以家庭为单位，以社区为范围，以妇女、儿童、老年人、慢性病患者等为重点，运用药学专业知识向公众提供全方位的药学服务，包括国家基本药物的供应保障、处方调剂、药物知识普及、家庭药箱管理等，以期提高药物治疗的安全性、有效性与经济性，改善和提高社区患者的生活质量，才能适应社区居民多层次的医疗卫生需求。

第一节　国家基本药物制度

PPT

一、概念

基本药物是适应基本医疗卫生需求，剂型适宜，价格合理，能够保障供应，公众可公平获得的药品。其概念首次由世界卫生组织（World Health Organization，WHO）于 1975 年提出，我国从 1979 年开始引入"基本药物"的概念。

国家基本药物制度是对基本药物的遴选、生产、流通、使用、定价、报销、监测评价等环节实施有效管理的制度，与公共卫生、医疗服务、医疗保障体系相衔接。其目的是确保基本药物可及（即可以平等获得且支付得起）、高质（质量可靠、安全、有效）和合理使用。它是一个国家公共卫生政策的重要组成部分，也是国家药物政策的核心内容之一。实施国家基本药物制度能在维护全民用药权益、节约医疗资源、降低医疗费用、促进合理用药方面发挥重要作用。我国政府自 1992 年起建立并推行国家基本药物制度，并于 2009 年颁布了相关管理办法与《国家基本药物目录·基层部分》，标志着我国国家基本药物制度建设迈入正轨。

二、基本药物管理部门及职能

《国家基本药物目录管理办法》（国卫药政发〔2015〕52 号）（以下简称《目录管理办法》）确定，国家基本药物工作委员会由国家卫生健康委、国家发展改革委、工业和信息化部、财政部、人力资源和社会保障部、商务部、国家药品监督管理局、国家中医药管理局、总后勤部卫生部组成，负责协调、解决、制定和实施国家基本药物制度过程中各个环节的相关政策问题，确定国家基本药物制度框架，确定国家基本药物目录遴选和调整的原则、范围、程序和工作方案，审核国家基本药物目录，各有关部门在职责范围内做好国家基本药物遴选调整工作。国家卫生健康委承担国家基本药物工作委员会的日常工作。

三、国家基本药物目录管理

（一）国家基本药物目录的制定

制定《目录管理办法》是推行国家基本药物制度的关键，是体现国家药物政策的核心部分。

1. 遴选原则　《目录管理办法》规定，国家基本药物遴选应当按照防治必需、安全有效、价格合理、使用方便、中西药并重、基本保障、临床首选和基层能够配备的原则，结合我国用药特点，参照国际经验，合理确定品种（剂型）和数量。国家基本药物目录的制定应当与基本公共卫生服务体系、基本医疗服务体系、基本医疗保障体系相衔接。

2. 遴选范围　国家基本药物应当是《中华人民共和国药典》收载的，国家药品监管部门、原卫生部公布的药品标准的品种。除急救、抢救用药外，独家生产品种纳入国家基本药物目录应当经过单独论证。

下列药品不纳入国家基本药物目录遴选范围：①含有国家濒危野生动植物药材的；②主要用于滋补保健作用，易滥用的；③非临床治疗首选的；④因严重不良反应，国家药品监管部门明确规定暂停生产、销售或使用的；⑤违背国家法律、法规，或不符合伦理要求的；⑥国家基本药物工作委员会规定的其他情况。

3. 制定程序　国家卫生健康委会同有关部门起草国家基本药物目录遴选工作方案和具体的遴选原则，经国家基本药物工作委员会审核后组织实施。国家卫生健康委按照国家基本药物工作委员会确定的原则，负责组织建立国家基本药物专家库，报国家基本药物工作委员会审核。专家库主要由医学、药学、药物经济学、药品监管、药品生产供应管理、医疗保险管理、卫生管理和价格管理等方面专家组成，负责国家基本药物的咨询和评审工作。基本药物目录最终经国家基本药物工作委员会审核后，授权国家卫生健康委发布。

（二）国家基本药物目录的调整

在保持数量相对稳定的基础上，国家基本药物目录实行动态调整管理，原则上每 3 年调整一次。必要时，经国家基本药物工作委员会审核同意，可适时组织调整。调整的品种和数量应当根据以下因素确定：①我国基本医疗卫生需求和基本医疗保障水平变化；②我国疾病谱变化；③药品不良反应监测评价；④国家基本药物应用情况监测和评估；⑤已上市药品循证医学、药物经济学评价；⑥国家基本药物工作委员会规定的其他情况。

《目录管理办法》规定，属于下列情形之一的品种，应当从国家基本药物目录中调出：①药品标准被取消的；②国家药品监管部门撤销其药品批准证明文件的；③发生严重不良反应，经评估不宜再作为国家基本药物使用的；④根据药物经济学评价，可被风险效益比或成本效益比更优的品种所替代的；⑤国家基本药物工作委员会认为应当调出的其他情形。

（三）国家基本药物目录的组成

国家基本药物目录中的药品包括化学药品、生物制品、中成药和中药饮片。化学药品和生物制品主要依据临床药理学分类，中成药主要依据功能分类。2009年至今，我国已先后发布了《国家基本药物目录·基层部分》（2009年版）和《国家基本药物目录》（2012年版、2018年版）。2018版目录有化学药品和生物制品417种，中成药268种（含民族药），中药饮片不列具体品种，共计685种，涉及剂型1110余种，规格1810余种。

四、基本药物采购管理

基本药物采购要充分考虑药品的特殊商品属性，发挥政府和市场两方面作用，坚持集中采购方向，落实药品分类采购，引导形成合理价格。2010年，国务院办公厅《关于印发建立和规范政府办基层医疗卫生机构基本药物采购机制指导意见的通知》（国办发〔2010〕56号）规定，实施基本药物制度的政府办基层医疗卫生机构使用的基本药物（包括各省区市增补品种，下同）实行以省（区、市）为单位集中采购、统一配送。各省卫生行政部门相继建立了省级集中采购平台，面向基层医疗卫生机构、药品生产和经营企业提供药品采购、配送和结算服务。省级卫生行政部门确定的采购机构利用集中采购平台开展基本药物采购工作。基层医疗卫生机构定期向采购机构提出基本药物用药需求，采购机构定期汇总、编制基本药物采购计划，实施基本药物采购。

五、基本药物质量监督管理

（一）监督管理机构

原国家食品药品监督管理局于2009年制定了《关于加强基本药物质量监督管理的规定》，明确了基本药物质量监管领域各方的责任，并对各方的具体工作进行了划定。国家对基本药物实行全品种覆盖抽查检验，并及时向社会公布抽验结果。国家食品药品监督管理总局组织基本药物的评价抽验，在年度药品抽验计划中加大对基本药物的抽验比例，并将再评价结果及时通报卫计委。省级食品药品监督管理部门应当制定基本药物的监督抽验年度计划，统一组织、统筹协调辖区内基本药物的监督抽验，每年至少对辖区内基本药物生产企业生产的基本药物进行一次抽验；加强对本辖区内基本药物生产企业的监督检查，每年组织常规检查不得少于两次。对检查中发现的问题，及时督促企业整改。对存在违法行为的，依法予以查处，并将查处结果通报本省基本药物招标采购机构。县级以上食品药品监督管理部门应当结合本辖区实际，加强对辖区内基本药物经营企业和使用单位的监督抽验。

（二）医疗机构基本药物质量监督管理

医疗机构必须按照规定加强对基本药物进货、验收、储存、调配等环节的管理，保证基本药物质量；应当建立健全药品不良反应报告、调查、分析、评价和处理制度，主动监测、及时分析、处理和上报药品不良反应信息，对存在安全隐患的，应当按规定及时召回。食品药品监督管理部门应当加强对医疗机构基本药物质量的日常监督检查，对违法行为要依法予以查处，对医疗机构的查处结果应当及时通报同级卫生行政部门。

六、基本药物使用管理

为保障群众基本用药，减轻医药费用负担，卫生行政部门对医疗机构使用基本药物做出了相关规定。

（1）建立基本药物优先和合理使用制度。公立医疗机构根据功能定位和诊疗范围，合理配备基本药物，保障临床基本用药需求。从2009年起，政府举办的基层医疗卫生机构全部配备和使用基本药物。在建立国家基本药物制度的初期，政府举办的基层医疗卫生机构确需配备、使用非目录药品，暂由省级人民政府统一确定，并报国家基本药物工作委员会备案。配备使用的非目录药品执行国家基本药物制度相关政策和规定。其他各类医疗机构也要将基本药物作为首选药物并达到一定使用比例，具体使用比例由卫生行政部门确定。

（2）2009 年，卫生部等 9 部委联合发布《关于建立国家基本药物制度的实施意见》（卫药政发〔2009〕78 号），要求实施基本药物制度的政府举办的基层医疗卫生机构配备使用的基本药物实行零差率销售，即采购机构通过集中采购确定的采购价格（包括配送费用）即为基层医疗卫生机构实际销售价格。各地要按国家规定落实相关政府补助政策。

（3）结合我国基层用药特点和水平，制定了具有中国特色的《国家基本药物临床应用指南》和《国家基本药物处方集》，促进药品合理使用。2009 年，《国家基本药物临床应用指南（化学药品和生物制品）2009 年版基层部分》和《国家基本药物处方集（化学药品和生物制品）2009 年版基层部分》发行。2012 年，《国家基本药物临床应用指南 2012 年版》发行，包括化学药品和生物制品、中成药两卷。2018 年，国家基本药物临床应用指南和处方集编委会又制定了《国家基本药物临床应用指南（化学和生物制品）2018 年版》》《国家基本药物临床应用指南（中成药）2018 年版》和《国家基本药物处方集（化学药品和生物制品）2018 年版》。对于指导基层医疗卫生机构医务人员合理用药，提高用药水平，防止药物滥用，维护人民群众健康权益具有重要意义。

（4）医疗机构要按照《国家基本药物临床应用指南》和《国家基本药物处方集》，加强合理用药管理，确保规范使用基本药物。鼓励各地利用信息系统对基层医疗卫生机构和医务人员的用药行为进行监管。医疗机构信息系统应对基本药物进行标注，提示医生优先使用。同时应建立优先使用激励机制，医疗机构科学设置临床科室基本药物使用指标，并纳入考核。

（5）促进基层医务人员合理用药。对基层医务人员加强基本药物制度和基本药物临床应用指南、处方集培训力度，提高基本药物合理使用。依照《医院处方点评管理规范（试行）》（卫医管发〔2010〕28 号）开展处方点评工作，将基本药物使用情况作为处方点评的重点内容，对无正当理由不首选基本药物的予以通报，规范基层医疗机构医师处方行为，促进基本药物合理应用，提高临床药物治疗水平。北京市对 18 家社区医疗卫生机构实施集中处方点评，发现基本药物使用率从干预前的 66.8% 增加到干预后半年的 70.9%，干预 1 年后上升为 75.4%；注射剂使用率从干预前的 8.6% 降至干预后半年的 7.2%，干预 1 年后仍维持为 7.2%。

（6）加大宣传力度，引导群众转变用药习惯，促进临床首选和合理使用基本药物。

知识拓展

《中国国家处方集》（第 2 版）是《中国国家处方集》编委会办公室根据国家卫健委医政医管局的指示，组织了全国各学科权威的 200 余位临床医药学专家，结合临床医药学的发展，对《中国国家处方集》（2010 年版）进行论证与修订。《中国国家处方集》是落实国家药物政策的重要文件，是临床疾病治疗的专业性技术文件，是合理用药指导性文件，是医务人员处方行为规范性文件，是医疗机构加强合理用药管理性文件。

《中国国家处方集》（第 2 版）以《国家基本药物目录》（2018 年版）、《国家基本医疗保险、工伤保险和生育保险药品目录》（2019 年版）的药品为基础，以满足临床疾病治疗需要为根本，遴选了 1491 个药品。遵循"以病带药、以证带药、以药带病带证"的编写规则，根据科学专业的技术标准、各疾病诊疗指南，结合丰富、宝贵的临床治疗精髓经验，就临床上 23 个疾病系统 516 个病种提出了用药原则和具体药物治疗方案，体现了各疾病药物治疗的精髓。

七、基本药物的报销及补偿

基本药物全部纳入基本医疗保障药品报销目录，报销比例明显高于非基本药物。基本药物报销主要通过各类型国家基本医疗保险进行。如《广州市职工社会医疗保险就医指南》（2018 年版）规定，社区卫生服务机构及指定基层医疗机构普通门诊的报销比例为80%，而实施基药制度且零差率销售的药品，报销比例为88%；指定慢性病的门诊报销比例为85%，基本药物报销比例为93.5%。目前，城镇职工医疗保险、城镇居民医疗保险及新型农村合作医疗保险药品报销目录已经囊括了基本药物目录中的全部品种。

　　基本药物零差率销售，降低了基本药物价格，减轻患者医药费用负担，但也使基层医疗卫生机构的收入减少，因此各地要按国家规定落实相关政府补助政策，具体可采用收支两条线、以奖代补、政府全额补贴等补偿模式，或以财政和医保基金为主，调整医疗服务费、药事补偿以及风险基金和社会捐助等为辅的多头补偿机制。

第二节　用药依从性教育

PPT

一、概念

　　依从性（compliance）是指患者是否按处方或医嘱要求用药，按照要求用药称为依从性，否则称为非依从性。服药依从性主要表现在按照医生的要求定时服药、服药次数正确、服药剂量准确、坚持长期不间断服药4个方面。依从性可分为完全依从性（患者主动接受药物治疗，遵医嘱按时、按量、长期维持用药，并且期间没有停药、间断服药以及换药）、部分依从性（患者未遵医嘱按时、按量、长期维持用药，例如：忘记服药、自行增减药物剂量、用药次数或种类）和完全不依从性（患者自行停药或断药）3类。WHO指出：多达30%～50%的慢性非特异性疾病患者不遵从医嘱规范服药。对广州、天津、上海、深圳等不同城市/社区高血压患者服药依从性调查显示：服药依从率为28.9%～38.7%。各地农村高血压患者服药依从性调查显示，服药依从率为11.9%～36.1%。

　　用药依从性直接影响疗效和用药的评价及决策，用药依从性差在一定程度上会降低治疗效果，导致患者未能从规定的治疗中受益，一方面患者生活质量差、健康状况不佳，另一方面也导致医疗费用的增加。社区工作中，药师面对的服务对象多为老年人，由于种种原因，会出现患者用药依从性差的现象。为了改善社区患者特别是慢性病患者的治疗效果，通过社区合理用药教育提高患者用药依从性是一个重要的途径。

二、影响社区患者用药依从性因素

（一）患者因素

1. 患者年龄因素　随着年龄提高，药物依从性呈现正态分布趋势。老年及儿童患者服药依从性较差，老年患者由于生理功能的下降、记忆力的减退，不可避免会影响到规律服药；而儿童患者由于自身理解能力及执行力的限制，也会影响到服药依从性。

2. 患者文化水平　一般情况下，患者的文化水平越高，对疾病的了解越多，越有利于患者理解治疗意图，能够按时、按量服药。文化水平较低者缺乏对疾病的了解，对药品副作用或药物不良反应的顾虑，是影响用药依从性的因素。

3. 患者疾病及生活因素　患者罹患的疾病不同，治疗紧迫感也不太一样。慢性病患者用药依从性较差，特别是一些经过一段时间治疗后症状已经改善的疾病，如原发性高血压和高脂血症，由于患者缺少症状的提醒而漏服药物；而一些特殊疾病如抑郁症、精神分裂症等，如果无监护人的协助，患者往往会完全不依从用药；同时生活无规律、不按时起居、过度繁忙、过度紧张等不良工作和生活习惯也会降低用药依从性；来自家庭成员、朋友、邻居及工作单位支持度不够时，患者坚持服药行为将得不到足够支持和监督，服药依从性会显著降低。

4. 患者付费方式和经济因素　对于糖尿病、高血压、器官移植等患者，其用药依从性直接受到付费方式（自费、医保及公费医疗）以及个人经济因素影响。当患者经济状况不能满足治疗需要时，必将带来治疗的不充分；药物价格较昂贵，没有医保不能报销，也会降低服药依从性。

（二）药物方面因素

1. 药物种数和使用频次 许多老年慢性病患者每日需要数种药物联合应用，各种药物半衰期不同，有效作用时间不同，每日服用频次也不相同。用药品种越多、每日用药次数越多、方法越复杂、疗程越长，服药依从性越低。

2. 药物不良反应 药物的不良反应系指正常剂量的药物用于预防、诊断、治疗疾病或调节生理机能时出现的有害的和与用药目的无关的反应。服药后是否出现不良反应，也会对服药依从性产生影响，出现药物不良反应者依从性下降。一项调查结果显示，12.5%的患者因降压药物的不良反应而停用药物。

案例解析

【案例】 患者，男性，56岁，发现高血压12年，自觉头晕、胸闷，门诊以"高血压、冠心病"收入院。给予阿司匹林、硝苯地平控释片、缬沙坦及氢氯噻嗪治疗，血压控制良好，不适症状消失出院。院外一度坚持服用上述药物，自测血压正常。经人介绍于药店自购某品牌保健品服用，2粒/日，同时停止使用硝苯地平控释片、缬沙坦及氢氯噻嗪。用药3天后，患者感剧烈头痛、恶心，遂门诊就诊，测血压220/130mmHg，门诊以"冠心病、高血压危象"收入院。

【解析】 高血压的治疗主要是药物治疗且需终生服药，治疗方案一旦确定应长期执行，以免引起血压波动。该患者为高危患者，联合应用钙离子拮抗剂、血管紧张素受体拮抗剂及利尿剂降压，三种药物作用机制不同，氢氯噻嗪增强缬沙坦降压效果，同时减少硝苯地平控释片可能引起的踝部水肿，降压方案的设计是合理的。患者依从性较差，因经济原因轻信他人不科学宣传，擅自停止正规治疗而使用"纯中药"保健品，引起血压急剧升高，如不及时纠正容易出现严重不良后果甚至危及生命。

三、合理用药教育提高用药依从性工作模式

患者用药不依从有多种表现形式，如没有取药、用药剂量错误、用药时间错误、漏用或过早停止治疗等。患者用药不依从是涉及多种因素的问题，有的与疾病相关（如慢性病或无症状疾病），有的则与患者本身有关（如健忘、感官缺陷、经济状况等），还有的与药物疗法有关（如复杂的药物治疗方案、多种剂量、患者对药物效果的恐惧和担心等）。在社区中能针对以上情况起到立竿见影的改善效果的是积极到位的合理用药教育。社区用药依从性教育基本流程见图14-1。

（一）教育方式

（1）开展社区调查，发现社区用药教育的主要目标人群。

（2）根据社区人群特点，确定相应的合理用药教育内容。

（3）利用各种渠道宣传普及合理用药知识，提高社区人群对疾病及其治疗药物的认识，提高合理用药意识。

（4）教育患者的家属、亲朋好友、近邻等对目标人群最有影响力的人群，去影响患者，督促其遵医行为，逐步改变不良习惯。

（二）教育场所

应结合合理用药教育的模式及内容选择实施场所，可选择环境舒适、相对安静、较少外界干扰的场所，并提供遮阴、椅子、饮水等服务。

（三）开展社区合理用药教育模式

社区合理用药教育可以采用多种多样的模式：药师现场提供教育咨询、派发合理用药宣传单张/小

册、播放宣传视频短片/PPT、推荐疾病管理软件/APP、对社区患者进行电话随访/实地随访等模式。

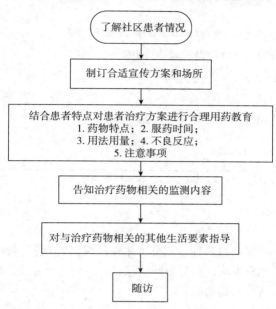

图 14 - 1 社区患者用药依从性教育流程图

四、药师在社区患者用药依从性教育中起到的作用

药师在改善患者用药依从性中的关键作用包括评估依从性、提供咨询和推荐针对性的依从策略。

（一）评估依从性

对于患者用药依从性的评估方法目前有直接法和间接法两种。

直接法是检测患者的血或尿中药物代谢产物或标记物的水平。这种方法对于患者来说既费钱又费事，而且能采取这种方法检测的药物数量也有限。同时，用直接法来评估患者用药依从性还有赖于检测的精确度以及患者在采样之前的不依从程度。

间接法包括患者访谈法、药片计数法、处方续药记录法等。访谈法花费不多，而且能体现出药师对患者的关心并获得直接反馈，缺点是有可能会高估其依从性。可采用 Morisky 服药依从性量表（Morisky medication adherence scale，MMAS）评估患者服药行为（表 14 - 1）。药片计数法通过比较患者药瓶中实际剩下的药片数和应该剩余的药片数，从而衡量患者服药依从性，方法费时而且前提是假定药瓶中减少的数量都被患者服用，存在可能高估患者服药依从性的情况。处方续药记录法也是一种客观的方法，是对特定时间间隔的用药量进行记录，但也是事先假定患者只通过有记录的处方续药来获取药物。药房计算机管理的处方记录或许是评估患者用药依从性最为实用且主观性最小的方法，药师可由此审查和监管处方记录，以确定患者是否及时地续药。这种方法的不足之处在于它不能评估实际性的用药行为。电子药瓶监测系统是一种较新的评价服药依从性的方法。在瓶盖上安装电子计数器，实时记录患者打开药盒时间、次数以及取药数量，能十分准确地了解患者依从性。电子药瓶监测系统技术正在持续改进，现在瓶盖的牢固性与稳定性越来越好，也更易于患者接受。

表 14 -1　Morisky 服药依从性量表

编号	条目	评分
1	您是否忘记过使用药物	是（0）、否（1）
2	除了忘记服药外，您最近 1 个月内是否因其他原因漏服过药呢	是（0）、否（1）

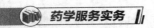

编号	条目	评分
3	感觉病情加重时，您是否在未告知医师的情况下自行停用或减少服药	是（0）、否（1）
4	当您外出旅行或长时间离家时，您是否忘记过携带药物	是（0）、否（1）
5	昨天您忘记过服药了吗	是（0）、否（1）
6	感觉病情得到控制时，您是否会自行停止服药	是（0）、否（1）
7	您遵守现在的治疗方案有困难吗	是（0）、否（1）
8	您记住现在所有的治疗药物有困难吗	非常困难（0）、困难（0.25）、一般（0.5）、容易（0.75）、非常容易（1）

注：总评分值越高，代表依从性越好；评分 < 6 分提示患者依从性低，评分 ≥ 6 分且 < 8 分为依从性中等，评分 = 8 分为依从性高。

（二）提供咨询

药师提供的咨询内容有：所服药物名称、成分、用法用量及疗程；多种药物是否可以同时服用及注意事项；药品不良反应处理及注意事项；何时服药最佳，何时停药合适等。药师通过与患者面对面对话，解释用药疑难，使患者成为知情的药物消费者。

（三）提供针对性依从策略

药师在对社区患者进行用药教育时可针对影响患者依从性的因素来提供改善策略（表 14 - 2）。从多角度出发，采取综合措施来提高患者依从性，预防不依从用药行为的发生。

表 14 - 2　患者用药依从性的影响因素及改善策略

影响因素	针对性策略
文化水平低、阅读困难	口头教育、制作教育画册/卡片、定期随访
理解能力、执行力受限	加强家属及监护人教育、提供单包装药物、更换适用剂型的药物
无症状或症状已改善的慢性疾病患者	加强长期平稳控制治疗原则的宣传、加强与患者家庭成员沟通、定期随访
药物品种多、服药次数频	用药重整来调整治疗方案、每日单次给药分装、依从性评估、电子药物提醒仪、电话和短信干预、自动手机随访系统、定期随访
患者对所用药物副作用、疗效等疑虑	加强用药教育、嘱患者定期体检、定期随访

五、开展社区慢性乙型肝炎患者合理用药教育步骤及内容

慢性乙型肝炎一旦感染，就需要终身管理。患者除了就诊时与医生有短暂的交流，大部分时间需要进行自我监测与管理。加强对慢性乙肝患者的健康教育，指导患者逐步掌握慢性乙肝的防治知识和技能，促其养成良好的遵医行为，以达到自觉地改变不良生活方式、控制危险因素、提高治疗依从性，提高治疗达标率和减少并发症的发生。大部分慢性乙肝患者在基层医疗机构就诊，因此对社区内的慢性乙肝患者进行合理用药教育应是社区药学服务的一个重点。

（一）慢性乙型肝炎感染概况

1. 流行病学　病毒性肝炎是严重危害人民群众健康的传染病，我国是病毒性肝炎高发国家。2019 年流行病学调查显示，我国一般人群 HBsAg 流行率为 5% ~ 6%，慢性乙型肝炎病毒（hepatitis B virus，HBV）感染者约 7000 万例，其中慢性乙型肝炎患者约 2000 万 ~ 3000 万例。由于慢性乙型肝炎流行广泛，传染性强，流行过程复杂，发病率高，是一个较长期的疾病治疗过程。

2. 自然病程　慢性 HBV 感染的自然病程分为以下几个阶段：①免疫耐受期：血清 HBsAg 和 HBeAg 阳性，HBV DNA 载量高（常 > 10^6 IU/ml，相当于 10^7 拷贝/ml），血清丙氨酸氨基转移酶（ALT）水平正常，肝组织学无明显异常并可维持数年甚至数十年，或轻度炎症、坏死、也无或缓慢肝纤维化的进展；

②免疫清除期：血清 HBV DNA 滴度 > 2000 IU/ml（相当于 10^4 拷贝/ml），伴有血清 ALT/AST 持续或间歇升高，肝组织学中度或严重炎症、坏死、肝纤维化可快速进展，部分患者可发展为肝硬化和肝衰竭；③非活动或低（非）复制期：表现为 HBeAg 阴性、抗 – HBe 阳性，HBV DNA 持续低于 2000IU/ml³（相当于 10^4 拷贝/ml）或检测不出（PCR 法）、ALT 水平正常，肝组织学无炎症或仅有轻度炎症；④再活动期：部分处于非活动期患者可能出现 1 次或数次的肝炎发作，多数表现为 HBeAg 阴性、抗 – HBe 阳性，但仍有 HBV DNA 活动性复制、ALT 持续或反复异常，成为 HBeAg 阴性慢性乙型肝炎。

（二）了解患者现用治疗药物

慢性乙肝治疗药物主要包括核苷（酸）类似物及免疫调节药物。

核苷（酸）类似物包括恩替卡韦、替诺福韦酯和替比夫定，这些药物都可以抑制 HBV DNA 复制、促进 ALT 复常、改善肝组织炎症坏死和纤维化。不建议拉米夫定、阿德福韦酯用于 HBV 感染者的抗病毒治疗。使用过程中应注意以下问题：①核苷（酸）类似物随治疗时间的延长，均可能发生病毒耐药突变，替比夫定和替诺福韦酯发生率较低；②核苷（酸）类似物总体安全性和耐受性良好，但在临床应用时确有少见、罕见严重不良反应的发生，如肾功能不全、肌炎、横纹肌溶解、乳酸酸中毒等，治疗前仔细询问相关病史，以减少风险；③治疗前及治疗过程中应对相关指标进行定期监测。

免疫调节药物包括：干扰素和胸腺肽 α_1。我国已批准普通干扰素 α（2a，2b 和 1b）和聚乙二醇化干扰素 α（2a 和 2b）用于治疗慢性乙型肝炎。干扰素是一组具有多种功能的活性蛋白质，主要是通过细胞表面受体作用使细胞产生抗病毒蛋白，从而抑制乙肝病毒的复制。使用过程中应注意以下问题：①干扰素常见的不良反应有流感样症候群、一过性外周血细胞减少、精神异常及自身免疫性疾病等，用药过程中应注意监测血常规、生化学指标及病毒学标志。②干扰素治疗的绝对禁忌证包括：妊娠、精神病史（如严重抑郁症）、未能控制的癫痫、未戒断的酗酒/吸毒者、未经控制的自身免疫性疾病、失代偿期肝硬化、有症状的心脏病。胸腺肽 α_1 可增强机体非特异性免疫功能、不良反应小、耐受性良好，对于有抗病毒适应证，但不能耐受或不愿接受干扰素或核苷（酸）类似物治疗的患者，如有条件可用胸腺肽 α_1 1.6mg，每周 2 次，皮下注射，疗程 6 个月。

（三）社区慢性乙肝患者合理用药教育内容

1. 用药前教育　在慢性乙肝患者接受药物治疗前，可针对各治疗药物的特点及注意事项等内容，向患者进行合理用药教育。让患者知道勿滥用药物，必须严格掌握各治疗药物的适用对象或遵循医师的意见。同时让患者明确是否需要服用该药物，充分理解药物治疗的重要性和必要性，保持良好的用药依从性。告知患者药物治疗疗程较长，常用的核苷酸类似物价格较贵，治疗费用高，让患者做好充分的思想准备，让其树立必须长期治疗的观念。同时告知患者服用这些药物常见的不良反应，如果服药过程出现任何不适症状，应及时告知医师或药师。

2. 用药时教育　慢性乙肝患者开始接受药物治疗时，可告知患者要按时服药，避免漏服情况，如服用恩替卡韦可叮嘱患者在每天清晨服药，万一出现漏服，可在当天及时补上，然后继续照常使用。确保患者已经了解随意停药可能导致的风险，无论在治疗中还是治疗将结束时都不应自行减量服药，切勿擅自停药，以免出现治疗效果的反跳。定期监测和随访是慢性乙肝治疗中不可缺少的部分，也是提高用药依从性的一种辅助方式，监测和随访的内容应根据病情严重程度来确定，其内容应包括：ALT、AST、胆红素、白蛋白、乙肝五项、乙肝病毒 DNA 定量等。治疗开始后每月 1 次，连续 3 次，随后如病情改善可改至每 3 个月 1 次；同时还应监测血常规、生化学指标等，必要时监测乙肝病毒基因变异情况。

3. 停药后教育　告知患者一定要在有丰富经验的专科医师指导下停药，绝对不能擅自停药。停药后必须定期随访和监测，停药早期至少每 3 个月一次监测 AST、ALT、乙肝五项、乙肝病毒 DNA 定量，随后可每 3~6 个月监测 1 次，至少维持 12 个月，监测过程中如果发现病情复发，要及时就医。

4. 患者社会支持教育　社会支持既有缓冲刺激的作用，又有直接的独立保护作用，药师利用患者的社会支持系统，可以减轻患者心理症状，提高用药依从性和治疗效果。慢性乙型肝炎病程长、根治难，患者因为疾病对生活及工作的影响心理负担较大，药师应理解患者的心情，可向患者亲属、亲密朋友及单位同事等介绍慢性乙肝的相关知识，鼓励他们关心患者，妥善安排患者的工作生活，让其积极配合治疗。

（四）其他相关教育内容

1. 慢性乙肝患者的自我管理　社区药师可就乙肝危害性及防治知识对慢性乙肝患者进行教育，提高患者自我管理意识，积极配合医师治疗及家庭内自我管理，不仅使患者自身可以得到充分的治疗，还可防止家庭及社会人群受到感染。

2. 慢性乙肝患者的家庭防护　对慢性乙肝患者及其亲属进行家庭防护教育也是提高防治效果的重要组成部分，其教育内容可包括：①乙肝患者膳食应以清淡饮食为主，可选择营养丰富及易消化的食物，戒烟酒、忌食含防腐剂的饮料，如因其他原因需要服用其他药物时，应告知社区药师或医师。②提高家庭成员的卫生素质及生活环境卫生水平，加强患者饮食卫生管理，养成餐前便后洗手的习惯，就餐时实行分餐制或公筷公勺制，患者所用物品需消毒后才能借走或转让。

第三节　药品的正确用法

PPT

随着我国医药行业的快速发展，各种新药、仿制药不断涌现，在充分满足人们防病、治病需求的同时，也导致药物不良反应问题日益严重。如若要充分发挥药物的疗效，必须正确使用药物。如果用药不当，则可能达不到它们应有的治疗效果。如何保障大众合理正确使用药物已成为一个亟待解决的重点问题。药师应该在合理正确使用药物方面起指导作用。正确合理使用药物必须对药物的特点、性质、适应证、用法用量、用药时间、注意事项等有完全的了解和掌握。本节主要对社区常用药物的合理正确使用方法进行阐述。

一、常用口服药物的正确用法

口服是临床最为常用的给药途径，也是最便利的给药方法。通常服药宜取站位，以 200ml 温开水送服，避免使用牛奶和果汁等饮料送服。服药后不宜立即卧床。药物的服用时间、服用方式是根据每种药物的药效学、药动学、吸收与食物的关系以及不良反应等多种因素决定的。

（一）适宜的服用时间

要想达到防治疾病的预期效果，必须在正确的时间服药。而不正确的服药时间及服药方法不但会使药效降低，延误病情，甚至会对患者的身体健康造成伤害。口服药物的服药时间有空腹、餐前、餐时、餐后、睡前、清晨等几种类型。

1. 空腹服药　是指清晨至早饭前、餐前 1 小时或餐后 2 小时，可被机体充分吸收，迅速起效。如抗结核药利福平、异烟肼、乙胺丁醇等以清晨空腹，一次顿服疗效最好，无食物影响药物吸收，血药浓度可达高峰，并很快吸收分布到全身。

2. 餐前服药　指餐前 30 分钟服药。此时胃中没有食物，有利于药物在胃内吸收和作用于胃壁。消化系统药物，大多在餐前服用，如促胃肠动力药多潘立酮、莫沙必利；胃肠消化药如多酶片；胃黏膜保护剂如硫糖铝、胶体果胶铋等。

3. 餐时服药　是指餐后片刻或进食少许后服药。优点是可减少药物对胃黏膜的刺激；缺点是在用餐的时候服药往往令人不快。降糖药二甲双胍、阿卡波糖、伏格列波糖、格列美脲宜餐中服，以减少对胃肠道的刺激。

4. 餐后服药　指餐后 15 ~ 30 分钟服药。可减少对胃肠道的刺激，延缓药物制剂的崩解和溶解，在某种程度上起到一定的缓释作用。非甾体镇痛抗炎药包括阿司匹林、对乙酰氨基酚、吲哚美辛、布洛芬等，为减少对胃肠的刺激，大多数应于餐后服，仅有塞来昔布除外，食物可延缓其吸收。

5. 睡前服药 通常指睡前 15～30 分钟服药，不必考虑食物对药物的作用。人体内的胆固醇合成有昼夜节律性，在午夜至清晨之间合成最旺盛。故对于降血脂药物如洛伐他汀、辛伐他汀、普伐他汀、阿托伐他汀等，采用每日睡前顿服。另外，哮喘、支气管炎和肺气肿患者的呼吸困难症状发作多见于凌晨。故一日服用一次的抗哮喘药多在睡前 30 分钟服用，至凌晨时血药浓度最高，疗效较好，亦可起到预防作用。常用药物有茶碱缓释片、班布特罗、福莫特罗、沙美特罗、孟鲁司特等。

6. 晨服 是指清晨起来服用。肾上腺皮质激素的分泌呈明显的昼夜节律，峰值在早晨 7：00～8：00，谷值在午夜。因此，长期应用糖皮质激素类药物时，采用早晨一次给药方法，所引起的不良反应低于等量多次给药。人的血压在一天中大多呈"两峰一谷"的长柄"杓型"状态波动。高血压患者以 7：00 和 14：00 两次服药为宜，使药物作用达峰时间正好与高血压自然波动的两个高峰期相吻合，因此有效控制血压。如每日仅服一次的长效降压药如氨氯地平、拉西地平、依那普利、贝那普利、氯沙坦、缬沙坦、索他洛尔、复方降压灵宜在早 7：00 左右服。

（二）适宜的服药方式

1. 服药后宜多饮水，可减少不良反应发生 服用排尿酸药丙磺舒或别嘌醇期间，应多饮水，每日保持尿量在 2000ml 以上，同时碱化尿液，使其 pH 保持在 6 以上，以防止尿酸在排出过程中在泌尿道形成结石。

磺胺类药物主要由肾排泄，在尿液中的浓度高，易形成结晶性沉淀，发生尿路刺激和阻塞现象。在服用复方新诺明后宜大量喝水，以尿液冲走结晶，可加服碳酸氢钠以碱化尿液，促使结晶溶解排出。氟喹诺酮类药物主要经肾排泄，用后应多饮水，防止药物造成肾损伤。

茶碱、氨茶碱、二羟丙茶碱等平喘药本身有利尿作用，哮喘者往往伴有血容量较低，应多喝水。利胆药苯丙醇、去氢胆酸和熊去氧胆酸服后可引起胆汁过度分泌和腹泻，应尽量多喝水。

2. 限制饮水的药物 某些治疗胃病的药物，如胃黏膜保护剂，及须直接嚼碎吞服的胃药，服后应限制饮水，以防止破坏在胃内的保护膜。某些止咳药如止咳糖浆、甘草合剂等，需避免药物被冲洗。某些抗利尿药如去氨加压素，用药期间应限制饮水，否则易引起水钠潴留或低钠血症及其他并发症。

3. 不宜用热水送服的药物 含消化酶的药物，70℃ 以上即失效，因此不宜用热水送服。含活性菌药物不能用热水送服，以免活性菌被破坏。

4. 避免饮酒或服用含乙醇的饮料 头孢呋辛酯、甲硝唑等易致乙醇在体内代谢受阻而产生双硫仑反应。苯二氮䓬类、巴比妥类及其他镇静、抗焦虑类药物，本身具有镇静作用，与乙醇合用会致中枢神经过度镇静。

（三）特殊口服剂型的的正确用法

1. 缓控释制剂及肠溶制剂 缓控释制剂的特点在于血药浓度平稳，避免峰谷现象，降低毒副作用，使血药浓度较长时间内维持在有效浓度范围内，可使半衰期短的药物减少给药频次，提高患者的顺应性，尤其适合需长期服药的慢性病患者，因此缓控释制剂已被广泛应用于临床。口服缓控释制剂中，临床上较为多见的给药系统包括骨架型、渗透泵型、膜控型等几大类。一些对胃有刺激性或对胃酸不稳定的药物常常制成肠溶制剂，以减小对胃的刺激，增加稳定性。此类药物依赖于特殊的释药系统发挥缓控释及肠溶作用，因此除琥珀酸美托洛尔缓释片、单硝酸异山梨酯缓释片、盐酸曲马多缓释片等少数缓释片可沿刻痕掰开服用半片外，其余制剂均应整片服用，不可掰开或碾碎。缓控释制剂掰开或碾碎服用可能因药物突释而产生毒副反应。如茶碱缓释片可引起心动过速、心律失常，吗啡缓释片可引起呼吸抑制、血压下降、昏厥等。

2. 舌下片 如硝酸甘油舌下片。可在舌下快速溶化，利用舌头下两条大静脉血管，使药物快速吸收，多用于急症。含服时将药片放置舌头下方，闭上嘴，尽可能在舌下长时间保留唾液以帮助药片溶解，一般控制在 5 分钟左右。保持安静，不宜多说话。注意含服以及含后 30 分钟内不宜进食或饮水。

3. 泡腾片 如乙酰半胱氨酸泡腾片。一般宜用 100～150ml 凉开水或温水浸泡，可迅速崩解、释放药物，待完全溶解或气泡消失后再饮用。严禁直接含服或吞服，发现药液中有不溶物、沉淀时不宜服用。

4. 咀嚼片　如铝碳酸镁片。在口腔内的咀嚼时间宜充分，药片经嚼碎后表面积增大，进入胃中很快地在胃壁上形成一层保护膜，从而减轻胃内容物对胃壁溃疡的刺激。咀嚼后可用少量温开水送服；用于中和胃酸时，宜在餐后 1~2 小时服用。

5. 滴丸　如复方丹参滴丸。可以少量温开水送服，有些可直接含于舌下，服用方法同舌下片；保存中不宜受热。

6. 口含片　如草珊瑚含片。服用此类药物时，不能咀嚼，应将其含在口腔或颊部，让其溶解，药物溶解过程及其溶解后的一段时间内尽量避免饮水及饮食。

案例解析

【案例】患者，女，71 岁。因骨质疏松症给予阿仑膦酸钠 70mg 口服，每周 1 次。患者临睡前服药，次日晨患者感明显的胸骨后疼痛，且逐渐加重，在进食或饮水时明显，下午出现恶心、呕吐、腹部不适，收治急诊留观。内镜检查显示食管溃疡。立即给予奥美拉唑 40mg、0.9% 氯化钠注射液 100ml 静脉滴注，碳酸氢钠片，1.0g 口服，g8h，2 小时后胃肠道不适逐渐消退，第 2 天病情好转出院。

【解析】双膦酸盐类口服药物，如阿仑膦酸钠片，对消化道刺激性较大，应在早餐前至少 30 分钟，用温开水 200ml 送服。服药后保持站立至少 30 分钟，不要卧位或临睡前服用，以尽快将药物送至胃部，降低对食道的刺激，否则可能引起食道刺激或溃疡性食管炎。本例患者系临睡前服用阿仑磷酸钠，造成药物在呈类水平状态的食管中滞留，使局部药物浓度过高而造成食管黏膜化学性损伤。

二、常用吸入制剂的正确用法

吸入制剂是指将药物制成细微粉末，利用不同的装置，通过吸气时的气流带动将药物沉积到气道而发挥作用的药物形式。吸入给药可以增加局部药物浓度，减少全身性的药物吸收，从而提高疗效，减少不良反应。吸入装置包括雾化吸入装置、加压定量吸入剂、干粉吸入剂和软雾吸入剂。吸入给药装置种类繁多、结构多样，装置操作步骤也没有统一的标准。医生应根据患者的特点选取最为合适的给药装置。雾化吸入由专业医护人员对患者进行操作，多在医院完成治疗。而加压定量吸入剂、干粉吸入剂和软雾吸入剂疗效好坏很大程度上依赖于患者自身能否掌握正确的使用方法。有研究显示，60%~70% 的患者不能正确使用吸入剂。可通过"吸入给药七步法"对使用吸入装置的患者进行使用指导，包括 7 个步骤，分别是打开、装药、呼气、咬住、吸气、屏气、重复。以下将详述社区常用吸入制剂的正确用法。

微课

（一）加压定量吸入剂

目前市场常见的加压定量吸入剂包括有沙丁胺醇气雾剂、沙美特罗气雾剂、异丙托溴铵气雾剂、布地奈德气雾剂、氟替卡松气雾剂等。

加压定量吸入剂具体操作步骤为：①用前摇晃吸入器 5~6 次，使制剂充分混匀，打开吸嘴盖；②口部远离吸入器，缓慢呼气，直到不再有空气可以从肺内呼出；③立即将吸嘴放入口中（置于舌上），双唇紧包住吸嘴，以免喷出的药物微粒消失在大气中；④开始深深地、缓慢地吸气，同时按下药罐将药物释放；⑤将吸嘴撤出，屏气约 10 秒，然后缓慢呼气，以增加药物微粒在气道和肺内的沉积量。

（二）干粉吸入剂

干粉吸入剂是在定量吸入气雾剂的基础上发展起来的剂型。其种类繁多，不同的干粉吸入器在储存剂量、外型、使用方法、内部构造、装置的驱动作用原理等方面都有很大不同。常见的干粉吸入剂有福莫特罗粉吸入剂、沙美特罗替卡松粉吸入剂、布地奈德福莫特罗粉吸入剂、噻托溴铵粉吸入剂。其中以沙美特罗替卡松粉吸入剂、布地奈德福莫特罗粉吸入剂以及噻托溴铵粉吸入剂应用最广。

布地奈德福莫特罗粉吸入剂的吸入装置为涡流吸入器。它是一种多剂量储库型吸入器，具体操作步骤为：①旋松并拔出瓶盖；②检查剂量指示窗，看是否还有足够剂量的药物；③一手拿都保，使旋柄在下方，握住吸入器使之直立，另一手握住底盖，先向右转到底再向左转到底，听到"咔"一声，即完成一次剂量的充填；④呼气：吸入之前，先尽可能充分呼气（勿对吸嘴吹气）；⑤吸入：将吸嘴置于齿间，双唇包住吸嘴，用力且深长地吸气，不要咀嚼或用力咬吸嘴，即完成一次吸入动作，吸药后约屏气 5 ~ 10 秒；⑥缓慢经口或鼻呼气；⑦若需重复吸入，再重复②~⑥步；⑧用完后将瓶盖盖紧，并用水反复漱口。

沙美特罗替卡松粉吸入剂的吸入装置为多剂量圆盘型吸入器。具体操作步骤为：①打开：一手握住准纳器外壳，另一手的大拇指放在拇指柄上，向外推动拇指直至完全打开；②推开：使吸嘴对着自己，向外推滑动杆，直至发出"咔哒"声，表明准纳器已做好吸药的准备；③吸入：远离吸嘴，在保证平稳呼吸的前提下，尽量呼气，然后将吸嘴放入口中，深深地平稳吸气，将药物吸入，将准纳器从口中拿出，同时屏气约 10 秒后再恢复缓慢呼气；④关闭：将拇指放在拇指柄上，尽量快地向回拉，发出"咔哒"声即表明准纳器已关闭，滑动杆自动返回原有位置并复位。⑤若需要吸入两吸药物，必须关上准纳器，重复步骤①~④。

噻托溴铵粉吸入剂为单剂量干粉吸入器。具体操作步骤为：①打开防尘帽和吸嘴，将含药胶囊放入正确位置后合上吸嘴至发出"咔哒"声；②按压穿刺按钮一次，使针戳破胶囊；③吸入：尽可能充分呼气，然后将吸嘴放入口中，深深地吸入药物。当气体流速达 35L/min 时，胶囊壁发生强烈颤动而使释药完全，剂量的释放取决于足够的吸气流速，所以吸气时尽可能用力深吸且完全；④停止吸气后，将吸嘴移开嘴唇，屏气约 10 秒后再恢复缓慢呼气；⑤完成吸入后，倒出用过的胶囊。

（三）软雾吸入剂

软雾吸入剂以旋转底座压缩弹簧所产生的机械能为动力提供形成和释放药物气溶胶所需能量，降低对患者吸气流速的要求；通过毛细管作用和液流对撞作用，释放出雾滴微细、运行速度慢、持续时间长的气溶胶，从而提高药物的可吸入时间和药物在肺部的沉积率。

目前市场常见的软雾吸入剂有噻托溴铵奥达特罗吸入喷雾剂。具体操作步骤为：①将透明底座按标签剪头指示方向旋转半周，直至听到"咔哒"声；②完全打开防尘帽；③尽可能充分呼气；④用嘴唇含住吸嘴末端，不要堵住通气孔，将吸入器指向咽喉后部，按压给药按钮并缓慢尽可能长时间吸气；⑤停止吸气后，将吸嘴移开嘴唇，屏气约 10 秒后再恢复缓慢呼气；⑥关闭防尘帽。

（四）注意事项

如果需要吸第 2 次，需要间隔 1 ~ 3 分钟进行，避免连续吸入造成的疲劳，同时可增加药物微粒在周围气道的沉积。用药后应漱口，可减少沉积在口咽部和下咽部的药物吸收入胃，减轻副作用，特别是糖皮质激素类药物，易引起口咽部念珠菌感染。

案例解析

【案例】 患者，男，67 岁，诊断：哮喘。处方：硫酸特布他林气雾剂 200 喷，用法：每次 2 喷，必要时用。患者自述药品只喷了一百多喷就没了，而且效果不佳，投诉药品质量。

【解析】 经药师了解，患者在使用气雾剂前未充分摇匀。硫酸特布他林气雾剂是混悬液型气雾剂，由于药物与溶媒易分层，分散不均匀，若用前不摇匀，很可能喷出来的是抛射剂而非药液，起不到治疗作用，而且造成药物不必要的浪费。

三、常用外用药物的正确用法

合理使用外用药需要熟悉其剂型的性质及作用特点，根据皮损的性质和病期选择适宜的剂型，选择适宜的药物浓度及不同浓度的药物剂型。

（一）正确使用外用药应注意

1. 用药前准备 对患处进行彻底的清洁、消毒。如果患处开始有脓性分泌物出现，则需用生理盐水清洗干净。有毛发的部位应先剔去毛发。

2. 用药时注意细节 用前先摇匀，湿敷应用 6~8 层纱布，纱布以取出挤至不滴水为度，并保持敷料潮湿和清洁，寒冷季节湿敷液应适当加温。

3. 药物保存 对温度条件要求较高的凡士林软膏、W/O 型乳膏等，温度过高药物成分就会挥发或者迁移，过低可能冻结，影响使用时的涂展性，因此需要保持一定的适宜温度。含有机溶剂的药水，要注意瓶塞的密闭，否则溶剂挥发后会析出结晶。栓剂既要防止受潮软化、变形或发霉、变质，又要避免干燥失水、变硬或收缩，所以应密闭、阴凉处贮存，尤其是油脂性基质，最好保存在 2~8℃中。

（二）常用外用制剂

1. 眼用制剂 使用前，先洗净双手，以坐位或仰卧位，头部后仰，眼往上望，用手指轻轻拉开下眼睑呈一袋状。①如为眼药水，则将药滴入下眼袋内，然后轻闭眼睛数秒，在点完药水后轻压眼内角，可以防止眼药水经由鼻泪管流入咽喉，刺激胃肠道，甚至吸收进入全身循环，而产生不良反应。滴多种眼药水，应间隔 5 分钟。②如为眼膏，则将适量药膏挤进下眼袋内，注意避免眼膏管触及眼睑及眼球。眨眼数次，然后轻轻按摩眼睑 2 分钟，这样可使药膏分布均匀。最后用脱脂棉擦去眼外多余药物。

2. 滴鼻剂与喷鼻剂 ①使用滴鼻剂时，保持头后仰，向鼻中滴入规定数量的药液，保持头后仰 5~10 秒。②使用喷鼻剂，头不后仰，将喷嘴插入鼻子，尽量避免接触鼻黏膜，按压喷雾器的同时，吸气。在抽出喷雾器之前，要始终按压喷雾器以防鼻中的黏液和细菌进入药瓶。一般连续使用不要多于 2~3 天，长期使用应注意容器污染。

3. 栓剂 指药物与适宜基质制成的具有一定形状的供腔道内给药的固体制剂，以肛门栓及阴道栓最为常用。①使用肛门栓时放松肛门，将肛门栓的尖端插入肛门，并用手指缓缓推进，深度为距离肛门口 3~4cm（小儿为 2cm），然后合拢双腿，保持侧卧位姿势 30 分钟，以防肛门栓被挤出，并在肛门口塞少许脱脂棉或纸巾，以防基质溶化漏出污染。给药后 1 小时内不要大便。②使用阴道栓前，进行 1~2 次阴道冲洗，以利药物与阴道黏膜接触，快速起效。取仰卧或下蹲位，用手指将药栓轻轻放入阴道，尽量避免使用辅助送药工具。送入栓剂后，最好保持平卧或臀部稍高 20 分钟，以利于栓剂更好地发挥作用。建议每天睡前用药。

4. 滴耳剂 使用时将头侧向一边，患耳朝上，抓住耳垂拉向后上方，使耳道变直，滴入规定滴数的药物，保持药物在耳内一段时间。注意避免滴管污染。

5. 透皮吸收贴剂 选择无毛发或刮净毛发的皮肤，避开伤口。选择不进行剧烈运动的部位，如胸部或上臂。注意及时更换新的贴膜，保证给药的连续性。

6. 含漱剂 含漱时不宜咽下或吞下。幼儿，恶心、呕吐者不宜含漱。按说明书的要求稀释浓溶液，如 3% 过氧化氢溶液一般稀释 1 倍、复方硼酸钠溶液一般稀释 10 倍。含漱后宜保持口腔内药浓度一段时间，不宜立即饮水和进食。

四、常用注射剂的正确用法

（一）合理使用注射剂的相关指导原则

2002 年，世界卫生组织的"安全和适当的使用注射的国家战略"指出"卫生保健工作者应为减少过多使用注射剂和实现安全注射做出行为变化"。

注射剂使用时应遵循以下原则。

（1）给药途径"能口服就不注射，能肌内注射就不静脉注射"。

（2）患者使用注射剂，须持有医师处方。

（3）选择正确的溶媒，注意输液系统对药物的吸附。

（4）尽早停止输液，尽可能减少输液疗程，积极采用序贯疗法。

（5）应尽量减少输液剂联合使用的种类，以避免不良相互作用和发生配伍禁忌。中药注射剂避免与其他注射剂配伍使用。

（6）注意药物在输液管道内的配伍变化。

（7）注意药物过敏的发生，一旦发生立即停药就医。

（二）典型药物——胰岛素注射液

1. 给药途径　皮下注射。左手捏起注射部位的皮肤，垂直快速进针，右拇指按压注射键缓慢匀速推注药液。胰岛素注射液皮下注射后，起效时间与持续时间存在较大个体差异。

2. 常用注射部位　上臂外侧、大腿外侧、臀部外上 1/4 处（日常肌内注射区）及腹部（脐周 5cm外）。不同注射部位，胰岛素的吸收速度不同，腹部 > 上臂 > 臀部 > 大腿。一般认为这种差别与局部血流有关。同一部位的长期注射，局部组织易发生血液循环障碍，造成局部肿胀、硬结，影响胰岛素的吸收。因此主张采取多部位轮流皮下注射法，使各部位有间歇期。如在一个注射区，两次注射点间隔 >2cm，这样不仅可以保证胰岛素的稳定吸收，还可以减少硬结的形成，减轻疼痛。也可采取轮换注射的原则，选左右对称的部位注射，这样可避免因不同部位胰岛素吸收不同所造成的血糖波动。

3. 胰岛素笔的使用　一次性胰岛素笔：特充，一次性使用完之后，连笔带芯一起扔掉，更换新笔，简单卫生。可重复使用的胰岛素笔：笔芯用完后，更换笔芯再用，可以使用很多年，甚至终身。笔芯与笔需为同一厂家。不同品牌的胰岛素笔外观和操作不尽相同，患者应根据使用说明书，同时在医务人员的帮助下学习操作。

4. 注意事项　使用可重复胰岛素注射笔，要勤更换针头，防止因针头不够锋利引起患者疼痛。一定要等酒精干后才可以进行皮下注射，这样可以减少因酒精而引起的疼痛。注射时，要"两快一慢"：即进针快、拔针快，推胰岛素要慢，以免引起因快速注药引起的胀痛。注射后针头应在皮下停留至少 6 秒，以确保胰岛素完全注射入体内，保持原进针方向迅速拔针。每次注射后都卸下针头，不可连接上针头存放，否则会有药液从针头漏出而导致剂量不准确，可能污染药液，增加感染的机会。未开封的胰岛素置于冰箱中（2~8℃）冷藏保存，正在使用的胰岛素室温（20℃左右，不超过25℃）可保存 30 天。

第四节　家庭小药箱的管理

PPT

一、现状

自我保健（self‐care）是指人们在没有医生或其他医务工作者指导的情况下自主进行的对疾病进行预防、诊断和治疗。自我药疗是自我保健的一部分，是在没有医生或其他医务工作者指导的情况下使用非处方药物，用以缓解轻度的、短期的症状不适，或者用以治疗轻微的疾病。在美国，自我药疗的应用比较普及，59%的美国人在过去的半年里至少服用了一种 OTC 药物，78%出现疼痛的患者、52%出现感冒咳嗽咽喉痛的患者、45%出现过敏或鼻炎的患者，以及37%出现胃肠道问题的患者都会选择 OTC 药物进行自我治疗。

在我国，人们的健康知识水平逐渐提高，更多家庭对可以自我判断的轻微疾病和慢性病的预防和康复进行自我治疗，对于一些常见的小病，越来越多的患者不再去医院治疗，而是会选择药物自我药疗。"大病上医院，小病自己治"的观念逐渐被大众所接受。因此，家庭药箱已成为居家必备，尤其是有老人和儿童的家庭。据统计我国家庭药箱使用率已经高达 94.5%，78.25%的城镇居民家庭药箱储备感冒药，

56.03%的家庭储备止咳化痰药，79.4%的家庭备有抗菌药物。

城市居民家庭药箱在药品分离管理、效期管理、定期管理等方面存在一些不足。2009年中国城市居民家庭药箱抽样调查显示仅有40.6%的家庭会定期对药箱进行检查和清理，仅有39.5%的居民将家庭药品按照内服药和外用药分开存放。2014年中国城市居民家庭药箱及儿童用药行为调查结果显示，22.4%的家庭根本不更新家庭药箱，26.4%的家庭1年才更新，19.3%的家庭6个月更新。上述现象的发生将对家庭用药的安全性带来很大的隐患。

家庭药箱的设置对家庭的一些小病小伤及慢性病的治疗，急救解毒等起着重要作用。在装备家庭药箱的过程中需要掌握配备原则、用药安全的常识、以及合理的管理，才能使家庭药箱发挥应有的价值。

知识链接

非处方药

非处方药（nonprescription），通常称为OTC（Over The Counter），是指那些不需要医生处方，消费者可直接在药房或药店中购取的药物。非处方药是由处方药转变而来，是经过长期应用、确认有疗效、质量稳定、非医疗专业人员也能安全使用的药物。OTC药品主要用于治疗各种容易自我诊断、自我治疗的常见轻微疾病，例如感冒、过敏、咳嗽、中暑、口腔、胃肠道、皮肤等疾病。OTC促进了自我药疗（self - medication）的发展，并在现实生活中有着非常重要的作用。据美国消费者健康产品协会统计数据显示，OTC药物的应用每年为美国医疗系统节省了1020亿美元的开支，平均花费1美元OTC药品，将会为美国的医疗保健系统节约6~7美元。

1999年，我国实行药品分类管理并公布了第一批国家非处方药目录，截止2004年相继公布了六批非处方药目录。自2004年起，我国实施处方药与非处方药的转换评价工作，并对非处方药目录实行动态管理。我国目前被列入非处方药遴选及转换目录数据库的品种有5065个，包括了1115个化学药品和3950个中成药，覆盖的品种包括解热镇痛药、抗过敏用药、感冒用药、消化道用药及皮肤外用药等多个用药领域。

二、配备药品遵循的原则

（1）根据家庭成员的年龄、健康状况和季节　尽量选择单一品种，选择应用方便的药物剂型，储备最少量药品。口服制剂、喷雾剂以及外用药品是家庭药箱的首选剂型，不宜选用注射剂。家中有儿童，可以储备一些退热药和止咳药，还可以备些健胃消食中成药；家中有老年人，特别是有冠心病、心绞痛等患者，要准备硝酸甘油等急救药。

依据季节的变化，选取针对该季节常发病的药品，如夏天应该备一些消暑的药，秋季昼夜温差大，易导致鼻炎的频繁发作，特别是对于一些有过敏体质的人群，因此要备一些抗过敏药，如氯雷他定等。

中药一般有其特定的适应证和适应季节，不能一成不变地服用。例如，感冒常备的感冒清热冲剂、银翘解毒片（丸）和藿香正气丸（胶囊、水）等。感冒清热冲剂是针对外感风寒内有伏热的感冒，这种感冒大多在冬天发生；银翘解毒片（丸）是针对外感风热的感冒，大多在春天发生；藿香正气丸（胶囊、水）主要针对夏秋外感寒邪、内伤湿滞的患者。

（2）常见病、慢性病用药　如伤风感冒、咳嗽、气管炎等呼吸道疾病；腹泻、呕吐、食欲不振等消化道疾病常用药；其他五官科及皮肤科疾病外用药等。

（3）常见非处方药物　治疗各系统疾病的药品种类很多，家庭应备的只能是常用的并且是非处方药。同一类别的药品只需备一种即可，并且常备的药品要少而精。

（4）安全的药品　尽量选择安全性高、副作用小、疗效确切的老药，一般来说刚上市的新药其安全性还有待考验。特别对于儿童用药，选择药品更应该格外注意。

（5）使用方便的药品　家庭常备药主要以口服药和外用药为主。但对于个别处方药物如胰岛素，通过医护人员培训，患者可以在家庭中完成治疗。其他处方药物尤其是注射剂是不能在家庭药箱中出现的。

（6）便于存放的药品　家庭常备药存放的时间一般较长，存放的药量要少，特别是容易变质失效的药更应少备，除某些用于慢性病的药品要长期服用外，其他药品的备量够三五次用量即可，以免过多造成浪费。应定期检查药品，如有过期、变色变质应及时清理。

三、安全用药常识

药品具有两面性，它既可治病救命，也可能因用药不当对人体造成损害，甚至使人丧命。因此，安全用药是有效自我药疗的前提基础和保证，进行自我药疗必须掌握以下一些用药常识。

（1）首先明确自己所患的疾病是否一定要用药，是药三分毒，能不用时尽量不用，不能把药当成是有病治病、无病强身的物质。

（2）如果必须要用，应选择适合自身状况的、副作用小、疗效好、使用方便的药。用之前应该详细阅读说明书，包括适应证、用法用量、不良反应、禁忌、注意事项以及药物相互作用等相关信息。

（3）药物之间存在相互作用，有些联合用药可以提高疗效、减少不良反应，若联合不当则会增加毒副作用。对于普通大众无法掌握这些专业知识，因此，家庭用药尽量使用单一品种，避免联合用药。不仅内服药会发生相互作用，外用药同样会存在药物的相互作用，如消毒伤口时，碘伏、碘酒、安尔碘不能与红药水（汞溴红溶液）合用，否则会产生有毒的碘化高汞，对皮肤有强烈刺激。

（4）不同的药物剂型的使用方法不同，应正确掌握使用方法（见本章第三节）。

（5）选择适当的服药时间和给药间隔。严格按照时间间隔服药能够保持平稳的血药浓度，能够取得较好的疗效，不易引起不良反应。若在两次用药时间间隔一半以内漏服药品，应当按量补服，下次服药按原间隔时间，也可以依次顺延服药时间；若漏服药品时间已超过用药间隔时间的一半以上，则不必补服药品，下次服药按原间隔时间用药，但切不可在下次服药时加倍剂量服用，以免引起药物中毒。

（6）核对药名并按说明书服用。所购药品必须保留原药名，用药时仔细核对所用药品与药名是否一致，不要轻易撕去药品内包装上标记药名和规格等文字的标签，以免无法辨认药品。自我用药一定要按说明书适应证及剂量给药，不要超适应证及超剂量服用，否则容易产生不良反应，甚至会引起死亡。

（7）过期及变质的药品坚决不用。药品包装及说明书要与药品一同存放，每次用药剩余的药品放回原包装，便于定期检查药品效期，淘汰过期药品。只要是过期的药品，不管其性状外观有无变化，都不得服用。对于一些还在保质期的药品，由于贮藏环境的影响，特别是那些没有独立包装的药品，整瓶开封之后若密封不好，则很容易导致风化、吸潮、氧化或微生物影响而产生一系列的变化。如片剂会产生松散、变色；糖衣片的糖衣和胶囊剂的胶囊产生粘连或开裂；丸剂会粘黏、霉变或虫蛀；散剂吸潮后产生结块发霉；眼药水变色、浑浊；软膏剂油层析出等，这些性状外观的变化都表明药品已变质，坚决不能再用。

知识链接

如何区别有效期和失效期

失效期是指药品在规定的贮存条件下，能够保证质量的期限，到达此期限即认为失效，可以使用到药品标识物上所标明月份的前1个月的最后1天为止。如失效期为2020年12月，则仅可用到2020年11月30日。

有效期是指该药品在规定的贮存条件下能够保证质量的期限，可以使用到药品标识物上所标明月份的最后1天。如有效期为2020年12月，可以用到2020年12月31日。

四、家庭药箱的组成

（一）内服药

包括解热镇痛药、感冒用药、止咳化痰药、止泻药、晕车晕船药、胃肠解痉药、抗过敏药、助消化药、通便药。

1. 解热镇痛药　解热镇痛药是一些用于缓解头痛、经痛、牙痛、肌肉关节疼痛和退热的药物。包括对乙酰氨基酚、阿司匹林、布洛芬等。阿司匹林对胃肠道有刺激性，应选择肠溶片，并且不能用于 < 16 周岁的未成年人。对乙酰氨基酚与阿司匹林比较，不具抗风湿、消炎及抗血小板集聚作用。布洛芬和对乙酰氨基酚可用于儿童，但儿童用药应该选择儿童剂型。

2. 感冒用药　感冒泛指上呼吸道感染，大部份是由病毒引起，可分成普通感冒与流行性感冒，一般会在一周内自动康复。感冒药是用来帮助减轻感冒所引起的不适症状，多为复方制剂，包含以下一些成分：①解热镇痛药：用于退热和缓解头痛，例如阿司匹林、对乙酰氨基酚、双氯芬酸；②鼻黏膜血管收缩药：减轻鼻窦、鼻腔黏膜血管充血，解除鼻塞症状和缓解流鼻涕，例如伪麻黄碱；③组胺拮抗剂：使上呼吸道的分泌物干燥和变稠，减少打喷嚏和鼻溢液，同时具有轻微的镇静作用，例如氯苯那敏和苯海拉明等；④止咳祛痰药；⑤中枢兴奋药：有些制剂中含有咖啡因，一是为了加强解热镇痛药的疗效，二是抵消抗组胺药所引起的嗜睡作用；⑤抗病毒药：抑制病毒合成核酸和蛋白质，并抑制病毒从细胞中释放，如金刚烷胺。不同品牌的感冒药其组成成分存在差异，感冒用药时应根据感冒的症状，选择特定的药物缓解症状。

3. 镇咳祛痰药　咳嗽多因有痰需要排出，因此治疗咳嗽主要先化痰，通常可以选用化痰药乙酰半胱氨酸和盐酸氨溴索。氨溴索是通过促进黏液排除作用以及溶解分泌物，促进体内痰液排出，起到止咳的作用。乙酰半胱氨酸则是通过分解痰中的黏蛋白，使痰液变得稀薄而容易咳出，达到止咳的目的。这两种药物都有成人和儿童剂型。此外还可以选择一些止咳化痰的中药制剂如蛇胆川贝液、复方甘草片、止咳糖浆、急支糖浆。针对刺激性干咳，一般会使用抑制咳嗽反射中枢的镇咳药，氢溴酸右美沙芬和枸橼酸喷托维林是无成瘾性的中枢镇咳非处方药，长期服用无成瘾性和耐受性，需要注意的是枸橼酸喷托维林禁用于青光眼。

4. 晕车晕船药　茶苯海明具有抗组胺作用，可抑制血管渗出，减轻组织水肿，并有镇静和镇吐作用。主要用于防治晕动病，如晕车、晕船、晕机所致的恶心、呕吐。口服吸收 15 ~ 30 分钟起效，维持时间是 4 ~ 6 小时，需在车船启动前 0.5 小时服用，才能保证在上车后起效，且每 4 小时服药 1 次，但每日用量不得超过 4 片。

5. 胃肠道用药　胃酸分泌抑制剂如法莫替丁，用于缓解胃酸过多所致的胃痛、胃灼热（烧心）、泛酸。也可选择保护胃黏膜的药物，如胶体果胶铋。助消化药有多潘立酮、多酶片；通便药有乳果糖、大黄苏打片、甘油栓、开塞露等。

6. 止泻药　包括洛哌丁胺、蒙脱石散剂等。

7. 抗过敏药　赛庚啶、氯苯那敏、苯海拉明、氯雷他定。

（二）外用药

1. 创面清洗药　①0.9% 生理盐水：主要用于创面的清洗、湿敷，无杀菌或抑菌作用。②3% 双氧水（过氧化氢溶液）：是一种有力的氧化剂，能使脓液、分泌物等产生泡沫。③高锰酸钾：用于化脓性皮肤病、脏的创面、慢性溃疡的湿敷或浸泡。高锰酸钾溶液的稀释比例为 1∶5000，呈淡粉红色，方能起到杀菌作用。④0.01% ~ 0.02% 呋喃西林溶液：呈黄色，是一种较好的外用消毒剂，用于清洁创面，抗菌谱很广。

2. 消毒药　①75% 乙醇：用于皮肤的消毒，有杀菌作用。②1% ~ 2% 碘酒：一般用于不破皮的皮肤外伤以及早期疖肿，具有较强的消毒、杀菌作用。③碘伏：用于皮肤创口的消毒，有收敛作用，特点是不易引起刺激性的疼痛。④安尔碘：其成分包括有效碘、醋酸氯己啶和乙醇，属强力、高效、广谱的皮肤、黏膜消毒剂，常用于口腔炎症消毒杀菌，伤口与疖肿消毒，肌肉注射前皮肤消毒，还适用于伤口换药及瓶盖、体温表消毒。⑤1%甲紫（龙胆紫）：又称紫药水，有杀菌作用，并对糜烂、渗出液较多的创面有收敛作用。

3. 皮肤用药　①尿素冷霜：用于软化皮肤，防治皮肤干裂。②鱼石脂软膏：用于软组织急性炎症，如疖肿，有消炎消肿作用。③清凉油：用于蚊叮虫咬，醒神开窍。④湿润烧伤膏：用于皮肤烫伤，减轻疼痛。⑤外用止痛药物：风湿止痛膏、红花油、复方樟脑酊等。⑥外用止血药：云南白药。

4. 眼部用药　①诺氟沙星滴眼液：用于敏感菌所致的外眼感染，如结膜炎、角膜炎、角膜溃疡等。②氯霉素滴眼液：用于结膜炎、沙眼、角膜炎等。③金霉素眼药膏：用于结膜炎、角膜炎、沙眼。④红霉素眼药膏：用于眼及眼外部的感染。

（三）急救药

家庭成员患有慢性病的家庭，必须要备用一些急救药。用于缓解疾病的急性发作，如用于心绞痛急救的速效救心丸、硝酸甘油等。

（四）常用医用小器材

体温计、剪刀、镊子、绷带、三角巾、脱脂棉花、纱布、胶布、冰袋。血压计、血糖仪等可根据家庭成员情况需要配备。

五、药品的贮存与管理

（一）药品的来源

2010年中国城市居民家庭药箱抽样调查显示，72.7%的居民购买家庭常备药物的来源是药店，55.1%的居民到医院购买，44%的居民到社区卫生服务中心购买。其他的渠道包括超市、卖场、网上药店等。购买药品时应选择正规的药店及医院，其药品的质量才更有保证。需要注意的是，网络作为一种新型的药品交易平台存在一些风险性，因此，在网上购买药品之前，应先在国家药品监督管理局网站查询合法的网上药品交易平台。只有在这个网上能查询到的网上药店，才是合法经营的药店，其购买的药品才具有一定的保障。

（二）药品的贮存

家庭存放的药品最好保留原包装，不要轻易撕去药品内包装上标记药名和规格等文字的标签，以免无法辨认药品。如果原包装破损，一定要重新标注药物的名称、适应证、用法用量以及有效期等，避免紧急情况下吃错药。

药品通常会受光、热、水分、空气、酸、碱、温度、微生物等外界条件影响而变质。一般来说温度高、光照强、湿度大都会加速药物变质的过程。不同的药物由于药品包装不同、药物的剂型不同、药物本身的化学性质差异等因素，受外界贮存条件影响而变质的速度也不同。因此，必须要了解药品的存放条件，一般药品应放在干燥、避光、通风和阴凉的地方，以防变质失效。

蛋白生物制品和活菌制剂需要低温保存，如胰岛素，以及乳酶生、枯草杆菌二联活菌颗粒等活菌制剂。未开启的胰岛素应放置冰箱4℃冷藏，切勿存放于冰箱冷冻室，并在保质期前使用，而开启后的则放置常温保存即可，不必放置冰箱冷藏。一般开启后的胰岛素储存在25℃左右的室温根据品种的不一可保存4~6周，即使存放于冰箱冷藏，超过4~6周也不可再使用，并且多次反复的剧冷剧热更易造成胰岛素的变性。

一般需要避光的药品生产商会使用棕色瓶或用铝箔作为包装。购买回来后不要改换外包装，应将剩余药品放回原包装并置于避光处贮藏。一些易挥发的药物如酒精、碘酒及其他含酒精的挥发性制剂需密封保存，防止挥发。

（三）药品的分类放置

分类储存是家庭药箱管理的重要环节。为了便于寻找药品和最大限度地减少药品应用差错，应将成人药与儿童药分开、急救药与常规用药分开、内服药与外用药分开管理。适应证和使用方法要醒目标示，特别是对视力有问题的老人，要用大号字体醒目地标示在外包装上。家庭药箱不应该上锁，但要放置在儿童不易拿到的地方，避免儿童误用药。

1. 成人药与儿童药分开　儿童处于特殊的生长阶段，各方面的发育还未成熟，具有与成年人不一样的特性。许多用于成人的药品他们不能服用，即使可以服用，也有剂量及剂型的要求，一般会有专门的儿童剂型。成人剂型药物含量较大，儿童服用后由于剂量较大产生的血药浓度也过大，容易产生毒性作用。若服用了一些儿童禁用的药品，则造成的损害会更大。因此，为避免儿童误服成人药品造成的损害，应该将成人药和儿童药分开放置。

2. 内服药与外用药分开　内服药与外用药分开放置，是因为有些内服药如口服溶液及内服酊剂与外用的消毒溶剂等容易混淆。而某些外用药毒性巨大，若不慎误服后将对生命造成威胁。

3. 急救药与常规药分开　对于心绞痛等发病较急而又致命的疾病，其解救过程分秒必争，最主要的解救措施就是能快速地服用相应的急救药缓解。因此，急救药必须与常规药分开放置，并放置明显位置利于快速获取。

4. 处方药与非处方药分开　有成员患慢性病的家庭可能家里会有医生开具的处方药存在，与非处方药相比处方药具有一定的毒性和其他潜在的影响，应用范围及用药方法和时间都有较严格的要求，因此处方药必须与家庭常备的非处方药分开放置，以防被其他成员混淆当成非处方药应用。

（四）定期检查及更换药品

定期检查和清理家庭药箱可以避免重复购药造成药品过期而浪费，避免误服过期药品。最好每3个月检查一次药箱，检查的项目包括药品的有效期、外观颜色、药品名及适应证标签。如发现可能是储存不当所致的药片（丸）发霉、粘连、变质、变色、松散、有怪味，或药水出现絮状物、沉淀、挥发变浓等现象时，即使其仍在有效期内也必须淘汰，并及时补充备用。

（五）建立不良反应登记本

专门设立一本小记录本放置药箱中，各家庭成员都独立设立记录区域，用于分别对应记录一些服用后发生过敏等不良反应的药物。如果条件允许，应详细记录用药经过及产生的反应，包括用药日期、所用药品名及其活性成分、用药剂量、不良反应发生的部位及症状等信息。用于查询药品不良反应史，避免再次使用该药，购买药品时尽量不要购买此类药品，寻找可替代的药品作为备用药。

（六）过期药品的处置

据2014年中国家庭药箱管理的调查结果显示，对于过期药品的处置包括了集中扔到药品回收箱（31.1%）、如果过期时间不长，就继续服用（3.2%）和扔到垃圾箱（60.8%）。仅有30%左右的居民能将药品正确回收，70%的被调查居民对过期药品的处置令人堪忧，不法商贩回收过期药品经加工翻新之后流通进入农村、非法诊所及药店，对公众生命安全构成威胁，过期药品继续使用将对患者健康带来危害，而扔到垃圾箱随垃圾处理也必将对环境以及公众健康产生潜在的隐患。

案例解析

【案例】 患者，男，65岁，患冠心病10年。一日，该患者校友聚会，他一大清早就急急忙忙出了家门，出门后忽然想起忘了带预防心绞痛发作的药，于是又返回家，打开小药箱，顺手摸了几片硝酸甘油片，塞进口袋。聚会中，患者可能过于激动，突然感到有心绞痛发作的胸前区重压感觉，赶紧掏了1片药放入口中含在舌下，未出现舌尖灼麻感，稍等了2～3分钟，又含了第2片，却仍未见有反应。一位校友赶紧将自己随身带来的救心丹给了患者，总算是应上了急，度过了难关。患者回家检查小药箱，发现硝酸甘油片已过期一个多月。

【解析】患者未及时清理、更换家庭药箱中的过期药，导致服用过期的硝酸甘油片，未能及时预防心绞痛发作。此案例中，即使硝酸甘油片未过期，患者的携带方式也存在问题。硝酸甘油作为一种亚硝酸酯类药物，具有见光及受热都极易分解失效的特点。所以应该用棕色瓶避光密闭保存，其最佳保存温度为30℃以下的室温。硝酸甘油片直接放置在口袋中，将会使药物受体温的影响而分解，导致药效降低。因此，随身携带硝酸甘油必须用棕色避光小瓶分装，并放置远离体温之处。

随意处置过期药品存在诸多危害，但目前我国在家庭过期药品回收处置方面却没有相应的法律制度、预防机制来保障过期药品的回收。为从源头上减少家庭药箱过期药品数量，在购买储备家庭药品时一定要坚持少而精的原则。过期的药品尽量将药从包装里都拆出来，破坏最小包装，防止药品被"再利用"。如果药瓶上贴着有个人信息的标签，应把它撕掉，再集中扔至药品回收箱或送往药店委托其统一销毁。

本章小结

1. 主要内容 随着我国新一轮医疗改革的不断深入和社区卫生服务的加快发展，公众已不再满足于以往社区药房单纯的药品调配服务，而是希望得到更多的安全、经济、有效的用药信息。本章介绍了社区药学服务的主要内容，包括国家基本药物的供应保障、患者依从性教育、常用药品的正确用法、家庭药箱管理等。

2. 重点 常用药品的正确用法及患者依从性教育。

3. 难点 针对不同病种，对社区患者进行合理用药教育，提高患者用药依从性。

思 考 题

题库

一、选择题

A 型题（最佳选择题）

1. 国家基本药物目录实行动态调整管理，原则上每（　　）年调整一次

    A. 1　　　　　　B. 2　　　　　　C. 3　　　　　　D. 4

    E. 5

2. 从 2009 年起，政府举办的基层医疗卫生机构基本药物使用比例应达到（　　）

    A. 30%　　　　B. 50%　　　　C. 70%　　　　D. 90%

    E. 100%

3. 下列药物可作为慢性乙肝一线治疗药物（　　）

    A. 恩替卡韦　　B. 拉米夫定　　　　C. 阿德福韦酯　　　　D. 奥司他韦

    E. 更昔洛韦

4. 不同注射部位，胰岛素的吸收速度不同（　　）

    A. 腹部＞上臂＞臀部＞大腿　　　　　　B. 腹部＞上臂＞大腿＞臀部

    C. 上臂＞腹部＞臀部＞大腿　　　　　　D. 腹部＞大腿＞臀部＞上臂

    E. 大腿＞腹部＞上臂＞臀部

5. 眼药水正确使用的注意事项，不正确的是（　　）

A. 将药滴入结膜囊内　　　　　　　　B. 点完药水后轻压眼内角

C. 两种眼药水间隔 5 分钟使用　　　　D. 滴药后轻闭眼睛数秒

E. 两种眼药水可同时使用

6. 下列说法正确的是（　　　）

A. 有效期指的是药品在规定的贮存条件下能够保证质量的期限。如有效期为 2016 年 4 月，可以用到 2016 年 3 月 31 日。

B. 如发现药物发生发霉、粘连、变质、变色、松散、有怪味，或药水出现絮状物、沉淀、挥发变浓等现象时，即使其仍在有效期内也必须淘汰

C. 只要药品的外观没有变化即使过了有效期也可以继续使用

D. 家庭药箱应该上锁，可以不用放置在儿童不易拿到的地方

E. 家庭药箱中的过期药品，可以卖给收药的药贩或者扔到垃圾箱

X 型题

7. 胰岛素注射液常用注射部位（　　　）

A. 上臂外侧　　　　B. 大腿外侧　　　　C. 臀部外上 1/4 处　　　　D. 腹部（脐周 5cm 外）

E. 腹部（脐周 5cm 内）

8. 影响社区患者用药依从性的患者因素包括（　　　）

A. 性别　　　　B. 年龄　　　　C. 文化水平　　　　D. 患者疾病及生活因素

E. 患者付费方式和经济因素

9. 感冒用药常用组分包括（　　　）

A. 解热镇痛药　　　　B. 鼻黏膜血管收缩药　　　　C. 组胺拮抗剂　　　　D. 止咳祛痰药

E. 中枢兴奋药

10. 家庭药箱所备药品应分类放置（　　　）

A. 成人药与儿童药分开　　　　　　　　B. 内服药与外用药分开

C. 急救药与常规药分开　　　　　　　　D. 处方药与非处方药分开

E. 抗菌药物单独存放

二、问答题

1. 如果你是一个社区药师，可以从哪些方面给一位老年高血压患者进行合理用药教育以提高其用药依从性？

2. 结合课程内容，如果你是一个社区药师，可以从哪些方面给一位老年高脂血症患者进行合理用药教育以提高其用药依从性？

3. 社区常用吸入制剂正确使用的注意事项。

（任　斌）

第十五章

社会药房的药学服务

学习导引

知识要求

1. **掌握** 社会药房的特殊性；执业药师的岗位职责；常见病（症）的药物治疗及用药指导。
2. **熟悉** 社会药房经营质量管理规范和制度；常见病（症）的概述及临床表现。
3. **了解** 社会药房经营质量管理体系的内涵；家用医疗器械的相关知识。

能力要求

1. 根据常见病（症）的临床表现，进行药物治疗和用药指导，并解决相关问题。
2. 根据社会药房经营质量管理规范的相关要求，加强社会药房的制度建设。

第一节　社会药房概述

PPT

微课

　　社会药房作为药品流通领域重要组成部分之一，是药品供应链中重要一环，在保障患者安全、合理、方便、有效用药方面起着举足轻重的作用。中国非处方药协会在 2003 年发布的《优良药房工作规范》（good pharmacy practice，GPP）中提出，社会药房是医疗保健体系中为公众提供服务的最终环节，社会药房的从业人员首要责任是确保患者或消费者获得高质量的药学服务。

一、社会药房的功能

　　1. 药学服务　向公众提供直接的、负责任的、与药物使用有关的服务，以期提高药物治疗的安全性、有效性与经济性，实现改善与提高公众生活质量的管理目标。包括但不限于处方审核和调配、药品管理、用药指导、用药咨询与信息服务、慢病管理与居家药学服务、药物治疗管理、药物警戒、药学知识等。

　　2. 用药指导　为公众提供合理用药知识，目的是增强患者用药知识，预防药品不良反应的发生，提高患者用药依从性，并降低用药错误的发生率。

　　3. 药品管理　社会药房在药品的购、销、存等操作中应按照相关要求对药品进行合理管控，保证药品质量安全。社会药房必须加强药品质量管理如严格储存养护、定期检查，确保质量稳定。

　　4. 药品销售　主要任务是根据有关法规以及消费者的需要销售非处方药；根据医生处方调配、销售处方药。

二、社会药房的特殊性

　　社会药房具有零售商业的共性，同时社会药房又具有其自身的特殊性，其特殊性由以下三方面决定。

（一）药品的特殊性

1. 药品的专属性 药品是专用于治病救人的，是关系到公众身体健康和生命安全的专属商品，需在医师或药师指导下使用。

2. 药品的两重性 药品即有治疗作用，又有不良反应。使用得当可以防病治病；使用不当则会危害身体健康和生命安全。

3. 质量的重要性 药品质量直接关系到药品治疗、预防、诊断疾病的效果，符合法定质量标准的合格药品才能保证疗效。《药品管理法》规定必须按照国家药品标准进行药品检验，不合格药品不得上市销售。

4. 药品的限时性 药品的及时供给直接影响治疗结果，拖延药品的供给将导致治疗的延误。社会药房在药品经营过程中宁可药品到期报废，也要有所储备；宁可无利可图，也必须保证供应。

（二）药品管理的特殊性

药品的专业知识深奥，消费者在药品的品种、质量、价格方面普遍处于被动的弱势地位。因此政府必须对药品的生产、经营和使用实行一系列的特殊管理，以保护消费者的权益，保证人们的身体健康和生命安全。

（三）药品经营的特殊性

药品的需求具有稳定性，国家要求患者用得起药，用得到药；因此，药品不能单纯运用市场调节的方法保证药品的需求。

第二节　社会药房经营质量管理体系

PPT　　　微课

一、社会药房经营质量管理体系

社会药房应设置与其经营范围及经营规模相适应的经营、质量管理部门或配备质量管理人员，履行《药品经营质量管理规范》（good supply practice，GSP）规定的药品质量管理职责。建立完善的药品质量管理体系，管理全过程有记录、可追溯。社会药房应加强过程和结果管理，保证药学服务质量持续改进。随时收集有关不合格药品的信息，分析不合格原因，制定纠正措施，对过程或管理进行调整，避免不合格药品再次发生。药学技术人员应定期总结用药咨询记录，通过整理分析咨询内容，提高用药咨询服务标准化水平。

二、社会药房经营质量管理规范和制度

（一）社会药房人员教育培训制度

社会药房人员教育培训制度是按照GSP要求制订的，其目的是树立药品质量管理意识，提高社会药房全体人员的服务素质和水平，并规范社会药房人员的教育培训工作。

社会药房每年应依据有关要求及本店的实际情况制订教育培训计划，每年全员进行药品法规、质量规章制度及专业知识、执业道德、工作技能等培训考核工作。

社会药房的药学技术人员每年应参加药品监督管理部门组织的"专业技术人员继续教育"；社会药房的质量管理、验收、养护、陈列、购进、营业等岗位的人员必须按药品监督管理部门的要求，经专业培训，考试合格后持证上岗。质量负责人负责教育培训计划的制定、实施、监督与考核，并建立培训教育档案。

（二）药品购进管理制度

药品购进管理制度能规范药品购进环节，保证药品合格和药品的合法经营；同时对社会药房药品购进人员的工作进行具体细致的行为规范。

购进药品应坚持"按需购进、择优选购、质量第一"的原则，严格执行药品购进程序，并确保购进药品的合法性，保证药品质量。

药品质量负责人负责对药品购进进行技术指导和监督；购进药品应认真审查供货单位的法定资格、经营范围和质量信誉，考察其履行合同的能力，必要时会同质量负责人对其进行现场调查认证，签订质量保证协议；协议书应注明购销双方质量责任，并明确有效期；购进药品应签订采购合同，明确质量条款；购进药品应必须进行合同管理，建立合同档案。购进药品应有合法票据，按规定做好购进记录，做到票、账、货相符。

药品购进人员必须分析药品销售情况，合理调整库存，优化药品结构；并每年定期会同质量负责人对购进药品的质量情况进行汇总分析评审。

药品采购中涉及的首营企业、首营品种，采购部门应当填写相关申请表格，经过质量管理部门和企业质量负责人的审核批准。必要时应当组织实地考察，对供货单位质量管理体系进行评价。

（三）药品验收管理制度

药品验收管理制度是把好进入企业的药品质量关，保证购进药品数量准确、质量完好，防止不合格药品和假劣药品进入社会药房，同时对药品验收员的工作进行具体要求的行为规范。

药品质量负责人负责对药品验收进行技术指导和监督；药品验收必须按照验收程序，由药品验收员依照药品的法定标准、购进合同所规定的质量条款，对购进药品和销后退回药品进行逐批验收；药品验收员对购进手续不清或资料不全的药品，不得验收。

药品验收必须有验收记录。验收记录必须做到项目齐全、内容真实、填写规范、准确无误，并按规定期限保存；验收中发现质量有疑问的药品，应及时报质量负责人复查处理。

验收首营药品品种应有药品生产企业该批药品质量检验的合格报告书。

（四）药品储存、养护管理制度

药品储存应按要求合理储存药品，配备符合 GSP 的相关设施设备，实现储存环境温湿度有效监测和调控。药品养护应坚持预防为主、消除隐患的原则，开展药品养护工作，防止药品变质失效，确保陈列药品的安全有效。

药品养护管理制度是规范药品养护环节的管理，保证药品储存、养护的质量；同时对药品养护人员的工作进行具体要求与管理。

药品质量负责人负责对药品储存、养护相关工作进行技术指导和监督，处理药品储存、养护工作中的质量问题；药品储存、养护人员要对药品储存、养护相关数据按要求进行填写、记录，做好药品效期管理工作，并对不合格药品进行有效控制；药品储存、养护人员必须及时分析药品养护信息，并上报质量负责人。

药品储存、养护人员负责药品储存、养护仪器设备的管理工作。

（五）药品陈列管理制度

药品陈列应符合药品质量管理和分类管理的相关法规，实行一货一签，明码标价，货签对位。陈列商品类别标识正确清晰，特殊商品应标有警示用语。

零售药品应严格按药品的分类原则，按药品性质、剂型、用途、储存要求、批号、名称进行陈列，在零售店堂内陈列药品的质量和包装符合规定。质量不合格药品，超过有效期的药品，包装不符合规定药品不得陈列。除药品质量原因外，药品一经售出，不得退换，因商品质量问题导致消费者退回的药品，应做好销后退回记录，并进行质量查询和处理。

药品质量负责人负责对药品陈列工作进行技术指导和监督。

（六）药品不良反应报告制度

《药品不良反应报告和监测管理办法》要求药品生产企业、药品经营企业、医疗机构应该按照规定报告所发现的药品不良反应。我国药品不良反应报告原则为可疑即报，报告者不需要待有关药品与不良反应的关系肯定后才作呈报。我国药品不良反应的监测范围：①进口药品自首次获准进口之日起5年内，报告该进口药品的所有不良反应；满5年的，报告新的和严重的不良反应。②新药监测期内的国产药品应当报告该药品的所有不良反应。③其他国产药品，报告新的和严重的不良反应。

药品质量负责人负责社会药房使用药品的不良反应和监测、报告、管理工作。

第三节　执业药师与药学服务

PPT　　　微课

一、执业药师概述

执业药师是指经全国统一考试合格，取得《中华人民共和国执业药师职业资格证书》（以下简称《执业药师职业资格证书》）并经注册，在药品生产、经营、使用和其他需要提供药学服务的单位中执业的药学技术人员。

从事药品生产、经营、使用和其他需要提供药学服务的单位，应当按规定配备相应的执业药师。国家药监局负责对需由执业药师担任的岗位作出明确规定。

国家设置执业药师准入类职业资格制度，纳入国家职业资格目录。国家药监局与人力资源社会保障部共同负责全国执业药师资格制度的政策制定，并按照职责分工对该制度的实施进行指导、监督和检查。

国家对执业药师资格实行全国统一大纲、统一命题、统一组织的考试制度。国家药监局负责执业药师注册的政策制定和组织实施，指导全国执业药师注册管理工作。各省、自治区、直辖市药品监督管理部门负责本行政区域内的执业药师注册管理工作。

二、执业药师的岗位职责

执业药师应当遵纪守法、爱岗敬业、遵从伦理、服务健康、自觉学习、提升能力，遵守执业标准和业务规范，以保障和促进公众用药安全有效为基本准则。

（1）执业药师必须严格遵守《中华人民共和国药品管理法》及国家有关药品研制、生产、经营、使用的各项法规及政策。执业药师对违反《中华人民共和国药品管理法》及有关法规、规章的行为或决定，有责任提出劝告、制止、拒绝执行，并向当地负责药品监督管理的部门报告。

（2）执业药师在执业范围内负责对药品质量的监督和管理，参与制定和实施药品全面质量管理制度，参与单位对内部违反规定行为的处理工作。

（3）执业药师负责处方的审核及调配，提供用药咨询与信息，指导合理用药，开展治疗药物监测及药品疗效评价等临床药学工作。

（4）药品零售企业应当在醒目位置公示《执业药师注册证》，并对在岗执业的执业药师挂牌明示。执业药师不在岗时，应当以醒目方式公示，并停止销售处方药和甲类非处方药。执业药师执业时应当按照有关规定佩戴工作牌。

（5）执业药师应当按照国家专业技术人员继续教育的有关规定接受继续教育，更新专业知识，提高业务水平。

执业药师是社会药房进行药学服务的药学技术人员，负责处方审核和调配、用药指导、用药咨询、慢病管理与居家药学服务、药物治疗管理、药物警戒等工作。

> **知识链接**
>
> 　　2017年6月，中国药师协会印发《药师药学服务胜任力评价标准（试行）》（国药协发〔2017〕5号），其中包括7条一级指标和27条二级指标，全面系统地规范了药师药学服务内容。2020年6月，安徽省执业药师协会在全国率先推出《社会药房药学服务规范（试行）》（皖执药协〔2020〕2号），对社会药房药学服务起到了引领和促进的作用。

第四节　常见病（症）的用药指导

PPT

微课

一、流行性感冒和普通感冒

（一）概述

　　流行性感冒（influenza，简称流感）是由流感病毒引起的急性呼吸道传染病，是一种传染性强、传播速度快的疾病，极易造成大流行。

　　普通感冒属于急性上呼吸道感染（upper respiratory tract infection，URTI，简称上感）。上感以病毒多见，占70%~80%，细菌感染占20%~30%。具传染性、由于传播速度小，一般不会造成大流行。

　　1. 流行性感冒　流感病毒分甲、乙、丙三型，并有多种亚型，主要通过空气中的飞沫、人与人之间的接触或与被污染物品的接触传播。一般秋冬季节是流行性感冒高发期，所引起的并发症和死亡现象非常严重。流感起病急，大多为自限性，早期使用抗流感病毒药物治疗可以缓解流感症状、缩短病程，降低并发症发生率、缩短排毒时间并且可能降低病死率。重症流感主要发生在老年人、年幼儿童、孕产妇或有慢性基础疾病者等高危人群，亦可发生在一般人群。

　　2. 普通感冒　普通感冒是一种常见病，症状包括咳嗽、流涕、打喷嚏、鼻塞等上呼吸道症状。普通感冒多由鼻病毒引起，其次为冠状病毒、副流感病毒、腺病毒、呼吸道合胞病毒埃可病毒、柯萨奇病毒等引起。其中鼻病毒常引起"鼻感冒"；腺病毒引起常引起"夏感冒"埃可病毒、柯萨奇病毒常引起"胃肠型感冒"。

（二）临床表现

　　1. 流行性感冒　潜伏期一般为1~7天，多为2~4天。主要表现为发热、头痛、肌痛和全身不适起病，体温可达39~40℃，可有畏寒、寒战，多伴全身肌肉关节酸痛、乏力、食欲减退等全身症状，常有咽喉痛、干咳，可有鼻塞、流涕、胸骨后不适等。颜面潮红，眼结膜充血。部分以呕吐、腹痛、腹泻为特点，常见于感染乙型流感的儿童。无并发症者病程呈自限性，多于发病3~4天后体温逐渐消退，全身症状好转，但咳嗽、体力恢复常需1~2周。

　　2. 普通感冒　又称急性鼻炎或上呼吸道卡他，以鼻咽部卡他症状为主要临床表现。起病较急，发病同时或数小时后可有喷嚏、鼻塞、流清水样鼻涕等症状。2~3天后鼻涕变稠，常伴咽痛、流泪、味觉减退、呼吸不畅、声嘶等。一般无发热及全身症状，或仅有低热、不适、轻度畏寒、头痛。体检可见鼻腔黏膜充血、水肿、有分泌物，咽部轻度充血。一般5~7天可痊愈。

（三）药物治疗

　　1. 对症治疗

　　（1）休息　病情较重或年老体弱者应卧床休息，忌烟、多饮水，室内保持空气流通。

　　（2）解热镇痛　如有发热、头痛、肌肉酸痛等症状者，可选用解热镇痛药，如复方阿司匹林、对乙酰氨基酚、吲哚美辛、索米痛片、布洛芬等。咽痛可用各种含片如溶菌酶片或中药六神丸等口服。

（3）鼻黏膜血管收缩药　鼻塞，鼻黏膜充血水肿时，可使用盐酸伪麻黄碱，也可用1%麻黄碱滴鼻。

（4）抗组胺药　感冒时常有鼻黏膜敏感性增高，频繁打喷嚏、流鼻涕，可选用马来酸氯苯那敏或苯海拉明等抗组胺药。

（5）镇咳剂　对于咳嗽症状较明显者，可给予右美沙芬、喷托维林等镇咳药。

2. 对因治疗　抗病毒药物治疗。金刚烷胺类抗亚洲A型流感病毒；广谱抗病毒药物扎那米韦和奥司他韦对流感病毒、副流感病毒和呼吸道合胞病毒等有较强的抑制作用，在发病1～2天内尽早服用抗病毒药物，疗效较好，可缩短病程。

（四）用药指导

（1）服用抗过敏药后不宜从事驾车、高空作业。

（2）心脏病、高血压、甲状腺功能亢进患者慎用或禁用鼻黏膜血管收缩药。

（3）妊娠初期及哺乳期妇女禁用右美沙芬。

（4）老年人、肝肾功能不全者、有出血倾向者、上消化道出血和（或）穿孔者慎用或禁用解热镇痛药，同时需要禁酒。

（5）感冒药连续服用不得超过7日。

二、口腔溃疡

（一）概述

口腔溃疡（commissariat）又称复发性口疮，是慢性的口腔黏膜小溃疡，深浅不等，为圆形或椭圆形损害，可反复和周期性复发。

口腔溃疡诱因有：①胃肠功能紊乱，或有腹胀、腹泻、便秘等消化系统疾病。②体内缺乏微量元素锌、铁、叶酸、维生素B_2、维生素B_{12}等。③免疫功能低下和内分泌紊乱。④遗传因素。⑤精神紧张、睡眠不足、肠道寄生虫病、局部创伤等常诱发溃疡。

口腔溃疡常预示着机体可能有潜在系统性疾病，口腔溃疡与胃溃疡、十二指肠溃疡、溃疡性结肠炎、局限性肠炎、肝炎、女性经期、维生素B族吸收障碍症、自主神经功能紊乱症等均有关。

（二）临床表现

口腔溃疡多发生于口腔非角化区如唇、颊黏膜、舌缘、齿龈等处，为圆形或椭圆形，直径为0.2～0.5cm，溃疡单个或由数个连成一片，溃疡表浅边缘整齐，外观呈灰黄色或灰白色，上覆盖黄白渗出膜，周围黏膜充血水肿而有红晕，局部有烧灼样疼痛，于进餐时加重，影响进食、说话。严重溃疡直径可达1～3cm，深及黏膜下层甚至肌肉。但口腔溃疡有自愈性，病程7～10日，严重者此起彼伏、连绵不断。

（三）药物治疗

对于口腔溃疡的治疗，要注意消除病因、增强体质、对症治疗。

1. 非处方药

（1）口服维生素B_2和维生素C；局部涂膜口腔溃疡膏；外敷地塞米松甘油糊剂；0.5%甲硝唑含漱剂或复方甲硝唑含漱剂；甲硝唑口颊片。

（2）含服西地碘含片直接卤化细菌的体蛋白，杀菌力强，对细菌繁殖体，芽孢和真菌也有较强的杀菌作用；用于口腔溃疡、白色念珠菌感染性口炎、糜烂型扁平苔藓等。

（3）地塞米松粘贴片具有很强的抗炎作用，能降低毛细血管的通透性，减少炎症的渗出，贴片用量较小且作用直接、持久，可促进溃疡愈合。外用贴敷于溃疡处，连续使用不得超过7日。

2. 处方药

（1）溃疡面积较大时可用10%硝酸银溶液烧灼溃疡面，至表面发白为度。

（2）对反复发作的口腔溃疡推荐口服泼尼松，或左旋咪唑。中成药可外敷冰硼散、冰硼咽喉散、养阴生肌膜、爽口托疮膜。

（3）镇痛可选复方甘菊利多卡因凝胶涂于溃疡表面。

（四）用药指导

（1）甲硝唑含漱剂用后可有食欲不振、恶心、呕吐的等不良反应；长期应用可引起念珠菌感染。

（2）氯己定偶可引起接触性皮炎，高浓度溶液有刺激性，含漱剂可使牙齿着色，味觉失调，儿童和青年偶可发生口腔无痛性浅表脱屑损害。

（3）一般牙膏中含有阴离子表面活性剂，与氯己定可产生配伍禁忌，使用氯己定含漱剂后至少需间隔30分钟后才可刷牙。

（4）西地碘有轻度刺激感，口含后偶见口干、胃部不适、头晕和耳鸣，对碘过敏者禁用。

（5）频繁应用地塞米松粘贴片可引起局部组织萎缩，使由皮肤、黏膜等部位侵入的病原菌不能得到控制，引起继发的真菌感染等。口腔内有真菌感染者禁用。

（6）患者注意去除口腔溃疡的诱发因素，保持口腔清洁卫生。

三、咽炎

（一）概述

咽炎（pharyngitis）是指咽喉黏膜、黏膜下及淋巴组织的炎症，包括急性咽炎和慢性咽炎两种，同属上呼吸道感染。

1. 急性咽炎 急性咽炎为咽喉黏膜、黏膜下及淋巴组织的急性炎症，以秋冬及冬春之交较常见。炎症早期可局限，随病情进展常可涉及整个咽腔，常与急性鼻炎同时发病。急性咽炎发病病因主要由病毒、细菌对咽部的直接感染或高温、粉尘、烟雾、刺激性气体等理化因素引起，其病毒以疱疹病毒较多见，还有腺病毒、冠状病毒、合胞病毒等，致病细菌主要有非溶血性链球菌、肺炎双球菌、葡萄球菌、流行性感冒杆菌等。

2. 慢性咽炎 慢性咽炎为咽喉黏膜、黏膜下及淋巴组织的弥漫性炎症，病变主要在黏膜层，表现为咽部黏膜慢性充血。黏膜及黏膜下结缔组织增生。黏液腺可肥大，分泌功能亢进，黏液分泌增多。在临床上是一种常见病、多发病，多见成年人，病程长，易复发。

慢性咽炎发病原因有很多种，主要是急性咽炎的反复作用，常发生在疲劳、受凉、气候突变及吸入寒冷空气后发作。除此之外，还可能是由鼻腔、鼻窦及鼻咽部炎性分泌物刺激，以及扁桃体慢性炎症的蔓延；烟酒过度，粉尘、有害气体等的慢性刺激，以及喜欢吃刺激性食物等也会导致慢性咽炎。

（二）临床表现

1. 急性咽炎 起病急，初起时咽部干燥，灼热；继而疼痛，吞咽唾液时咽痛往往比进食时更为明显；可伴发热，头痛，食欲减退和四肢酸痛；侵及喉部，可伴声嘶和咳嗽。口咽及鼻咽黏膜呈急性充血，腭弓、悬雍垂水肿，咽后壁淋巴滤泡和咽侧索也见红肿，间或在淋巴滤泡中央出现黄白色点状渗出物；颌下淋巴结肿大并有压痛，重者可累及会厌、杓会、厌襞，发生水肿。

2. 慢性咽炎 慢性咽炎多见于成年人，儿童也可出现。全身症状均不明显，以局部症状为主。各型慢性咽炎症状不尽相同，如咽部不适感、异物感、咽部分泌物不易咯出、咽部痒感、烧灼感、干燥感或刺激感，还可有微痛感。由于咽后壁通常因咽部慢性炎症造成较黏稠分泌物粘附，以及由于鼻、鼻窦、鼻咽部病变造成夜间张口呼吸，常在晨起时出现刺激性咳嗽及恶心，由于咽部异物感可表现为频繁吞咽。咽部分泌物少且不易咳出者常表现为习惯性的干咳及清嗓子咳痰动作，若用力咳嗽或清嗓子可引起咽部黏膜出血，造成分泌物中带血韧慢性咽炎形成后根据病理变化的不同又可以分慢性单纯性咽炎、慢性肥厚性咽炎、慢性萎缩性咽炎或慢性干燥性咽炎、反流性咽喉炎、慢性变应性咽炎等类型。

（三）药物治疗

1. 非处方药

（1）局部可用地西碘含片、度米芬含片、地喹氯胺含片或复方地喹氯胺含片、溶菌酶含片等进行抗炎治疗。

（2）对于发热者，可口服乙酰氨基酚、布洛芬、阿司匹林等解热镇痛药。

（3）含漱 0.2% ~ 0.5% 甲硝唑含漱剂、0.1% ~ 0.2% 氯己定含漱剂清除口腔致病菌。

（4）口服复方青果冲剂、双黄连口服液、穿心莲片或金莲花片等有消炎功能的中成药。

2. 处方药

（1）由细菌引起的咽部急性炎症者　为预防咽喉肿痛而引起呼吸困难，可采用抗菌药物和肾上腺素皮质激素治疗。

（2）由病毒引起的感染　抗病毒治疗。

（四）用药指导

（1）咽喉炎用药的不良反应常见有恶心、呕吐、胃部不适等，偶见过敏、皮疹、瘙痒等表现，一旦发现立即停药。

（2）西地碘含片有轻微刺激偶见口干、胃肠不适、头晕和耳鸣，对碘过敏者禁用。

（3）度米芬、氯己定含漱剂等药物切勿与氯化钠、阴离子表面活性剂同时使用。

（4）避免过度疲劳保证睡眠质量，忌辛辣食物，多饮水，多食清淡食物。

（5）口含片宜把药片置于舌根部，尽量贴近咽喉每隔 2 小时一次。含服的时间愈长，局部药物浓度保持的时间越长，疗效越好；含服时不宜咀嚼或吞咽药物，保持安静；含后 30 分钟内不宜进食或饮水；含后偶见过敏反应如出现皮疹、瘙痒等，一旦出现应及时停药。

（6）在急性期应及时选用抗病毒、抗菌药物对因治疗，勿使急性咽喉炎转为慢性。

（7）慢性咽炎多数并非为细菌感染所致，所以一般不需要使用抗生素，关键是消除病因、戒除不良嗜好、消除邻近病灶；同时配合消炎、润喉等局部药物治疗。

四、消化不良

（一）概述

消化不良是胃肠部不适的总称，可发生于任何年龄，无性别差异。导致消化不良的原因很多，其主要有：慢性持续性消化不良；偶然性消化不良；服用药物影响食欲；精神因素；胃动力不足；消化性溃疡；全身性疾病在胃肠方面的表现。根据病因可分为器质性消化不良和功能性消化不良（functional dyspepsia, FD）。

> **知识链接**
>
> 消化性溃疡（pepticuler）主要指发生在胃和十二指肠球部的慢性黏膜损伤即胃溃疡（gastriculer, GU）和十二指肠溃疡（duodenalulcer, DU），这些溃疡的形成过去认为均与胃酸和胃蛋白酶的消化作用，故称消化性溃疡。但现在发现还与幽门螺杆菌感染有关。

（二）临床表现

（1）进食或食后有腹部不适、腹胀、嗳气、上腹部或胸部钝痛或烧灼样痛、恶心，并常常伴有舌苔厚腻及上腹深压痛。

（2）进食、运动或平卧后上腹正中有烧灼感或反酸，并可延伸至咽喉部。

（3）食欲缺乏，对油腻食品尤为反感。

（4）经常感觉饱胀或有胃肠胀气感，嗳气、排气增多，有时可出现轻度腹泻。

（三）药物治疗

1. 非处方药

（1）对食欲减退者可服用增加食欲药，如口服维生素 B_1、维生素 B_6 或干酵母片。

（2）对胰腺外分泌功能不足或由于胃肠、肝胆疾病引起的消化酶不足者可选用胰酶片，餐前或进餐时服用。

（3）对偶然性消化不良或进食蛋白食物过多者可选乳酶生、胃蛋白酶合剂。

（4）对胃排空延缓、中度功能性消化不良或餐后伴有上腹痛、上腹胀、嗳气、胃灼热、恶心、呕吐、早饱症状者可选用胃动力药。如多潘立酮片，于餐前1小时服用。

2. 处方药

（1）先应弄清病因，再给予药物治疗。

（2）对功能性消化不良伴胃灼热、嗳气、恶心、呕吐、早饱、上腹胀者可选用莫沙必利、依托必利。

（3）对因胆汁分泌不足或消化酶缺乏引起的消化不良，可服用阿嗪米特肠溶片，餐后服用。

（4）对胃肠动力障碍型消化不良，可选用促胃肠动力剂，餐前半小时服用。

（5）对由于慢性胃炎、胃溃疡、十二指肠溃疡等导致的消化不良，可口服抗酸药和胃黏膜保护药。常用抗酸药包括 H_2 受体拮抗剂和质子泵抑制剂。

（四）用药指导

（1）助消化药中多为酶或活菌制剂，性质不稳定，不耐热或易于吸湿，应置于冷暗处贮存，送服时不宜用热水。

（2）抗菌药可抑制或杀灭活菌制剂的活性，使效价降低；吸附剂可吸附药物，降低疗效，如必须合用应间隔 2～3 小时。

（3）酸和碱均可降低助消化药的效价，服用时禁用酸碱性较强的药物和食物。胃蛋白酶在中性、碱性及强酸性环境中，消化力减弱；在弱酸性环境中，消化力最强。

（4）干酵母和乳酶生的不良反应较少，但不可过量，过量可能发生腹泻；胰酶所致的不良反应偶见腹泻、便秘、恶心及皮疹，其在酸性条件下易被破坏，故须用肠溶衣片，口服时不可嚼碎，应整片吞下，以免药物残留于口腔内，发生严重的口腔溃疡。

（5）胰酶对急性胰腺炎早期患者禁用，对蛋白质及制剂过敏者禁用；其在酸性环境中活力减弱，忌与稀盐酸等酸性药同服。与阿卡波糖、吡格列酮合用，可降低降糖药的药效；与等量碳酸氢钠同服，可增强疗效；与西咪替丁合用，由于后者抑制胃酸的分泌，增加胃肠的 pH，防止胰酶失活，增强疗效。胃蛋白酶不宜与抗酸药同服。

（6）多潘立酮对乳腺癌、嗜铬细胞瘤、机械性肠梗阻、胃肠道出血者禁用；对心律失常、接受化疗的肿瘤患者、妊娠期妇女慎用；同时在服用期间排便次数可能增加。

五、便秘

（一）概述

便秘表现为大肠蠕动减少、粪便干硬、排便困难、费力。一般认为一日排便不多于3次或每周不少于3次、每次大便重量为150～300g，过多则为腹泻，过少则为便秘。一般成人2日或儿童4日以上不排大便者为便秘，长期便秘者为习惯性便秘。但决定便秘程度的是大便的稠度而不是排便的次数。

发生便秘常见原因有：不良的饮食习惯，由于进食量不足或食物过于精细，没有足够的食物纤维以致食物残渣太少；饮水不足及肠蠕动过缓，导致从粪便中持续再吸收水分和电解质，大便干结；缺乏运动导致肠蠕动不足；排入直肠粪便重量的压力达不到刺激神经末梢感受器兴奋的正常值，形成不了排便反射；结肠低张力、肠运行不正常；长期滥用泻药；生活不规律和不规则的排便习惯；以便秘为主要症状的肠易激综合征。

（二）临床表现

便秘仅是一个症状，不一定是疾病，是由于粪便在肠内停留过久，水分太少，表现为大便干结，并感到排便费力、排出困难和排不干净。有些患者可同时出现下腹部膨胀感、腹痛、恶心、食欲减退、口臭、口苦、全身无力、头晕、头痛等症状，有时在小腹左侧（即左下腹部乙状结肠部位）可摸到包块（即粪便）及发生痉挛的肠管。

（三）药物治疗

1. 非处方药

（1）乳果糖为一种合成的双糖，在肠道内极少吸收，可被细菌分解成乳酸及醋酸，使水和电解质保留在肠腔内，产生较高的渗透压差，导致容积性排便并产气，服后能显著降低老年人粪块嵌塞的发生率。主要用于慢性功能性便秘。

（2）比沙可啶通过与肠黏膜接触，刺激肠壁的感受神经末梢，引起肠反射性蠕动增强而排出柔软而成形的粪便。一次 5~10mg，睡前整片吞服，但在服后 6~12 小时才生效。主要用于急、慢性或习惯性便秘。

（3）甘油栓能润滑并刺激肠壁，软化大便，使粪便易于排出，作用温和。或与山梨醇混合制成灌肠剂（开塞露），既有润滑作用，又可刺激直肠肠壁，反射性地引起排便，尤其适用于儿童及年老体弱者。成人一次 20ml；儿童一次 5~10ml，由肛门注入。主要用于低张力性便秘。

（4）硫酸镁为容积性泻药，口服不易吸收，停留在肠腔内，使肠内容积的渗透压升高，阻止对肠腔内水分的吸收，同时将组织中的水分吸引到肠腔中来，使肠内容积增大，对肠壁产生刺激，反射性地增加肠蠕动而导泻，作用强烈，排出大量水样便。既可单独使用，又可与山梨醇或甘油配伍。成人一次 5~20g；儿童一次每周岁 1g。同时应大量饮水。主要用于剂型便秘。

（5）聚乙二醇粉服后易溶于水而形成黏性的胶浆，能润滑肠壁，软化大便和调节稠度，使粪便易于排出。不良反应少，刺激性小。溶于水后服用。同类药尚有羧甲基纤维素钠，易分散于水中形成黏性的胶状液体，可润滑肠壁，并吸收大量水分，膨胀后刺激肠壁，引起便意，导致排便。以温开水冲服，主要用于痉挛性便秘。

2. 处方药

（1）酚酞主要作用于结肠，口服后在小肠碱性肠液的作用下慢慢分解，形成可溶性钠盐，通过刺激结肠黏膜，增强蠕动并阻止肠内液体吸收而促进排便，适用于习惯性便秘，其作用缓和，但不宜长期使用。

（2）莫沙必利为选择性 5-羟色胺（5-HT$_4$）受体激动剂，能促进乙酰胆碱的释放，刺激胃肠道而发挥促动力作用，从而改善功能性消化不良患者的胃肠道症状，但不影响胃酸的分泌。

（3）普芦卡必利是一种二氢苯并呋喃甲酰胺类化合物，为选择性、高亲和力的 5-HT$_4$ 受体激动剂，具有促肠动力活性。体内外研究结果显示，普芦卡必利克通过 5-HT$_4$ 受体激活作用来增强胃肠道中蠕动反射和推进运动模式。

（四）用药指导

（1）由于便秘形成的原因很多，故应找准病因进行针对性治疗，或增加运动量，改变不良的饮食习惯，多食用蔬菜和水果，尽量少用或不用缓泻药。

（2）对长期慢性便秘，不宜长期大量使用刺激性泻药，因为药物可损伤肠壁神经丛细胞，造成进一步便秘。对结肠低张力所致的便秘，于睡前服用刺激性泻药，以达次日清晨排便的目的，或用开塞露。对结肠痉挛所致的便秘，可用膨胀性或润滑性泻药，增加食物纤维的量。

（3）乳果糖适用于长期卧床患者，需长期规律应用，不要间断。对糖尿病患者要慎用；对有乳酸血症患者禁用。

（4）为避免对胃黏膜的刺激性，比沙可啶对胃黏膜有较强刺激性，避免接触眼睛和皮肤黏膜，在服药时不得嚼碎，服药前后 2 小时不要喝牛奶、口服抗酸剂或刺激性药。另对妊娠期妇女慎用；对急腹症患者禁用。

（5）硫酸镁宜在清晨空腹服用，并大量饮水，以加速导泻和防止脱水。另在排便反射减弱引起腹胀时，应禁用硫酸镁导泻，以免突然增加肠内容物而不能引起排便。

（6）儿童不宜应用缓泻药，因可造成缓泻药依赖性便秘。

（7）口服缓泻药仅是临时的措施，一旦便秘缓解，应即可停用。缓泻药连续使用不宜超过 7 日。

（8）一般缓泻药可在睡前给药，外用药物甘油栓，每晚 1 枚，插入肛门内即可。使用开塞露时将容器顶端剪开成钝口，涂上少许油脂，缓慢插入肛门，再将药液挤入直肠内，引起排便，一般即时应用。

（9）缓泻药对伴有阑尾炎、肠梗阻、不明原因的腹痛、腹胀者禁用；妊娠期妇女慎用。

六、腹泻

（一）概述

腹泻指一日内排便次数大于 3 次，或粪便中脂肪成分增多，或带有未消化的食物、黏液、脓血者。腹泻的病因复杂，一般按病因分为 8 种类型。

（1）感染性腹泻　多由细菌、真菌、病毒、寄生虫感染或食物中毒而造成。

（2）炎症性肠病　由直肠或结肠溃疡、肿瘤或炎症引起。

（3）消化性腹泻　由消化不良、吸收不良或暴饮暴食而起。

（4）激惹性或旅行者腹泻　常由外界的各种刺激所致，如受寒、水土不服，过食海鲜、油腻或辛辣食物刺激等。

（5）激素性腹泻　由变态反应或由肠肿瘤产生过多的激素所致。

（6）菌群失调性腹泻　由于肠道正常细菌的数量或比例失去平衡所致，一般多因长期应用广谱抗生素、肾上腺皮质激素而诱发。

（7）功能性腹泻　由精神因素，如紧张、激动、惊吓或结肠过敏等引起。

（8）肠易激综合征　类似于腹泻，为伴有腹痛和结肠功能紊乱的常见病，其特征是没有感染或炎症的存在，原因不明，饮食、生活方式等均被认为是潜在的致病因素。

（二）临床表现

腹泻的临床表现分为急、慢性两种类型。

急性腹泻多见于肠道感染、食物中毒、出血性坏死性肠炎、急性局限性肠炎、肠型紫癜等，可明显分为两大亚型（痢疾样腹泻或水泻），其亚型取决于致病因素的性质。痢疾样腹泻可有黏膜破坏，频频排出有脓血性粪便，并伴腹痛、里急后重；而水泻不含红细胞、脓细胞，不伴腹痛和里急后重。

慢性腹泻起病缓慢，见于阿米巴痢疾、结核、血吸虫病、肿瘤等；成批发病且症状相同为食物中毒、流行性腹泻或传染病的流行。小肠炎性腹泻，腹泻后腹痛多不缓解；结肠炎性腹泻于腹泻后腹痛多可缓解。

在粪便的性状上各种腹泻的表现也不尽相同：粪便呈稀薄水样且量多，为小肠性腹泻；脓血便或黏液便见于菌痢；暗红色果酱样便见于阿米巴痢疾；血水或洗肉水样便见于嗜盐菌性食物中毒和急性出血性坏死性肠炎；黄水样便见于沙门菌属或金黄色葡萄球菌性食物中毒；米泔水样便见于霍乱或副霍乱；脂肪泻和白陶土色便见于肠道或胆道阻塞、吸收不良综合征；黄绿色混有奶瓣便见于婴儿消化不良；而激惹性腹泻时多为水便、伴有粪便的颗粒，下泻急促，同时腹部伴肠鸣音、腹痛剧烈。

（三）药物治疗

1. 非处方药

（1）感染性腹泻　对痢疾、大肠埃希菌感染的轻度急性腹泻应首选黄连素。或口服药用炭、鞣酸蛋白，前者吸附肠道内气体、细菌和毒素；后者可减轻炎症，保护肠道黏膜。

（2）消化性腹泻　因胰腺功能不全引起的消化不良性腹泻，应服用胰酶；对摄食脂肪过多者可服用胰酶和碳酸氢钠；对摄食蛋白质而致消化不良者宜服胃蛋白酶；对同时伴腹胀者可选用乳酶生或二甲硅油。

（3）激惹性腹泻　因化学刺激引起的腹泻，可供选用的有双八面蒙脱石，可覆盖消化道，与黏膜蛋白质结合后增强黏液屏障，防止酸、病毒、细菌、毒素对消化道黏膜的侵害。对激惹性腹泻，应注意腹部保暖，控制饮食（少食生冷、油腻、辛辣食物），同时口服乳酶生或微生态制剂。

（4）肠道菌群失调性腹泻　可补充微生态制剂，正常人体肠道内有400～600种菌群共同生长，相互依赖和制约。许多益生菌可制约致病菌的生长繁殖，减少肠内毒素的生成，维持肠道正常菌群的平衡；同时也促进人体对营养物质的吸收。例如双歧杆菌通过与肠黏膜上皮细胞作用而结合，与其他厌氧菌一起占据肠黏膜表面，形成一道生物屏障，阻止致病菌的侵入；复方嗜酸乳杆菌片含嗜酸乳杆菌，在肠内可抑制腐败菌的生长，防止肠内蛋白质的发酵，减少腹胀和腹泻。双歧三联活菌胶囊含有双歧杆菌、乳酸杆菌和肠球菌，在肠内补充正常的生理细菌，维持肠道正常菌群的平衡，达到止泻的目的。

2. 处方药

（1）感染性腹泻　对细菌感染的急性腹泻应选服左氧氟沙星、氧氟沙星、环丙沙星。

（2）病毒性腹泻　此时应用抗生素或微生态制剂基本无效，可选用抗病毒药，如阿昔洛韦、泛昔洛韦。

（3）腹痛较重或反复呕吐腹泻　腹痛剧烈时可服山莨菪碱片或口服颠茄浸膏片。

（4）非感染性急、慢性功能性腹泻　抗动力药可缓解急性腹泻症状，首选洛哌丁胺，其可抑制肠蠕动，延长肠内容物的滞留时间，抑制大便失禁和便急，减少排便次数，增加大便的稠度。或使用地芬诺酯。

（5）肠易激综合征　对以腹泻为主要症状的肠易激综合征，可选用胃肠道钙通道阻滞剂匹维溴铵，缓解平滑肌过度收缩而解除平滑肌痉挛，降低肠腔内压力和促进结肠的水、钠吸收，止痛而止泻。另外 $5-HT_4$ 受体阻断剂阿洛司琼可显著降低直肠扩张或受损，缓解腹痛或不适，对女性肠易激综合征更佳。

（6）预防脱水　口服补液盐Ⅲ有助于缩短腹泻持续时间，可减少静脉补液，减少粪便排出量，减少呕吐等。

（四）用药指导

（1）由于腹泻的致病因素较多，在进行止泻治疗的同时应实施对因治疗。

（2）由于胃肠液中钾离子浓度较高，腹泻常可致钾离子的过量丢失，低血钾可影响心脏功能，故需特别注意补充钾盐。

（3）对消化和吸收不良综合征，因胰腺功能不全引起的消化不良性腹泻患者，应用胰酶替代疗法。

（4）长期或剧烈腹泻时，体内水、盐的代谢发生紊乱，常见的为脱水症和钠、钾代谢的紊乱，严重者可危及生命。因此，在针对病因治疗的同时，还应及时补充水和电解质，以调整不平衡状态。可口服补液盐Ⅲ粉剂。

（5）腹泻时由于排出大量水分，可导致全身血容量下降，血液黏稠度增加和流动缓慢，使脑血液循环恶化，诱发脑动脉闭塞、脑血流不足、脑梗死，也应给予关注。

（6）盐酸小檗碱（黄连素）不宜与鞣酸蛋白合用。鞣酸蛋白大量服用可能会引起便秘，也不宜与铁剂同服。

（7）微生态制剂主要用于肠道菌群失调引起的腹泻，或由寒冷和各种刺激所致的激惹性腹泻。但对由细菌或病毒引起的感染性腹泻早期不用，因此时应用无效；在应用抗感染药和抗病毒药后期，可辅助给予，以帮助恢复菌群的平衡。微生态制剂多为活菌制剂，不宜与抗生素、药用炭、黄连素和鞣酸蛋白同时应用，以避免效价的降低。如需合用，至少也应间隔2～3小时。

（8）药用炭可影响儿童的营养吸收，3岁以下儿童如患长期的腹泻或腹胀禁用；另外也不宜与维生素、抗生素、生物碱、乳酶生及各种消化酶同时服用，因其能吸附上述药物，影响疗效。严重腹泻时应禁食。

（9）洛哌丁胺不能作为有发热、便血的细菌性痢疾的治疗药。对急性腹泻者在服用药物48小时候症状无改善，应及时停用。肝功能障碍者、妊娠期妇女慎用，哺乳期妇女尽量避免使用，2岁以下儿童禁用。

七、阴道炎

（一）滴虫性阴道炎

1. 概述 滴虫性阴道炎为阴道毛滴虫所传染，阴道毛滴虫属厌氧寄生原虫，对环境的适应力很强，脱离人体后尚能生存数小时，故极易传染。传染途径为性交直接传染或通过浴具、厕具等间接传染。

2. 临床表现

（1）外阴瘙痒伴有白带增多、白带呈稀薄泡沫状，有腥臭味，是阴道滴虫病的特征。

（2）阴道可有灼热、疼痛、性交时有疼痛等。

（3）搔抓后常引起外阴炎、局部潮红、充血及轻度肿胀，如尿道口存在感染，则可有尿频、尿痛、偶见血尿。

（4）医生检查时，可见阴道黏膜有散在的红色斑点，后穹隆有多量的液性或脓性泡沫状分泌物，在分泌物中显微镜检查可发现毛滴虫。

3. 治疗用药

（1）一般治疗 保持外阴清洁。甲硝唑氯己定洗剂、青柏洁身洗液、高锰酸钾洗液。

（2）改变阴道酸碱度 醋酸氯己定溶液、光泰溶液冲洗。

（3）阴道用药 甲硝唑阴道泡腾片、甲硝唑栓、替硝唑阴道泡腾片、替硝唑栓等。

（4）口服药物 甲硝唑片、替硝唑片、罗红霉素、左氧氟沙星胶囊、阿奇霉素胶囊。

（二）真菌性阴道炎

1. 概述 真菌性阴道炎常由白色念珠菌感染引起的。一旦人体的抵抗力下降或正常的菌群失去平衡，真菌便在阴道内大量繁殖而引起真菌性阴道炎。

2. 临床表现

（1）常于月经前后几天发病，曾有长期使用抗生素、糖皮质激素或避孕药史。

（2）外阴瘙痒，白带增多。外阴瘙痒可以从一般瘙痒到奇痒难受，可伴有阴道灼热感，有尿频、尿痛及性交痛，白带呈豆腐渣样。

（3）局部特点外阴、阴道潮红、充血，阴道口或阴道黏膜有豆渣样白带粘附，且不易脱落。

3. 治疗用药

（1）口服药物 制霉菌素、氟康唑、伊曲康唑、特比萘芬等。

（2）阴道用药 米可定泡腾阴道片、制霉菌素泡腾阴道片、克霉唑阴道片、克霉唑栓、克霉唑软膏、肤阴洁湿巾、洁尔阴洗剂、妇炎康、青柏洁身洗液等。

（三）细菌性阴道炎

1. 概述 细菌性阴道炎多由微生物引起的无阴道黏膜炎症表现的临床综合征。与细菌性阴道炎发生有关的微生物主要有阴道加德纳菌，厌氧型革兰阴性菌和革兰阳性菌。

2. 临床表现

（1）阴道灼烧感、瘙痒，出现鱼腥臭味的灰白色白带，面糊样黏稠度，可有气泡。

（2）阴道分泌物检查 pH 偏高，约为 5.0～5.5。

（3）有烂鱼样恶臭，妇女月经后或性交后恶臭加重。

3. 治疗药物

（1）口服药物 甲硝唑、替硝唑、克林霉素。

（2）阴道用药 0.75% 甲硝唑软膏、克林霉素栓。

（四）老年性阴道炎

1. 概述 主要原因是因卵巢功能衰退，体内雌激素水平低落或缺乏，阴道上皮细胞糖原减少，阴道内 pH 呈碱性，杀灭病原菌能力降低。同时，由于阴道黏膜萎缩，上皮菲薄，血运不足，使阴道抵抗力降低，便于细菌侵入繁殖引起炎症病变。另外，个人卫生习惯不良，营养缺乏，尤其是 B 族维生素缺乏，可能与发病有关。

2. 临床表现

（1）绝经后发病。

（2）阴道分泌物增多，呈黄水样或脓性，常混少量血液，伴有瘙痒或烧灼感，累及阴道口黏膜，常出现尿频、尿痛。

（3）阴道局部黏膜潮红，有零散出血点或浅表溃疡。

3. 治疗用药 治疗原则为增加阴道抵抗力及抑制细菌生长。

（1）阴道冲洗 1%乳酸或0.5%醋酸液冲洗阴道，以增加阴道酸度；冲洗后局部用药，甲硝唑或诺氟沙星，放入阴道深部；或外阴擦干可局部涂抹四环素软膏。

（2）雌激素局部或全身用药 己烯雌酚；顽固病例可口服尼尔雌醇，对乳腺癌或子宫内膜癌患者禁用雌激素。

（3）微量元素的补充 如多维元素片、维生素B族。

八、手足癣

（一）概述

手足癣是手癣和足癣的总称。手癣和足癣是发生在手掌、足跖部以及趾间的皮肤真菌感染，可发生在手、足背、腕、踝部，具有传染性。足癣传染方式主要有两种：一是直接接触足癣患者；二是使用足癣者的鞋袜、日常用品。

（二）临床表现

临床表现为脚趾间起水疱、脱皮或皮肤发白湿软，也可出现糜烂或皮肤增厚、粗糙、开裂，并可蔓延至足跖及边缘，剧痒。可伴局部化脓、红肿、疼痛，腹股沟淋巴结肿大，甚至形成下肢丹毒及蜂窝组织炎等继发感染。

依据致病真菌种类和患者体质、表现的区别，手癣、足癣常分为5种类型，即间擦型、水疱型、鳞屑型、角化型和体癣型。

（三）药物治疗

1. 非处方药

（1）水疱型脚癣 可外搽复方苯甲酸酊、十一烯酸软膏，或用10%冰醋酸溶液浸泡，或用1%特比萘芬霜剂、咪康唑霜剂外用涂擦。

（2）对间擦型、糜烂型脚癣 应尽量保持干燥，注意保护创面，避免水洗或使用肥皂，不要搔抓，可先用0.1%依沙吖啶溶液或3%硼酸溶液浸泡后涂敷含有5%水杨酸或5%～10%硫黄粉剂，无明显糜烂时，可应用足癣粉、足光粉、枯矾粉，或局部涂敷复方水杨酸酊、复方土槿皮酊，也可用10%水杨酸软膏按常规包扎。

（3）对鳞屑型和角化型足癣 可用复方苯甲酸软膏、3%克霉唑软膏、2%咪康唑乳膏、10%水杨酸软膏或应用1%特比萘芬乳膏，外用涂擦或应用包扎治疗。

（4）手癣的用药与足癣相同，可选用复方苯甲酸搽剂、3%克霉唑乳膏、2%咪康唑霜剂、5%水杨酸乙醇或复方苯甲酸软膏、复方十一烯酸软膏涂敷，或1%特比萘芬霜外用涂擦。

治疗手癣的最佳方法是采用药物封包治疗，睡前选用10%水杨酸软膏、复方苯甲酸软膏、20%尿素乳膏（任选其一）涂敷于手上，按摩5分钟，用塑料薄膜和3层纱布包好隔天换药。

2. 处方药

（1）以手、足癣尤其是角化皲裂型足癣推荐口服抗真菌药治疗，但伊曲康唑、特比萘芬对水疱型足癣不如外用药效果好；对糜烂型足癣不宜提倡。

（2）对有化脓感染的足癣者，推荐应用抗菌药物（红霉素、左氧氟沙星）控制感染后再治疗足癣。

（四）用药指导

（1）少数患者局部使用克霉唑制剂可发生过敏及刺激症状。妇女妊娠时并不禁忌在皮肤上局部应用克霉唑。

（2）少数患者应用联苯苄唑可出现局部过敏症状。

（3）咪康唑局部外用可引起皮疹、发红、水疱、烧灼感和其他皮肤刺激性。避免接触眼睛。如皮肤有糜烂面，应首先应用洗剂，若用乳膏应少涂擦匀。

（4）酮康唑乳膏禁用与急、慢性肝病患者。孕妇及哺乳期妇女慎用。

（5）在体、股癣尚未根治前，禁止应用肾上腺皮质激素制剂，如曲安奈德乳膏、氟轻松乳膏，以免加重病变。

（6）注意对手、足癣的预防与养护。

九、痤疮

（一）概述

痤疮是一种发生在毛囊及囊皮脂腺的慢性炎症性皮肤病，可发生在各个年龄段，多发于青少年，对青少年的心理和社交影响很大，但青春期后往往能自然减轻或痊愈。临床表现以好发于面部的粉刺、丘疹、脓疱、结节等多形性皮损为特点。

痤疮的发生主要与皮脂分泌过多、毛囊皮脂腺导管堵塞、细菌感染和炎症反应等因素密切相关。进入青春期后人体内雄激素特别是睾酮的水平迅速升高，促进皮脂腺发育并产生大量皮脂。同时毛囊皮脂腺导管的角化异常造成导管堵塞，皮脂排出障碍，形成角质栓即微粉刺。毛囊中多种微生物尤其是痤疮丙酸杆菌在厌氧环境下大量繁殖，痤疮丙酸杆菌产生的脂酶分解皮脂生成游离脂肪酸，同时趋化炎症细胞和介质，最终诱导并加重炎症反应。痤疮按症状在国际上分为 Ⅰ ~ Ⅳ 级，Ⅰ 级主要是粉刺，Ⅱ 级是粉刺加丘疹，Ⅲ 级出现脓疱，Ⅳ 级出现结节、囊肿。

（二）临床表现

（1）好发于额部、面部等皮脂腺发达的部位。

（2）初起为多数散在与毛囊一致的黑色丘疹，用手挤压后可有黄白色的脂性栓排出，有时可引起毛囊内及其周围炎症，若位置在皮肤的表浅部则形成炎性丘疹或脓疱。当皮质腺口完全闭塞形成皮疹，顶端可出现小脓疱。

（3）严重的痤疮除黑头粉刺、血疹、脓疱外，可有蚕豆至指甲大小的炎性结节或囊肿。

（4）病程缓慢，青春期过后可自愈，愈后留有色素沉着。

（三）药物治疗

1. 非处方药

（1）对皮脂腺分泌过多所致的寻常型痤疮，首选 2.5% ~ 10% 过氧苯甲酰凝胶。

（2）对轻、中度寻常型痤疮可选 0.03% 维 A 酸乳膏剂或 0.05% 维 A 酸凝胶剂外搽，于睡前洗净患部，可显著减轻炎症对皮肤的损害。

（3）对炎症突出的痤疮，轻中度者可选维 A 酸和克林霉素磷酸酯凝胶外用治疗。

（4）对痤疮伴感染显著者，可应用红霉素 – 过氧苯甲酰凝胶、克林霉素磷酸酯凝胶或溶液涂敷。

2. 处方药

（1）对中、重度痤疮伴感染显著者，推荐 0.1% 阿达帕林凝胶，口服米诺环素、多西环素或红霉素。

（2）对囊肿型痤疮，推荐口服维胺酯胶囊或异维 A 酸。

（3）锌在体内合成激素的过程中起一定作用，每日补充有助于减轻炎症和促进痤疮愈合，可选葡萄糖酸锌口服。

（四）用药指导

（1）过氧苯甲酰、红霉素/过氧苯甲酰凝胶对皮肤有急性炎症及破损者禁用；对妊娠及哺乳期妇女、儿童慎用；使用时注意避免接触眼、鼻、口腔黏膜；若与其他抗痤疮药合用可加重对皮肤的刺激性，也可引起皮肤干燥、瘙痒、红斑、接触性皮炎，若出现刺激性加重则应立即停药。

（2）过氧苯甲酰能漂白毛发，不宜用在有毛发的部位；接触衣服后也易因氧化作用而脱色。

（3）维A酸用于治疗痤疮，初始时可出现红斑、灼痛或脱屑等反应，继续治疗后效果在2～3周后出现，一般需6周后达到最大疗效。但不宜涂敷于皮肤皱褶部如腋窝、腹股沟处；不宜接触眼或黏膜部；用药部位要避免强烈的日光照射，宜在晚间睡前应用，对急性或亚急性皮炎、湿疹患者以及妊娠期妇女禁用。

（4）维A酸与过氧苯甲酰联合应用，在同一时间、同一部位应用有物理性配伍禁忌，应早晚交替使用，即夜间睡前应用维A酸凝胶或乳膏，晨起洗漱后应用过氧苯甲酰凝胶。如单独应用维A酸，初始时宜采用低浓度0.025%～0.03%制剂；耐受后应用0.05%～0.1%制剂。与有光敏感性作用的药物合用有增加光敏感的危险。

（5）克林霉素磷酸酯凝胶对过敏者禁用；对幼儿不宜应用。

（6）异维A酸有致畸作用，应在医生指导及监视下用药。女性如果在治疗过程中怀孕，应进行人工流产。

（7）注意皮肤卫生，饮食宜清淡避免服用含有溴、碘的食品或药品，精神不宜紧张。对伴发炎症的痤疮，不要用手挤压粉刺和丘疹，对面部危险三角区尤应如此，以避免加重感染或遗留瘢痕。

案例解析

痤疮的用药指导

药师："您好！请问有什么可以帮到您的吗？"

患者："嗯，我想买点祛痘的药，您有什么好的建议吗？"

药师："那我想问一下您的痘痘是长在什么部位的？"

患者："脸部和背部都有，而且又疼又痒。难受死了。"

药师："我先看一下您的痘痘可以吗？"

患者："好的，请看。"

药师："您的痘痘大部分是红色的小疱，医学术语称她为红色丘疹，有的已经开始化脓了，我们称它为脓丘疹。"

药师："请问您的痘痘长了多久了？"

患者："3年前，我30岁左右开始长的，以前16岁的时候也曾长过，持续了有五六年。那时就在情理之中咯，毕竟是青春期嘛。但是现在这个年龄还长就有点奇怪了。"

药师："您是在什么季节痘痘比较多呢？"

患者："夏季，特别是这几天那么热的时候，就更加严重了。"

药师："您是做什么工作的？"

患者："普通白领，平常也有化点淡妆，毕竟这是工作的礼仪，不可避免。"

药师："您家里爸爸、妈妈、舅舅、叔叔有没有人在年轻的时候也有过痤疮？"

患者："有啊！"

药师："您近期的血压是否正常？"

患者："正常。"

药师："您平时的饮食习惯是怎样？"

患者："我一般都不吃辛辣的食物，只是大部分时间都在办公室，有时就会无聊，所以一般就会有一小袋糖果来缓解压力什么的，这些应该没什么影响吧？"

药师："其实痘痘也叫痤疮，痤疮是一种毛囊皮脂腺结构的慢性炎症性的疾病。痤疮加重或诱发的因素有：①长期接触油脂、沥青；②接触某些化学物质如：氯、溴等；③使用某些药物如雄性激素、皮脂激素、锂剂、硫唑嘌呤、利福平等；④所有能增加皮肤炎症的因素如酒精、辣椒等。由于您平时要化妆，而化妆品会堵塞毛孔，也是诱发痤疮的原因之一。它好发年龄是12~25岁，但也有10~13岁或30岁初发的，所以您的这种情况是属于正常现象。只要及时处理好就没有什么大碍的。目前认为造成临床复发率较高的原因是痤疮丙酸杆菌增殖、免疫反应、遗传及心理因素、环境及饮食污染，都是痤疮发生的重要因素。"

患者："那我该怎么处理呢？"

药师："那您之前有没有用过什么药呢？"

患者："××软膏。"

药师："××软膏用于各型湿疹、皮炎、瘙痒症等皮肤疾病。"

患者："我感觉刺激性太强了，年纪大了受不了了。"

药师："那我推荐几个药给您吧。"

患者："好的。"

药师："复方炔诺酮、克林霉素甲硝唑搽剂。"

患者："那您帮我具体介绍一下其中的药吧。"

药师："克林霉素甲硝唑搽剂用于痤疮，直接滴1~2滴于患处或滴（或蘸取）适量药液于棉签上，涂抹患处。外用，不得内服。"

患者："那我就要这个药。"

药师："平时您就注意一下饮食，尽量少吃比较油腻辛辣温热的食物，多吃清凉祛热的食物。还有就是多留意一下卫生方面的细节。时常进行局部清洁。不要应用油性化妆品，如果服用一疗程之后还不见好的话请及时停药并到医院就诊。"

患者："好的，谢谢！"

药师："不客气，祝您早日康复，慢走……"

第五节　家用医疗器械

PPT　　　微课

一、家用医疗器械概述

家用医疗器械就是主要适于家庭使用的医疗器械。它区别于医院使用的医疗器械。家用医疗器械一般电子化、智能化、自动化，且体积小巧、操作简单。

一般而言，医疗器械都是具有一定治疗功能但也存在一定潜在危险的产品，使用要求严格，大多数医疗器械只能在医院由专业医生或人员进行操作，不宜自行购买作为家用。但当前人们自我保健、预防疾病意识的不断增强，如何持续性进行自我监测、自我治疗、自我护理、自我康复、自我保健，解决出门诊治病不方便的问题，简单的家用医疗器械可以发挥较大的作用；同时随着科学技术的突飞猛进，许多先进、安全、简便、经济的家用医疗器械开始进入到千家万户，成为人们生活中必不可少的用品，如电子血压计、便携式心电监测仪、血糖测试仪、电子体温计、智能穿戴设备等。

随着家用医疗器械的普及，健康大数据成为行业专家们关注的新热点，健康数据云平台和智慧医疗的概念应运而生。如何收集、分析用户的生理数据，并结合专业算法、自有和云平台为用户提供个性化、定制化的健康服务，成为下一步研究的重点。而作为身体健康数据的来源点，智能家用医疗设备则会成为医疗器械市场的主力。

二、家用医疗器械分类

家用医疗器械产品繁多，从功能上划分，家用医疗器械可分为：检测类、治疗类、护理类、康复类、保健类5大类。如表15-1所示。

表15-1　家用医疗器械分类

器械类型	举例
家用自我检测器械	电子血压计、电子体温表、血糖测试仪、脂肪测量仪等
家用自我治疗器械	多功能治疗仪、颈椎治疗仪、家用颈椎腰椎牵引器等
家用自我护理器械	女性孕期及婴儿护理器械、卧床大小便护理器械等
家用自我康复器械	各种理疗器械等
家用自我保健器械	各种电动按摩器械、智能穿戴设备等

目前，家用医疗器械是一个增长迅速，潜力巨大的领域。家用医疗器械售价低，可以用10~20年，可大大降低医药费用；家用医疗器械多为医院用仪器的小型化和创新，使多种治疗手段和方法集于一体，一机多用、一机多效、无创治疗，安全有效，无毒副作用，加以智能化控制使得操作更加简单、易用、轻便、美观，就像把医院搬回自己家，备受家庭欢迎。有关调查显示，70%左右的小型医疗器械已拥有家庭版，平均每户家庭有1~2个（台）家用医疗器械。

我国家用医疗器械市场还处在发展初期，涉及该领域的企业和产品品牌非常多，但是大部分企业规模小，产品较为单一，并且核心技术不明显，仿制现象比较严重。随着人们对于产品性能需求的不断增强，市场竞争的加剧，家用医疗器械的普及化、电动化、网络化、微创化、远程化、智能化、数字化、便携化将是未来该领域的主流发展方向。尺寸、功耗、易用性、网络和成本等因素将是家用医疗器械行业的主要挑战。

（1）家用医疗器械的使用将进一步普及，发达国家医疗保健网的发展大致经历了三个阶段。第一阶段：医疗保健完全依靠综合和专科医院；第二阶段：常见病、多发病以社区医院为主体；第三阶段：综合医院和专科医院为骨干，社区医院为分支，家庭医疗、康复、预防为补充。我国目前正处在第二阶段向第三阶段的过渡时期，家庭预防、医疗和康复将成为未来的发展方向。

（2）在未来家用医疗器械的发展中，"便携式"将成为主流。随着人们对于科技的依赖程度越高，轻便、实用、操作简单的家用医疗器械必将引起高度关注。家用医疗器械的便携化、家用化将是未来医疗器械市场的强劲推动力。便携式家用医疗器械需要在较小的设备实现众多的性能，同时能够更精确地处理更多更复杂的模拟和数字信号，在产品的功耗、可靠性、安全性等方面的有更高的要求，需要不断致力于技术的创新和进步。

（3）数字化、智能化、便利化将是家庭医疗器械发展的基本要求。设计精巧、使用安全、性能稳定、质量可靠、外观精美、操作方便、可以进行网络化的智能远程监控是一个必然的发展趋势。

（4）分子生物学和微电子技术相结合将广泛应用于家用医疗器械。大量新理论、新技术的发现将使未来家用医疗器械朝生物学、电子学、工程学和医学等更紧密结合的方向发展，它将使家用医疗器械的功能得到跨越式提高。

本章小结

1. 主要内容

（1）社会药房及其功能、社会药房的特殊性。

（2）社会药房经营质量管理体系、规范和制度。

（3）执业药师及执业药师的岗位设置。

（4）常见病（症）的用药指导。

（5）家用医疗器械的相关知识。

2. 重点　常见病（症）的药物治疗及用药指导。

3. 难点　常见病（症）的临床表现。

思 考 题

题库

一、多项选择题

1. 社会药房的功能包括（　　）
   A. 药学服务　　　　　　B. 用药指导　　　　　　C. 药品管理　　　　　　D. 药品销售
   E. 药物治疗

2. 《药品经营质量管理规范》中关于企业质量负责人的职责范围包括（　　）
   A. 对药品购进进行技术指导和监督
   B. 对药品验收进行技术指导和监督
   C. 对药品储存、养护相关工作进行技术指导和监督
   D. 对药品陈列工作进行技术指导和监督
   E. 社会药房使用药品的不良反应和监测、报告、管理工作

3. 我国药品不良反应的监测范围包括（　　）
   A. 进口药品自首次获准进口之日起 5 年内，报告该进口药品的所有不良反应
   B. 新药监测期内的国产药品应当报告该药品的所有不良反应
   C. 其他国产药品，报告新的和严重的不良反应
   D. 其他国产药品，报告严重的不良反应
   E. 所有药物的不良反应

4. 社会药房执业药师可提供的药学服务包括（　　）
   A. 处方审核与调配　　B. 用药咨询　　　　　C. 用药指导　　　　　　D. 药物警戒
   E. 慢病管理

5. 下列属于感冒的临床表现的是（　　）
   A. 发病急骤，局部和全身症状表现较重
   B. 可有畏寒、疲乏、无力、腹胀、便秘等全身症状
   C. 可有鼻腔及鼻甲黏膜充血、流鼻涕、水肿等症状
   D. 打喷嚏
   E. 继发感染时，白细胞会增多

6. 感冒的病原体包括（　　）
   A. 鼻病毒　　　　　　　　　　　　　B. 腺病毒
   C. 柯萨奇病毒、冠状病毒　　　　　　D. 副流感病毒
   E. 流感病毒

7. 以下有关抗感冒药使用注意事项的叙述中，正确的是（　　）
   A. 连续服用不得超过 5 日　　　　　　B. 服用含有解热镇痛药时应禁酒
   C. 不宜从事驾驶、高空作业等工作　　D. 无严重症状的感冒患者可不用或少用药
   E. 有出血倾向者应慎用或禁用含有解热镇痛药的药品

8. 口腔溃疡的临床表现包括（　　　）
   - A. 多发生于口腔非角化区
   - B. 直径多为 1~3cm
   - C. 溃疡周围有红晕
   - D. 局部有烧灼样疼痛
   - E. 溃疡表浅、边沿整齐、外观呈灰黄色或灰白色，有黄白渗出膜

9. 下列关于口腔溃疡的药物治疗叙述正确的是（　　　）
   - A. 甲硝唑含漱剂用后可有食欲缺乏、口腔异味、恶心、呕吐、腹泻等反应，长期应用可引起念珠菌感染
   - B. 氯己定经常引起接触性皮炎
   - C. 氯己定可与牙膏中的阳离子表面活性剂产生配伍禁忌，故用药后应间隔30分钟再刷牙
   - D. 西地碘有轻度刺激感，对碘过敏者禁用
   - E. 频繁应用地塞米松粘贴片可引起局部组织萎缩，引起继发性的真菌

10. 慢性咽炎的发病原因包括（　　　）
   - A. 急性咽炎的反复作用
   - B. 扁桃体慢性炎症
   - C. 刺激性食物
   - D. 鼻腔、鼻窦及鼻咽部炎性分泌物刺激
   - E. 烟酒过度，粉尘、有害气体等的慢性刺激

11. 下列可导致消化不良的原因是（　　　）
   - A. 慢性胃炎、慢性胆囊炎、慢性胰腺炎
   - B. 进食过饱、进食油腻、饮酒过量
   - C. 服用阿司匹林、红霉素等药物
   - D. 精神因素
   - E. 感染、贫血、恶性肿瘤等一些全身性疾病

12. 消化不良的临床表现包括（　　　）
   - A. 空腹时腹部不适、嗳气、恶心
   - B. 常伴有上腹部深压痛
   - C. 食欲不振
   - D. 有时可出现轻度腹泻
   - E. 经常感觉饱胀或有胃肠胀气感，打嗝、排气增多

13. 以下有关麻黄碱使用注意事项的叙述中，正确的是（　　　）
   - A. 不宜合用氯丙嗪
   - B. 糖尿病患者慎用
   - C. 禁用于妊娠、哺乳期妇女
   - D. 滴鼻剂久用可致药物性鼻炎
   - E. 服用或滴药后 4 小时内不宜从事工作

14. 下列关于便秘的治疗叙述正确的是（　　　）
   - A. 应找准病因进行针对性治疗，尽量少用或不用缓泻药
   - B. 对长期慢性便秘，不宜长期大量使用刺激性泻药
   - C. 对于结肠低张力所致的便秘，应于早晨起床后服用刺激性泻药
   - D. 硫酸镁宜在清晨空腹服用，并大量饮水
   - E. 开塞露一般即时应用

15. 下列属于寻常痤疮病因的是（　　　）
   - A. 青春期雄激素增高
   - B. 青春期雌激素增高
   - C. 毛囊口角化，角栓形成
   - D. 在厌氧环境下，痤疮丙酸杆菌在毛囊内大量繁殖
   - E. 遗传、精神紧张、内分泌障碍、高脂肪饮食等

16. 下列关于寻常痤疮的临床表现叙述正确的是（　　　）
   - A. 好发于前额、颜面、胸背上部和肩胛部等
   - B. 病程缓慢，可自愈
   - C. 可有蚕豆至指甲大小的炎性结节或囊肿
   - D. 愈后可留有色斑、小瘢痕

E. 如位置较深或相互融合则形成结节、囊肿或脓肿

17. 下列属于家用医疗器械的是（　　　）

A. 电子血压计　　　B. 电子体温计　　　C. 颈椎治疗仪　　　D. 电动按摩器械

E. B 超机

二、问答题

1. 社会药房的特殊性体现在哪些方面？

2. 执业药师的岗位职责有哪些？

3. 急性腹泻与慢性腹泻有什么区别？

4. 急性咽炎与慢性咽炎有什么区别？

（沈　晨）

参 考 答 案

第一章

选择题

1. A 2. C 3. D 4. E

第二章

一、选择题

1. B 2. B 3. E 4. D 5. A 6. ABCDE 7. ABCDE

第三章

一、选择题

1. C 2. D 3. B 4. A 5. E 6. C 7. ABCE 8. ABCDE

二、问答题

略

第四章

一、选择题

A 型题

1. D 2. D 3. B 4. B 5. A 6. A 7. C. 8. D 9. C 10. E 11. A 12. D 13. B 14. D 15. B

X 型题

1. ABCDE 2. ABCDE 3. ABE 4. CD 5. ACD 6. ABCD 7. ABCDE 8. BCDE 9. ABD 10. ABCE
11. ABCDE 12. ABCD 13. ABCDE 14. ABCDE 15. ABCDE 16. ABC 17. ABDE 18. ABCDE
19. ABCE 20. ABCDE

二、问答题

略

三、案例分析题

略

第五章

一、选择题

1. B 2. E 3. D 4. D 5. C 6. D 7. C

二、问答题

略

第六章

选择题

1. E 2. B 3. B 4. B 5. E 6. ABCD 7. ABC 8. ABC 9. ABCD 10. ABCD

第七章

一、选择题

1. C 2. D 3. E 4. E 5. C 6. ABCDE 7. ABCE. 8. ABD 9. ABC 10. ABCD

11. D 12. A 13. C 14. B 15. D

二、问答题

略

第八章

一、选择题

1. E 2. B 3. A 4. AB 5. AB 6. ABCDE 7. ABC 8. BD

第九章

一、选择题

1. E 2. A 3. E 4. B 5. E 6. E 7. E 8. E 9. E 10. E

二、问答题

略

第十章

一、选择题

1. D 2. C 3. A 4. B 5. B 6. B 7. A 8. D 9. B

二、问答题

略

第十一章

一、选择题

1. E 2. A 3. C 4. C 5. C 6. ABC 7. ABCD 8. ABCD

二、问答题

略

第十二章

一、选择题

1. B 2. C 3. D 4. A 5. B 6. D 7. B. 8. A 9. A 10. B 11. DE 12. ABCD 13 ABCDE 14. ABCDE
15. AB

二、案例分析题

1. 答：患者发生心率下降是在鼻饲普萘洛尔后，因为地尔硫䓬与普萘洛尔合用时升高普萘洛尔的血药浓度，导致心脏 $β_1$ 受体过度受抑制，从而引起心率下降。建议：去乙酰毛花苷、地尔硫䓬与普萘洛尔合用时，有导致房室传导阻滞从而发生严重心动过缓的风险，临床中应尽量避免合用，确须使用时，应根据患者情况个体化调整用药剂量。如地尔硫䓬与普萘洛尔合用，普萘洛尔可减少为标准剂量的 2/3，同时严密监测患者心率、血压变化，准备抢救措施。

2. 案例分析：患者本身有血小板减少症，在药物对血小板影响方面更为敏感。查阅资料提示：丙戊酸钠可直接抑制骨髓造血系统，引起白细胞、红细胞和血小板数量低下，即恶血质，以血小板数量低下最为常见，中老年人居多；马来酸桂哌齐特注射剂偶尔会引起血小板减少；头孢他啶注射剂对血小板也有影响，常见血小板升高，不常见血小板减少，且老年人一天用量最多不超过 3g。患者 81 岁，每日用量 6g，属超剂量。

处理建议：建议停用丙戊酸钠，单用托吡酯片控制癫痫，必要时静脉使用苯二氮䓬类；停用马来酸桂哌齐特和头孢他啶注射剂。预防感染建议用对血液系统影响小的青霉素类。如可用哌拉西林钠舒巴坦钠注射剂 2.5g，ivgtt，q8h 抗感染，同时用重组人白介素 11 注射剂 3mg 皮下注射升血小板。

第十三章

一、选择题

1. D 2. B 3. E 4. D 5. A 6. C 7. D. 8. C 9. A 10. B 11. A 12. D 13. C 14. A 15. D 16. A 17. E

18. D 19. C 20. B 21. E 22. A 23. C 24. C 25. D 26. D 27. B 28 A 29. D 30. E 31. D 32. C

33. B 34. A 35. ABCDE 36. ABCDE 37. ABCDE 38. ABCD 39. AC 40. ABCD 41. ABDE 42. ABCDE

二、问答题

1. 略

2. 答题要点：（1）健康教育，告知患者高血压的危害，坚持服用降压药的必要性，降压药物的不良反应等。（2）鼓励患者进行自我血压监测管理，家庭血压监测便于患者及时准确地了解血压情况，从而了解病情，提高降压治疗依从性，减少患者就诊次数。药师还可通过定期家访、电话或门诊随访等方式增加患者的用药依从性。

3. 略

第十四章

一、选择题

1. C 2. E 3. A 4. A 5. E 6. B 7. ABCD 8. BCDE 9. ABCDE 10. ABCD

二、问答题

略

第十五章

一、选择题

1. ABCD 2. ABCDE 3. ABC 4. ABCDE 5. BCDE 6. ABCDE 7. BCDE 8. ACDE 9. ABDE

10. ABCDE 11. ABCDE 12. BCDE 13. ABCD 14. ABDE 15. ACDE 16. ABCDE 17. ABCD

二、问答题

略

附 录

一、突发公共事件应急救援药品目录

药理作用分类	药品名称	剂型	规格
抗菌药物、抗病毒药物	阿米卡星注射液	注射剂	0.2g
	乳酸环丙沙星注射液	注射剂	0.2g/0.4g
	注射用头孢呋辛钠	粉针剂	0.75g/1.5g/2g
	替硝唑注射液	注射剂	0.4g/0.8g
	氧氟沙星注射液	注射剂	0.2g
	盐酸左氧氟沙星注射液	注射剂	100ml：0.2g
	氧氟沙星片	片剂	0.1g
	盐酸左氧氟沙星片	片剂	0.1g
	氧氟沙星胶囊	胶囊剂	0.1g
	乳酸环丙沙星氯化钠注射液	注射剂	100ml：0.2g
	诺氟沙星胶囊	胶囊剂	0.1g
	注射用青霉素钠	粉针剂	0.48g（80万IU）
	阿莫西林胶囊	胶囊剂	0.25g
	注射用头孢唑林钠	粉针剂	0.5g
	头孢拉定胶囊	胶囊剂	0.25g
	注射用头孢曲松钠	粉针剂	1.0g
	头孢丙烯片	片剂	0.25g
	硫酸庆大霉素注射液	注射剂	2ml：80mg（8万IU）
	阿奇霉素胶囊	胶囊剂	0.125g
	阿奇霉素分散片	分散片	0.1g
	注射用乳酸糖阿奇霉素	粉针剂	0.125g
	注射用乳酸糖阿奇霉素	粉针剂	0.15g
	罗红霉素胶囊	胶囊剂	0.15g
	乙酰螺旋霉素片	片剂	0.1g
	注射用克林霉素	粉针剂	0.6g
	克林霉素磷酸酯注射液	注射剂	2ml：0.3g
	盐酸洛美沙星胶囊	胶囊剂	0.1g

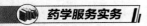

药理作用分类	药品名称	剂型	规格
抗菌药物、抗病毒药物	利巴韦林片	片剂	20mg
	利巴韦林注射液	注射剂	20mg
	更昔洛韦氯化钠注射液	注射剂	100ml：50mg
	甲硝唑片	片剂	0.2g
	甲硝唑注射液	注射剂	100ml：0.5g
	替硝唑葡萄糖注射液	注射剂	200ml：0.4g
	替硝唑葡萄糖注射液	注射剂	100ml：0.4g
	奥硝唑氯化钠注射液	注射剂	100ml：0.5g
	氟康唑胶囊	胶囊剂	50mg
	复方黄连素片	片剂	30mg（以黄连素计）
	复方磺胺甲噁唑片	片剂	0.48g
循环系统用药	尼可刹米注射液	注射剂	0.375g
	二甲弗林注射液	注射剂	8mg
	盐酸洛贝林注射液	注射剂	3mg
	盐酸肾上腺素注射液	注射剂	1mg
	盐酸多巴胺注射液	注射剂	20mg
	盐酸多巴酚丁胺注射液	注射剂	2ml：20mg
	地塞米松注射液	注射剂	5mg
	重酒石酸间羟胺注射液	注射剂	3mg
	去甲肾上腺素注射液	注射剂	2mg
	毛花苷丙	注射剂	0.4mg
	毒毛花苷注射液	注射剂	1ml：0.25g
	利血平注射液	注射剂	1mg
	注射用盐酸丁咯地尔	粉针剂	0.1g
	果糖二磷酸钠注射液	注射剂	50ml：5.0g
	尼莫地平注射液	注射剂	20mg
	尼莫地平片	片剂	10mg
	阿司匹林肠溶片	片剂	25mg
	盐酸普罗帕酮片	片剂	50mg
	盐酸普罗帕酮注射液	注射剂	20ml：70mg
	盐酸维拉帕米片	片剂	40mg
	盐酸普萘洛尔片	片剂	10mg
	硝苯地平片	片剂	10mg
	硝苯地平缓释片	片剂	10mg
	硝酸甘油片	片剂	0.5mg
	硝酸甘油注射液	注射剂	1ml：5mg
	单硝酸异山梨酯注射液	注射剂	5ml：20mg
	非洛地平缓释片	片剂	2.5mg
	卡托普利片	片剂	12.5mg
	马来酸依那普利片	片剂	5mg

药理作用分类	药品名称	剂型	规格
循环系统用药	复方利血平片	片剂	复方
	速效救心丸	滴丸	40mg
	酒石酸美托洛尔片	片剂	25mg
	苯磺酸氨氯地平片	片剂	2.5mg
	珍菊降压片	片剂	0.226g
	盐酸川芎嗪注射液	注射剂	2ml：40mg
神经系统用药	氟哌噻吨/美利曲辛片	（糖衣）片剂	10.5mg（0.5mg/10mg）
	谷维素片	片剂	10mg
	卡马西平片	片剂	0.2mg
	氯丙嗪片	片剂	25mg
	丙戊酸钠片	片剂	0.2g
	安神丸	丸剂	0.3g
	全天麻胶囊	胶囊剂	0.5g
	胞磷胆碱钠注射液	注射剂	2ml：0.25g
	盐酸阿托品注射液	注射剂	0.5mg
	20%甘露醇注射液	注射剂	250ml
	甘油果糖注射液	注射剂	250/500ml
	纳洛酮注射液	注射剂	1ml：0.4mg
	胞二磷胆碱注射液	注射剂	2ml：200mg
	地西泮注射液	注射剂	2ml：10mg
	硫酸罗通定注射液	注射剂	2ml：60mg
呼吸系统用药	急支糖浆	糖浆剂	200ml
	蛇胆川贝液	合剂	10ml
	消炎止咳片	片剂	0.31g
	咳灵胶囊	胶囊剂	0.35g
	盐酸溴己新片	片剂	8mg
	盐酸氨溴索片	片剂	30mg
	氨茶碱片	片剂	0.1g
	氨茶碱注射液	注射剂	10ml：0.25g
	沙丁胺醇口崩片	口崩片	2mg（按沙丁胺醇计）
	沙丁胺醇气雾剂	气雾剂	0.14mg/揿
	硫酸特布他林片	片剂	2.5mg
	清喉炎颗粒（无糖型）	颗粒剂	5g
血液系统用药	酚磺乙胺注射液	注射剂	0.5g
	云南白药胶囊	胶囊剂	0.25g
	神经垂体素注射液	注射剂	6U
	冻干人凝血Ⅷ因子	粉针剂	200IU
	冻干纤维蛋白原	粉针剂	0.5g/1.0g
	羟乙基淀粉130/0.41氯化钠注射液	注射剂	500ml：30g

续表

药理作用分类	药品名称	剂型	规格
血液系统用药	409 代血浆	注射剂	500ml
	氨甲苯酸注射液	注射剂	5ml：50mg
	右旋糖酐 40 葡萄糖注射液	注射剂	500ml：30g
	羟乙基淀粉注射液	注射剂	500ml：30g（6%）
	维生素 K_1 注射液	注射剂	1ml：10mg
泌尿系统用药	呋塞米片	片剂	20mg
	呋塞米注射液	注射剂	2ml：20mg
	螺内酯片	片剂	20mg
	氢氯噻嗪片	片剂	25mg
	石淋通片	片剂	0.12g（含干浸膏）
	六味地黄丸	丸剂	3g/8 丸
消化系统用药	甲氧氯普胺注射液	注射剂	10mg
	雷尼替丁注射液	注射剂	50mg
	硫糖铝片	片剂	0.25g
	多潘立酮片	片剂	30mg
	盐酸小檗碱片	片剂	0.1g
	口服蜡样芽孢杆菌活菌片	片剂	0.25g
	复方庆大霉素普鲁卡因颗粒	颗粒剂	2g
	庆大霉素普鲁卡因维 B12 胶囊	胶囊剂	1 万 IU
	维 U 颠茄铝胶囊	胶囊剂	0.2g
	胶体果胶铋胶囊	胶囊剂	50mg
	盐酸雷尼替丁胶囊	胶囊剂	0.15g
	奥美拉唑肠溶胶囊	胶囊剂	20mg
	蒙脱石散	散剂	3.0g
	肌苷注射液	注射剂	2ml：0.1g
	山莨菪碱片	片剂	5mg
	口服双歧杆菌活菌制剂	胶囊剂	0.35g
	口服双歧杆菌、乳杆菌、肠球菌、蜡样芽孢杆菌四联活菌片	片剂	0.5g
	地衣芽孢杆菌活菌胶囊	胶囊剂	0.25g
	三九胃泰颗粒	颗粒剂	2.5g
	气滞胃痛颗粒	颗粒剂	5g
	麻仁丸	丸剂	60g
	保济丸	丸剂	3.7g
	酚酞片	片剂	0.1g
	开塞露	溶液剂	10ml
	华佗排毒润肠丸	丸剂	丸
	马应龙麝香痔疮膏	软膏剂	10g
	马应龙麝香痔疮栓	栓剂	0.33g
	硫酸阿托品注射液	注射剂	10mg

续表

药理作用分类	药品名称	剂型	规格
消化系统用药	东莨菪碱注射液	注射剂	0.3g
	山莨菪碱注射液	注射剂	10mg
	氯丙嗪注射液	注射剂	50mg
输液/电解质类药	10%葡萄糖注射液	注射剂	250ml/500ml
	50%葡萄糖注射液	注射剂	20ml
	5%葡萄糖氯化钠注射液	注射剂	100ml
	0.9%氯化钠注射液	注射剂	10ml/250ml/500ml
	10%氯化钠注射液	注射剂	10ml
	乳酸钠林格注射液	注射剂	500ml
	10%氯化钾注射液	注射剂	10ml
	10%葡萄糖酸钙注射液	注射剂	10ml
	20%甘露醇注射液	注射剂	250ml
	输液/电解质类药5%碳酸氢钠注射液	注射剂	10ml
	口服补液盐	散剂	14.75g
	葡萄糖酸钙片	片剂	0.5g
皮肤科用药	地塞米松软膏	软膏剂	10g
	盐酸环丙沙星乳膏	软膏剂	10g
	阿昔洛韦软膏	软膏剂	10g：0.3g（3%）
	克霉唑软膏	软膏剂	10g：0.3g（3%）
	硝酸咪康唑软膏	乳膏剂	20g：0.4g（2%）
	硝酸益康唑气雾剂	气雾剂	20g：0.4g（2%）
	复方硝酸益康唑乳膏	乳膏剂	15g
	盐酸萘替芬软膏	乳膏剂	10g：0.1g
	复方地塞米松乳膏	乳膏剂	20g：15mg
	炉甘石洗剂	洗剂	100ml
	无极膏	乳膏剂	10g
	硫软膏	乳膏剂	25g：2.5g（10%）
	尿素维E乳膏	乳膏剂	25g（15%）
	湿润烧伤膏	软膏剂	40g
	鸡眼膏	膏剂	支
	风油精	酊剂	6m
	清凉油	油剂	3g
激素类用药	醋酸地塞米松片	片剂	0.75mg
	地塞米松磷酸钠注射液	注射剂	1ml：2mg
	醋酸泼尼松片	片剂	5mg
	氢化可的松注射液	注射剂	5ml：25mg
	甲睾酮片	片剂	5mg
	盐酸二甲双胍肠溶片	片剂	0.25g
含片类用药	西地碘	片剂	1.5mg
	银黄含片	片剂	0.65g

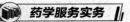

续表

药理作用分类	药品名称	剂型	规格
含片类用药	桂林西瓜霜含片	片剂	0.6g
	鼻渊舒胶囊	胶囊剂	0.3g
	金嗓子喉宝	片剂	1片
感冒用药	抗病毒颗粒	颗粒剂	12g
	氨咖黄敏胶囊	胶囊剂	0.3g
	氨咖黄敏片	片剂	0.3g
	清热解毒口服液	溶液剂	10ml
	酚咖片	片剂	500mg/65mg
	酚麻美敏片	片剂	0.325g（对乙酰氨基酚）
	美息伪麻片	片剂	0.65g（0.325g/0.325g）
	复方盐酸伪麻黄碱缓释胶囊	胶囊剂	复方
	复方氨酚烷胺胶囊	胶囊剂	复方
	感冒清热颗粒	颗粒剂	12g
	感冒软胶囊	胶囊剂	0.425g
	感冒清胶囊	胶囊剂	0.5g
	维C银翘片	片剂	49.5mg（以维生C计）
	抗感颗粒	颗粒剂	10g
	板蓝根颗粒	颗粒剂	10g
	复方板蓝根颗粒	颗粒剂	15g
	清开灵口服液	合剂	10ml
	清开灵注射液	注射剂	10ml
跌打损伤/镇痛药	阿司匹林肠溶片	片剂	0.3g
	布洛芬缓释胶囊	胶囊剂	0.3g
	布洛芬乳膏	乳膏剂	20g
	对乙酰氨基酚片	片剂	0.5g
	对乙酰氨基酚栓	栓剂	0.15g
	去痛片	片剂	复方
	双氯芬酸钠缓释胶囊	胶囊剂	50mg
	双氯芬酸钠凝胶	凝胶剂	10g
	双氯芬酸钠气雾剂	气雾剂	60g
	双氯芬酸二乙胺乳胶剂	乳胶剂	20g
	吡罗昔康凝胶	凝胶剂	10g：50mg
	辣椒风湿膏	橡胶膏剂	
	伤湿止痛膏	橡胶膏剂	
	麝香壮骨膏	橡胶膏剂	
	麝香跌打风湿膏	橡胶膏剂	
	麝香祛痛搽剂	搽剂	100ml
	伤湿祛痛膏	橡胶膏剂	
	消痛贴膏	橡胶膏剂	

药理作用分类	药品名称	剂型	规格
跌打损伤/镇痛药	万通筋骨贴	橡胶膏剂	
	百痛宁喷剂	喷剂	100ml
	正红花油	油剂	20ml
	白花油	油剂	5ml
	利多卡因氯己定气雾剂（成膜型）	气雾剂	60g
	三七片	片剂	0.25g
	三七伤药片（糖衣）	片剂	/
	云南白药胶囊	胶囊剂	0.25g
	云南白药气雾剂	气雾剂	50g/60g
	云南白药贴	贴剂	
抗过敏药	赛康定片	片剂	2mg
	茶苯海明片	片剂	25mg
	马来酸氯苯那敏片	片剂	4mg
	氯雷他定片	片剂	10mg
	盐酸左西替利嗪片	片剂	5mg
	盐酸异丙嗪片	片剂	25mg
	盐酸异丙嗪注射液	注射剂	2ml：50mg
外用药及消毒药	聚维酮碘溶液（活力碘）	溶液剂	500ml
	3%双氧水溶液	溶液剂	500ml
	创可贴	贴剂	1贴
	阿米卡星洗剂	溶液剂	125mg/500ml
	84消毒液	溶液剂	500ml
	健之素片	片剂	500mg
	漂白粉	粉剂	1000g
	天力消毒液	溶液剂	500ml
	戊二醛消毒液	溶液剂	2500ml
	优氯净	粉剂	
清热解毒/其他类	黄连上清片	片剂	0.3g
	双黄连口服液	合剂	10ml
	穿心莲片	片剂	0.10g
	牛黄消炎片	片剂	50mg
	金银花露	露剂	340ml
	清热解毒口服液	合剂	10ml
	藿香正气滴丸	滴丸剂	2.6g
	藿香正气口服液	合剂	10ml
	六神丸	丸剂	3.125g/1000粒
	人丹	丸剂	0.115g/10丸
	灭菌注射用水	注射溶媒	5ml
眼用药	妥布霉素滴眼液	滴眼剂	5ml：15mg
	地塞米松磷酸钠滴眼液	滴眼剂	5ml：1.25mg

续表

药理作用分类	药品名称	剂型	规格
眼用药	氯霉素滴眼液	滴眼剂	8ml：20mg
	红霉素眼膏	眼膏剂	2.5g：12.5mg（0.5%）
	利福平滴眼液	滴眼剂	10ml：10mg
	阿昔洛韦滴眼液	滴眼剂	8ml：8mg（0.1%）
	萘敏维滴眼液	滴眼剂	10ml
	珍珠明目滴眼液	滴眼剂	8ml
其他五官类用药	麻黄碱滴鼻液	滴鼻剂	10ml
	呋麻滴鼻液	滴鼻剂	10ml
	复方氯己定含漱液	溶液剂	10ml
	碘甘油	甘油剂	20ml
补钙/维生素类药	复方氨基酸螯合钙胶囊	胶囊剂	1g
	维生素 AD 胶丸	软胶囊剂	A10000IU：DU1000IU
	维生素 B₁ 片	片剂	10mg
	维生素 B₂ 片	片剂	5mg
	复合维生素 B 片	片剂	复方
	维生素 C 片	片剂	0.1g
	维生素 C 注射液	注射剂	2ml：1.0g
	维生素 E 胶丸	软胶囊剂	0.1g
	多维生素片（21）（薄膜衣）	片剂	/
	叶酸片	片剂	5mg
生化药	精制破伤风抗毒素注射液	注射剂	1500U
	破伤风人免疫球蛋白针	注射剂	250U
	三磷酸腺苷二钠肠溶片	片剂	20mg
	三磷酸腺苷二钠注射液	注射剂	2ml：20mg
解毒药	氯解磷定注射液	注射剂	0.5g
	亚甲蓝注射液	注射剂	20mg
	盐酸纳洛酮注射液	注射剂	1mg
	季德胜蛇药片	片剂	片
	精制抗蛇毒血清注射液	注射剂	
	氯磷定注射液	注射剂	0.5g
免疫调节剂	甘露聚糖肽片口服液	溶液剂	10mg
	甘露聚糖肽片	片剂	5mg
特殊管理药品	地西泮注射液	注射剂	20mg
	艾司唑仑片	片剂	1mg
麻醉类药	2%利多卡因注射液	注射剂	5ml
止痛药	盐酸曲马多注射液	注射剂	100mg
	盐酸布桂嗪注射液	注射剂	100mg
抗焦虑药	氟哌噻吨美利曲辛片	片剂	0.5mg：10mg
	佐匹克隆片	片剂	3.75mg
外用妇科药	硝酸咪康唑阴道栓	栓剂	0.2g

参考文献

[1] 蒋学华.临床药学导论［M］.2版.北京：人民卫生出版社，2014.

[2] 胡晋红，储文功.药学信息学［M］.上海：第二军医大学出版社，2015.

[3] 张峻.临床静脉用药调配方法与配伍禁忌速查手册［M］.北京：人民卫生出版社，2010.

[4] 张晓乐.现代调剂学［M］.北京：北京大学医学出版社，2011.

[5] 吴永佩，焦雅辉.临床静脉用药调配与使用指南［M］.北京：人民卫生出版社，2010.

[6] 李晓玲，张青霞，王雅葳，等.中国用药错误管理专家共识［J］.药物不良反应杂志，2014，16（6）：321－326.

[7] 闫素英.药学服务与沟通技能［M］.北京：人民卫生出版社，2015.

[8] 邱悦群，刘建生，黄才斌.内科学［M］.北京：中国医药科技出版社，2014.

[9] 马满玲，李丹露.突发事件的药学应急［J］.中国药师，2010，13（9）：1375－1377.

[10] 甄健存，吴永佩，颜青，等.加强医院药学人才建设建设适应医改需求的临床药师培训体系［J］.中国医院，2020，24（5）：65－67.

[11] 中国医院协会药事专业委员会《医疗机构药学服务规范》编写组.医疗机构药学服务规范［J］.医药导报，2019，38（12）：1535－1556.

[12] 中国药学会医院药学专业委员会.中国药历书写原则与推荐格式［M］.北京：人民卫生出版社，2012.

[13] 魏骅，陶有福.社会药房药学服务指南［M］.安徽：中国科学技术大学出版社，2020.

[14] 国家药品监督管理局执业药师资格认证中心组织编写.药学综合知识与技能：2021［M］.8版.北京：中国医药科技出版社，2020.